Stress- und Schmerzursachen verstehen

Gesundheitspsychologie und -soziologie in Prävention und Rehabilitation

Pia-Maria Wippert
Jürgen Beckmann

Unter Mitarbeit von
B. Borgetto, A. Diezemann,
H. Flor, E. Fries, S. M. Fröhlich
M. Hasenbring, V. Hrabal,
C. Kirschbaum, B. Kröner-Herwig,
B. M. Kudielka, H. Ch. Müller-Busch,
M. Pfingsten, Ch. L. Seifert, J. Siegrist,
T. Sprenger, Th. R. Tölle, H. C. Traue,
R. von Känel, M. H.-J. Winter, P. H. Wirtz,
A. Wittich, St. Wüst

34 Abbildungen

Georg Thieme Verlag
Stuttgart · New York

Geleitwort

Personen, die im Gesundheitswesen tätig sind, kennen die Situation: Man behandelt Patienten oder trainiert mit ihnen, aber die Symptome werden nicht besser – Schmerzen lassen sich nicht lindern und Stress lässt sich nicht abbauen. Genau diesen Patienten zu helfen und ihnen zu neuer Lebensqualität zu verhelfen, ist eine zentrale Aufgabe für Therapeuten. Deswegen kommt dieses Buch zur rechten Zeit.

Wer dieses Buch liest, wird mit neuen Impulsen für Therapie und Praxis versorgt und lernt einen Bereich kennen, der in der modernen Prävention und Rehabilitation zukunftsweisend ist. Die Herausgeber Dr. Pia-Maria Wippert und Prof. Dr. Jürgen Beckmann haben es in vorbildlicher Weise geschafft, die Vielseitigkeit einer bio-psychosozialen Diagnostik und Therapie in auf einander abgestimmten Beiträgen zusammenzutragen. Die in den jeweiligen Bereichen spezialisierten Autoren haben in beeindruckender Art zum Gelingen dieses Buches beigetragen.

Rehabilitation und Prävention beschränken sich nicht nur auf die motorische und physiologische Komponente. Psychische und soziale Faktoren beeinflussen Gesundheit und Krankheit, die Motivation ist entscheidend für das Gesundwerden, Belastungsmomente für therapeutische Berufe – jedes Kapitel logisch strukturiert und flüssig geschrieben. Der glasklare Aufbau lässt die Nutzung als Textbuch wie als Nachschlagewerk zu.

Der Faktor Stress wird umfassend beleuchtet: Kenntnis der biologischen Auswirkungen und Messverfahren erleichtert den Einblick in aktuelle Präventions- und Therapiemöglichkeiten und ermöglicht deren Überprüfung. So führt ein adäquates Stressmanagement schneller zu einem besseren Heilungserfolg. Für den Praktiker bietet das Buch ein praktisches Instrumentarium, um Stress zu erkennen, zu verstehen und Patienten kompetent beraten zu können.

Ein weiterer inhaltlicher Schwerpunkt des Buches ist das Thema Schmerz. Aus psychosozialer Perspektive sind vor allem chronische Schmerzen von Bedeutung. Dabei gelingt es vorbildlich, die psychischen Grundlagen auf den Punkt zu bringen. Soziokulturelle Aspekte und psychobiologische Mechanismen runden die Lektüre ab. Konkrete Diagnostik- und Therapiehinweise schaffen die Brücke von der Theorie zur Praxis und machen das Buch für alle Therapeuten, die in der Prävention und Rehabilitation tätig sind, mehr als lesenswert.

Es gibt vieles in diesem Buch, das Therapeuten und Patienten stärken wird. Deswegen wünsche ich ihm eine große und wissbegierige Leserschaft.

Christian Larsen   Zürich, 16. Januar 2009

Vorwort

Sicher kennen Sie das Problem: Es gibt Patienten, wir nennen sie gerne Dauerpatienten, die einfach nicht besser werden ... wollen oder können.

Wo ist der Schlüssel zum Erfolg? Wie gehe ich mit Patienten um, die in der Therapie angeben, ständig beansprucht bzw. überfordert zu sein oder Schmerzen zu haben? Warum halten sich einige Patienten nicht an Übungsvorschläge? Wie kann ich sie motivieren oder an wen kann ich sie verweisen, wenn meine Behandlung alleine offensichtlich nicht ausreichend erfolgreich ist?

Fragen dieser Art beschäftigen Therapeuten nahezu täglich.

Weiter kennen Sie auch Situationen, in denen Sie in Gesprächen mit Ihren Patienten mit Informationen konfrontiert sind, deren Inhalte Sie womöglich überfordern oder zu denen Sie sich nur ungern äußern wollen. Dennoch spüren Sie, dass diese Gespräche Einfluss auf den Heilungsprozess haben.

Dieses Buch soll Physiotherapeuten, Sport- und Gesundheitswissenschaftler unterstützen. Es stellt eine umfassende Einführung und ein Nachschlagewerk zu soziologischen, psychologischen Grundlagen des therapeutischen Handelns sowie zu biopsychosozialen Aspekten von Stress und Schmerz dar.

Ein Ziel des Buches ist es, gerade Therapeuten der oben genannten Berufsgruppen, die oft viel Zeit mit den Patienten verbringen, in die Lage zu versetzen, negative psychosoziale Faktoren zu erkennen und ihre Patienten beraten oder behandeln zu können.

Die Buchinhalte lassen sich idealerweise in Lehreinheiten integrieren, diskutieren und an Fallbeispielen erarbeiten. Das Buch unterstützt aber auch ein Selbststudium, indem es in jedem Kapitel Diskussions- und Übungsfragen zur Lernkontrolle bereithält.

Wir wünschen Ihnen mit dem Buch viel Freude und viele Aha-Erlebnisse.

Danksagung

Ein großer Dank geht an alle Autoren, die das Buchprojekt unterstützt und mit ihren Beiträgen tatkräftig gefördert haben! Herzlich bedanken möchten wir uns auch beim Team vom Georg Thieme Verlag – namentlich Frau Eva Maria Grünewald, Fritz Koller und Rosi Haarer-Becker, für die geduldige Begleitung, Einordnung und mühsame Arbeit während der Zusammenführung des Gesamtwerkes.

Zuletzt möchten wir uns bei den Sportstudenten mit therapeutischer Ausrichtung der vergangenen Jahre bedanken, die durch ihre Fragen und praktischen Probleme innerhalb ihrer therapeutischen Arbeit der Stofffülle eine Struktur verliehen haben, wie Sie sie in dem Buch nun vorfinden können.

Pia-Maria Wippert
Jürgen Beckmann   München, Dezember 2008

Vitae

Dr. Pia-Maria Wippert
Lehrstuhl für Sportpsychologie
Technische Universität München
Connollystr. 32
80809 München
wippert@sp.tum.de

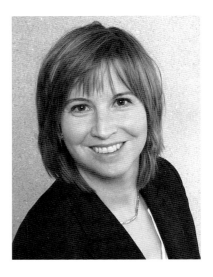

Pia-Maria Wippert erhielt 1998 an der Technischen Universität München (TUM) ihr Diplom in Sportwissenschaft mit dem Studienschwerpunkt Rehabilitation/Prävention. Während ihrer anschließenden Promotionszeit im Fachgebiet Soziologie an der TUM (Abschluss 2002) studierte sie soziale Verhaltens-, Erziehungs- und Rechtswissenschaften an der Fernuniversität Hagen. Später konzentrierte sie sich auf die Psychologie und schloss diese mit dem Bachelor of Arts ab (2005). Ein Promotionspreis durch den Bund der Freunde der TUM sowie der Erhalt eines Habilitationsstipendiums (HWP) an der TUM ermöglichte ihr 2004 einen zweijährigen Aufenthalt als Gastwissenschaftlerin am Institut für Verhaltenswissenschaften der Eidgenössischen Technischen Hochschule (ETH) in Zürich. Nach ihrer Rückkehr an die TU München war sie im Rahmen ihrer Habilitationsvorbereitungen mit Forschungsprojekten und Lehrtätigkeit betraut. Seit Erhalt eines Exzellenzpoolstipendiums (HWP) der TU München im November 2008 ist sie am Lehrstuhl Sportpsychologie tätig.

Ihre Arbeitsschwerpunkte liegen in der Erforschung biografischer Verläufe, wobei insbesondere Wirkungen und Bedingungen (extrem) stressreicher Episoden auf den weiteren Lebensverlauf aus physischer wie psychischer Perspektive im Vordergrund stehen. Die Studien finden bevorzugt an hoch belasteten Berufsgruppen wie z. B. Spitzensportlern, Top-Level-Musikern, oder -Tänzern statt. In jüngerer Zeit wurden vermehrt Studien zum Missbrauch (Medikamente/Doping) und dessen strukturellen Bedingungen sowie Aspekte des Schmerzerlebens hinzugenommen. Die Erkenntnisse werden mit Hilfe von Beratung und Intervention in engem Austausch mit Therapie- und Beratungseinrichtungen in die Praxis integriert.

Prof. Dr. Jürgen Beckmann
Lehrstuhl für Sportpsychologie
Technische Universität München
Connollystr. 32
80809 München
beckmann@sp.tum.de

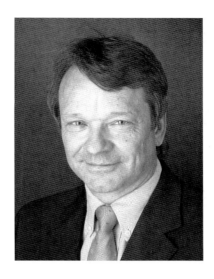

Jürgen Beckmann wurde am 5. März 1955 in Dortmund geboren. Er begann 1974 an der Ruhr-Universität Bochum zu studieren und legte seinen Schwerpunkt zunächst auf die Medizin. Im Studium der Sozialwissenschaft lag der Schwerpunkt auf der Psychologie. 1980 erhielt er sein Diplom. Es folgte eine Anstellung am Sonderforschungsbereich „Sozialwissenschaftliche Entscheidungsforschung" an der Universität Mannheim, wo er 1984 auch in Psychologie promovierte. Für seine Dissertation erhielt er im selben Jahr den Jungwissenschaftler-Preis der Deutschen Gesellschaft für Psychologie. Heinz Heckhausen holte ihn 1984 an das neu gegründete Max-Planck-Institut für psychologische Forschung. Er wurde zunächst (1987) noch in Mannheim habilitiert und erhielt die Venia legendi für die gesamte Psychologie. 1992 erfolgte noch eine Habilitation an der Ludwigs-Maximilians-Universität in München. Von der Deutschen Forschungsgemeinschaft erhielt er 1990 ein Heisenberg-Stipendium, mit dem er 1993 an der Florida Atlantic University als Gastwissenschaftler tätig war. 1997 erfolgte die Berufung auf die Professur für Sportpsychologie an der Universität Potsdam. Im Jahre 2006 folgte er dann einem Ruf auf den Lehrstuhl für Sportpsychologie an der Technischen Universität München. Seit 2005 ist er 1. Vorsitzender der Arbeitsgemeinschaft für Sportpsychologie.

Arbeitsschwerpunkte liegen zum einen in einer Erforschung der psychologischen Grundlagen für die Praxis der Sportpsychologie. Dabei werden insbesondere Fragen der Motivation und Volition (Willensprozesse) untersucht. In jüngerer Zeit stehen Fragen der Bewegungssteuerung (speziell in Stresssituationen) sowie der Erholung aus einer neurowissenschaftlichen Perspektive im Vordergrund. Vom Sportpsychologischen Zentrum der TU München, das Beckmann leitet, werden nicht nur zahlreiche Spitzensportler psychologisch betreut, sondern die Erkenntnisse seiner Forschungsgruppe auch in anderen gesellschaftlichen Bereichen, z. B. Training von Managern, umgesetzt.

Adressen

Prof. Dr. Jürgen Beckmann
Fakultät für Sportwissenschaft
TU München, Lehrstuhl für Sportpsychologie
Connollystr. 32
80809 München

Prof. Dr. habil. Bernhard Borgetto
Hochschule für angewandte Wissenschaft
und Kunst HAWK, Fakultät soziale Arbeit
und Gesundheit, Ergotherapie, Logopädie
Physiotherapie
Goschentor 1
31134 Hildesheim

Dr. Anke Diezemann
DRK Schmerz-Zentrum Mainz
Tagesklinik für interdisziplinäre Schmerztherapie
Auf der Steig 16
55131 Mainz

Prof. Dr. Herta Flor
Zentralinstitut für Seelische Gesundheit
Institut für Neuropsychologie und Klinische
Psychologie
Wissenschaftliche Direktorin
Ruprecht-Karls-Universität Heidelberg
Quadrat J5
68159 Mannheim

Dr. Eva Fries
Technische Universität Dresden
Professur Biopsychologie
Andreas-Schubert-Bau
Zellescher Weg 19
01062 Dresden

Dipl.-Psych. Stephanie M. Fröhlich
Institut für Rehabilitationsforschung Norderney e. V.
Abteilung Bad Rothenfelde
Klinik Münsterland
Auf der Stöwwe 11
49214 Bad Rothenfelde

Prof. Dr. Monika Hasenbring
Ruhr-Universität
Abteilung Medizin, Psychologie und medizinische
Soziologie
Gebäude MA 0/145
Universitätsstr. 150
44780 Bochum

PD Dr. Vladimir Hrabal
Universität Ulm
Sektion Medizinische Psychologie
Am Hochsträß 8
89081 Ulm

Prof. Dr. Clemens Kirschbaum
Technische Universität Dresden
Professur Biopsychologie
Andreas-Schubert-Bau
Zellescher Weg 19
01062 Dresden

Prof. Dr. phil. Birgit Kröner-Herwig
Georg-Elias-Müller-Institut
Abteilung klinische Psychologie und Psychotherapie
Goßlerstr. 14
37073 Göttingen

Prof. Dr. rer. nat. habil. Brigitte M. Kudielka
Jacobs University Bremen
Jacobs Center on Liefelong Learning
and Institutional Development
Professor of Health Psychology
Campus Ring 1
28759 Bremen

Prof. Dr. H. Christof Müller-Busch
Präsident der Deutschen Gesellschaft
für Palliativmedizin (DGP)
Aachener Str. 5
10713 Berlin

Prof. Dr. Michael Pfingsten
Georg-August-Universität
Zentrum Anästhesiologie, Rettungs-
und Intensivmedizin
Schmerzambulanz
Bunsenstr. 3
35032 Marburg

Dr. Christian L. Seifert
Neurologische Klinik und Poliklinik
Technische Universität München
Klinikum rechts der Isar
Ismaninger Str. 22
81675 München

Univ.-Prof. Dr. phil. Johannes Siegrist
Inst. für Medizinische Soziologie
Heinrich-Heine-Universität Düsseldorf
Universitätsstr. 1
40225 Düsseldorf

Priv.-Doz. Dr. med. Till Sprenger
University of California, San Francisco
Department of Neurology
Headache Group
1701 Divisadero Street, Suite 480
San Francisco, CA 94143
USA

Prof. Dr. Dr. Thomas R. Tölle
Neurologische Klinik und Poliklinik
Technische Universität München
Klinikum rechts der Isar
Ismaninger Str. 22
81675 München

Prof. Dr. Harald C. Traue
Universität Ulm
Sektion Medizinische Psychologie
Am Hochsträß 8
89081 Ulm

Prof. Dr. Roland von Känel
Chefarzt Psychosomatik
Inselspital/Universitätsspital Bern
Klinik für Allgemeine Innere Medizin
3010 Bern
SCHWEIZ

Prof. Dr. rer. cur. Maik H.-J. Winter
Hochschule Ravensburg-Weingarten
Fakultät Soziale Arbeit, Gesundheit und Pflege
Postfach 1261
88241 Weingarten

Dr. Pia-Maria Wippert
Fakultät für Sportwissenschaft
TU München, Lehrstuhl für Sportpsychologie
Connollystr. 32
80809 München

Dr. Petra H. Wirtz
Universität Zürich
Klinische Psychologie und Psychotherapie
Binzmühlestr. 14 / Box 26
8050 Zürich
SCHWEIZ

Dr. phil. Dipl.-Psych. Andrea Wittich
Universitätsklinikum Freiburg
Supervisionsdienst
Hauptstr. 8
79104 Freiburg

PD Dr. rer. nat. Stefan Wüst
Zentralinstitut für Seelische Gesundheit
Abteilung für Genetische Epidemiologie
in der Psychiatrie
Stellvertretender wissenschaftlicher Direktor
J5
68159 Mannheim

Inhaltsverzeichnis

Grundlagen

1 Sozialpsychologische und soziologische Grundlagen ... 3
Johannes Siegrist

1.1	Definition von Sozialpsychologie und Soziologie, Aufgaben im Bereich Gesundheit und Krankheit ... 3		1.2.4	Modell des Risikoverhaltens ... 9	
1.1.1	Gesundheit und Krankheit in unterschiedlichen Bezugssystemen ... 4		1.2.5	Selbstwirksamkeit und dispositionaler Optimismus als Protektivfaktoren ... 10	
1.1.2	Risiko- und Schutzfaktoren, Salutogenese und Pathogenese ... 5		1.3	Soziologische Modelle: gesellschaftliche Einflüsse auf Gesundheit und Krankheit . 11	
1.1.3	Prävention, Kuration, Rehabilitation ... 6		1.3.1	Grundlagen ... 11	
1.1.4	Das Krankheitsspektrum in modernen Gesellschaften ... 6		1.3.2	Gesellschaftliche Opportunitätsstruktur und Erfüllung basaler Bedürfnisse ... 12	
1.2	Sozialpsychologische Modelle des Gesundheitsverhaltens ... 7		1.3.3	Makrosoziologische Modelle der Krankheitsentstehung ... 13	
1.2.1	Grundbegriffe ... 7		1.3.4	Mikrosoziologische Modelle der Krankheitsentstehung ... 15	
1.2.2	Modell des geplanten Verhaltens ... 8		1.4	Praktische Folgerungen für Prävention und Rehabilitation ... 16	
1.2.3	Modell des sozialen Vergleichsprozesses ... 9				

2 Psychische und soziale Einflüsse auf Gesundheit und Krankheit .. 19
Bernhard Borgetto

2.1	Grundlagen und Begriffsdefinitionen ... 20		2.3.3	Soziale Unterstützung ... 25	
2.1.1	Soziale Schichten ... 20		2.3.4	Erleben und Wahrnehmen im sozialen Kontext ... 28	
2.1.2	Soziale Lage ... 21		2.3.5	Gesundheits- und Krankheitsverhalten ... 31	
2.1.3	Lebensstil ... 22		2.3.6	Materielle Umwelt ... 36	
2.2	Soziale Differenzierung von Gesundheitschancen und Krankheitsrisiken ... 22		2.3.7	Lebenslaufperspektive ... 37	
2.3	Psychische und soziale Einflussfaktoren .. 24		2.4	Wechselwirkungen ... 37	
2.3.1	Materieller Wohlstand und Einkommensdisparitäten ... 24		2.5	Mehrebenenmodelle ... 38	
2.3.2	Soziales Kapital ... 24		2.6	Praktische Konsequenz ... 39	

3 Soziale und motivationale Aspekte in der Therapie erkrankter Menschen ... 47
Jürgen Beckmann, Pia-Maria Wippert

3.1	Einführung ... 47		3.3	Interaktion in der Rehabilitation: Erkenntnisstand ... 52	
3.2	Soziale Rollen in der Rehabilitation: Erkenntnisstand ... 47		3.3.1	Interaktion zwischen Therapeut und Patient ... 53	
3.2.1	Krankenrolle und Phasen der Krankheitsentstehung ... 48		3.3.2	Kommunikation und Information in der Therapeut-Patient-Beziehung ... 54	
3.2.2	Patientenrolle institutional und personal .. 50				
3.2.3	Patientenkarriere ... 51				

3.3.3	Kommunikation und Information in der Therapeut-Angehörigen-Beziehung	57
3.4	Motivation und Compliance in der Therapie: Erkenntnisstand	58
3.4.1	Grundannahmen zur Motivation	59
3.5	Praktische Folgerungen für Prävention und Rehabilitation	62

4 Psychische Belastung und Beanspruchung in Therapieberufen – Ursachen und Folgen für Prävention und Intervention ... 65
Andrea Wittich

4.1	Begriffsdefinitionen und Grundlagen	65
4.1.1	Definitionen	65
4.1.2	Das Belastungs-Beanspruchungs-Modell	65
4.2	Überblick zu Studien- und Forschungsergebnissen	66
4.2.1	Anforderungen in Therapieberufen	66
4.3	Praktische Folgerungen für Rehabilitation und Prävention	68
4.3.1	Folgen psychischer Beanspruchung	68
4.3.2	Ansatzpunkte zu Prävention und Intervention	69
4.3.3	Ansprechpartner	71

5 Das deutsche Gesundheitswesen: Grundzüge, aktuelle Herausforderungen und Entwicklungen ... 73
Maik H.-J. Winter

5.1	Gesundheitssystemmodelle im internationalen Vergleich	73
5.2	Zentrale Strukturmerkmale des deutschen Gesundheitswesens	74
5.2.1	Einrichtungen, Beschäftigte und Ausgaben im Gesundheitswesen	75
5.2.2	Grundsätze der gesetzlichen Krankenversicherung	77
5.3	Aktuelle Herausforderungen der Gesundheitsversorgung	80
5.3.1	„Geriatrisierung" des Systems durch den demografischen und epidemiologischen Wandel	80
5.3.2	Kosten der Gesundheitsversorgung alter Menschen	82
5.3.3	Zentrale Probleme in der stationären und ambulanten Versorgung alter Menschen	82
5.3.4	Gestaltungs- und Forschungsbedarf bei der Versorgung älterer Menschen	83
5.4	Aktuelle Entwicklungen im Gesundheitswesen	85
5.4.1	Reformen im Gesundheitswesen	85

Stress

6 Grundlagen und Modelle der sozialwissenschaftlichen Stressforschung ... 93
Pia-Maria Wippert

6.1	Begriffsbestimmung Stress	93
6.2	Geschichte der Stressforschung	94
6.3	Stressmessung	95
6.3.1	Messung der objektiven Anforderung (Art des Stressors / objektive Bewertung des Stressors)	97
6.3.2	Messung der subjektiv erlebten Anforderung (subjektive Bewertung des Stressors/Gesamtbelastung)	98
6.3.3	Messung emotionaler Stressreaktionen	98
6.3.4	Messung biologischer Stressreaktionen	99
6.4	Praktische Folgerungen für Prävention und Rehabilitation	99

7 Grundlagen und Modelle der psychobiologischen Stressforschung 105
Brigitte M. Kudielka, Stefan Wüst

7.1	**(Psycho-)biologische Stressforschung** . .	105	**7.2**	**Das biologische Stresssystem** 107
7.1.1	Der Ursprung der Stressforschung	105	7.2.1	Das Locus-Coeruleus-Noradrenalin/Sympathikus-System 107
7.1.2	Definition von Stress in der psychobiologischen Stressforschung	106	7.2.2	Die Hypothalamus-Hypophysen-Nebennierenrinden-Achse 108
7.1.3	Das Konzept der allostatischen Belastung	107	**7.3**	**Andere stressreaktive Hormonachsen** . . 109

8 Chronischer Stress und stressbezogene Erkrankungen 113
Eva Fries und Clemens Kirschbaum

8.1	**Chronischer Stress aus psychoneuroendokriner Perspektive: Grundlagen** . . .	113	**8.3**	**Veränderungen der HHNA bei verschiedenen Symptomen und Störungsbildern** 118
8.2	**Studien- und Forschungsergebnisse: Veränderungen der HHNA in Zusammenhang mit chronischem Stress**	115	8.3.1	Metabolisches Syndrom 118
			8.3.2	Verlangsamte Wundheilung 119
8.2.1	Hyperaktive Hypothalamus-Hypophysen-Nebennierenrinden-Achse	115	8.3.3	Depression 119
8.2.2	Hypoaktive Hypothalamus-Hypophysen-Nebennierenrinden Achse	116	8.3.4	Kognitive Beeinträchtigungen 120
			8.3.5	Erschöpfungssymptomatik 121

9 Bedeutung sozialer Stressoren in der Hämostase und für koronare Herzerkrankungen 127
Petra H. Wirtz, Roland von Känel

9.1	**Hämostase**	127	9.2.2	Risikofaktoren der koronaren Herzerkrankung 132
9.1.1	Blutstillung und Blutgerinnung	127	**9.3**	**Soziale Stressoren, Hämostase und koronare Herzerkrankung** 136
9.1.2	Fibrinolyse	129	9.3.1	Akuter psychosozialer Stress 136
9.1.3	Hämostase und für konorare Herzerkrankungen	130	9.3.2	Chronische soziale Stressoren 140
9.2	**Koronare Herzerkrankung (KHK)**	130		
9.2.1	Arteriosklerose und koronare Herzerkrankung	131		

10 Soziale Gratifikationskrisen und chronische Erkrankungen 147
Johannes Siegrist

10.1	**Theoretische und methodische Grundlagen**	147	**10.2**	**Wissenschaftliche Evidenz** 149
10.1.1	Sozialanthropologischer Hintergrund	147	10.2.1	Prospektive epidemiologische Studien . . . 149
10.1.2	Das theoretische Modell und seine Messung	148	10.2.2	Experimentelle und ambulante Monitoringstudien 150
			10.3	**Praktische Folgerungen für Prävention und Rehabilitation** 152

11 Erholung und Stressmanagement ... 155
Jürgen Beckmann, Stephanie M. Fröhlich

11.1	Definition von Erholung und Stress ... 155	11.4	Praktische Folgerungen: Verhaltensprävention zur besseren Erholung und Stressbewältigung ... 159	
11.2	Stressbewältigung (Bewältigungskompetenz) ... 156			
11.3	Probleme in der Beanspruchungs- und Erholungsbilanz ... 158	11.4.1	Hinweise zur Erholungsoptimierung ... 159	
		11.4.2	Verhaltensänderung ... 159	

Schmerz

12 Physiologische und pathophysiologische Grundlagen von Schmerz ... 167
Till Sprenger, Christian L. Seifert, Thomas R. Tölle

12.1	Begriffsdefinitionen und Grundlagen ... 167	12.3	Praktische Folgerungen für Rehabilitation und Prävention ... 171
12.2	Überblick über Studien- und Forschungsergebnisse ... 168	12.3.1	Schmerzmodulation (Schmerzhemmung) ... 171
12.2.1	Das periphere nozizeptive System ... 168	12.3.2	Praktische Bedeutung der Schmerzhemmung ... 172
12.2.2	Zentrale Schmerzverarbeitung ... 169		
12.2.3	Funktionelle und strukturelle Plastizität der Schmerzverarbeitung ... 171		

13 Soziokulturelle Aspekte und kulturhistorische Grundlagen des Schmerzes ... 175
H. Christof Müller-Busch

13.1	Einleitung und kulturhistorische Grundlagen ... 175	13.7	Kulturelle Unterschiede in Schmerzgestik und Schmerzverhalten ... 179
13.2	Sinndeutungen des Schmerzes ... 176	13.8	Kulturelle Unterschiede im Umgang mit Schmerzen ... 180
13.3	Schmerz und Sprache ... 177	13.9	Kulturelle Unterschiede der Schmerzverarbeitung ... 181
13.4	Kommunikation über Schmerzen ... 177	13.10	Ursachen der modernen Schmerzepidemie ... 182
13.5	Schmerz als Kommunikationsphänomen ... 178		
13.6	Bedeutungsaspekte des Schmerzes ... 178		

14 Psychologische Grundlagen und Schmerzmodelle ... 187
Herta Flor

14.1	Schmerzmodelle ... 187	14.2.4	Kognitive Faktoren und Schmerz ... 193
14.2	Lernpsychologische Mechanismen chronischer Schmerzen ... 189	14.2.5	Schmerzgedächtnis – die Rolle überdauernder Gedächtnisspuren bei chronischen Schmerzen ... 194
14.2.1	Sensitivierung ... 189	14.3	Ein verhaltensmedizinisches Modell ... 195
14.2.2	Operantes oder instrumentelles Lernen ... 190	14.4	Konsequenzen für die Praxis ... 199
14.2.3	Respondentes Lernen ... 191		

15 Psychobiologische Mechanismen der Schmerzchronifizierung ... 201
Monika Hasenbring

15.1 Definitionen und klinische Bedeutung chronischer Schmerzen 201	15.1.3 Chronifizierung auf psychischer Ebene ... 204
15.1.1 Forschungsfragestellungen 201	15.1.4 Chronifizierung auf sozialer und sozio-ökonomischer Ebene 208
15.1.2 Chronifizierung auf somatischer Ebene ... 202	15.1.5 Ansätze zur Prävention 208

16 Psychologische Schmerzdiagnostik ... 213
Birgit Kröner-Herwig

16.1 Die Erfassung des Schmerzerlebens 214	16.4 Erfassung der subjektiven Beeinträchtigung 217
16.2 Erfassung des Schmerzverhaltens 215	
16.3 Erfassung kognitiv-emotionaler Prozesse 215	16.5 Das problemanalytische Interview als übergreifendes Diagnostikinstrument 218

17 Grundlagen schmerz-psychologischer Behandlungsverfahren ... 223
Michael Pfingsten, Vladimir Hrabal, Harald C. Traue

17.1 Störungsmodelle 224	17.6 Multimodale Verfahren 228
17.2 Verhaltenstherapeutische Interventionen 225	17.7 Wirksamkeit psychologisch fundierter Behandlungsmaßnahmen, Studien- und Forschungsergebnisse 230
17.3 Edukation (Patientenschulung) 226	
17.4 Entspannungsverfahren 227	17.8 Praktische Folgerungen für die Rehabilitation und Prävention 231
17.5 Biofeedback 228	

18 Behandlung chronischer Rücken- und Kopfschmerzen: Techniken und Verfahren in der Praxis ... 235
Anke Diezemann

18.1 Chronischer Rückenschmerz und Behandlungsansätze 235	18.2 Chronischer Kopfschmerz und Behandlungsansätze 241
18.1.1 Problemstellung und Epidemiologie 235	18.2.1 Problemstellung und Epidemiologie 241
18.1.2 Definition und Symptomatik 235	18.2.2 Symptomatologie und Klassifikation 241
18.1.3 Chronifizierungsfaktoren 236	18.2.3 Physiologische und psychologische Grundlagen 242
18.1.4 Nichtmedikamentöse Behandlungsansätze 238	18.2.4 Nichtmedikamentöse Behandlungsansätze 243
	18.3 Praktische Folgerungen 246

Glossar ... 249

Lösungen Multiple Choice Fragen ... 251

Register ... 254

Grundlagen

1. Sozialpsychologische und soziologische Grundlagen — 3
2. Psychische und soziale Einflüsse auf Gesundheit und Krankheit — 19
3. Soziale und motivationale Aspekte in der Therapie erkrankter Menschen — 47
4. Psychische Belastung und Beanspruchung in Therapieberufen – Ursachen und Folgen für Prävention und Intervention — 65
5. Das deutsche Gesundheitswesen: Grundzüge, aktuelle Herausforderungen und Entwicklungen — 73

1 Sozialpsychologische und soziologische Grundlagen

Johannes Siegrist

1.1 Definition von Sozialpsychologie und Soziologie, Aufgaben im Bereich Gesundheit und Krankheit

Sozialpsychologie und Soziologie sind wissenschaftliche Disziplinen, die innerhalb der Wissenschaftssystematik zu den Humanwissenschaften gehören. Diese kann man wiederum in Biowissenschaften, Kultur- bzw. Geisteswissenschaften sowie Sozial- und Verhaltenswissenschaften unterteilen. Zu Letzteren zählen die beiden genannten Disziplinen. Aufgabe der *Sozialpsychologie* ist die Analyse von Einstellungen, Wahrnehmungen, Emotionen, Motivationen und Handlungen von Personen im Austausch mit anderen Personen. Dabei werden sowohl Einflüsse, die von der Gruppe auf die Person ausgehen (z. B. der Gruppendruck, bestimmte Einstellungen und Verhaltensweisen zu übernehmen), wie auch Einflüsse der Person auf die Gruppe (z. B. Anführer in einer Peergroup) untersucht. Als Teilgebiet der Psychologie befasst sie sich mit Interaktionen zwischen Personen, ohne jedoch den Einfluss gesellschaftlicher Strukturen in systematischer Weise in die Analyse einzubeziehen.

Letzteres zählt zum Aufgabengebiet der Soziologie (lat. Socius = Gefährte, Mitmensch; griech. Logos = Lehre, Wissenschaft). Sie befasst sich mit den Determinanten, Erscheinungsformen und Folgen des Zusammenlebens von Menschen in den unterschiedlichen wirtschaftlichen und kulturellen Kontexten. Dabei teilt sie sich auf in eine makrosoziologische (griech. Makros = groß) und eine mikrosoziologische (griech. Mikros = klein) Perspektive. Aufgabe der Makrosoziologie ist die Analyse der Eigengesetzlichkeit und des Wandels sozialer Strukturen (z. B. Wandel von der Agrar- zur Industriegesellschaft), während die Mikrosoziologie untersucht, wie das Handeln, Denken und Fühlen von Menschen durch die Lebens- und Arbeitsbedingungen der näheren sozialen Umwelt beeinflusst wird und welche Wechselwirkungen dabei auftreten können. Man erkennt bereits aus diesen knappen Bestimmungen, dass es zwischen beiden Disziplinen deutliche Überschneidungen gibt und dass sie einige grundlegende Begriffe und methodische Vorgehensweisen teilen. Beide Disziplinen sind im 19. und frühen 20. Jahrhundert entstanden und haben sich seither dynamisch, wenn auch keineswegs geradlinig entwickelt.

Soweit Erkenntnisse der Sozialpsychologie zum Verständnis von Gesundheit und Krankheit sowie zur Analyse von Beziehungen zwischen Mitgliedern von Heilberufen und Patienten beitragen, werden diese in die Spezialdisziplin der Gesundheits- bzw. Medizinpsychologie aufgenommen (wenn bei der Diagnose und Therapie von Störungen psychologische Verfahren im Vordergrund stehen, bilden sie einen Bestandteil der Klinischen Psychologie). Analog gilt für soziologische Erkenntnisse zu gesellschaftlichen Einflüssen auf Gesundheit und Krankheit bzw. auf die Berufsgruppen und Institutionen, die sich mit der Bewältigung von Krankheiten befassen, dass diese Gegenstand der Gesundheits- bzw. Medizinsoziologie werden.

Neben vielen anderen Einflüssen sind es die beiden nachfolgend genannten Gründe, die für einen wachsenden Einfluss der Verhaltens- und Sozialwissenschaften auf medizinisches Wissen und Handeln und damit auch auf die Ausbildung ärztlicher und nichtärztlicher Heilberufe verantwortlich sind. An erster Stelle dürfte der Wandel des Krankheitsspektrums von akuten zu chronischen Krankheiten in modernen Gesellschaften stehen. Die Entstehung und der Verlauf mancher chronischer Krankheiten, vor allem der Zivilisationskrankheiten, wird in starkem Maße von Verhaltensweisen der Individuen und von ihren Arbeits- und Lebensbedingungen beeinflusst. Ohne entsprechende fachwissenschaftliche Kenntnisse ist es nur schwer möglich, diese angemessen zu erkennen, zu behandeln und zu verhüten. Dies gilt umso mehr, als spezielle verhaltens- bzw. sozialwissenschaftliche Programme zur Behandlung körperlicher und psychischer Störungen erfolgreich entwickelt worden sind (z. B. Ernährungsprogramme bei Diabetes, Stressbewältigungsprogramme nach Herzinfarkt, Nichtraucherprogramme, Behandlung von Angststörungen, Schmerztherapie, theoriegeleitete betriebliche Gesundheitsförderung).

Zweitens wird die Schulmedizin mit wachsenden Bedürfnissen nach alternativen Behandlungen vonseiten der Patienten konfrontiert. Oft werden lediglich das im perfektionierten Technikbetrieb moderner Medizin fehlende mitmenschliche Verständnis und die fehlende Kommunikation gesucht. Allerdings stehen Ärzte und andere Berufsgruppen im Gesundheitswesen auch vor kritischen Herausforderungen vonseiten der Patienten, sei es infolge neuer Behandlungserwartungen, besserer Informiertheit oder gesteigerter Klagebereitschaft. Schließlich konfrontieren medizinische Fortschritte, aber auch ökonomische Zwänge die verantwortlich Handelnden im Gesundheitswesen vermehrt mit ethischen Konflikten bei Entscheidungen im Grenzbereich zwischen Leben und Tod. Hier überall können sozial- und verhaltenswissenschaftliche Kenntnisse und Kompetenzen (z.B. die Schulung von Kommunikation und Kooperation) zur Optimierung der Zusammenarbeit von Therapeuten und Patienten beitragen. Die Hauptaufgabe von Sozialpsychologie und Soziologie als wissenschaftlichen, in der Medizin wirkenden Disziplinen besteht somit darin, gesichertes Wissen zu psychosozialen Aspekten der Entstehung, des Verlaufs und der Verhütung von Krankheiten sowie ihrer optimalen Behandlung zu schaffen und mitzuhelfen, dieses Wissen in der Praxis zu verankern.

1.1.1 Gesundheit und Krankheit in unterschiedlichen Bezugssystemen

Man hat immer wieder betont, dass die Medizin zwar Krankheiten umfangreich und differenziert zu definieren vermag, jedoch über keine einheitlich akzeptierte positive Definition von Gesundheit verfügt. Lassen sich beide Begriffe überhaupt scharf abgrenzen oder haben wir es mit einem Kontinuum von Befindlichkeiten und Zuständen zu tun, bei dem sich nur die beiden Pole klar benennen lassen? Ein Grund für diese Schwierigkeit liegt darin, dass Vorstellungen von dem, was Gesundheit und Krankheit sei, in verschiedenen Bezugssystemen beheimatet sind und dass zwischen diesen Bezugssystemen Widersprüche entstehen können. Zumindest *3 grundlegende Bezugssysteme* müssen hierbei unterschieden werden: erstens das Bezugssystem der von einer Krankheit betroffenen Menschen (Patienten; lat. patiens = leidend), zweitens das Bezugssystem der Medizin, die Berufsgruppen und Institutionen zum Zweck des professionellen Umgangs mit Gesundheit und Krankheit geschaffen hat, und drittens das Bezugssystem der Gesellschaft, das Gesundheit weitgehend mit Leistungsfähigkeit und Krankheit weitgehend mit Hilfsbedürftigkeit (vor allem finanzieller Absicherung) und mit von sozialen Normen abweichendem Verhalten gleichsetzt.

Im *Bezugssystem der Betroffenen bzw. Laien* herrschen subjektive Definitionen von Gesundheit und Krankheit vor. Den Bezugspunkt bilden die Befindlichkeit und das erfahrene Leistungsvermögen, die Präsenz oder Abwesenheit von Schmerzen. Gesundheit wird als Zustand des Wohlbefindens, der Genussfähigkeit und des inneren Gleichgewichts erfahren oder als Fitness und Vermögen, auch ungewohnte Anstrengungen meistern zu können. Gesundheitsvorstellungen spiegeln einen Teil der gesellschaftlichen Wirklichkeit wider, in der Menschen leben, und sie wandeln sich dementsprechend im Lauf der Zeit. So werden beispielsweise durch Medien bestimmte normative Erwartungen an die Gesundheit propagiert (Zielbilder von Jugendlichkeit, Schönheit, Sportlichkeit), die einen gesellschaftlichen Erwartungsdruck schaffen, von dem wiederum eine wachsende Gesundheitsindustrie profitiert.

Im *Bezugssystem der Medizin* wird Gesundheit weitgehend über das Ausschlusskriterium Krankheit definiert. Als Krankheit wird das Vorliegen von Symptomen und/oder Befunden bezeichnet, die als Abweichung von einem physiologischen Gleichgewicht oder einer Regelgröße (Norm) interpretiert werden und die auf definierte Ursachen zurückgeführt werden können. Syndrome sind Befundkomplexe, für die eine definierte Ursache (noch) nicht bekannt ist bzw. denen mehrere Ursachen zugrunde liegen. Zur systematischen Erfassung der vielfältigen Störungsbilder verwendet die Medizin eine international etablierte Klassifikation von Krankheiten (ICD = International Classification of Diseases; zurzeit als ICD-10 in zehnter Fassung gültig). Ergänzend wird speziell für psychische Störungen ein weiteres Klassifikationssystem verwendet (DSM = Diagnostic and Statistical Manual of Mental Disorders; zurzeit als DSM-IV). Klassifikationssysteme erweisen sich als hilfreich bei Diagnostik und Therapie von Erkrankungen, aber auch bei der Kommunikation über Krankheit zwischen Berufsgruppen und Instanzen. Auf das Problem der Grenzziehung zwischen „gesund" und „krank" angesichts einer wachsenden Flut von Erkenntnissen zu – genetisch, umwelt- oder verhaltensbedingten – Gesundheitsrisiken wird nachfolgend eingegangen.

Das *Bezugssystem der Gesellschaft* verlangt eine klare Trennung der beiden Codes „gesund" und „krank". Hier geht es im Kern um die Zuteilung von

Versicherungsleistungen (Kranken-, Unfall-, Rentenversicherung), die kontrolliert und legitimiert werden muss. In diesem Bezugssystem verursachen Krankheiten unproduktive Kosten, deren Ausgaben durch ärztliche Diagnosestellung und Begutachtung zu rechtfertigen sind. Der Arzt erhält somit ein gesellschaftliches Mandat, über das Vorliegen von Krankheiten und die daraus abgeleitete Freistellung der erkrankten Person von Verpflichtungen anhand seines diagnostischen Instrumentariums zu entscheiden. Im Mittelpunkt steht dabei das Kriterium der (beruflichen) Leistungsfähigkeit. Erst die Krankschreibung gibt einer Person das Recht, von den gesellschaftlichen Normen, die das Alltags- und Berufsleben dominieren, abzuweichen.

Zwischen diesen 3 Bezugssystemen entstehen häufig Konflikte. So fühlen sich Personen gesund, obwohl der Arzt einen krankhaften Befund feststellt. Oder umgekehrt klagen sie über Beschwerden, obwohl aus medizinischer Sicht hierzu kein Grund besteht (Diskrepanz zwischen Befinden und Befund). Oder Patienten möchten sich krankschreiben lassen, obwohl eine belastbare Diagnose aus Sicht des Arztes nicht vorliegt. Andererseits verweigern sie aus Furcht, den Arbeitsplatz zu verlieren, einen Arztbesuch und gehen trotz deutlicher Krankheitsanzeichen weiterhin zur Arbeit („Präsentismus"). Es ist somit wichtig, Konvergenzen und Divergenzen der 3 Bezugssysteme im Verständnis von – und im Umgang mit – Gesundheit und Krankheit zu erkennen.

1.1.2 Risiko- und Schutzfaktoren, Salutogenese und Pathogenese

Viele der heute weitverbreiteten chronischen Krankheiten sind nicht durch eine einzige Ursache bedingt, sondern durch ein Bündel von Faktoren, deren Zusammenwirken den Ausbruch einer Krankheit bestimmt. Diese Faktoren können genetisch, umwelt- oder verhaltensbedingt sein. Man nennt sie *Risikofaktoren*. Ein Risikofaktor ist eine Wirkgröße, deren Vorhandensein bei einer Person die Wahrscheinlichkeit erhöht, nachfolgend vom Auftreten einer bestimmten Krankheit betroffen zu sein. Um als Risikofaktor zu gelten, muss die Identifizierung einer solchen Wirkgröße bestimmten wissenschaftlichen Kriterien genügen. Beispielsweise muss die Krankheit bei Personen, die diesem Faktor ausgesetzt sind (Exposition oder Disposition), deutlich häufiger auftreten als bei anderen Personen und es sollten Mechanismen bekannt sein, welche die Wirkgröße mit der Krankheitsentstehung in eine kausale Beziehung zu setzen vermögen.

Damit ist ein grundlegendes Problem gegeben: Viele Erkenntnisse der Medizin zu Einflüssen auf Gesundheit und Krankheit basieren auf Annahmen der Wahrscheinlichkeitstheorie, d. h., es lassen sich weder die Sicherheit noch der Zeitpunkt des Eintretens von Krankheitsereignissen bestimmen. Zugleich können manche der bekannten Risikofaktoren durch eine gesundheitsförderliche Lebensweise positiv beeinflusst und damit Erkrankungshäufigkeiten gesenkt werden (Verzicht auf Zigarettenrauchen, Reduktion von Fett- und Fleischkonsum, Vermeiden von übermäßigem Alkoholkonsum, regelmäßige körperliche Bewegung, Gurtanschnallen beim Autofahren etc.).

Neben der Beachtung und Beeinflussung von Risikofaktoren sind Beachtung und Beeinflussung von *Schutzfaktoren* (Protektivfaktoren) wichtig. Als Schutzfaktor bezeichnet man eine Wirkgröße, die in der Lage ist, den Einfluss eines Risikofaktors auf die Krankheitsentwicklung zu unterbrechen oder abzuschwächen. Durch ihn wird also der Zusammenhang zwischen einem Risikofaktor (z. B. Sonnenbestrahlung der Haut) und der Krankheitsentwicklung (Hautkrebs) moderiert (Sonnenschutzcreme). Vitaminreiche Ernährung ist ein weiteres Beispiel eines gesundheitsrelevanten Schutzfaktors, aber auch aus der Psychologie und Soziologie sind Schutzfaktoren bekannt (s. u.).

Obwohl in der modernen Medizin die Suche nach und die Stärkung von Schutzfaktoren an Bedeutung gewinnen, sind diese gegenwärtig noch stark durch eine Konzentration auf Risikofaktoren bestimmt. Dies ergibt sich aus der vorherrschenden pathogenetischen Orientierung der Schulmedizin (*Pathogenese*, griech. = Entstehung von Leiden). Sie hat vorrangig die krankheitswertigen Aspekte des Organismus und des Verhaltens im Blick und vernachlässigt die gesundheitsfördernden Bedingungen. Werden Letztere in den Vordergrund gestellt, so spricht man von einer salutogenetischen Orientierung (lat. salus = Heil, Gesundheit). Die *Salutogenese* ist insbesondere an der Aufklärung der Frage interessiert, was Menschen dazu bringt, gesund zu bleiben, obwohl sie Risiken und Gefährdungen ausgesetzt sind.

Die Einseitigkeit der pathogenetischen Forschung und Praxis in der Medizin hat unterschiedliche historische, wissenschafts- und standespolitische sowie ökonomische Gründe. Unter anderem leistet sie der *Medikalisierung* des gesellschaftlichen Lebens Vorschub. Darunter versteht man die Tendenz, einen wachsenden Bereich von Lebensäußerungen und Lebensumständen der medizinischen Kontrolle zu unterwerfen und dadurch den Markt für medizinische Dienstleistungen und

Produkte der Pharmaindustrie auszuweiten. Man denke in diesem Zusammenhang nicht nur an den neuen Markt im Bereich von Genanalysen und (demnächst) Gentherapie, sondern auch an das Vordringen medizinischer Diagnostik in den Bereich leicht gestörter Befindlichkeiten („prämenstruelles Syndrom", „Ängstlichkeit"), vor allem jedoch an die Ausbreitung eines Pharmamarktes, dessen Produkte nicht primär auf die Wiederherstellung von Gesundheit, sondern auf eine Steigerung normaler Funktionen („Enhancement") abzielen, um auf diese Weise vor dem Ausbruch von Krankheiten zu schützen. So verschieben sich die Grenzen zwischen „normal" und „krank" in den durch wissenschaftliche und ökonomische Entwicklungen bestimmten Bereichen der gesellschaftlichen Wirklichkeit.

1.1.3 Prävention, Kuration, Rehabilitation

Die Erkenntnisse und Behandlungsfortschritte der Schulmedizin sind einerseits den langjährigen Erfahrungen der ärztlichen und nichtärztlichen Heilberufe zu verdanken, andererseits den Fortschritten der Wissenschaft und der Technologie. Wissenschaftliche Erkenntnisfortschritte in der Medizin beruhen auf 3 Säulen. Eine erste Säule wird durch die *biomedizinisch-experimentelle Grundlagenforschung* bestimmt, in der heute das molekularbiologische Paradigma der Krankheitsanalyse dominiert. Als zweite Säule dienen Erkenntnisse der *klinischen Forschung*. Hier werden Krankheitsverläufe unter einer bestimmten therapeutischen Beeinflussung gezielt untersucht, um deren Wirksamkeit zu erforschen. Schließlich bilden Erkenntnisse der *Epidemiologie* und der *Gesundheitsforschung (Public Health)* eine dritte Säule. Ihre Aufgabe besteht darin, den Gesundheitszustand von Bevölkerungsgruppen unter alltäglichen Lebensbedingungen zu untersuchen und damit Entwicklungsbedarf der Gesundheitsförderung sowie der Krankenversorgung festzustellen.

Medizinisches Wissen und Handeln werden in 3 großen Bereichen oder Sektoren des Systems der Gesundheitsversorgung zum Nutzen der Bevölkerung umgesetzt: dem präventiven, dem kurativen und dem rehabilitativen Sektor.

Primäre *Prävention* (lat. praevenire = zuvorkommen) bedeutet, dass der Ausbruch einer Krankheit durch Schutzmaßnahmen von vornherein verhindert wird (Beispiele: Impfung, Kondomgebrauch, Raucherabstinenz). Sekundäre Prävention bedeutet, dass Krankheitsanzeichen so früh wie möglich entdeckt und damit spätere Risiken gesenkt werden (Früherkennungsuntersuchungen). Vor allem die primäre Prävention (und die darüber hinausgreifende Gesundheitsförderung) wird in manchen Aspekten nicht vornehmlich als Aufgabe der Medizin betrachtet, sondern als Herausforderung an die Gesellschaft insgesamt mit ihren verschiedenen Systemen politischer Gestaltung (z. B. Bildungspolitik, Verkehrspolitik).

Als *Kuration* wird die Hauptaufgabe des gesamten medizinischen Versorgungssystems bezeichnet, die darauf abzielt, akute und chronische Erkrankungen zu behandeln. In den verschiedenen Gesundheitssystemen bestehen dabei unterschiedliche Organisationsprinzipien und Institutionen im stationären und ambulanten Versorgungsbereich. *Rehabilitation* umfasst alle Maßnahmen, mit deren Hilfe körperlich, mental und psychisch behinderte Menschen in die Lage versetzt werden, ihre Fähigkeiten und Kräfte zu entfalten und in das gesellschaftliche Leben integriert zu werden.

Man erkennt, dass die Grenzen zwischen den 3 Sektoren fließend sind, da sowohl Prävention wie auch Rehabilitation Querschnittaufgaben enthalten, die in weite Bereiche der kurativen Medizin hineinreichen. Trotzdem muss festgehalten werden, dass manche Gesundheitssysteme, so auch das deutsche, den kurativen und rehabilitativen gegenüber dem präventiven Sektor sehr stark betonen und dass der größte Teil der Ressourcen, die in das Gesundheitssystem fließen, den ersten beiden zugutekommt.

1.1.4 Das Krankheitsspektrum in modernen Gesellschaften

Legt man die Daten der amtlichen Todesursachenstatistik zugrunde, so lässt sich ein grundlegender Wandel der Erkrankungshäufigkeit (Morbidität) während der vergangenen 100 Jahre in allen modernen Gesellschaften feststellen. Dieser mit dem Begriff *epidemiologische Transition* (lat. transitio = Übergang) bezeichnete Wandel beinhaltet ein Zurückdrängen der Infektionskrankheiten als führende Todesursachen und deren Ablösung durch chronisch-degenerative Erkrankungen, wobei Herz-Kreislauf-Krankheiten, Stoffwechselkrankheiten, Krebserkrankungen, Lungenkrankheiten und depressive Störungen im Vordergrund stehen. Ebenfalls wird eine Zunahme von Suiziden und Unfällen verzeichnet. Mit diesem Wandel geht eine deutliche Verlängerung der Lebenserwartung einher, die in der ersten Hälfte des 20. Jahrhunderts wesentlich durch die starke Senkung der Kindersterblichkeit bedingt ist, in der zweiten Hälfte jedoch zunehmend durch die Tatsache, dass auch Menschen in der Mitte ihres Lebens mit einer längeren Lebensdauer rechnen können.

Der Wandel des Krankheitsspektrums ist nur zu einem Teil das Ergebnis erfolgreichen Wirkens der modernen Medizin. Vielmehr geht er einher mit tief greifenden gesellschaftlichen und wirtschaftlichen Veränderungen, die sich mit den Stichworten Industrialisierung, Urbanisierung, Alphabetisierung, Wohlstands- und Sozialstaatsentwicklung umschreiben lassen. Es besteht somit ein gesellschaftliches Muster der Verteilung von Gesundheit und Krankheit, das sich überall dort wiederfindet, wo der *Modernisierungsprozess* entsprechend fortgeschritten ist und wo sich ein entsprechender Lebensstil ausbreitet. Wir können heute beobachten, wie sich dieses Muster von Nord- nach Südeuropa und, deutlicher noch, von den Industrieländern des Westens in die Schwellenländer der Erde ausbreitet. Trotz AIDS, trotz Wiederkehr alter und Aufflammen neuer Infektionskrankheiten müssen wir davon ausgehen, dass chronische Krankheiten in den kommenden 2 bis 3 Jahrzehnten für den überwiegenden Teil der Weltbevölkerung das Krankheitspanorama bestimmen werden. Bereits heute gelangt eine Krankheitsprognose der Weltgesundheitsorganisation zu dem Ergebnis, dass im Jahr 2020 die koronaren Herzkrankheiten und die Depressionen weltweit an der Spitze stehen werden, wenn der Umfang der durch Krankheit verlorenen oder massiv behinderten Lebensjahre zugrunde gelegt wird (Murray u. Lopez 1996).

In den nachfolgenden Abschnitten werden sozialpsychologische und soziologische Modelle des Gesundheitsverhaltens und der Krankheitsentstehung erörtert, mit deren Hilfe es gelingen soll, die Herausforderungen durch das Vorherrschen chronischer Erkrankungen besser zu meistern.

1.2 Sozialpsychologische Modelle des Gesundheitsverhaltens

1.2.1 Grundbegriffe

Gesundheitsverhalten umfasst alle Einstellungen, Gewohnheiten und absichtsvollen Handlungen einer Person, die deren Gesundheit fördern oder schädigen. Es ist Teil eines spezifischen Lebensstils, der soziokulturell geformt ist und den sich Personen über Lernen, Gewohnheitsbildung und Prozesse sozialen Vergleichs aneignen. Gesundheitsverhalten wird somit durch bewusst gewählte oder habituell befolgte soziale Normen bestimmt. *Soziale Normen* sind verbindliche Erwartungen an Mitglieder einer Gesellschaft, sich in definierten Situationen in vorgeschriebener Weise zu verhalten. Normen legen beispielsweise fest, welche Nahrung man vorzugsweise zu sich nimmt, bei welchen Gelegenheiten man in welchem Umfang Alkohol konsumiert, ob man auch dann, wenn man sich gesund fühlt, den Arzt zum Zweck der Vorsorge aufsucht usf. Normen des Gesundheitsverhaltens variieren nach der Zugehörigkeit zu einem spezifischen Kulturkreis bzw. einer spezifischen Religionsgemeinschaft und ebenso nach der Zugehörigkeit zu einer bestimmten sozialen Schicht.

Zur Sicherung der Geltung sozialer Normen sind einerseits bestimmte Begründungsmuster erforderlich. Sie vermitteln diejenigen Einstellungen, die den Handelnden ihre Befolgung erleichtern und sie davon abhalten sollen, eine Alternative zu wählen. Als *Einstellungen* definiert die Sozialpsychologie die mit bestimmten Wertsetzungen verbundenen, daher oft auch affektiv besetzten Gedanken, die in den normativ geregelten Situationen das Verhalten bestimmen sollen. Sofern Einstellungen Erklärungen enthalten, die einen Anspruch auf allgemeinere Geltung erheben, handelt es sich um *normative Überzeugungen*. Beispiele normativer Überzeugungen, welche das Gesundheitsverhalten beeinflussen, sind Vorschriften zum Speise- und Trinkverhalten (z. B. Verbot von Schweinefleisch im Judentum, Verbot von Alkohol im Islam) oder zur Körperpflege in bestimmten Religionen.

Andererseits wird die Geltung sozialer Normen durch äußeren Druck sichergestellt. So kann die Gruppe, die ein bestimmtes Gesundheitsverhalten wünscht, *Konformitätsdruck* auf ihre Mitglieder ausüben, falls diese in Gefahr sind, von den Erwartungen abzuweichen. Größte Bedeutung für das Gesundheitsverhalten kommt dem Konformitätsdruck vonseiten einer Peergroup auf ihre Mitglieder während der Adoleszenz zu. Häufig werden in solchen Altersgruppen gesundheitsschädigende Verhaltensweisen wie Rauchen oder Alkoholgenuss als soziale Normen praktiziert. Wer von diesen Verhaltensweisen abweicht, dem droht beispielsweise der Verlust der Gruppenmitgliedschaft. Sozialer Konformitätsdruck kann deshalb so wirksam sein, weil mit dem Verlust der Gruppenzugehörigkeit wichtige kognitive (Informationsaustausch, normative Überzeugungen), emotionale (Zugehörigkeitsgefühl, Wertschätzung durch die Gruppe) und soziale Funktionen (Über- und Unterordnungsbeziehungen) bedroht sind. Diese Funktionen sind in der von Krisen des Selbstwertgefühls bestimmten Adoleszenzphase besonders wichtig.

Soziale Konformität bezüglich gesundheitsrelevanter Normen wird in erheblichem Maß durch die Werbung erzielt, indem mit dem Konsum des Angebots, je nach Produkt und Zielgruppe, positive Ergebniserwartungen verknüpft werden.

Die bisher erläuterten sozialpsychologischen Begriffe finden Eingang in verschiedene *theoretische Modelle*, mit deren Hilfe das Aufrechterhalten und die Veränderung gesundheitsrelevanten Verhaltens erklärt werden können. Die nachfolgend erläuterten Modelle haben sich in der Forschung als besonders aussagekräftig erwiesen.

1.2.2 Modell des geplanten Verhaltens

Das Zustandekommen von Verhaltensänderungen kann mithilfe der *Theorie des geplanten Verhaltens* (Ajzen 1988) erklärt werden. 3 Bedingungen müssen zusammentreffen, auch im Bereich Gesundheit, damit sich ein Verhalten nachhaltig ändert (**Abb. 1.1**).

- Verfügt die Person über entsprechende Informationen, die den Wert, die Wünschbarkeit des anzustrebenden Verhaltens verdeutlichen (z. B. Gefahren bei ausbleibender Verhaltensänderung), ebnen Einstellungen und Überzeugungen den Weg zur Verhaltensänderung.
- Erfährt und akzeptiert die Person den sozialen Druck der Bezugsgruppe, bewirkt dieser Einfluss eine entsprechende Verhaltensänderung.
- Innerlich ist die Person von dem Gelingen der angestrebten Verhaltensänderung überzeugt (Kontrollüberzeugung der eigenen Wirksamkeit).

An 2 Beispielen sollen die 3 Bedingungen verdeutlicht werden. Das eine veranschaulicht die Übernahme gesundheitsförderlichen Verhaltens (Gewichtsabnahme durch Ernährungsumstellung), das andere erläutert die Übernahme gesundheitsschädigenden Verhaltens (regelmäßiger Alkoholkonsum bei der Arbeit).

- Im ersten Fall, durch Fehlernährung stark übergewichtige Hausfrau im mittleren Erwachsenenalter, begünstigen folgende *Einstellungen* die Verhaltensänderungen: „Wenn ich so weitermache, wird sich mein Bluthochdruck verschlimmern." „Wenn ich abnehme, bin ich attraktiver." Der Einfluss der Gruppe (*Gruppendruck*) kann negative oder positive Sanktionen beinhalten: „Wenn du nicht bald einmal ein paar Kilo abnimmst, werden wir dich nicht mehr zu unseren Wanderungen einladen. Wir sind es leid, immer auf dich zu warten, nur weil du mit deinem Übergewicht nicht schneller gehen kannst." „Wenn du es geschafft hast, 5 Kilo abzunehmen, veranstalten wir eine Gartenparty, um diesen Erfolg zu feiern." Innerlich sagt die Frau zu sich selbst (Kontrollüberzeugung): „Ich weiß, dass ich es schaffen kann, wenn ich es wirklich will. Das war früher in der Schule auch so, als ich schlechte Noten hatte: Ich habe mich hingesetzt und gelernt, bis ich überall besser wurde."
- Im zweiten Fall ist der Arbeitsplatz eines Mannes in Gefahr. Der Vertreter einer Möbelfirma soll den Umsatz des Unternehmens steigern, um seinen Arbeitsplatz zu sichern. Seine Möbel will er an Großkunden verkaufen. Während den Verhandlungen mit den Großkunden werden üblicherweise alkoholische Getränke angeboten. Obwohl der Vertreter bisher abstinent war, trinkt er regelmäßig mit (*sozialer Druck*) und gewöhnt sich an den regelmäßigen Alkoholkonsum während der Arbeitszeit. Zu sich, als begünstigende Einstellung, kann er sagen: „Alkohol entspannt. Man kommt sich näher. Das beflügelt die Geschäfte. Wenn ich entspannt bin, ist das auch gut für meine Gesundheit." Als *Kontrollüberzeugungen* dienen Sätze wie: „Es ist höhere Gewalt. Nur der Umsatz zählt. Dagegen bin ich machtlos." Oder aber: „Ich trinke jetzt zwar öfter während der Arbeit Alkohol, aber eigentlich kann ich jederzeit damit aufhören."

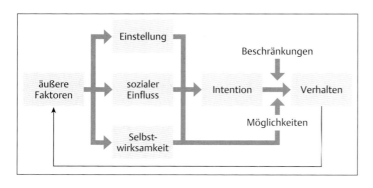

Abb. 1.1 Modell des geplanten Verhaltens (Verhaltensvorhersage) (Ajzen 1988) (Abbildung in Anlehnung an Kok et al. 1996).

1.2.3 Modell des sozialen Vergleichsprozesses

Der Sozialpsychologe Leon Festinger entwickelte das *Modell des sozialen Vergleichsprozesses* (Festinger 1954). Behandelt wird es hier, wegen seiner Bedeutung für den Abbau gesundheitsschädigender Handlungen. Als Grundlagen dieses Modells zählen:

- Die Handlungsabsichten (z. B. mit dem Rauchen aufhören) benötigen *soziale* Verstärkungen, damit die Person auch gegen innere Widerstände (Verlust belohnender Erfahrungen, Befindungsbeeinträchtigung) standhaft bleibt.
- Mit den Handlungsabsichten einer Person wird ein *Selbstbildnis* präsentiert. Dieses Selbstbildnis wird von einer als wichtig angesehenen Bezugsperson positiv bewertet (positiver sozialer Vergleich).
- Beurteilt eine wichtige Bezugsgruppe das Aufgeben gesundheitsschädigenden Verhaltens positiv, besteht eine hohe Wahrscheinlichkeit, dass eine Person durch die soziale Verstärkung und durch den erwarteten *positiven* Vergleichsprozess so viel Energie schöpft, um neue (gesundheitskonforme) Gewohnheiten zu stabilisieren.

Betont wird in dem Modell das Zusammenspiel von Selbstbildnis, sozialem Bewertungsprozess und der Rolle sozialen Rückhalts bei der Durchsetzung von Handlungsabsichten. Entscheidend ist eine gut funktionierende Gruppe zur Stabilisierung der eigenen Wirksamkeit (s. u.).

Theoretische und praktische Arbeit auf der Basis des *Modells des sozialen Vergleichsprozesses* zeigt erste *Interventionserfolge* und erscheint lohnend, weitergeführt zu werden. Einen Wettbewerb zwischen Angehörigen dreier Bankunternehmen hat K. D. Brownell im Rahmen von Programmen zur *Gewichtsreduktion* durchgeführt, dabei wurde er von den Führungsspitzen tatkräftig unterstützt. In wöchentlichen Abständen wurden die Zwischenergebnisse verglichen und offizielle Belohnungen für die siegreiche Mannschaft ausgesetzt. Das Ziel einer deutlichen Gewichtsreduzierung war mit dieser schlichten Intervention innerhalb weniger Wochen erreicht. Frauen nahmen im Durchschnitt 5 Kilogramm und Männer im Durchschnitt 8,5 Kilogramm ab. 6 Monate nach Wettbewerbsende zeigte eine Nachuntersuchung, dass eine selbstständige Gewichtskontrolle bei der überwiegenden Mehrheit beibehalten wurde (Brownell et al. 1986). Interventionen bei übergewichtigen Kindern in Schulklassen und zur Raucherentwöhnung bei Erwachsenen zeigen analoge Ergebnisse.

1.2.4 Modell des Risikoverhaltens

Das *Modell des Risikoverhaltens* geht ebenfalls auf Leon Festinger zurück (Festinger 1957). Die meisten Menschen spüren in gewissem Umfang ein Bedürfnis, in prekären Situationen ein Risiko einzugehen, um eine Bedürfnisbefriedigung zu erzielen. Allgemein gilt Risikobereitschaft als ein starkes Handlungsmotiv bei erfahrener positiver Rückmeldung. Solche positiven Wirkungserfahrungen können bei gesundheitsschädigendem Verhalten kurzfristig gemacht werden, sodass die Bereitschaft groß ist, den langfristigen Risikogehalt des schädigenden Verhaltens herunterzuspielen. Mithilfe kognitiver Strategien der Verharmlosung erfolgt eine Gewöhnung an gesundheitsschädigendes Verhalten. 5 *kognitive Strategien* werden hierbei eingesetzt (erläutert am *Beispiel des Zigarettenrauchens*). In der Fachterminologie der Sozialpsychologie werden diese 5 Strategien Mechanismen der *kognitiven Dissonanzreduktion* genannt:

- *Selektive Informationsbewertung:* einseitige Betonung des Aspekts der Entspannung beim Rauchen: „Entspannung ist gesundheitsfördernd, also ist Rauchen nicht gesundheitsschädlich."
- *Vergleich mit drastischeren Gefahren:* Im Vergleich zu offensichtlich sehr viel gefährlicheren Unternehmungen (z. B. Umweltkatastrophen) erscheint die Natur des Rauchens harmlos.
- *Zurückweisen persönlicher Konsequenzen:* Ausnahmen und das Vorliegen vermuteter persönlicher Schutzmechanismen entkräften den bedrohlichen Aspekt wissenschaftlich fundierter Informationen über gesundheitliche Folgen des Rauchens („Mein Großvater war ein starker Raucher und wurde trotzdem 90 Jahre alt.").
- *Verweis auf Kontrollmöglichkeiten:* Der Raucher gibt den gesundheitsgefährdenden Aspekt seines eigenen Verhaltens zu. Er beruhigt sich und andere, indem er darauf hinweist, dass er jederzeit aufhören könnte, wenn es für seine Gesundheit notwendig ist. Studien mit starken Rauchern und Alkoholabhängigen zeigten, dass Phasen abstinenten Probehandelns selten beobachtet werden.
- *Kosten-Nutzen-Abwägung:* Mit der Argumentation, die Vorteile des Verzichts auf ein konsumiertes Genussmittel seien zu schwach und die in Kauf genommenen Nachteile zu schwerwiegend, wird das gesundheitsschädigende Verhalten erklärt. („Ich habe ein so großes Verlangen nach Süßigkeiten und reichlicher Nahrung, wenn ich mit dem Rauchen aufhöre, dass ich schnell Gewicht zunehme. Die gesundheitlichen Folgen des Zigarettenrauchens empfinde ich nicht so gravierend wie die des Übergewichts.")

Die 3 Modelle betonen *unterschiedliche Komponenten der Verhaltensbeeinflussung* und eröffnen damit unterschiedliche Zugänge zur Prävention. Um gesundheitsfördernde Maßnahmen optimal zu gestalten, sollten Angehörige von Gesundheitsberufen in der Lage sein, die Vorteile des jeweiligen Modells zu erkennen.

1.2.5 Selbstwirksamkeit und dispositionaler Optimismus als Protektivfaktoren

Das Modell des geplanten Verhaltens hebt die zentrale Bedeutung von Einstellungen, die als Selbstwirksamkeit definiert werden, hervor. Dem beabsichtigten gesundheitsrelevanten Verhalten wird somit zum Durchbruch verholfen, ggf. gegen den Widerstand der Bezugsgruppe. Selbstwirksamkeit ist bedeutend für das Gesundheitsverhalten, für über positive Emotionen vermittelte Reaktionen auf das neuroendokrine System und das Immunsystem, die wiederum Auswirkungen auf Gesunderhaltung und Erkrankungsrisiken haben. Für ein zweites, eng verwandtes psychologisches Konstrukt, den dispositionalen Optimismus, gilt das Gleiche. Diese beiden Konzepte sollen abschließend erläutert werden.

Zentrale Elemente des Handelns sind Selbstwahrnehmung und Erwartungen bezüglich der Ergebnisse eigener Aktivität. Was traue ich mir in einer bestimmten Anforderungssituation zu? Auf welche Fähigkeiten kann ich mich verlassen? Kann ich das Ergebnis beeinflussen? Wie sicher bin ich, dass ich Erfolg haben werde? Solche Kognitionen liegen bewusst oder unbewusst den Handlungsentscheidungen allen von der täglichen Routine abweichenden Situationen zugrunde. Die *Ursachenzuschreibung (Kausalattribution)* ist ein wesentliches Element dieser Kognition. Kausalattribution ist ein mentaler Prozess. Durch die Kausalattribution wird eine bestimmte Ursache für das Handeln gefunden bzw. festgelegt. Es gibt internale und externale Attributionen. *Internale* Attribution: Die Person schreibt sich selbst die Handlungsursache zu (vgl. Kontrollüberzeugung der gewichtabnehmenden Frau im o. g. Beispiel). *Externale* Attribution: Die Handlungsursache wird außerhalb der eigenen Person gelegt, in der Regel in Umstände der sozialen Umwelt (vgl. Kausalattribution des Handelsvertreters, der alkoholabhängig wird, im o. g. Beispiel).

Selbstwirksamkeit ist eine Form der Kausalattribution. Sie gibt einer Person die Gewissheit, mithilfe der eigenen Fähigkeiten eine Handlung erfolgreich ausführen zu können. Somit ist Selbstwirksamkeit eine Form internaler Kausalattribution bzw. internaler Kontrollüberzeugung.

Eigene *Erfolgserlebnisse* in der Vergangenheit sind eine Grundlage positiver Selbstwirksamkeitserwartungen. Sie fördern den Glauben an sich selbst und ein *Vertrauen in die eigene Fähigkeit*. Wichtige Erfahrungen sind die in Angriff genommenen und durch eigenes Handeln beeinflussbaren, erreichten Ziele *(wahrgenommene Kontrollierbarkeit, positive Ergebniserwartung)*.

Wer wiederholt in aussichtslosen Situationen scheitert, obwohl er in der Überzeugung handelt, das Blatt zu wenden, erlebt negative Erfahrungen in der Selbstwirksamkeit. Wenn jedoch Personen mit hoher Selbstwirksamkeit sich in solchen Situationen bewähren, lernen sie aus *den* Situationen, die realistische Erfolgschancen aufweisen. Ausschlaggebend ist das *Zusammenspiel von Wirksamkeit und Ergebniserwartung* (Bandura 1992).

Anforderungssituationen werden von Personen mit hoher Motivation und optimistischer Erwartung (Selbstwirksamkeit) besser bewältigt. Die affektiv positiv gestimmte Annahme, dass Dinge gut gelingen, gut ausgehen und Anstrengungen zu einem Erfolg führen, bedeutet Optimismus. Als *dispositionaler Optimismus* wird die Haltung bezeichnet, die sich umso stärker herausbildet, je mehr solche Erwartungen bestätigt werden (Scheier u. Carver 1992).

Dass Menschen mit hohem dispositionalem Optimismus gesünder sind bzw. im Krankheitsfall und mit den Folgen besser zurechtkommen als Menschen ohne diese Eigenschaften, belegen verschiedene Studien. Motivation, Kognition und Handlungsablauf werden von Selbstwirksamkeitserwartungen günstig beeinflusst. Über *positive Emotionen* wirken sich Selbstwirksamkeitserwartungen protektiv auf neuroendokrine Regulationen sowie auf die Kompetenz des Immunsystems aus.

Zusammengefasst sind wesentliche Risikofaktoren weitverbreiteter chronischer Erkrankungen in modernen Gesellschaften auf gesundheitsschädigendes Verhalten zurückzuführen. In Prozessen sozialen Lernens in Bezugsgruppen erwerben Personen gesundheitsschädigendes Verhalten, das somit auch einer Veränderung zugänglich ist. Verhaltensbeeinflussung einzelner Personen sowie ganzer Bevölkerungsgruppen – mit der Zielvorgabe Verbreitung und Stärkung gesundheitsförderlichen Verhaltens – gehört zu den zentralen Aufgaben der Prävention.

Nützliche Dienste leisten hierbei Begriffe und theoretische Modelle der Sozialpsychologie. Sie vertiefen das Verständnis für psychische und soziale Determinanten des Gesundheitsverhaltens und identifizieren Ansatzpunkte für gezielte Interventionen.

Die Reichweite der dargestellten sozialpsychologischen Erkenntnisse ist begrenzt, trotz der Relevanz dieser Phänomene. Es fehlt das materielle Substrat sozialer Vergleichs- und Verteilungsprozesse, was die eigentliche Dynamik verleiht, sozusagen der Motor ihrer Entwicklung. Aufgabe der Soziologie ist die Analyse dieser Aspekte. Wie im folgenden Abschnitt gezeigt wird, umfasst eine soziologische Analyse der Entstehung von Krankheiten nicht nur das gesundheitsrelevante Verhalten. Darüber hinaus werden materielle und nichtmaterielle sowie psychosoziale Einflüsse auf den Organismus, die sich u. a. über Emotionen und zentralnervöse Regulationsprozesse auf Gesundheit und Krankheit auswirken, analysiert.

1.3 Soziologische Modelle: gesellschaftliche Einflüsse auf Gesundheit und Krankheit

1.3.1 Grundlagen

Es ist das *Erkenntnisziel der Soziologie*, gesellschaftliche Strukturen und Prozesse anhand spezifischer Begriffe, Methoden und Theorien zu beschreiben und zu erklären. Im Zentrum der Analyse steht dabei die *Spannung zwischen Individuum und Gesellschaft*. Auf der einen Seite kann eine Gesellschaft als Summe der in ihr lebenden und wirkenden Individuen betrachtet werden. Allerdings gehen vom gesellschaftlichen Zusammenleben Wirkungen aus, die eine eigene Qualität und Dynamik entfalten und die daher nicht im Bezugssystem individuellen Handelns erfasst werden können. Hierzu zählen wirtschaftlich-technologische Umwälzungen, prägende gesellschaftliche Institutionen oder soziale Bewegungen. Auf der anderen Seite gehen von Individuen Einflüsse auf die Gesellschaft aus, welche deren Normen und Werte – in der Regel unmerklich und langsam, seltener in Form einer Revolution – verändern und damit einen sozialen Wandel herbeiführen.

Individuum und Gesellschaft sind jedoch nicht 2 getrennte Einheiten, die aufeinander einwirken. Vielmehr ist ihre Verflechtung grundlegender, da Menschen von Geburt an über den Prozess der *Sozialisation* gesellschaftlich geprägt werden und ihre Identität in Auseinandersetzung mit gesellschaftlichen Erwartungen, d. h. sozialen Normen und Werten, entwickeln. Diese Normen und Werte werden ihnen, ebenso wie grundlegende Rückmeldungen zur eigenen Person und deren Verhalten, von signifikanten Bezugspersonen (vor allem Eltern) übermittelt und in Form von Lernprozessen verinnerlicht. Das heranwachsende Individuum ist somit bereits ein vergesellschaftetes Subjekt, das zum Fortbestand ebenso wie zur Veränderung der gesellschaftlichen Wirklichkeit beiträgt.

Gibt es allgemeine *Konstruktionsprinzipien menschlicher Vergesellschaftung*, die sich in allen bisher bekannten Gesellschaften erkennen lassen? Die Soziologie hat 4 solche Konstruktionsprinzipien identifiziert.

- *Erstens* lässt sich festhalten, dass Vergesellschaftungsprozesse ohne Regeln, denen die beteiligten Menschen zustimmen und die sie befolgen, nicht möglich sind. Diese Regeln nennt man *soziale Normen*. Sie definieren spezifische Verhaltensweisen, die in gemeinsam festgelegten sozialen Situationen erwartet werden. Die soziale Normierung menschlichen Verhaltens schafft Vorhersehbarkeit, Zuverlässigkeit und Vertrauen in Beziehungen zwischen Menschen. Zudem entlastet sie den zwischenmenschlichen Austausch durch konsensgesicherte Festlegungen und Typisierungen der komplexen Wirklichkeit.
- Damit soziale Normen verbindlich sein können, bedarf jede Gesellschaft eines *zweiten* Konstruktionsprinzips, der *sozialen Kontrolle*. Grundsätzlich unterscheiden wir die äußere von der inneren sozialen Kontrolle. Äußere soziale Kontrolle erfolgt durch das Androhen und Ausführen negativer Sanktionen im Fall der Abweichung von sozialen Normen. Diese Sanktionen sind formeller (gesetzlich definierte Strafen) oder informeller Art (sozialer Ausschluss einer Person, die sich abweichend verhalten hat). Je wichtiger ein Wert, dessen Geltung durch soziale Normen sichergestellt wird, für eine Gesellschaft ist, umso mehr Anstrengungen werden unternommen, die Normgeltung durch soziale Kontrolle durchzusetzen. Innere soziale Kontrolle erfolgt über Lernprozesse während der primären Sozialisation. Diesen Prozess nennt man Internalisierung, d. h. Befolgung sozialer Normen auch ohne vorhandene äußere soziale Kontrolle. In diesem Prozess wird die Fremdkontrolle zunehmend durch die Selbstkontrolle ersetzt, wobei dem moralischen Bewusstsein die Aufgabe zukommt, das gewünschte normative Verhalten überzeugend zu begründen.
- Ein *drittes* Konstruktionsprinzip der Vergesellschaftung bezieht sich auf die Tatsache, dass soziale Normen in der Regel für bestimmte Personengruppen gelten (Frauen oder Männer, Kinder oder Erwachsene, Führungspersonal oder abhängig Beschäftigte usw.). Darin manifestiert sich der grundlegende Sachverhalt, dass jede Gesellschaft

aus einem System unterschiedlicher Positionen besteht. *Positionen* definieren *Personenkategorien*, die aufgrund bestimmter Merkmale festgelegt werden. Wichtige Merkmale sind Geschlecht, Alter, ethnische Zugehörigkeit, generativer Status, Bildungsstand oder Berufszugehörigkeit. Soziale Normen, die sich auf eine bestimmte Personenkategorie beziehen, nennt man Rollennormen. Personen, welche in entsprechenden Positionen am gesellschaftlichen Leben teilnehmen, tun dies als Träger sozialer Rollen (Rolle als Mutter, als Physiotherapeutin, als Stimmbürger etc.). *Soziale Rollen* stellen somit Bündel normativer Erwartungen dar, die an den Inhaber einer bestimmten gesellschaftlichen Position gerichtet sind. Rollennormen beinhalten Pflichten und Rechte.

- Schließlich werden in jedem gesellschaftlichen System Positionen im Sinne eines Wertkriteriums als höher oder tiefer, besser oder schlechter beurteilt. Eine sozial bewertete Position wird als *sozialer Status* bezeichnet. Als Statusgefüge spiegelt ein gesellschaftliches System stets soziale Ungleichheit wider. Alle Gesellschaften, die wir bisher kennen – so lässt sich ein *viertes* Konstruktionsprinzip der Vergesellschaftung definieren – weisen *soziale Ungleichheit* im Sinne von Statusdifferenzierungen auf. Soziale Ungleichheit ergibt sich aus der Tatsache, dass Menschen in unterschiedlichem Ausmaß über bewertete knappe Güter oder Eigenschaften verfügen und aus diesem Verfügen Macht ableiten können.

Die erwähnten 4 Konstruktionsprinzipien – soziale Normierung, soziale Kontrolle, soziale Rollendifferenzierung und statusbezogene soziale Ungleichheit – verdeutlichen die engen Wechselwirkungen zwischen individuellem Verhalten und sozialer Umwelt (Siegrist 2005). In den nächsten Abschnitten soll erläutert werden, auf welche Weise diese Wechselwirkungen die menschliche Gesundheit beeinflussen und zur Entwicklung von Krankheiten beitragen können.

1.3.2 Gesellschaftliche Opportunitätsstruktur und Erfüllung basaler Bedürfnisse

Als Opportunitäten werden die materiellen und immateriellen Angebote bezeichnet, die eine Gesellschaft ihren Mitgliedern zum Zweck der Existenzsicherung und der Erfüllung basaler Bedürfnisse anbietet. Die *Opportunitätsstruktur einer Gesellschaft* ist die Summe der Chancen, die ihre Mitglieder zur Lebensgestaltung vorfinden. Handlungsoptionen von Menschen werden letztlich durch die gesellschaftliche Opportunitätsstruktur festgelegt. Die vorherrschende Form, in der Opportunitäten realisiert werden, ist der Markt. Er regelt Beziehungen zwischen Angebot und Nachfrage. Wichtige Beispiele sind der Güter- oder Lebensmittelmarkt, der Bildungsmarkt, der Arbeitsmarkt, der Heiratsmarkt. Um besser zu verstehen, wie Gesundheit und Wohlergehen von Menschen durch die gesellschaftliche Opportunitätsstruktur beeinflusst werden, soll an dieser Stelle deren Beziehung zur Erfüllung basaler menschlicher Bedürfnisse erläutert werden.

Die gesellschaftliche Opportunitätsstruktur stellt Menschen bestimmte *materielle und immaterielle Güter* zur Verfügung, die der persönlichen Bedürfnisbefriedigung dienen. Ein Beispiel ist das Erwerbseinkommen als Ergebnis beruflicher Tätigkeit. Mit dem erzielten Einkommen wird das persönliche Bedürfnis einer als angemessen erachteten Lebensführung erfüllt. Das heißt, dass mit der Berufstätigkeit, vermittelt über das Einkommen, ein *persönlicher Nutzen* erzeugt wird. Interessant ist nun die Beobachtung, dass diese Bedürfniserfüllung nicht nur dem einzelnen Individuum dient, sondern indirekt zugleich der Gesellschaft insgesamt. Denn mit der durch die Berufstätigkeit erfolgten Wertschöpfung trägt der Einzelne zur Produktion eines *gesellschaftlichen Nutzens* bei. Hier zeigt sich wiederum die enge Verflechtung von persönlichem und gesellschaftlichem Nutzen, von individuellem Handeln und Gesellschaftsstruktur, in welcher dieses Handeln erfolgt.

Gibt es in der Wissenschaft einen Konsens bezüglich der universellen Wertigkeit grundlegender menschlicher Bedürfnisse? Vieles spricht dafür, den nachfolgend genannten basalen Bedürfnissen eine besondere Priorität einzuräumen: dem *Bedürfnis nach physischem Wohlbefinden*, d. h. der Sicherung der physischen Existenz; dem *Bedürfnis nach Autonomie*, d. h. der Selbstverwirklichung im Medium des Handelns; dem *Bedürfnis nach Zugehörigkeit* zu bzw. Einbindung in eine Gemeinschaft (sozialer, spiritueller oder – neuerdings – virtueller Art) und dem *Bedürfnis nach sozialer Anerkennung*, d. h. dem Wunsch, für die eigene Person und ihr Handeln Bestätigung in Form positiver Rückmeldung durch signifikante andere Personen zu erhalten (vgl. Kap. 10).

Die Chance, diese Bedürfnisse zu erfüllen, hängt nicht nur von individuellen Fähigkeiten und der Bereitschaft zum Handeln ab, sondern wesentlich von der gesellschaftlichen Opportunitätsstruktur. Sie hält in Form *zentraler sozialer Rollen* Angebote persönlicher und sozialer Nutzenproduktion im Medium des Handelns bereit. Wer beispielsweise genügend Geld hat, gesundheitsfördernde Nahrungsmittel zu kaufen, und sich entsprechend gesundheitsbewusst verhält, trägt zur Erfüllung des Bedürfnisses nach physischem Wohlbefinden bei. Wer einer beruflichen Tätigkeit nachgeht oder ein Ehrenamt übernimmt, kann sein Bedürfnis nach Selbstverwirklichung in Form autonomen Handelns erfüllen. Wer vertrauensvolle Beziehungen zu Nahestehenden pflegt, kommt seinem Bedürfnis nach sozialer Zugehörigkeit und Verbundenheit nach. Und wer andere Menschen dazu bringt, durch seine Leistungen oder besonderen Eigenschaften Wertschätzung auszudrücken, erzeugt persönlichen Nutzen in Form sozialer Anerkennung.

Die *zentrale medizinsoziologische These* besagt, dass gelingende personale und soziale Nutzenproduktion, d. h. die Erfüllung basaler Bedürfnisse auf der Basis verfügbarer gesellschaftlicher Opportunitäten, zum Erhalt und zur Förderung menschlicher Gesundheit beiträgt, während von versagter oder mangelhafter Bedürfniserfüllung gesundheitsschädigende Folgen ausgehen, welche die Entwicklung von Krankheiten begünstigen. Das Beziehungsgeflecht zwischen gesellschaftlicher Opportunitätsstruktur und personaler sowie sozialer Nutzenproduktion wird über 2 Wege in den menschlichen Organismus vermittelt, zum einen über *materielle Prozesse* (z. B. Nahrung, Umweltreize), zum anderen über *psychosoziale* (und hier speziell emotionale) *Prozesse der Stress- und Ressourcenerfahrung* (Siegrist 2005). Zur Analyse dieser grundlegenden Zusammenhänge sind in der Medizin- bzw. Gesundheitssoziologie verschiedene Modelle entwickelt und empirisch getestet worden. Sie lassen sich gemäß der einleitenden Definition der Soziologie in makro- und mikrosoziologische Modelle der Krankheitsentstehung aufteilen. Die wichtigsten aktuell in der Forschung verwendeten Modelle werden nachfolgend kurz erläutert.

1.3.3 Makrosoziologische Modelle der Krankheitsentstehung

Anhand makrosoziologischer Modelle werden Strukturmerkmale einer Gesellschaft als Determinanten des Gesundheitszustandes von Individuen analysiert. Ein solches Strukturmerkmal wird mit dem Begriff der *sozialen Deprivation* bezeichnet. Dies bedeutet, dass eine ganze Subgruppe innerhalb einer Gesellschaft im Vergleich zu den übrigen Gruppen hinsichtlich zentraler Güter und Dienstleistungen deutlich benachteiligt ist.

Besonders sichtbar wird *strukturelle Deprivation* im sozialräumlichen Bereich. Elendsviertel, soziale Brennpunkte, nicht sanierte Altbaugebiete mit schlechter Infrastruktur sind Deprivationsindikatoren im Hinblick auf Wohnverhältnisse. Bevölkerungsgruppen, die in materieller Notlage oder Verelendung leben, erfahren als gesellschaftliche Randgruppen zusätzliche Benachteiligungen in Form sozialer Ausgrenzung und sozialer Stigmatisierung, d. h. ihrer Kennzeichnung als unerwünschte Personen. Zu diesen Risikogruppen zählen unter Umständen Obdachlose, Langzeitarbeitslose, Drogenabhängige und bestimmte Gruppen psychisch Kranker. Andere Formen struktureller Deprivation betreffen den Ausschluss von wichtigen Versorgungsleistungen wie medizinische Behandlung auf der Grundlage einer Krankenversicherung oder materielle Absicherung im Alter in Form entsprechender Versicherungsleistungen.

Verschiedene epidemiologische Studien haben nachgewiesen, dass von struktureller Deprivation eigenständige Effekte auf ein erhöhtes Erkrankungs- oder Sterberisiko ausgehen, selbst nachdem die relevanten individuellen Merkmale (z. B. des Einkommens, des Gesundheitszustands) in der statistischen Analyse berücksichtigt worden sind.

Ein weiteres makrosoziologisches Modell bezieht sich auf die *Einkommensdisparität*. Darunter versteht man die unterschiedliche Aufteilung der Einkommenshöhe auf die einzelnen Bevölkerungsgruppen. So wird beispielsweise ermittelt, wie viel Prozent des gesamten Einkommens auf die 20 % der Personen mit den höchsten Einkommen entfallen und wie viel Prozent jeweils auf die restlichen Fünftel der Bevölkerung. In Deutschland entfallen gegenwärtig etwa 40 % der gesamten verfügbaren Einkommenssumme auf die 20 % der Bevölkerung mit den höchsten Einkommen, während auf die 20 % der Bevölkerung mit den niedrigsten Einkommen lediglich etwa 9 % entfallen. In anderen Gesellschaften wie beispielsweise den USA ist die Einkommensdisparität noch wesentlich stärker ausgeprägt, während sie in skandinavischen Ländern geringer ausfällt. Ihre Entwicklung im Zeitverlauf stellt einen wichtigen Indikator der Dynamik sozialer Ungleichheit in einer Gesellschaft dar. In den meisten modernen Ländern erleben wir zurzeit eine Zunahme sozialer Ungleichheit, die sich in einer wachsenden Einkommensdisparität widerspiegelt.

Ähnlich wie im Fall struktureller Deprivation haben neuere epidemiologische Studien einen Zusammenhang zwischen dem Ausmaß der Einkommensdisparität und dem Gesundheitszustand der von ihr betroffenen Bevölkerung aufgezeigt. In der gegenwärtigen Forschung sind jedoch die Prozesse, anhand derer ein solcher Zusammenhang erklärt werden kann, noch strittig.

In engem Zusammenhang mit der Einkommensdisparität steht ein weiteres makrosoziologisches

Modell der Krankheitsentstehung, das als *sozialer Gradient von Morbidität und Mortalität* bezeichnet wird. Damit wird der Sachverhalt erfasst, dass es einen systematischen Zusammenhang zwischen der Höhe des sozialen Status einer Bevölkerungsgruppe und ihrem Gesundheitszustand gibt. In modernen Gesellschaften wird der soziale Status üblicherweise anhand des Konstrukts der sozialen Schichtzugehörigkeit erfasst. Danach werden Menschen mit vergleichbarem Bildungsabschluss, vergleichbarem Einkommen und vergleichbarer beruflicher Stellung zu sozialen Schichten zusammengefasst, die in einem vertikalen Aufbau die soziale Ungleichheitsstruktur einer Gesellschaft wiedergeben. Der soziale Gradient von Morbidität und Mortalität beschreibt somit die Tatsache, dass die Häufigkeit vieler vor allem chronischer Erkrankungen und die Wahrscheinlichkeit eines frühen Todes umso höher ist, je niedriger die soziale Schichtzugehörigkeit ist. Diese Tatsache ist in allen modernen Gesellschaften, die über entsprechende Daten verfügen, nachgewiesen worden (Mackenbach u. Bakker 2002).

Die **Abb. 1.2** zeigt am Beispiel der berühmten Whitehall-Studie an 18 000 britischen Regierungsbeamten den sozialen Gradienten der Sterblichkeit für verschiedene Altersgruppen. Die relative Sterbehäufigkeit in einem 25 Jahre umfassenden Beobachtungszeitraum wurde für 4 Gruppen berechnet, die sich nach der Höhe der beruflichen Stellung zu Beginn der Studie unterschieden. Der Abbildung kann man entnehmen, dass in der Altersgruppe der 40- bis 64-Jährigen in der Spitzengruppe der Staatssekretäre und Abteilungsleiter nur etwa halb so viele Männer gestorben waren wie im Durchschnitt der gesamten Belegschaft. Auch die Beamten der zweithöchsten Rangstufe hatten eine etwas niedrigere Sterblichkeit als der Durchschnitt. Dagegen war sie bei den einfachen Beamten sehr deutlich erhöht und schließlich bei den Dienstboten und Pförtnern 4-mal so hoch wie in der Spitzengruppe. Dieser soziale Gradient schwächte sich zwar im höheren Alter ab, blieb jedoch bis ins achte und neunte Dezennium bestehen (Marmot u. Shipley 1996).

Die Erklärung des sozialen Gradienten stellt die Forschung vor umfangreiche Herausforderungen, umso mehr, als medizinische Fortschritte und steigende Gesundheitsausgaben eher eine gegenteilige Entwicklung erwarten lassen. Zu den *wichtigsten Erklärungsansätzen* des sozialen Gradienten zählen daher gegenwärtig weniger der Zugang zu und die Qualität von medizinischer Versorgung, sondern vielmehr der schichtspezifisch variierende gesundheitsbezogene Lebensstil und die materiellen und psychosozialen Belastungen und Ressourcen, die Menschen im Lebenslauf erfahren. Auch Letztere sind sozial ungleich verteilt und tragen insbesondere über Familie und Beruf zu unterschiedlichen Gesundheitschancen bei (Siegrist u. Marmot 2008).

Ein weiteres makrosoziologisches Modell der Krankheitsentstehung bezieht sich auf einen gesellschaftlichen Schutzfaktor, *soziale Kohäsion*. Soziale Kohäsion bezeichnet eine bestimmte Qualität sozialer Interaktionen zwischen Menschen in überschaubaren sozialräumlichen Einheiten. Sie ist durch gemeinsam getragene Normen und Werte (Gemeinsinn, Vertrauen, Hilfsbereitschaft) gekennzeichnet. Soziale Kohäsion entwickelt sich innerhalb *sozialer Netzwerke*. Darunter verstehen wir ein Geflecht sozialer Beziehungen, an dem ein definierter Teilnehmerkreis mit einer gewissen Verbindlichkeit in Form wechselseitiger Kontakte partizipiert. Soziale Kohäsion in Netzwerken schützt vor Gewalterfahrungen und vor stressassoziierten Erkrankungen, da von Hilfeleistungen, solidarischem Handeln und vertrauensvoller Nähe positive materielle und psychosoziale Wirkungen ausgehen. Dies ist seit der bahnbrechenden Studie eines der Begründer der modernen Soziologie, Emile Durkheim, vor mehr als 100 Jahren in einer Vielzahl von Studien bestätigt worden (Durkheim 1973, zuerst 1897).

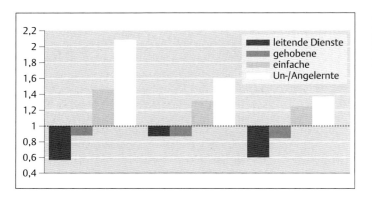

Abb. 1.2 Sterberate (rate ratio, 25 Jahre) nach Höhe der beruflichen Stellung (Whitehall-Studie; N = 18 000) (Marmot u. Shipley 1996).

1.3.4 Mikrosoziologische Modelle der Krankheitsentstehung

Nachfolgend werden 3 in der medizinsoziologischen Forschung in jüngerer Zeit besonders intensiv erforschte mikrosoziologische Modelle erörtert. Gegenüber den makrosoziologischen Ansätzen zeichnen sie sich dadurch aus, dass sie auf der individuellen Ebene der einzelnen Personen soziologische, psychologische und biologische Informationen verknüpfen und damit eine Verbindung von sozialer Situation und biologischem Krankheitsgeschehen nachweisen können. Die Modelle beziehen sich auf zentrale soziale Rollen des Erwachsenenlebens, in erster Linie die Berufsrolle sowie die Familien- und Partnerschaftsrolle. Wie abschließend gezeigt wird, ist es möglich, die 3 Modelle in einen einheitlichen theoretischen Rahmen zu integrieren, der den Zusammenhang von Nutzenproduktion und Gesundheit zum Gegenstand hat.

Als Erstes soll das *Anforderungs-Kontroll-Modell* erläutert werden, das ursprünglich mit ausschließlichem Bezug zur Berufsrolle entwickelt wurde (Karasek u. Theorell 1990). Nach den Annahmen dieses Modells ergeben sich Umfang und Intensität von Stressreaktionen bei der Arbeitstätigkeit aus dem Zusammentreffen zweier entscheidender Tätigkeitsmerkmale: dem Merkmal einer (vor allem quantitativ) hohen Anforderung an die arbeitende Person und dem Merkmal eines geringen Entscheidungsspielraums über die zu bewältigende Arbeitsaufgabe. Demnach ist nicht die Arbeitsanforderung, z. B. in Form hohen Zeitdrucks, an sich gesundheitsgefährdend, sondern die Leistung unter Bedingungen niedriger Kontrollierbarkeit von Arbeitsablauf und Arbeitsinhalt. Klassisches Beispiel dieser Konstellation ist die Fließbandarbeit der industriellen Massenfertigung, aber auch manche statusniedrigen Dienstleistungsberufe lassen sich dadurch charakterisieren.

Mit geringer Kontrolle über die Arbeit geht die Erfahrung geringer Autonomie des Handelns einher. Nach dem Gesagten wird damit ein zentrales Bedürfnis positiven Selbsterlebens, die Erfahrung von Selbstwirksamkeit im beruflichen Handeln, unterdrückt. Zusammen mit hoher Verausgabung entsteht dadurch im Organismus der arbeitenden Person ein psychobiologischer Spannungszustand, der zu nachhaltigen Stressreaktionen und – nach Jahren – zu einem erhöhten Risiko des Ausbruchs einer stressassoziierten Erkrankung führt. Zahlreiche epidemiologische und experimentelle Studien haben dies nicht nur für kardiovaskuläre Risikofaktoren und Erkrankungen, sondern auch für Stoffwechselkrankheiten, affektive Störungen und weitere Störungsbilder nachgewiesen (Schnall et al. 2008).

Trotz seiner auch über die Berufsrolle hinausreichenden Bedeutung weist das Anforderungs-Kontroll-Modell einige Begrenzungen auf. So wird weder das Bewältigungsverhalten der arbeitenden Person berücksichtigt, noch werden die Rahmenbedingungen der Organisation und des Arbeitsmarktes, unter denen die tägliche Arbeit verrichtet wird, in die Analyse einbezogen. Beiden Begrenzungen versucht ein zweites Modell Rechnung zu tragen, das *Modell sozialer Gratifikationskrisen*.

In diesem in Kapitel 10 ausführlich dargestellten Modell steht der Arbeitsvertrag als gesellschaftliches Tauschverhältnis im Zentrum (Siegrist u. Marmot 2008). Hierbei wird angenommen, dass Erwerbstätige unter definierten Bedingungen eine hohe berufliche Verausgabung leisten, ohne im Vergleich hierzu angemessene Belohnungen zu erfahren. Belohnungen umfassen neben der Bezahlung das berufliche Fortkommen, die Arbeitsplatzsicherheit sowie die Wertschätzung und Anerkennung für erbrachte Leistung. Gratifikationskrisen im Beruf sind zu erwarten, wenn Erwerbstätige keine Alternative auf dem Arbeitsmarkt haben oder wenn sie sich in hochkompetitiven Berufen behaupten und hocharbeiten wollen. Schließlich disponieren bestimmte Eigenschaften wie übersteigerter Ehrgeiz und berufliche Distanzierungsunfähigkeit zu solchen kritischen Erfahrungen. Durch die Verletzung einer grundlegenden sozialen Norm, der Tauschgerechtigkeit, werden intensive Stresserfahrungen ausgelöst. Dabei wird das Bedürfnis nach positivem Selbsterleben in Form von sozialer Anerkennung blockiert.

Auch dieses Modell hat in einer Vielzahl von Studien zur Erklärung stressassoziierter Störungen beigetragen, selbst nach statistischer Kontrolle der Effekte, die dem ergänzenden Anforderungs-Kontroll-Modell zuzurechnen sind (vgl. Kap. 10). In neueren Studien wurde überdies gezeigt, dass sich dieses Modell auch auf außer- bzw. nachberufliche Formen sozialer Produktivität sowie auf den Austausch in engen sozialen Beziehungen erfolgreich übertragen lässt.

Das *Modell des sozialen Rückhalts* stellt einen dritten mikrosoziologischen Erklärungsansatz der Krankheitsentstehung dar (Berkman u. Kawachi 2000). Mit ihm werden 4 Aspekte einer allgemein als positiv oder belohnend erfahrenen Qualität des sozialen Austauschs in engen Beziehungen benannt: emotionaler Rückhalt (Zuneigung, Vertrauen); Rückhalt durch Anerkennung (Bestätigung, Wertschätzung), Rückhalt durch Information (Rat, geteiltes Wissen), instrumenteller Rückhalt (Hilfestellungen).

Personen, die positiven sozialen Rückhalt erfahren, sind in belastenden Situationen weniger gefährdet als Personen ohne Rückhalt, da sie damit über einen sozioemotionalen Schutzfaktor verfügen. Ihr Bedürfnis nach Zugehörigkeit und sozialer Einbindung wird wiederkehrend erfüllt. Neue Forschungsergebnisse belegen nicht nur eine geringere Anfälligkeit für stressassoziierte Erkrankungen bei diesen Personen, sondern auch eine vermehrte endogene Synthese von Antistresshormonen (z. B. Oxytocin) mit biologisch protektiver Funktion. Während somit das Vorhandensein von sozialem Rückhalt die Wirkung von Stress zu moderieren vermag (Puffereffekt des Schutzfaktors), stellt das Fehlen von sozialem Rückhalt einen eigenständigen psychosozialen Risikofaktor dar.

Zusammenfassend kann festgehalten werden, dass die *Erfüllung* dreier *basaler menschlicher Bedürfnisse* im Medium sozialer Rollen, des Bedürfnisses nach Selbstwirksamkeit (Anforderungs-Kontroll-Modell), des Bedürfnisses nach sozialer Anerkennung (Modell sozialer Gratifikationskrisen) und des Bedürfnisses nach Zugehörigkeit und gesellschaftlicher Einbindung (Modell des sozialen Rückhalts) *gesundheitsfördernde Wirkungen* erzeugt, während eine entsprechende Bedürfnisblockierung die Entstehung stressassoziierter Krankheiten begünstigt. Wenn die Korrespondenz zwischen sozialem Rollenhandeln und personaler Nutzproduktion gestört ist, werden negative emotionale Selbsterfahrungen erzeugt, die im Organismus die Entwicklung stressassoziierter Erkrankungen anbahnen. Dieser Mechanismus bildet den gemeinsamen Nenner der 3 mikrosoziologischen Modelle der Krankheitsentstehung.

Wir können somit folgern, dass aus medizinsoziologischer Sicht fehlende Autonomie und mangelnde soziale Anerkennung in zentralen gesellschaftlichen Rollen sowie fehlende Zugehörigkeit zu sozialen Gruppen bzw. mangelnde Teilnahme an sozialen Aktivitäten die wichtigsten Risikofaktoren stressassoziierter Krankheiten darstellen.

1.4 Praktische Folgerungen für Prävention und Rehabilitation

Es ist nicht einfach, konkrete praktische Folgerungen für Prävention und Rehabilitation aus den dargestellten soziologischen und sozialpsychologischen Erkenntnissen abzuleiten. Der wichtigste Grund für diese Schwierigkeit besteht darin, dass das professionelle Handeln in Gesundheitsberufen großteils auf individuelle Personen gerichtet ist, die in entsprechenden Situationen aus ihrem alltäglichen gesellschaftlichen Leben herausgelöst sind, sei es, weil sie krankgeschrieben und behandlungsbedürftig sind, sei es, weil sie infolge einer „Schonfrist" (Kur, Urlaub) Distanz zum Alltag aufweisen. Dennoch ist es wichtig, *Kenntnisse über psychosoziale Risiko- und Schutzfaktoren* von Erkrankungen zu haben und Bedingungen wirksamer Vermittlung gesundheitsfördernder Verhaltensweisen zu kennen.

So können aus allen dargestellten mikrosoziologischen Modellen auf 3 Ebenen Konsequenzen für praktische Maßnahmen der Prävention und Rehabilitation gezogen werden: auf der individuellen Ebene gezielter Verhaltensänderung, auf der interpersonellen Ebene der Veränderung sozialer Beziehungen und auf der strukturellen Ebene der Einflussnahme auf Prozesse der Arbeitsgestaltung, auf die Entwicklung von Arbeitsangeboten und von Vergesellschaftungsoptionen.

Auf der *individuellen Ebene* der Veränderung von Kognitionen, Motivationen, emotionalen Reaktionen und Verhaltensweisen bietet das Anforderungs-Kontroll-Modell Ansatzpunkte, das Selbstwirksamkeitserleben im Beruf zu verbessern, indem persönliche Kontrollüberzeugungen eingeübt und gefestigt und Erfahrungen von Selbstvertrauen bei der Bewältigung von Anforderungen gesammelt werden. In die gleiche Richtung zielen Konsequenzen, die sich aus dem Gratifikationskrisenmodell ergeben. Hier werden unrealistische Einschätzungen von Leistungssituationen korrigiert und es wird der eigene Haushalt der Verausgabungsleistungen kritisch überprüft. Alternative Quellen von positivem Selbstwerterleben werden bewusst gemacht und die Fähigkeit zur Distanzierung von übermächtigen beruflichen Ansprüchen wird eingeübt. Das Modell des sozialen Rückhalts vermittelt den Klienten ein Bewusstsein des Wertes vertrauensvoller sozialer Bindungen und erweist sich als hilfreich, prosoziale Verhaltensweisen der Empathie, der Hilfsbereitschaft und der altruistischen Gesinnung zu vermitteln. Diese Verhaltensmodifikationen sind sowohl bei präventiven Maßnahmen, insbesondere bei Hochrisikogruppen, wie auch in der Rehabilitation nach Akutbehandlung einer Erkrankung angezeigt, beispielsweise in der Phase stationärer oder ambulanter Rehabilitationsmaßnahmen nach Herzinfarkt, nach chirurgischen und orthopädischen Eingriffen sowie in der Tumorbehandlung.

Auf der *interpersonellen Ebene* legt das Anforderungs-Kontroll-Modell nahe, Machtbeziehungen zu verringern, indem Personen mehr Mitbestimmung, Teilnahmerechte, Zugang zu Informationen und zu Entscheidungen erhalten. Oft bildet die Aufklärung über diese Zusammenhänge mit der eigenen Gesundheit den Ausgangspunkt zu gezielten Veränderungen. Gleiches gilt für interpersonelle Maßnahmen eines verbesserten Führungsverhaltens bzw. des Bemühens um mehr Gerechtigkeit in engen sozialen Beziehungen (vgl. Kap. 10). Solche Fähigkeiten können, wie auch die Verstärkung von prosozialem Verhalten, in verschiedenen Formen der Gruppenarbeit trainiert werden. Sie bereiten Personen, die aufgrund von Erkrankung und Behinderung längere Zeit dem privaten und beruflichen Alltag ferngeblieben sind, Hilfestellungen beim erfolgreichen Wiedereinstieg in den gesellschaftlichen Alltag.

Für die *strukturelle Ebene* der aus mikrosoziologischen Modellen abzuleitenden Folgerungen bestehen deutliche Begrenzungen, da diese in der Regel über das Handlungsspektrum von Heilberufen weit hinausreichen. Das Anforderungs-Kontroll-Modell und das Modell beruflicher Gratifikationskrisen sehen Maßnahmen der Organisations- und Personalentwicklung in Betrieben vor, die beispielsweise bei der beruflichen Wiedereingliederung Kranker bedeutsam sind. So sollten für Rehabilitanden nach Möglichkeit Arbeitsplätze zur Verfügung stehen, an denen nur geringe Risiken bestehen, in eine durch diese Modelle definierte Situation von Dauerstress zu gelangen. Strukturelle Maßnahmen, die aus dem Modell des sozialen Rückhalts abgeleitet werden, zielen auf die Schaffung von Opportunitäten für neue soziale Beziehungen bzw. für die Mitwirkung an sozial produktiven Aktivitäten (Ehrenamt, Nachbarschaftshilfe usw.) ab. Das Spektrum solcher Initiativen im Bereich von Selbsthilfegruppen oder virtuellen Gemeinschaften ist reichhaltig.

Als noch schwieriger erweist sich der Umsetzungsprozess von Erkenntnissen zu den makrosoziologischen Modellen der Krankheitsentstehung. Dennoch ist im Rahmen *gesundheitspolitischer Programme* zur Verringerung des sozialen Gradienten von Morbidität und Mortalität eine Reihe erfolgversprechender Aktivitäten entwickelt worden (Mackenbach u. Bakker 2002). In erster Linie beziehen sie sich auf sozial benachteiligte Kinder und Jugendliche und deren Elternhaus. Sie zielen beispielsweise darauf ab, geplante Elternschaften zu fördern und Frühschwangerschaften zu verhindern, das Risiko der Alleinerziehung zu senken und Eltern in der Frühphase der Säuglings- und Kinderbetreuung zu schulen, ihre Interaktionskompetenzen zu stärken und materielle Betreuungsangebote bereitzustellen. Soziales Kompetenztraining und soziales Lernen im Vorschul- und Schulalter bilden weitere Ansatzpunkte, um die Ungleichheit gesundheitsbezogener Chancen im Lebenslauf zu verringern. Wünschenswert wären neue Programme kommunaler Prävention, welche zur kollektiven Stärkung eines gesundheitsbewussten Lebensstils und zu verbesserter sozialer Kohäsion in den Wohn- und Lebensbereichen in Städten und größeren Siedlungsgebieten beitragen.

Zusammenfassung

Zur empirischen Erfassung gesellschaftlicher Einflüsse auf die Krankheitsentstehung ist es erforderlich, 2 Ansätze der Analyse zu unterscheiden: makrosoziologische und mikrosoziologische Analysen. Erstere untersuchen die Auswirkungen der gesellschaftlichen Opportunitätsstruktur auf Gesundheitschancen und Krankheitsrisiken von Bevölkerungsgruppen. Schwerpunkte der Analyse bilden strukturelle Deprivation, Einkommensdisparität und soziale Kohäsion. Mikrosoziologische Modelle befassen sich mit Auswirkungen unterschiedlicher sozialer Rollen des Alltagslebens (vor allem des Berufs) auf die individuelle Bedürfnisbefriedigung, wobei die einem positiven Selbsterleben förderlichen Emotionen und Befindlichkeiten im Vordergrund stehen. 3 Modelle, das Anforderungs-Kontroll-Modell, das Modell sozialer Gratifikationskrisen und das Modell des sozialen Rückhalts, definieren Bedingungen, unter denen diese personale Nutzenproduktion (Selbstwirksamkeitsgefühl, Selbstwertgefühl, Zugehörigkeitsgefühl) erfolgreich verläuft oder aber misslingt und damit zu gesundheitsgefährdenden Stressreaktionen führt.

Diskussions- und Übungsfragen

- Worin besteht ein wesentlicher Unterschied zwischen Sozialpsychologie und Soziologie?
- Warum ist es wichtig, das Gesundheitsverhalten und seine Determinanten möglichst gut zu verstehen?
- Welche Unterschiede und welche Gemeinsamkeiten bestehen zwischen den 3 beschriebenen sozialpsychologischen Modellen des Gesundheitsverhaltens?
- Welche Aspekte dieser Modelle lassen sich eher leicht bzw. eher schwer in die Praxis der Gesundheitsförderung bzw. Prävention umsetzen?
- Worin besteht der entscheidende Unterschied zwischen einer makrosoziologischen und einer mikrosoziologischen Analyse von Einflussfaktoren auf die Gesundheit?
- Was ist den 3 dargestellten mikrosoziologischen Modellen gemeinsam und worin unterscheiden sie sich?
- Welche Aspekte der dargestellten sozialen Einflussfaktoren auf Gesundheit und Krankheit lassen sich am ehesten in Maßnahmen der Gesundheitsförderung /Prävention umsetzen? Aus welchen Gründen?

Multiple-Choice-Fragen

1 Herr X, der jahrelang geraucht hat, versucht, sich das Rauchen abzugewöhnen. Er sagt sich immer wieder: „Ich weiß, dass ich es schaffen kann, wenn ich es wirklich will."
Zur Kennzeichnung dieser Einstellung verwendet die Sozialpsychologie einen der nachfolgenden Begriffe.
Welche Antwort trifft zu?
   a. geplantes Verhalten
   b. kognitive Dissonanzreduktion
   c. Kontrollüberzeugung
   d. positive Verstärkung
   e. soziale Konformität

2 Frau Y, die täglich Alkohol konsumiert, erklärt ihrer Freundin: „Alkohol entspannt so sehr. Da Entspannung der Gesundheit zugute kommt, ist mein Trinken nicht gesundheitsschädlich."
Diese Argumentation ist Teil eines Modells des Gesundheitsverhaltens.
Welche Aussage trifft zu?
   a. Modell des geplanten Verhaltens
   b. Modell des sozialen Rückhalts
   c. Modell des sozialen Vergleichsprozesses
   d. Modell des Risikoverhaltens
   e. Modell des dispositionalen Optimismus

3 „Ein 50-jähriger Metallarbeiter, der jahrelang in Schicht- und Akkordarbeit beschäftigt war, erfuhr von seinem Vorgesetzten, eine Woche bevor er von einem Herzinfarktereignis betroffen wurde, dass er zum Jahresende entlassen werden soll."
Zur Erfassung dieser und anderer krankheitswertiger psychosozialer Belastungen stehen Arbeitsstressmodelle zur Verfügung.

1. Welche Antwort zu solchen Modellen trifft zu?
   a. Anforderungs-Kontroll-Modell
   b. Modell beruflicher Gratifikationskrisen
   c. Modell fehlenden sozialen Rückhalts
   d. Modell der kognitiven Dissonanz
   e. Modell beruflicher Autonomie
2. Welche Aussage zu „sozialem Rückhalt" trifft *nicht* zu?
   a. Während mit dem Begriff „soziales Netzwerk" der Umfang sozialer Kontakte bezeichnet wird, bezieht sich der Begriff „sozialer Rückhalt" auf die Qualität sozialer Kontakte.
   b. Zu den Komponenten von sozialem Rückhalt zählen ausschließlich instrumenteller und emotionaler Rückhalt.
   c. Die Schutzwirkung sozialen Rückhalts wird u. a. darauf zurückgeführt, dass Menschen, die zuverlässigen sozialen Rückhalt erfahren, Belastungen leichter bewältigen können als andere.
   d. Epidemiologische Studien zeigen ein vermindertes Herzinfarktrisiko bei Personen, die zuverlässigen sozialen Rückhalt erleben.
   e. Das Fehlen von sozialem Rückhalt stellt ein eigenständiges psychosoziales Risiko dar.

4 „Mütter von Kleinkindern sollen sich um deren regelmäßige und gesundheitsförderliche Ernährung kümmern."
Welche Antwort trifft zu?
Diese Aussage ist ein Beispiel für:
   a. eine soziale Sanktion
   b. eine soziale Rollennorm
   c. ein soziales Vorurteil
   d. einen sozialen Rollenkonflikt
   e. eine ausgeprägte soziale Kohäsion

Literatur

Ajzen I. Attitudes, personality and behaviour. Milton Keynes: Open University Press 1988.
Bandura B. Self-efficacy mechanism in psychobiologic functioning. In: Schwarzer R (ed.). Self-efficacy. A thought control of action. Washington: Hemisphere 1992; 355–394.
Berkman L, Kawachi I (eds.). Social epidemiology. New York: Oxford University Press 2000.
Brownell KD. Public health approaches to obesity and its management. Annual Review of Public Health 1986; 6: 521.
Durkheim E. Der Selbstmord. Neuwied: Luchterhand 1973 (zuerst 1897).
Festinger L. A theory of social comparison processes. Human Relations 1954; 7: 117.
Festinger L. A theory of cognitive dissonance. Evanston, IL: Row, Peterson 1957.
Karasek R, Theorell T. Healthy work. New York: Basic Books 1990.
Kok E, Hospers HJ, Boer DJ, Vries H. Health education at the individual level. In: Schneiderman N, Orth-Gomer K (eds.). Behavioural medicine approaches to cardiovascular disease prevention (pp. 185–202). Mahwah, NJ: Erlbaum; 1996.
Mackenbach JP, Bakker M (eds.). Reducing inequalities in health: A European perspective. London: Routledge 2002.
Marmot M, Shipley MJ. Do socio-economic differences in mortality persist after retirement? 25-year follow-up of civil servants from the first Whitehall study. British Medical Journal 1996; 313: 1177–1180.
Murray C, Lopez A. The global burden of disease. Boston: Harvard University Press 1996.
Scheier MF, Carver CS. Effects of optimism on psychological and physical well-being. Cognitive Therapy and Research 1992; 16: 201–228.
Schnall PL, Dobson M, Rosskam E, Baker D, Landsbergis P (eds.). Unhealthy Work: Causes, Consequences, Cures. Amityville, NY: Baywood 2008.
Siegrist J. Medizinische Soziologie. 6. Aufl. München: Urban & Fischer, Elsevier 2005.
Siegrist J, Marmot M. (Hrsg.). Soziale Ungleichheit und Gesundheit: Neue Erklärungsansätze und gesundheitspolitische Folgerungen. Bern: Huber 2008.

2 Psychische und soziale Einflüsse auf Gesundheit und Krankheit

Bernhard Borgetto

Die Förderung und der Erhalt von Gesundheit sowie die Entstehung und der Verlauf von Krankheiten unterliegen psychischen und sozialen Einflüssen. Sozialstruktur und sozialer Wandel in einer Gesellschaft sind dabei von besonderer Bedeutung. So sind Zusammenhänge zwischen soziodemografischen Merkmalen von Personen und Bevölkerungsgruppen sowie Morbidität und Mortalität in vielen Studien nachgewiesen worden. Um diese Zusammenhänge verstehen und erklären zu können, ist es notwendig, sich mit Erklärungsansätzen und Wirkmechanismen auf unterschiedlichen Ebenen von der Gesellschaft bis hin zu individuellen psychischen und physiologischen Prozessen zu befassen. Durch bessere Kenntnis der Wirkungen und Wechselwirkungen zwischen den einzelnen Ebenen und deren Zusammenschau können Kausalpfade nachgezeichnet werden, die von gesellschaftlichen Strukturen und Prozessen über psychische Strukturen und Prozesse zur Gesundheit bzw. Krankheit des Einzelnen (und zurück) führen.

Im Kontext der Krankheitsentstehung können aus gesundheitswissenschaftlicher Perspektive 3 Kausalpfade unterschieden werden (Badura et al. 2006). Der *naturwissenschaftlich-somatische Kausalpfad* berücksichtigt pathologische Vorgänge im menschlichen Organismus, die entweder endogen (z. B. durch genetische Defekte) oder exogen (z. B. durch chemische, physische oder biologische Einwirkungen) verursacht werden. Der *soziopsychosomatische Kausalpfad* unterscheidet (soziale) Situationen, Ereignisse oder Konstellationen, die über psychische Mechanismen physiologische Vorgänge (z. B. Immunschwäche oder Hypertonie) auslösen. Der *verhaltensbedingte Kausalpfad* bezieht sich auf kulturell oder situativ bedingte Verhaltensweisen oder -gewohnheiten (z. B. Alkohol- oder Tabakkonsum, Risikoverhalten), die schädlich für die Gesundheit sein können.

Im Hinblick auf die sozialen Einflüsse auf Krankheit und Gesundheit stellen sich im Anschluss an diese Konzeption vor allem folgende Fragen:
- Welcher Art sind die sozialen Situationen, Prozesse und Strukturen, die als belastend oder unterstützend wahrgenommen und erlebt werden und in der Folge pathogene oder salutogene soziopsychosomatische Vorgänge auslösen?
- Inwieweit sind gesundheitsschädliche bzw. -riskante und gesundheitsförderliche Verhaltensweisen in sozial geprägte Verhaltensmuster und Lebensstile eingebunden und so erklärbar?
- In welcher Weise sind gesundheitsrelevante Belastungen und Ressourcen der materiellen Umwelt des Menschen, die über den naturwissenschaftlich-somatischen Kausalpfad wirken, sozial differenziert bzw. sozial ungleich verteilt?

Darüber hinaus ist zu fragen, ob und wie sich Gesundheits- und Krankheitszustände auf die soziale Position, die Lebensumstände und den Lebenslauf von Einzelnen und Gruppen sowie auf soziale Prozesse und Strukturen einer Gesellschaft auswirken.

In diesem Kapitel werden zunächst die Grundlagen und Begriffsdefinitionen vorgestellt, deren Kenntnis für ein tiefer gehendes Verständnis von sozialen Einflüssen auf Gesundheit und Krankheit unerlässlich ist. Anschließend wird auf die wichtigsten empirischen Ergebnisse und theoretischen Erklärungsmodelle eingegangen, anhand derer Antworten auf die eingangs gestellten Fragen gesucht werden. Im ersten Schritt wird die soziale Differenzierung von Gesundheit und Krankheit in einem kurzen Überblick dargestellt. Dabei zeigt sich, dass Gesundheit und Krankheit sowohl zwischen Gesellschaften als auch innerhalb von Gesellschaften sozial ungleich verteilt sind. Anschließend werden bevölkerungsbezogene und individuumsbezogene (makro- und mikrosoziologische) Erklärungsansätze für die ungleichen Verteilungen diskutiert. Die vorgestellten Ansätze integrierend wird ein Mehrebenenmodell der sozialen Einflüsse auf Gesundheit und Gesellschaft vorgestellt, das so konzipiert ist, dass es Zusammenhänge im Überblick erkennen lässt, Desiderate der Forschung deutlich macht und so (hoffentlich) als heuristisches Modell der Ausweitung und theoretischen Fundierung entsprechender Forschungsaktivitäten dienen kann. Abschließend wird diskutiert, ob und inwieweit Gesundheit und Krankheit sowie soziale Strukturen und sozialer Wandel in einem Wechselwirkungsverhältnis stehen.

2.1 Grundlagen und Begriffsdefinitionen

Um soziale Einflüsse auf Gesundheit und Krankheit darstellen und diskutieren zu können, ist es notwendig, einige Grundlagen und Begriffsdefinitionen sozialer Ungleichheit zu kennen (Borgetto u. von Troschke 2001).

Der häufigste Ansatz zur Untersuchung des Zusammenhangs von gesundheitlicher und sozialer Ungleichheit ist nach wie vor das traditionelle Schichtmodell, das hier dementsprechend ausführlich vorgestellt wird. Des Weiteren werden die Ansätze der sozialen Lage und der Lebensstile thematisiert.

2.1.1 Soziale Schichten

In vorindustriellen Gesellschaften bestimmte die Geburt die Teilhabe an sozialen Gruppen, so z. B. die Zugehörigkeit zu einem Stand wie dem Adel, dem Klerus oder den Bürgern. Askriptive (zugeschriebene) Merkmale waren zur Bestimmung sozialer Ungleichheit von zentraler Bedeutung. In entwickelten Industriestaaten, die sich zumeist als Leistungsgesellschaften verstehen, wurden askriptive Merkmale zunehmend durch erworbene Merkmale abgelöst. Soziale Positionen und die Zugehörigkeit zu sozialen Gruppen werden nun stärker durch individuelle Kompetenzen und Leistungen bestimmt. Aus der Bewertung sozialer Positionen ergibt sich der soziale Status.

Statusähnliche soziale Positionen können in vertikal geordneten sozialen Schichten zusammengefasst werden. Als wichtigste Indikatoren für die Zugehörigkeit zu einer sozialen Schicht gelten die berufliche Position, die Schulbildung und das Einkommen. Die Indikatoren stehen untereinander in einem engen Zusammenhang, sie stehen jedoch jeweils für unterschiedliche Inhalte (Geyer u. Peter 2000).

Bildung bezieht sich auf Kenntnisse und Fertigkeiten, die es erlauben, Probleme zu lösen. Mit der Dauer der Ausbildung nehmen gedankliche Flexibilität und Fähigkeiten zu, Wissen in Handeln umzusetzen, konzeptuell zu denken und Kenntnisse zu generalisieren (Kohn u. Schooler 1983). Bildung wird in der Regel gemessen anhand der schulischen und beruflichen Ausbildung und steht somit nicht unbedingt für einen umfassenden Bildungsbegriff (Raithel et al. 2005). Der Schichtindikator Bildung korreliert stark mit dem Indikator Beruf, weniger deutlich mit dem Einkommen (Stolpe 2001).

Zugleich gibt es einen Zusammenhang zwischen dem sozialen Status der Herkunftsfamilie und der Schul- und Berufsausbildung. Darauf verweisen u. a. Erkenntnisse aus dem 2. Armuts- und Reichtumsbericht der deutschen Bundesregierung aus dem Jahr 2005 (Bundesministerium für Gesundheit und Soziale Sicherung 2005). Danach ist für Kinder aus sozial schwachen Familien die Wahrscheinlichkeit gering, einen hohen Schulabschluss und einen Hochschulabschluss zu erwerben. Nach Auswertungen des Deutschen Studentenwerks erreichen nur 11 % der Kinder mit „niedriger sozialer Herkunft" einen Hochschulabschluss, während dies für 81 % der Kinder mit „hoher sozialer Herkunft" der Fall ist. Somit haben Kinder aus einem Elternhaus mit hohem sozialem Status eine 7,4-fach größere Chance, ein Studium aufzunehmen.

Die *berufliche Position* steht für langfristige Einflüsse von Arbeitsbedingungen auf das subjektive Erleben und Problemlösungskompetenzen. So gibt es beispielsweise einen engen Zusammenhang zwischen beruflicher Autonomie und persönlicher Autonomieentwicklung (Kohn u. Schooler 1983). Der Berufsstatus gilt zudem als Indikator für gesundheitsrelevante Arbeitsbedingungen.

Als Folge von gesellschaftlichen Umbruchprozessen und technologischen Entwicklungen unterlagen die Berufe einem starken Wandel, wodurch sich auch die Arbeitsbedingungen und -belastungen verändert haben. Grundsätzlich lässt sich eine Reduktion von Arbeitsplätzen mit körperlichen Belastungen und eine Zunahme von Arbeitsplätzen mit psychosozialen Belastungen feststellen (Weber u. Hörmann 2007).

Aus dem *Einkommen* ergeben sich Möglichkeiten und Optionen, aber auch Restriktionen hinsichtlich der Lebensgestaltung und der Teilhame am sozialen Leben, soweit diese auf der Verfügbarkeit finanzieller Mittel beruhen (Wilkinson 2001).

In Bezug auf das Einkommen werden im Wesentlichen 2 Differenzierungen vorgenommen: die Beschreibung von Armutslagen und der Vergleich von verschiedenen, vertikal angeordneten Einkommensgruppen. Zur Charakterisierung von Armut wird üblicherweise folgende Differenzierung vorgenommen: In einem Haushalt, der über weniger als 50 % des durchschnittlichen Einkommens eines Landes verfügt, leben die Haushaltsmitglieder in relativer Armut; liegt das Haushaltseinkommen unterhalb von 60 %, so besteht ein Armutsrisiko

(Bundesministerium für Gesundheit und Soziale Sicherung 2005). In Deutschland ist der Anteil der als armutsgefährdet geltenden Menschen 2006 von 18 auf 16,5 % der Bevölkerung gesunken.

Die Konstruktion von Schichtindikatoren geht auf die Position von Max Weber zurück, dass Gesellschaften vertikal gegliedert sind und soziale Positionen nach Sozialprestige eingeordnet werden können (Hoffmeister et al. 1992). Hierbei wird davon ausgegangen, dass die Erklärungskraft der einzelnen Indikatoren sozialer Schichten durch die Kombination in einem Index erhöht wird. Dieser Annahme liegt die These zugrunde, dass ein ähnlich hoher Status auf allen Dimensionen zu erwarten ist. Der Gesamtstatus setzt sich aus den Einzelstatus zusammen. Es existieren unterschiedliche Operationalisierungen dieses Gesamtstatus, in der Medizinsoziologie ist vor allem der Index von Helmert etabliert (Mielck 2000). Die Schichten werden hierbei über eine prozentuale Stratifizierung der errechneten Punktzahlen gebildet.

Die vertikale soziale Ungleichheit in modernen Gesellschaften wird zumeist deshalb als akzeptabel erachtet, weil diese grundsätzlich soziale Mobilität erlaubt. Unterschieden wird zwischen Inter- und Intragenerationenmobilität. Intergenerationenmobilität bedeutet einen Wechsel des sozialen Status zwischen der Elternt- und der Kindergeneration. Dies ist z. B. der Fall, wenn eine Tochter eines Handwerkers Ärztin wird (Aufwärtsmobilität), oder im umgekehrten Fall der Sohn eines Arztes Busfahrer (Abwärtsmobilität). Von Intragenerationenmobilität spricht man, wenn z. B. eine Arzthelferin nach 10-jähriger Berufstätigkeit Medizin studiert und als Ärztin tätig wird oder wenn ein Ingenieur entlassen wird und nur noch als Hilfsarbeiter in der Landwirtschaft eine Anstellung findet.

Insbesondere der letzte Fall kann als Beispiel für die abnehmende Statuskristallisation bzw. die zunehmende Statusinkonsistenz gesehen werden. Unter Statuskristallisation versteht man die Übereinstimmung zwischen den Indikatoren Beruf, Bildung und Einkommen, unter Statusinkonsistenz die Diskrepanz zwischen den genannten Schichtindikatoren. Siegrist (2005) schätzt den Anteil statusinkonsistenter Personen an der Gesamtbevölkerung auf 25 %.

Seit Beginn der 1980er-Jahre wird kritisiert, dass Schichtungskonzepte zur Beschreibung der Sozialstruktur in Deutschland immer weniger geeignet sind. Der Grund liegt in ihrer Berufszentrierung. Ein Problem ist, dass beruflich inaktive Personen nicht berücksichtigt werden. Auch andere Dimensionen sozialer Ungleichheit wie Alter, Geschlecht oder die Abhängigkeit von staatlichen Transferleistungen (Arbeitslosenunterstützung, Sozialhilfe) werden nicht hinreichend berücksichtigt. Aus dem Schichtenmodell fallen soziale Randgruppen wie Obdachlose, Ausländer, Behinderte, Rentner ganz heraus. Gerade diese oft *diskriminierten Randgruppen* sind aber häufiger besonderen gesundheitlichen Problemlagen ausgesetzt.

2.1.2 Soziale Lage

Zusätzlich zu den bereits dargestellten Indikatoren des sozioökonomischen Status ist es also erforderlich, die soziale Lage von Menschen zu beachten. Diese ergibt sich aufgrund des Geschlechts, des Alters, der ethnischen Zugehörigkeit, der Wohnregion, der Lebensform, der Qualität und der Lage der Wohnung sowie des Erwerbsstatus oder der verfügbaren Zeit. Damit ist es möglich, Hausfrauen, Rentner, Beschäftigungslose und Studierende in Sozialstrukturanalysen zu berücksichtigen.

Die Situation von Mitgliedern einer Gesellschaft kann in Konzepten der sozialen Lage als das Zusammenwirken von Vor- und Nachteilen beschrieben werden, die sich aus den unterschiedlichen Ausprägungen sozialer Lagen ergeben.

Besonders herauszuheben ist die unterschiedliche soziale Lage von Frauen und Männern und von Angehörigen unterschiedlicher Alterskohorten. Auch in modernen Gesellschaften existiert eine Benachteiligung von Frauen in Beruf und öffentlichem Leben. Der berufsstrukturelle Wandel und die Bildungsexpansion haben zwar zu einer höheren Beteiligung von Frauen am Erwerbsleben geführt, gleichwohl üben diese aber im Vergleich zu Männern häufig geringer qualifizierte und entlohnte Tätigkeiten aus. Darüber hinaus tragen sie die Doppelbelastung von Beruf und Familie weitgehend allein.

Die Bedeutung geschlechtsspezifischer Differenzen lässt sich genauer an dem Beispiel der schulischen und beruflichen Ausbildung zeigen. Die Wandlungsprozesse der letzten 100 Jahre in Deutschland schlagen sich in Veränderungen der prozentualen Verteilung bei den schulischen bzw. beruflichen Abschlüssen nieder, finden aber auch ihren Ausdruck in der verbesserten Bildungsbeteiligung von Frauen. Eine Angleichung zwischen den Geschlechtern lässt sich vor allem in der Schulausbildung finden. Die Anteile der Mädchen an Gymnasien nahmen mit der Bildungsexpansion in den 1960er-Jahren kontinuierlich zu, gleichzeitig verringerte sich der Anteil der Jungen an Gymnasien, während der Anteil an jungen Männern in Hauptschulen stieg (Stürzer 2005).

Geschlechterspezifische Differenzen lassen sich nach wie vor auch in der Berufsausbildung erkennen (Statistisches Bundesamt 2006). Bei den jungen Männern stand 2004 der Beruf des Kraftfahrzeugmechatronikers in der Beliebtheit an erster Stelle, gefolgt von den Berufen Industriemechaniker, Elektroniker für Energie- und Gebäudetechnik und Anlagenmechaniker für Sanitär-, Heizungs- und Klimatechnik. Junge Frauen konzentrierten sich in der Ausbildung demgegenüber auf die Berufe Bürokauffrau, Arzthelferin, Kauffrau im Einzelhandel und zahnmedizinische Fachangestellte. Insgesamt waren 40,1 % der Auszubildenden weiblich. Frauen waren in den Ausbildungsgängen der neuen IT-Berufe mit 10,8 % stark unterrepräsentiert, in den neuen Medienberufen mit 50,3 % überdurchschnittlich häufig vertreten. Neben den Berufen im dualen Ausbildungssystem erlernen Frauen an Berufsfachschulen häufig auch Berufe im Sozial- und Gesundheitswesen wie z. B. Pflegeberufe, Physio- und Ergotherapie oder Logopädie.

Alterskohorten werden durch gemeinsame Lebenschancen und kollektive Erfahrungen geprägt. So haben beispielsweise geburtenstarke und geburtenschwache Jahrgänge unterschiedliche Chancen auf dem Arbeitsmarkt. Kriegserfahrungen oder die 1968er „Studentenrevolte" hingegen prägen kollektive Identitäten.

2.1.3 Lebensstil

Ein anderer Ansatz zur Erfassung sozialer Ungleichheit ist die (Re-)Konstruktion von Lebensstilen. Die Ursprünge dieses Ansatzes können in Georg Simmels bereits zu Beginn des 20. Jahrhunderts formulierten Ausführungen zu dem modernen *Stil des Lebens* gesehen werden (Simmel 1900). Simmel machte deutlich, dass mit zunehmender, durch die Geldlogik vorangetriebener sozialer Differenzierung die Chance und der Zwang zur *Individuierung* wachsen. Dies wiederum führt zu einer Demonstration von Individualismus, Privatismus, Expressivität und Stilisierungsbewusstsein.

Weniger individualistisch hat Max Weber den Begriff der *Lebensführung* verstanden (Weber 1980). Eine spezifische Lebensführung war nach Weber Bedingung und Ausdruck sozialer Gruppenzugehörigkeit. Die Lebensführung von Ständen und Berufsständen sah er als Verhaltensmuster und Stilisierungen, die zu Schließung und Monopolisierung tendieren und spezifische Ansprüche auf soziale Wertschätzung signalisieren. Gleichzeitig hat Weber darauf hingewiesen, dass die Möglichkeit einer bestimmten Lebensführung auch ökonomisch mitbedingt ist (Weber 1980).

Pierre Bourdieu hat diese Grundgedanken Webers fortgeführt (Bourdieu 1984, 1985). Er leitet Lebensstile als Muster der praktischen Verwendung kultureller Symbole und Güter aus dem Habitus ab, also aus erworbenen mentalen Dispositionen, und dem ökonomischen und kulturellen Kapital, der objektiven Ressourcenausstattung.

Lebensstile können allgemein als „regelmäßig wiederkehrende Gesamtzusammenhänge von Verhaltensweisen, Interaktionen, Meinungen, Wissensbeständen und bewertenden Einstellungen des Menschen" bezeichnet werden (Hradil 1999), die abhängig von Ressourcen und Lebenszielen sind. Lebensstile unterliegen materiellen Restriktionen, ebenso sind sie durch Bildung und Alter mitbestimmt. Materiell benachteiligte Gruppen sind gezwungen, ihren Lebensstil weitgehend an Angeboten mit niedrigen oder gemäßigteren Preisen zu orientieren. Der Bildungsgrad determiniert weitgehend kulturelle Vorlieben. Hierbei „schlagen" soziale Ungleichheiten gewissermaßen direkt auf den Lebensstil durch.

Lebensstile sind immer auch Ergebnis von lebenslangen und lebensphasenspezifischen Sozialisationsprozessen bzw. einer lebensphasenspezifischen, aktiven und produktiven Verarbeitung der gesellschaftlich vermittelten materiellen und psychosozialen sowie kulturellen Realität durch eine Person. Wichtige Sozialisationsinstanzen sind Familie, Kindergarten und Schule (Hurrelmann 1995). Dabei ist die frühe Lebensphase in besonderem Maße prägend, da die Entwicklungsschritte in späteren Lebensphasen auf den Entwicklungsschritten der vorherigen Lebensphasen aufbauen. In den frühen Sozialisationsphasen werden die Grundsteine der Persönlichkeitsentwicklung gelegt (Zimmermann 2006).

2.2 Soziale Differenzierung von Gesundheitschancen und Krankheitsrisiken

In einem ersten Schritt zur Analyse sozialer Einflüsse auf Gesundheit und Krankheit werden in diesem Abschnitt Unterschiede in der Mortalität und Morbidität zwischen verschiedenen Weltregionen und einzelnen Gesellschaften betrachtet. Sind die gesundheitlichen Unterschiede deutlich ausgeprägt, so hat man einen ersten Anhaltspunkt für die Bestätigung der These, dass diese auf unterschiedliche soziale Strukturen und Prozesse in den betrachteten Ländern bzw. Regionen zurückzuführen sind. Als Indikatoren zur Messung von Krankheit und Gesundheit werden unterschiedliche Maße verwendet. Die Datengrundlagen sind dementsprechend uneinheitlich, je nach Land und verwendeten Indikatoren. Zum internationalen Vergleich eignen sich vorrangig Mortalitätsraten bzw. die Lebenserwartung, unterschieden nach Kindersterblichkeit (Sterblichkeit der unter 5-Jährigen) und Erwachsenensterblichkeit (Sterblichkeit der 16- bis 60-Jährigen).

Die Unterschiede der Kindersterblichkeit zwischen verschiedenen Ländern bzw. Weltregionen sind immens (World Health Organization 2003). Unter den 20 Ländern der Erde mit der höchsten Kindersterblichkeit befinden sich 19 afrikanische Länder, die einzige Ausnahme ist Afghanistan. Die durchschnittliche Kindersterblichkeit in Afrika liegt bei über 160 von 1000 Kindern. 15 Länder, vor allem europäische Länder, aber auch Japan und Singapur, haben eine Kindersterblichkeit von weniger als 5 von 1000.

Aber auch die Erwachsenensterblichkeit ist in vielen Ländern und Regionen der Welt sehr unterschiedlich (World Health Organization 2003). Afrika hat mit Abstand die höchste Erwachsenensterblichkeit. Unterscheidet man aber auch zwischen den Regionen höherer und niedrigerer Sterblichkeit innerhalb von Europa, so zeigt sich ein mehr als 3-fach erhöhtes Sterblichkeitsrisiko vor allem in osteuropäischen Ländern.

Betrachten wir in einem zweiten Schritt die soziale Differenzierung von Gesundheit innerhalb einzelner Gesellschaften, so werden auch hier gesundheitliche Unterschiede deutlich. So zeigt sich für Deutschland hinsichtlich des Zusammenhangs zwischen *sozialer Schicht* und subjektiv eingeschätzter Gesundheit, dass Oberschichtangehörige ihre Gesundheit besser einschätzen als Personen aus der Unterschicht (Knopf et al. 1999). Die Wahrscheinlichkeit, einen guten Gesundheitszustand anzugeben, ist in der Oberschicht bei beiden Geschlechtern mehr als doppelt so hoch wie bei Angehörigen aus der Unterschicht, bei Männern beträgt sie das 2,1-Fache und bei Frauen das 2,4-Fache.

Einen solchen Zusammenhang zwischen sozialer Schicht und Gesundheit bzw. Krankheit nennt man einen *sozialen Gradienten* bzw. *Schichtgradienten*. Dieser findet sich nicht nur bei subjektiven Angaben zur Gesundheit, sondern auch bei Daten zur Morbidität und Mortalität. Eine große Zahl von Untersuchungen belegt, dass Krankheitshäufigkeit und Sterblichkeit zunehmen, je niedriger die soziale Position im Schichtgefüge einer Gesellschaft ist (Mielck 2000, Mielck u. Bloomfield 2001).

Dies gilt auch für die einzelnen Indikatoren der Schicht (Beruf, Schulbildung, Einkommen), für die meisten Krankheiten und zieht sich mehr oder weniger durch den gesamten Lebenslauf. Es gibt Hinweise, dass sich der soziale Gradient in den letzten Jahrzehnten immer weiter verstärkt hat, wenngleich die altersadjustierten Mortalitätsraten in allen sozialen Schichten abnehmen. Einige wenige Ausnahmen wie Allergien und Brustkrebs weisen keinen sozialen Gradienten auf. Diese Zusammenhänge gelten nicht nur für Deutschland, sondern für viele moderne westliche Gesellschaften.

Auch zwischen Morbidität und sozialer Lage sind Zusammenhänge nachweisbar. Am Beispiel subjektiv eingeschätzter Gesundheit deuteten sich bereits graduelle *geschlechtsspezifische Unterschiede* an. Unterschiede gibt es auch im Hinblick auf die Mortalität. In allen industrialisierten Ländern haben Frauen eine höhere Lebenserwartung als Männer. Der Unterschied betrug 2004 in Deutschland bei Geburt 5,7 Jahre (Statistisches Bundesamt 2006).

Bereits seit den 1930er-Jahren wird auch der Zusammenhang von Arbeitslosigkeit und Gesundheit untersucht (Elkeles 2001, Jahoda et al. 1933). Arbeitslose weisen in der Regel höhere Morbiditäts- und Mortalitätsraten als Erwerbstätige auf. Nach aktuellen Untersuchungen zeigten sich z. B. eine etwa doppelt so hohe Sterblichkeit finnischer arbeitsloser Männer im Vergleich zur Normalbevölkerung (Martikainen 1990) und eine 2,6-fach erhöhte Sterblichkeit von arbeitslosen Versicherten der AOK (Schach et al. 1994). Insbesondere Langzeitarbeitslose weisen ein deutlich erhöhtes Mortalitätsrisiko auf. Das erhöhte Morbiditätsrisiko zeigt sich nicht in einer bestimmten Erkrankung, sondern in einer höheren Belastung Arbeitsloser durch verschiedenen Symptome und Beschwerden. Arbeitslose leiden deutlich häufiger an Schlaflosigkeit, depressiven Symptomen, Ängsten und Magen-Darm-Störungen (Frese u. Mohr 1978, Bormann 1992).

Die gesundheitlichen Auswirkungen von Verhaltensweisen wie Genuss- und Suchtmittelkonsum, Bewegung, Ernährung etc. sind hinreichend bekannt (Robert Koch-Institut 2006) und werden seit den 1960er-Jahren als Risikofaktoren in epidemiologischen Modellen der Krankheitsentstehung berücksichtigt. Aus sozialwissenschaftlicher Perspektive interessant sind jedoch vor allem die sozialstrukturellen Hintergründe gesundheitsrelevanter Verhaltensweisen. Ziel gesundheitsbezogener Lebensstilstudien sind die Identifikation von gesundheitsschädlichen oder -förderlichen Verhaltensmustern und ihre Lokalisation in sozialen Gruppen. Empirische Ergebnisse hierzu sind noch wenig aussagekräftig.

2.3 Psychische und soziale Einflussfaktoren

In diesem Abschnitt werden nun bevölkerungsbezogene und individuumsbezogene (makro- und mikrosoziologische bzw. psychologische) Erklärungsansätze für die dargestellte ungleiche Verteilung von Gesundheit und Krankheit zwischen und innerhalb von Gesellschaften vorgestellt und diskutiert.

2.3.1 Materieller Wohlstand und Einkommensdisparitäten

Versucht man die Differenzen von Morbidität und Mortalität zwischen Gesellschaften zu erklären, erscheint es unmittelbar einsichtig, das Niveau des materiellen Wohlstands in den jeweiligen Gesellschaften als wichtigen Einflussfaktor heranzuziehen. Es ist in hohem Maße plausibel, dass der materielle Wohlstand eine wichtige Grundlage für die Gesundheit einer Bevölkerung darstellt. Können die Mitglieder einer Gesellschaft ihre materiellen Grundbedürfnisse nicht befriedigen, so sind hohe Morbiditätsraten und eine hohe Sterblichkeit zu erwarten. Die Erklärung gesundheitlicher Unterschiede zwischen Gesellschaften durch deren Wohlstandsniveau ist vor allem in Ländern von Bedeutung, in denen die hygienischen Zustände und eine ausreichende Versorgung mit Lebensmitteln für die Mehrheit der Bevölkerung vom individuellen Einkommen abhängen. Die Lebenserwartung (als Indikator für Gesundheit) steigt in diesen Ländern bis zu einem durchschnittlichen Bruttosozialprodukt (BSP) pro Kopf von etwa 5000 US-Dollar deutlich an (Wilkinson 2001). In industrialisierten Ländern nimmt die gesundheitsbezogene Wirkung eines weiteren Anstiegs des Bruttosozialprodukts jedoch kontinuierlich ab und geht gegen null.

Dennoch gibt es auch zwischen industrialisierten Ländern erhebliche Unterschiede in der Lebenserwartung. Die durchschnittliche Mortalität ist umso höher, je größer die Einkommensungleichheit (Einkommensdisparität) innerhalb eines Staates ist. Daraus wurde von Wilkinson (2001) die Schlussfolgerung gezogen, dass für die durchschnittliche nationale Mortalität die Einkommensunterschiede innerhalb einer Nation wichtiger sind als der durchschnittliche Wohlstand dieser Nation. Entscheidend für die Gesundheit eines Einzelnen in einem industrialisierten Land wäre demnach weniger dessen individuelles Einkommen, sondern vielmehr die Einkommensverteilung in dem Land, in dem er lebt.

Diese als „Wilkinson-Hypothese" bekannt gewordene Schlussfolgerung, dass Einkommensdisparitäten eine eigenständige Erklärungskraft zukommt, ist jedoch umstritten (Borgers u. Abholz 2001). In einer zunehmenden Zahl von Studien wurde dieser Zusammenhang in den letzten Jahren untersucht (Berkman u. Kawachi 2000). In einem Teil der Studien verringert sich der Zusammenhang zwischen Einkommensparitäten und dem Gesundheitszustand der Bevölkerung, wenn als kontrollierende Variable die individuelle Einkommenshöhe kontrolliert wurde. Das Gleiche konnte in einer Studie für soziales Kapital als intervenierende Variable gezeigt werden (Kawachi et al. 1997). Individuelle Einkommenshöhe und soziales Kapital erklären also teilweise den Einfluss von Einkommensdisparitäten. Was unter dem Begriff des sozialen Kapitals zu verstehen ist, wird im nächsten Abschnitt erläutert.

2.3.2 Soziales Kapital

Der Begriff soziales Kapital wurde zu Beginn des 20. Jahrhunderts in der Reformpädagogik geprägt. In einer frühen US-amerikanischen Studie über Großstädte wurde als einer der zentralen Indikatoren für das soziale Kapital einer städtischen Nachbarschaft die Übernahme öffentlicher Verantwortung durch Einzelne auch gegenüber Menschen, zu denen keine sozialen Beziehungen in Form von Verwandtschaft, Freundschaft oder formaler Verantwortung bestehen, verwendet (Jacobs 1992).

Nach Bourdieu (1983) ist das soziale Kapital eine individuelle Eigenschaft: „Das Sozialkapital ist die Gesamtheit der aktuellen und potenziellen Ressourcen, die mit dem Besitz eines dauerhaften Netzes von mehr oder weniger institutionalisierten Beziehungen gegenseitigen Kennens und Anerkennens verbunden sind; oder, anders ausgedrückt, es handelt sich dabei um Ressourcen, die auf der Zugehörigkeit zu einer Gruppe beruhen." Nach Coleman (1988; 1990) besteht *soziales Kapital* dagegen aus jenen Eigenschaften sozialer Strukturen, die die Handlungen der Gesellschaftsmitglieder unterstützen. Im Weiteren wird der Begriff soziales Kapital im Sinne einer sozialökologischen Eigenschaft eines sozialen Systems verwendet. Colemans funktionalistische Bestimmung von sozialem Kapital ermöglicht unterschiedliche Konzeptualisierungen und Operationalisierungen. Als Indikatoren des sozialen Kapitals dienen u. a. das Ausmaß des Vertrauens in Gemeinschaften und Gesellschaften, Normen und Sanktionen, angemessene soziale Organisationen, funktionierende Informationskanäle und die Dichte der Mitgliedschaft in freiwilligen Organisationen.

Die beiden erstgenannten Indikatoren verweisen auf die verwandten Konstrukte soziale Kohäsion und soziale Anomie. Der Begriff *soziale Kohäsion* bezieht sich auf den Grad an Verbundenheit und Solidarität zwischen Menschen in überschaubaren sozial-räumlichen Einheiten wie Gruppen, Organisationen, Wohnvierteln, Regionen oder ganzen Gesellschaften. Soziale Kohäsion zeichnet sich durch starke gegenseitige Bindungen und einen hohen Grad an Integration aus (Pfaff 1989). Sie wird getragen von miteinander geteilten Normen und Werten, wie Gemeinsinn, gegenseitiges Vertrauen, Hilfsbereitschaft etc. In der Medizinsoziologie wird davon ausgegangen, dass soziale Einheiten mit hoher Kohäsion geeignet sind, die Gesundheit zu erhalten und zu fördern.

Der Zustand einer Gesellschaft, in der bindende Normen ins Wanken geraten und ein beschleunigter sozialer Wandel einsetzt, der auch grundlegende Werte infrage stellt, wurde von Durkheim demgegenüber als *soziale Anomie* bezeichnet (Durkheim 1973). Anomie tritt besonders in Zeiten plötzlicher wirtschaftlicher Depression oder Prosperität auf. Sie kann infolge wachsender Arbeitsteilung entstehen, wenn die einzelnen Menschen ungenügend vertraute und dauerhafte Beziehungen aufbauen, um die Entwicklung eines Systems gemeinsamer Regeln zu ermöglichen, aber auch infolge unmäßiger Ausweitung menschlicher Bedürfnisse. Allerdings wurde der Begriff Anomie später verengt auf die Diskrepanz zwischen soziokulturell vorgegebenen Zielen und Werten und den zur Verfügung stehenden bzw. sozial erlaubten Möglichkeiten, diese Ziele und Werte zu erreichen (Merton 1938).

Hinsichtlich der Wirkungsweise von sozialem Kapital werden verschiedene Wirkmechanismen diskutiert (Kawachi u. Berkman 2000, Wilkinson 2001). Auf der Ebene der sozialen Strukturen wird angenommen, dass bürgerschaftliche Organisationen politischen Einfluss auf die Bereitstellung von psychosozialen Diensten, die der Gesundheit der Gemeindemitglieder dienen, geltend machen können (Coleman 1990, Macintyre et al. 1993). Im Hinblick auf die Rolle des Staates werden soziale Partizipationsmöglichkeiten, durch die die Berücksichtigung der Bedürfnisse aller Gesellschaftsmitglieder unterstützt wird (Kawachi u. Kennedy 1997, Kawachi 1997), und wohlfahrtsstaatliche Investitionen als gesundheitsförderliche Mechanismen beschrieben.

Auf der Ebene von sozialen Interaktionen wird davon ausgegangen, dass soziales Kapital die Verbreitung von Gesundheitsinformationen, gegenseitige Unterstützungsleistungen und Respekt sowie salutogene Interaktionen der Gemeindemitglieder fördert (Kawachi u. Berkman 2000). Diesen Komplex von sozialen Interaktionen bezeichnet man als soziale Unterstützung (vgl. Kap. 2.3.3). Zudem gelten eine beschleunigte Internalisierung von gesundheitsförderlichen Verhaltensweisen und eine stärkere soziale Kontrolle von (abweichendem) gesundheitsschädlichem Verhalten als Resultat eines hohen Maßes an sozialem Kapital. Auf personaler Ebene wird eine positive Beeinflussung psychischer Dispositionen, wie z. B. des Selbstwertgefühls, angeführt.

In einer der ersten für diesen Zusammenhang relevanten empirischen Studien konnte Durkheim zeigen, dass die Selbstmordrate in Gruppen, Netzwerken und Gemeinschaften, die eine hohe Integration und eine starke soziale Kohäsion aufwiesen, geringer war als im Falle schwacher sozialer Kohäsion (Durkheim 1973).

Zusammenhänge zwischen sozialem Kapital und Gesundheit werden erst seit einigen Jahren untersucht. In einer US-amerikanischen Studie wurden die Mortalitätsraten in verschiedenen Staaten mit dem jeweiligen Ausmaß an sozialem Kapital verglichen (Kawachi et al. 1997). Als Indikatoren wurden das Ausmaß gegenseitigen Vertrauens, Reziprozitätsnormen und die Dichte der Mitgliedschaft in Freiwilligenorganisationen ausgewählt. Es zeigte sich eine deutliche inverse Beziehung zwischen der Dichte der Mitgliedschaft und der allgemeinen Mortalitätsrate. In Regressionsmodellen konnten zudem 58 % der Varianz der Mortalität in verschiedenen US-amerikanischen Staaten durch die Variable Misstrauen aufgeklärt werden.

Außerdem konnte gezeigt werden, dass ein niedriges Ausmaß an zwischenmenschlichem Vertrauen stark mit einem niedrigen Ausmaß an Vertrauen in öffentliche Institutionen (Brehm u. Rahn 1997), mit einem niedrigen Ausmaß an politischer Partizipation (Kawachi u. Kennedy 1997, Verba et al. 1995, Putnam 1993) und einer reduzierten Wirksamkeit staatlicher Institutionen assoziiert ist (Kawachi u. Berkman 2000).

Auf eine eigenständige Erklärungskraft des sozialen Kapitals für die individuelle Gesundheit verweisen Untersuchungsergebnisse, die sozial isolierten Menschen in kohäsiveren Gemeinden eine bessere Gesundheit bescheinigen können als in weniger kohäsiven Gemeinden (Seeman et al. 1993, Schoenbach et al. 1986, Reed et al. 1983).

2.3.3 Soziale Unterstützung

Soziale Unterstützung ist ein zentrales und vielschichtiges Konzept zur Untersuchung und Erklärung salutogener sozialer Einflüsse auf Gesundheit und Krankheit, das im Vergleich zu sozialem Kapital auf eine lange Forschungstradition zurückblicken kann (Nestmann 2007, Berkman u. Glass 2000, Thoits 1995). Ursprünglich wurde soziale Unterstützung nur als eines von mehreren funktionalen Merkmalen sozialer Netzwerke und sozialer Bindungen angesehen. Im Kontext der Erforschung salutogener Potenziale sozialer Netzwerke entwickelte sich die soziale Unterstützung zu einem zentralen Begriff (Röhrle 1994). Angesichts der Vielzahl positiver Ergebnisse kann der Zusammenhang zwischen sozialer Unterstützung sowie Morbidität und Mortalität als grundsätzlich nachgewiesen gelten.

Soziale Beziehungen und soziale Netzwerke werden gemeinhin als Quelle sozialer Unterstützung angesehen. *Soziale Beziehungen* unterscheiden sich nach Tönnies (1979) hinsichtlich ihrer Qualität. Informalität, räumliche Nähe, emotionale Bindungen und kulturelle Homogenität sind Kennzeichen gemeinschaftlicher Beziehungen. Sie bestehen typischerweise zwischen Familienmitgliedern, in der Nachbarschaft oder im Freundeskreis. Gesellschaftliche Beziehungen haben demgegenüber eher Bekannte oder Geschäftspartner. Sie beruhen auf formellen Regeln, äquivalentem Tausch oder Konkurrenz. Die informellen, gemeinschaftlichen Beziehungen lassen sich weiter unterscheiden nach spezifischen Vertrauensbeziehungen (Confidant-Beziehungen), engen Beziehungen und eher oberflächlichen Bekanntschaften (Badura 1981).

Soziale Netzwerke – die jeweilige Gesamtheit der sozialen Beziehungen, in die eine Person eingebettet ist – unterscheiden sich u. a. hinsichtlich Größe, Stabilität und Dauerhaftigkeit, Vielgestaltigkeit und Wechselseitigkeit der Kontakte sowie Dichte und Intensität. Sie umfassen typischerweise Freunde, Verwandte, Partner, Kollegen und Vorgesetzte sowie ggf. Mitglieder einer Selbsthilfegruppe, Ärzte oder Pflegekräfte. Größe und Art der Zusammensetzung der Netzwerke können trotz des Wechsels von Mitgliedern konstant sein. Die Qualität der Kontakte kann von flüchtigen, einseitigen, eher problembezogenen Anlässen bis hin zu grundlegenden wechselseitigen Bindungen wie Partnerschaften reichen. Dichte und Intensität der Kontakte variieren, es existiert ein Intensitätsgefälle von Familien- und Freundschaftsbeziehungen zu den übrigen Arten von Sozialkontakten. Qualität und Quantität des sozialen Netzwerks und die von außen beobachtbaren Unterstützungsleistungen repräsentieren die objektive Seite sozialer Unterstützung.

Die Unterstützung bzw. der Rückhalt, der von sozialen Beziehungen ausgeht, ist unterschiedlich konzeptualisiert worden. Im Überblick lassen sich 3 wichtige Dimensionen sozialer Unterstützung unterscheiden:

- Die *emotionale Dimension* der sozialen Unterstützung entsteht durch gegenseitige Wertschätzung, Zuneigung und Zuwendung, gegenseitiges Vertrauen und Interesse. Ihre wichtigste Basis sind enge Beziehungen, insbesondere Confidant-Beziehungen.
- Informationen, Ratschläge und Vorschläge bilden die informationelle oder *kognitive Dimension* sozialer Unterstützung. Ihre Basis sind sowohl enge als auch weite, eher oberflächliche soziale Beziehungen.
- Die *instrumentelle Dimension* umfasst alle praktischen Hilfen durch zeitliche Präsenz, (Mit-)Arbeit und finanzielle Mittel. Auch ihre Basis besteht sowohl in engen als auch in weiten sozialen Beziehungen.

Entscheidend ist oft die subjektive Wahrnehmung sozialer Unterstützung. Diese ist selbstverständlich nicht völlig unabhängig von der objektiven Qualität und Quantität der Netzwerkbeziehungen, variiert jedoch in beträchtlichem Maße. Dabei spielen mehrere Faktoren eine Rolle (Thoits 1995). Da soziale Bindungen sowohl unterstützende als auch belastende Effekte haben können, dürfen die belastenden Effekte nicht überwiegen. Belastende Effekte können vor allem dann auftreten, wenn enge soziale Bindungen einen stark verpflichtenden Charakter haben und damit einen hohen Handlungs- und Anpassungsdruck erzeugen können. Des Weiteren hängt die Einschätzung, ob eine Person über ein ausreichendes soziales Netzwerk verfügt, auch von Persönlichkeitseigenschaften ab. Schließlich muss der Bedarf an Unterstützung qualitativ und quantitativ mit der durch das soziale Netzwerk angebotenen Unterstützung übereinstimmen. Der Bedarf an sozialer Unterstützung unterscheidet sich jedoch mit großer Wahrscheinlichkeit situativ.

Soziale Unterstützung reduziert Morbidität und Mortalität und erhöht das körperliche, seelische und soziale Wohlbefinden. Dabei werden zwei mögliche Effekte unterschieden. Von Cassel wurde die soziale Unterstützung im Kontext der Stresstheorie verortet. Sie stellt demnach ein soziales Immunsystem dar, das die Wirkung von Belastungen und Stressoren auf die Gesundheit abmildert bzw. abpuffert (Cassel 1974). Der Kausalpfad führt von der sozialen Unterstützung zum Coping, das die Wirkung von Stressoren abfängt. Diese Hypothese, für deren Geltung es einige empirische Evidenz gibt, wird als *Pufferhypothese* (Cohen u. Wills 1985) oder Neutralisationshypothese (Badura 1981) bezeichnet. Die *Präventionshypothese* (Badura 1981) unterstellt, dass soziale Unterstützung durch eine Abschirmwirkung (Hurrelmann 2006) bereits zur Vermeidung, Beseitigung oder Früherkennung von akuten oder chronischen Belastungen und Stressoren beiträgt und dadurch die Gesundheit fördert. Die Unterstützungsleistungen sozialer Netzwerke können das persönliche Immunsystem stärken und physiologische Stressreaktionen dämpfen (Nestmann 2007). Die *Direkteffekthypothese* hingegen besagt, dass soziale Unterstützung Gesundheit und Krankheit direkt beeinflusst (Pfaff 1989).

Neben diesen eher ätiologischen Zusammenhängen muss auch der Einfluss sozialer Unterstützung auf die Krankheitsbewältigung berücksichtigt werden. Hierbei wird von der *Bewältigungshypothese* (Badura 1981) gesprochen. Gemeint ist eine Toleranzwirkung (Hurrelmann 2006) in der Art, dass einmal eingetretene Krankheiten mit sozialer Unterstützung schneller und wirksamer bewältigt werden können. Ein in diesem Zusammenhang besonders zu berücksichtigendes Phänomen ist die seit den 1970er-Jahren sich rasch beschleunigende Entwicklung der Selbsthilfebewegung. Bei diesen „neuen" Selbsthilfezusammenschlüssen handelt es sich um Gruppen und Organisationen, die eigens zu dem Zweck der gegenseitigen sozialen Unterstützung gegründet wurden und werden (Borgetto 2004).

Als Indikatoren dafür, ob ein soziales Netzwerk soziale Unterstützung leistet, werden vorrangig morphologische oder relationale Eigenschaften des Netzwerks oder die subjektiv wahrgenommene bzw. im Bedarfsfall erwartete soziale Unterstützung erhoben, seltener konkret erfolgte Unterstützungsleistungen. Trotz einer Vielzahl von positiven Forschungsergebnissen, die die salutogenen Potenziale sozialer Unterstützung eindrücklich dokumentieren, sind die Zusammenhänge noch wenig verstanden und die Ergebnisse im Einzelnen mitunter widersprüchlich. Es gibt aber einige robuste Ergebnisse, die den grundlegenden Zusammenhang immer wieder nachweisen. Darüber hinaus stellen sich weitere ungelöste Fragen (Nestmann 2007). Zumeist wird soziale Unterstützung als unidirektionales Geschehen betrachtet. Es gibt jedoch Hinweise darauf, dass nicht nur der „Erhalt", sondern auch das „Leisten" sozialer Unterstützung salutogene Effekte für den Handelnden hat. Zudem zeichnet sich immer mehr ab, dass der Erhalt von sozialer Unterstützung im Bedarfsfall von Prozessen der Netzwerkaktivierung und des Hilfesuchens abhängig ist.

Die Frage nach dem Zusammenhang zwischen sozialer Unterstützung und sozialer Ungleichheit wurde zwar auch in Deutschland früh gestellt (Badura 1981), bislang jedoch nur unzureichend untersucht. Aus internationaler Forschung ist bekannt, dass die Größe der Netzwerke und die wahrgenommene Unterstützung mit dem sozioökonomischen Status assoziiert sind. Die Netzwerke und das Ausmaß an subjektiv erlebter Unterstützung sind in den oberen Schichten größer als in den unteren, zudem nehmen sie mit höherem Alter ab (Thoits 1995).

Männer verfügen häufig über größere Netzwerke als Frauen, deren Beziehungen in den Netzwerken sind jedoch intensiver und intimer (Belle 1987). Die Mehrzahl der Studien zeigt dennoch, dass Frauen und Männer ihre Netzwerke subjektiv als in gleichem Maße unterstützend erleben oder dass Frauen sogar ein größeres Maß an Unterstützung wahrnehmen (Thoits 1995). Frauen sind in Familie und Beruf aktivere Unterstützerinnen, suchen in Stresssituationen aber auch aktiver nach Unterstützung (Nestmann 2007).

Zugleich sind die sozialen Netzwerke Kranker oftmals kleiner und enger als die Netzwerke Gesunder. Dies bedeutet, dass hier eine Wechselwirkung vorliegt: Soziale Netzwerke beeinflussen über soziale Unterstützung Gesundheit und Krankheit, Letztere wiederum beeinflussen zumindest quantitative Aspekte von sozialen Netzwerken. Vergleichbares gilt für die sozialen Netzwerke Arbeitsloser. Die Netzwerke werden mit Eintritt in die Arbeitslosigkeit kleiner und Menge und Qualität aktiver sozialer Unterstützung sinken (Nestmann 2007).

Gänzlich vernachlässigt ist bislang die Untersuchung der Wirkung des sozialen Wandels auf die soziale Unterstützung. Neben einigen wenigen theoretischen Überlegungen sind keinerlei Anstrengungen unternommen worden, diese Perspektive in die empirische Erforschung salutogener Einflüsse der Sozialstruktur auf den Gesundheitszustand der Gesellschaftsmitglieder zu integrieren. Es kann jedoch angenommen werden, dass die im Zuge des gesellschaftlichen Modernisierungsprozesses sich weiter verstärkenden Tendenzen der Individualisierung, der Rationalisierung, der Ökonomisierung und der Globalisierung die Qualität und Quantität sozialer Netzwerke und Beziehungen und damit das Ausmaß an verfügbarer und wahrgenommener sozialer Unterstützung beeinflussen. Insbesondere der Prozess der Individualisierung löst das Individuum zunehmend aus seinen traditionellen sozialen Bezügen heraus, das Netzwerk wird mehr und mehr zum Gegenstand aktiver Beziehungsarbeit und nicht zuletzt die geografischen Mobilitätsanforderungen verändern Größe und Dichte sozialer Netzwerke und verringern die Kontaktfrequenzen zu wichtigen Bezugspersonen (Keupp 1987).

2.3.4 Erleben und Wahrnehmen im sozialen Kontext

Im Bereich Erleben und Wahrnehmen wurden bislang vorwiegend Stressprozesse untersucht. Sozialwissenschaftliche Stressmodelle verbinden einerseits gesundheitsrelevantes individuelles Verhalten in Stresssituationen mit psychobiologischen Reaktionen des Körpers und untersuchen andererseits soziale Einflüsse und Situationen, in denen Stress überhaupt entsteht, und deren soziale Differenzierung. Sie ziehen so erklärende Verbindungslinien von sozialen Strukturen über das Verhalten und psychobiologische Abläufe bis hin zur Entstehung von Krankheiten und zur Förderung von Gesundheit. Gleichzeitig lassen sie sich mit den Konzepten soziales Kapital und soziale Unterstützung verbinden.

Bereits in den 1930er-Jahren des letzten Jahrhunderts wurde das Modell des „Generellen Adaptationssyndroms" (GAS) entwickelt. Später konnte jedoch nachgewiesen werden, dass verschiedene Formen von Stress verschiedenartige hormonelle Reaktionen hervorrufen und dass physikalische Stressoren erst dann einen endokrinen Einfluss ausüben, wenn diese einen psychoemotional aversiven Charakter aufweisen. Darauf aufbauend entwickelte Lazarus das „Transaktionale Modell der Stressreaktion", in dem die Transaktion zwischen potenziellen Stressoren und der Bewertung dieser Stressoren wie auch der eigenen Ressourcen zur Bewältigung („Coping") eine zentrale Rolle spielt (Lazarus u. Folkman 1984). Diese Bewertungsvorgänge werden durch den Grad der Motivation bzw. Involviertheit („Commitment") und durch Einstellungen („Beliefs") der Person beeinflusst.

Auf chronische Stressoren kann der Organismus in Abhängigkeit von der Stressreaktion eines Menschen mit der langfristigen Aktivierung des Sympathikus-Nebennierenmarksystems und des Hypophysen-Nebennierenrindensystems reagieren (Henry u. Stephens 1977). Letzteres ist bei passivem Stress der Fall, der durch Kontrollverlust, Unsicherheit, Hilflosigkeit bis hin zur Depression gekennzeichnet ist. Dieser passive Stress führt zu einer ausgeprägten Schwächung des Immunsystems, wodurch die Entstehung von Infektionskrankheiten und Tumoren gefördert werden kann. Die langfristige Aktivierung des Sympathikus-Nebennierenmarksystems ist dagegen mit aktivem Stress verbunden, der durch Angst und Wut im Zusammenhang mit permanent aktivem Handeln zur Kontrolle einer chronisch belastenden Situation charakterisiert werden kann. Aktiver Stress soll langfristig die Entstehung von Arteriosklerose und Schäden des Herz-Kreislauf-Systems begünstigen (von Holst 1993).

Die soziologische Perspektive in der gesundheitswissenschaftlichen Stressforschung betont die sozialen Verhältnisse innerhalb einer Gesellschaft und die Stellung des Menschen in dieser Gesellschaft als sozialen Hintergrund des Stressprozesses (Pearlin 1989, Badura u. Pfaff 1989, Aneshensel 1992, Thoits 1995). Der Mensch ist den Stressoren des Lebens unterschiedlich stark ausgesetzt. Wichtig in diesem Zusammenhang ist, dass die Erfolgswahrscheinlichkeit individueller Strategien der problembezogenen Bewältigung insbesondere im Kontext von (Arbeits-)Organisationen häufig gering ist. Einzelne Personen scheitern oft an den Systemstrukturen. Erfolgversprechender sind in diesen Fällen kollektive Formen der Bewältigung. So rücken z. B. Modelle der Förderung von Sozialkapital am Arbeitsplatz in den Vordergrund (Badura u. Hehlmann 2003).

4 Modelle zur Entstehung bzw. Bewältigung von Stress sind von besonderer Bedeutung. Zum Anforderungs-Kontroll-Modell und zum Modell der beruflichen Gratifikationskrisen, die beide die Entstehung von Stress am Arbeitsplatz thematisieren, werden hier vor allem Forschungsergebnisse dargestellt (vgl. ausführlich Kapitel 1 und 10). Daran schließt sich eine Diskussion der Bedeutung belastender Lebensereignisse an. Abschließend wird das Konstrukt des Kohärenzsinns vorgestellt, der als Ressource im Stressprozess gilt.

Das Anforderungs-Kontroll-Modell

Das in Deutschland vor allem unter dem Namen *Anforderungs-Kontroll-Modell* bekannt gewordene Erklärungsmodell („job strain model") wurde zur Analyse des Zusammenhangs von Arbeit (Arbeitsumfang, Entscheidungsspielraum und Nutzung persönlicher Fähigkeiten) und Gesundheit entwickelt (Karasek et al. 1981, Marmot u. Theorell 1988, Karasek u. Theorell 1990).

Das Anforderungs-Kontroll-Modell ist auf nationaler und internationaler Ebene empirisch gut abgesichert. Eine Vielzahl von Untersuchungen zeigt, dass Erwerbstätige, deren Arbeitsplatz eine ungünstige Anforderungs-Kontroll-Relation aufweist, ein 2- bis 4-mal so hohes Risiko haben, einen Herzinfarkt zu erleiden, wie Personen, die sich an ihrem Arbeitsplatz in einer günstigen Anforderungs-Kontroll-Situation befinden, und zwar unabhängig von erblichen und koronaren Risikofaktoren – wenngleich nicht alle Studien diesen Zusammenhang bestätigen (Belkic et al. 2004, Eaker et al. 2004). Des Weiteren wurden bei Angehörigen von Berufen mit hohen Job-Strain-Werten während der Arbeitszeit verstärkte Ausschüttungen von Stresshormonen und häufige Blutdruckspitzen gefunden (Theorell 1992). Darüber hinaus gibt es erste prospektive Untersuchungen zu dem Zusammenhang zwischen beruflichen Anforderungs-Kontroll-Relationen und Diabetes Typ II (Kumari et al. 2004), Depressionen (Niedhammer et al. 1998), Alkoholabhängigkeit (Hemmingsson u. Lundberg 1998, Crum et al. 1995, Head et al. 2004) und allgemeiner Mortalität (Amick et al. 2002).

Die Berücksichtigung sozialer Kontakte am Arbeitsplatz erweitert das Modell um eine dritte Dimension und erhöht gleichzeitig seine Erklärungskraft: Sind Beschäftige tendenziell isoliert („Iso-Strain") und erhalten wenig soziale Unterstützung (durch Arbeitskollegen, Vorgesetzte), so erhöht sich die gesundheitsschädigende Wirkung des „Job Strain" (Karasek u. Theorell 1990).

Von Bedeutung für die Frage der sozialen Differenzierung von Krankheit und Gesundheit ist das Ergebnis, dass Entscheidungsspielraum und soziale Unterstützung am Arbeitsplatz entsprechend der Position im sozialen Schichtgefüge ungleich verteilt sind: Je weiter unten sich eine Person im Schichtgefüge befindet, umso geringer sind die Entscheidungsspielräume und die soziale Unterstützung (Marmot u. Theorell 1988, Karasek u. Theorell 1990).

Das Modell der Gratifikationskrisen

Das Modell der *Gratifikationskrisen,* das im angelsächsischen Sprachraum als *Effort-Reward Imbalance Model* (ERI) bekannt geworden ist, ist zur Erklärung arbeitsbedingter Mortalität aufgrund koronarer Herzerkrankungen entwickelt worden (Siegrist 1996). Eine Gratifikationskrise entsteht, wenn ein Arbeitnehmer sich in seiner Eigenwahrnehmung stark verausgabt, sein Einsatz aber nicht angemessen belohnt wird. Nach Siegrist sind die Risiken für das Erleben von Gratifikationskrisen in unteren sozioökonomischen Lebenslagen häufiger zu erwarten (Siegrist 1995).

Das Gratifikationskrisen-Modell konnte sowohl in nationalen als auch in internationalen prospektiven Studien empirisch gut belegt werden. Wer eine Belohnungskrise durchlebt, hat unabhängig von den koronaren Risikofaktoren ein 3- bis 4-fach erhöhtes Risiko, einen Herzinfarkt zu erleiden (Tsutsumi u. Kawakami 2004, Marmot et al. 2002, Chandola et al. 2005). Auch das Modell der Gratifikationskrisen ist in jüngerer Zeit mit einigem Erfolg im Hinblick auf seine Erklärungskraft für die Entstehung von weiteren Erkrankungen überprüft worden: Diabetes Typ II (Kumari et al. 2004), Depression (Tsutsumi u. Kawakami 2004), Burnout (Hasselhorn u. Tackenberg 2004) und Alkoholabhängigkeit (Head et al. 2004).

Belastende Lebensereignisse

Lebensverändernde Ereignisse durchbrechen die Lebensroutine und erfordern Anpassungen und Bewältigungsanstrengungen. Sind sie belastend und schwer kontrollierbar, so können sie als akute Stressoren betrachtet bzw. erlebt werden (Dohrenwend u. Dohrenwend 1974a). Die pathogene Wirkung von belastenden Lebensereignissen kann durch individuelle soziale, psychische und biologische „Vulnerabilitäten" verstärkt werden (Geyer 1999, 2001a).

Es gibt Hinweise darauf, dass belastende Lebensereignisse sozial ungleich verteilt sind, es gibt jedoch nur sehr wenige Studien zu dieser Frage. So konnten konsistente Zusammenhänge zwischen der Zahl lebensverändernder Ereignisse und Indikatoren der sozialen Schichtzugehörigkeit festgestellt werden (Fergusson et al. 1997). Frauen mit den niedrigsten beruflichen Qualifikationen haben danach die höchsten Belastungen. In einer Untersuchung von Frauen mit psychischen Störungen zeigte sich ein deutlicher sozialer Gradient im Hinblick auf bedrohliche Lebensereignisse (Brown et al. 1975).

Als Folgen belastender Lebensereignisse können Krankheitsausbrüche und die negative Beeinflussung von Krankheitsverläufen unterschieden werden. Am besten untersucht ist der Zusammenhang zwischen dem Ausbruch von Depressionen und belastenden Lebensereignissen (Brown u. Harris 1978, Parry 1986, Brown u. Moran 1994, Bebbington et al. 1996, Broadhead u. Abas 1998). In mehrfach replizierten Studien zeigte sich, dass als „schwer bedrohlich" empfundene Lebensereignisse, insbesondere Verlusterfahrungen wie der Tod eines Partners, eines Kindes oder der Verlust eines zentralen Lebensziels, eine depressive Episode auslösen können. Das Risiko des Ausbruchs einer Depression erhöht sich, wenn die belastenden Lebensereignisse mit persönlichen Abwertungen, Zurückweisungen oder einer ausweglosen Lage verbunden sind, die keine Problembewältigung zulässt (Brown et al. 1995). Soziale Unterstützung erwies sich in diesem Kontext als wichtige belastungsreduzierende Ressource.

Darüber hinaus gibt es Anhaltspunkte dafür, dass belastende Lebensereignisse beim Ausbruch einiger weiterer Erkrankungen eine Rolle spielen, so z.B. bei Schizophrenie, Angststörungen und Sprachstörungen (Brown u. Harris 1989). Für einige Erkrankungen, z.B. chronische Polyarthritis, konnte kein Zusammenhang mit belastenden Lebensereignissen nachgewiesen werden (Geyer 1999).

Hinweise auf die Bedeutung belastender Lebensereignisse für Krankheitsverläufe konnten am Beispiel von HIV-Infektionen gefunden werden. Hier zeigte sich, dass die Erkrankung bei Männern, die im Untersuchungszeitraum von belastenden Ereignissen betroffen waren, schneller voranschritt als bei Männern ohne belastende Lebensveränderungen (Evans et al. 1997). In einer weiteren Studie wurde ein 2- bis 3-fach erhöhtes Risiko des Krankheitsausbruchs bei HIV-infizierten Menschen festgestellt, wenn diese belastende Lebensereignisse und eine geringe soziale Unterstützung erlebten (Leserman et al. 1999).

Im Hinblick auf Krebserkrankungen wird aufgrund widersprüchlicher Forschungsergebnisse kontrovers diskutiert, ob ein Zusammenhang zwischen belastenden Lebensereignissen und Brustkrebs existiert. In meist retrospektiven Untersuchungen wurden Frauen, bei denen nach eingehender Untersuchung der Brust vorliegende Tumoren als bösartig oder gutartig eingestuft wurden, im Hinblick auf belastende Lebensereignisse in einem Zeitraum von 5 bis 8 Jahren vor der Manifestation des Tumors befragt. Zwei Übersichtsarbeiten kommen vor allem angesichts methodischer Probleme der Lebensereignisforschung zu dem Schluss, dass es keine klare Evidenz für den Zusammenhang zwischen belastenden Lebensereignissen und Brustkrebs gibt (McGee et al. 1996, Petticrew et al. 1999). Unklar ist auch der hypothetische Kausalmechanismus: Da nicht genau bekannt ist, welche Zeitspanne zwischen dem Beginn des bösartigen Wachstums eines Mammakarzinoms und dessen klinischer Manifestation „normalerweise" vergeht, bleibt fraglich, ob sich die belastenden Lebensereignisse ggf. auf den Ausbruch oder den Verlauf der Erkrankung auswirken (Geyer 2001a). Daher ist Vorsicht dieser Hypothese gegenüber geboten, da sie den Betroffenen suggerieren könnte, dass zu viel (selbst verschuldeter) Stress die Krankheit verursacht haben könnte oder ihre Familien bzw. Freunde zum Stresserleben beigetragen haben könnten. Wichtig ist für die Zukunft eine Weiterentwicklung der Methoden, anhand derer diese Hypothese untersucht wird (McGee 1999).

Kohärenzsinn und Salutogenese

Das Konzept des Kohärenzsinns (sense of coherence – SOC) als eine sich über die Lebensspanne entwickelnde, jedoch relativ stabile Persönlichkeitsdisposition geht auf Aaron Antonovsky zurück (Antonovsky 1997). Der SOC ist als globale individuelle Orientierung zu verstehen, die die Wahrnehmung und Interpretation äußerer Ereignisse beeinflusst.

Der Kohärenzsinn umfasst 3 Komponenten bzw. Faktoren:
- Verstehbarkeit (sense of comprehensibility)
- Instrumentelles Vertrauen bzw. Machbarkeitsgefühl (sense of manageability)
- Bedeutsamkeitsgefühl, das sich aus der Motivation, etwas bewältigen zu wollen, speist (sense of meaningfulness).

Nach Antonovsky ist der SOC voll entwickelt, wenn alle 3 Dimensionen deutlich ausgeprägt sind. Die Wirkungsweisen des SOC werden auf 3 Ebenen angenommen:
- eine direkte Beeinflussung des Organismus z. B. über das zentrale Nervensystem, das Immunsystem und das Hormonsystem
- eine positive Beeinflussung von Stressreaktionen
- eine positive Beeinflussung gesundheitsrelevanten Verhaltens.

Zusammenhänge zwischen dem SOC und dem Gesundheitszustand wurden bisher vor allem bei selbst berichteten Gesundheitsindikatoren und im Bereich psychosozialer Störungen gefunden. Andere Studien weisen darauf hin, dass der SOC mit einer erfolgreichen Bewältigung von Krankheitsereignissen einhergeht. Die Ergebnisse zur Beeinflussung der somatischen Gesundheit durch den SOC sind hingegen widersprüchlich und auch auf die methodische Unausgereiftheit des Konstrukts zurückzuführen (Bengel et al. 1998, Geyer 2001 b).

Das Konzept des SOC ist der Mittelpunkt des umfassenderen Modells der Salutogenese. Mit diesem Modell hat Antonovsky einen eigenständigen Ansatz der Erklärung von Krankheit und Gesundheit geprägt, indem er die klassische Frage nach den pathogenen Einflüssen des Lebens in ihr Gegenteil verkehrte, und die Frage nach den Lebensumständen und Faktoren, die den Menschen gesund machen, in den Mittelpunkt stellte (Antonovsky 1997). Für Antonovsky gibt es keine klare Grenzlinie zwischen Gesundheit und Krankheit. Wo sich ein Individuum zu einem bestimmten Zeitpunkt auf dem Kontinuum von Gesundheit und Krankheit befindet, ist nach dem Salutogenesemodell das Resultat einer Interaktion von Risikofaktoren (Stressoren), Spannungsmanagement und Widerstandsressourcen. Generelle Widerstandsressourcen sind physikalische, biochemische, künstlich-materielle, kognitive, emotionale, einstellungsbezogene Eigenschaften von Individuen sowie interpersonelle und makrostrukturelle Eigenschaften von primären Gruppen, Subkulturen und Gesellschaften. Sie verhindern, dass Spannungen sich in Stress umsetzen, und tragen so zur Vermeidung bzw. Bekämpfung einer Vielzahl von Stressoren bei.

Antonovsky selbst hat sein Modell der Salutogenese und des Kohärenzsinns vor allem in der Stresstheorie verortet. Dennoch geht er davon aus, dass Menschen mit einem ausgeprägten SOC auch eher in der Lage sind, sich gezielt für gesundheitsförderliche Verhaltensweisen zu entscheiden (z. B. gesunde Ernährung, rechtzeitig einen Arzt aufsuchen, an Vorsorgeuntersuchungen teilnehmen) und gesundheitsgefährdende Verhaltensweisen zu vermeiden. Es gibt jedoch keine einheitliche empirische Evidenz für einen Zusammenhang zwischen dem SOC und dem Gesundheitsverhalten (Bengel et al. 1998). Auch Antonovsky merkt dazu an (Antonovsky 1997): „Diese Verhaltensweisen sind weitaus stärker durch soziostrukturelle und kulturelle Faktoren als durch die persönliche Weltsicht determiniert, und ich möchte die beiden nicht durcheinanderbringen."

2.3.5 Gesundheits- und Krankheitsverhalten

Das individuelle Verhalten kann zur Erhaltung der Gesundheit, zur Entstehung von Krankheit und zu deren Bewältigung und Heilung beitragen. Als Gesundheitsverhalten bezeichnet man Verhaltensweisen, die vor dem Hintergrund medizinischer Erkenntnisse als für die Gesundheit förderlich, riskant oder schädlich (im Sinne der potenziellen Verursachung von Krankheiten) bewertet werden können; unter Krankheitsverhalten versteht man Verhaltensweisen, die sich auf die Auseinandersetzung und Bewältigung von Befindlichkeitsstörungen, Beschwerden und diagnostizierten Erkrankungen beziehen (von Troschke 2003).

Ein Großteil der Krankheitslast und der Todesfälle in modernen Gesellschaften ist auf individuelles Gesundheitsverhalten zurückzuführen. Zu nennen sind insbesondere die Ernährung, das Ausmaß an körperlicher Bewegung und der Konsum von Tabak, Alkohol und anderen Drogen. Aber auch der Prozess des Hilfesuchens von kranken Menschen, die Inanspruchnahme von medizinischen Versorgungsleistungen und die Interaktion mit Leistungserbringern – das Krankheitsverhalten also – beeinflussen Gesundheit und Krankheit.

Soziale Einflüsse auf das Gesundheits- und Krankheitsverhalten werden in sozialpsychologischen und soziologischen Erklärungsansätzen berücksichtigt. Sozialpsychologische Erklärungsansätze zeigen, wie bestimmte Verhaltensweisen individuell motiviert sind, und thematisieren situative soziale und materielle Ressourcen und Barrieren. Gesundheitsförderliche Verhaltensweisen sind demnach umso wahrscheinlicher, je mehr eine Person einen Nutzen in der entsprechenden Handlungsweise sieht und davon überzeugt ist, ein entsprechendes Handeln auch in die Realität umsetzen zu können. Sozialstrukturelle Erklärungsansätze zeigen jedoch, dass individuelles Verhalten nicht nur situativ in soziale Bezüge eingebettet ist. Soziologische Rational-Choice-Theorien beziehen sich ebenfalls darauf, dass die mit dem Handeln verbundenen Nutzenerwartungen höher sind als die mit dem Handeln verbundenen erwartbaren Nachteile, stellen bei der Handlungserklärung aber in den Mittelpunkt, dass Menschen im Rahmen gesellschaftlicher Opportunitätsstrukturen handeln. Gesundheitsrelevantes Verhalten ist deshalb auch vor dem Hintergrund sozialer Strukturen wie Schichten, soziale Lagen und soziale Lebensstile zu sehen, die über sozialisatorisch erworbene Werte, Normen und Einstellungen, aber auch materielle Ressourcen und soziale Opportunitätsstrukturen das Verhalten beeinflussen.

Im Zentrum sozialpsychologischer Erklärungsansätze stehen meist unterschiedlich akzentuierte, aus der Motivationspsychologie stammende *Erwartungs-x-Wert-Theorien*. Dabei wird davon ausgegangen, dass die Ausführung einer Handlung umso wahrscheinlicher ist, je mehr eine Person die Erwartung hegt, mit der Handlung ein bestimmtes Ziel erreichen zu können, und je größer der Wert dieses Ziels ist. Die multiplikative Verknüpfung zeigt an, dass die Handlungswahrscheinlichkeit gleich null ist, wenn eine der beiden Variablen gleich null ist. Bei einer additiven Verknüpfung würde eine gewisse Handlungswahrscheinlichkeit angenommen, wenn nur eine der beiden Variablen größer null ist.

Weiterhin spielen in sozialpsychologischen Erklärungsansätzen Konstrukte der personalen Handlungskontrolle eine zentrale Rolle, die vor allem auf die Erfolgserwartung einer handelnden Person abstellen. Ein bestimmtes Verhalten ist umso wahrscheinlicher, je mehr eine Person überzeugt ist, über ausreichende eigene Ressourcen zu verfügen, um die entsprechende Handlung auszuführen. Entsprechende Überzeugungen sind der Kern von Konzepten wie die gesundheitlichen Kontrollüberzeugungen (Lohaus u. Schmitt 1989) oder die Selbstwirksamkeit (Bandura 1986). Das Konzept der *gesundheitlichen Kontrollüberzeugungen* unterscheidet internale Kontrollüberzeugungen und externale Kontrollüberzeugungen. Bei stark ausgeprägten internalen Kontrollüberzeugungen werden bestimmte Ereignisse als Folge eigenen Handelns und damit unter persönlicher Kontrolle erlebt. Personen mit eher externalen Kontrollüberzeugungen neigen dazu, bestimmte Ereignisse dem Zufall (fatalistische Externalität) oder dem Einfluss anderer Personen (soziale Externalität) zuzuschreiben. Nach der Theorie der *Selbstwirksamkeit* (self-efficacy theory) haben Selbstwirksamkeits- bzw. Kompetenzerwartungen einen positiven Einfluss auf das Gesundheitsverhalten von Menschen. Grundlegend für die Selbstwirksamkeitstheorie ist die Erkenntnis, dass menschliches Lernen weniger durch positive Verstärkungen (Belohnung, Bekräftigung) an sich motiviert wird, sondern vielmehr durch die *Erwartung* der Verstärkung. Die Selbstwirksamkeitserwartung ist umso stärker, je realistischer Zwischenziele sind und die Ziele als selbst gesteckt angesehen werden. Dabei sind nicht die realen Fähigkeiten und Fertigkeiten (z.B. bei der Veränderung von Gesundheitsverhalten oder dem Umgang mit einer Krankheit) entscheidend, sondern die *Überzeugung* von der Bewältigungskompetenz. Selbstwirksamkeitserwartungen sind das Produkt vorangegangener Erfahrungen, d.h. wahrgenommener Erfolge und Misserfolge.

Das Modell gesundheitlicher Überzeugungen

Das Modell gesundheitlicher Überzeugungen bzw. *Health Belief Model* ist wohl das älteste und bekannteste sozialpsychologische Modell zur Erklärung des Gesundheitsverhaltens (Becker 1974, Janz u. Becker 1984). Im Kern gehen folgende Variablen in das Modell ein:
- die wahrgenommene eigene Krankheits-Anfälligkeit
- die wahrgenommene Schwere und Bedrohlichkeit der Krankheit
- die wahrgenommenen Hindernisse bzw. die Unterstützung für Verhaltensweisen und
- der eingeschätzte Nutzen von Verhaltensweisen.

Der eingeschätzte Nutzen eines spezifischen Gesundheitsverhaltens entspricht im Sinne der *Erwartungs-x-Wert-Theorie* einer Ergebniserwartung, also der wahrgenommenen Wahrscheinlichkeit der Erreichung eines bestimmten Ergebnisses durch das Verhalten. Der Wert des Gesundheitsverhaltens bestimmt sich hingegen (negativ) aus der wahrgenommenen Schwere und Bedrohlichkeit der Erkrankung. Der generelle Wert von Gesundheit spielt im Modell gesundheitlicher Überzeugungen hingegen keine Rolle. Theoretisch wurde das Modell unter gleichem Namen unterschiedlich konzeptualisiert. Dies hat dazu geführt, dass empirisch eher additive Variablenlisten und weniger Strukturmodelle eingesetzt und überprüft wurden. Das Modell erklärt vor allem das Entstehen einer Handlungsabsicht. Dass Handlungsabsichten vielfach nicht in entsprechende Handlungen münden, ist ein grundsätzlich bekanntes Faktum, das auch hier zutrifft: Die Modellkomponenten weisen zwar konsistente, aber nur schwache Zusammenhänge mit tatsächlichem Gesundheitsverhalten auf.

Die Theorie der Schutzmotivation

Dies trifft auch auf die nahe verwandte *Theorie der Schutzmotivation* zu (Rogers 1983). In ihrem Mittelpunkt steht die *Verarbeitung von Informationen*, die eine *Bedrohung der Gesundheit* vermitteln, bzw. die *Einschätzung* von Bewältigungsmöglichkeiten durch geeignete Gegenmaßnahmen in Form einer Veränderung des eigenen Gesundheitsverhaltens. Die Arbeitsgruppe um Rogers konnte in einer Studie zu Brustselbstuntersuchungen nachweisen, dass die Faktoren des Modells geeignet waren, die Handlungsabsicht vorherzusagen. In einer weiteren Studie zu sportlicher Aktivität stellte sich heraus, dass die *Handlungsabsicht* ebenfalls gut vorhergesagt werden konnte. Allerdings wurde in dieser Studie auch die tatsächliche *Handlungsausführung* kontrolliert und auch hier zeigte sich ein eher geringer Zusammenhang mit der Handlungsabsicht.

Die Theorie des geplanten Verhaltens

Aufbauend auf der *Theorie des geplanten Verhaltens* (Ajzen 1991) wird angenommen, dass gesundheitsrelevantes Verhalten vor allem von 3 Faktoren bestimmt wird:
- der Einstellung gegenüber einer bestimmten Handlung, zusammengesetzt aus Überzeugungen über die Auswirkungen des Verhaltens und der Bewertung der erwarteten Auswirkungen des Verhaltens
- subjektiven Normen, zusammengesetzt aus normativen Überzeugungen und der Motivation, den Wünschen anderer Folge zu leisten, und
- der wahrgenommenen Kontrolle über das eigene Verhalten.

So hängt beispielsweise sportliche Betätigung als gesundheitsförderliche Verhaltensweise im Einzelnen von der Überzeugung der betreffenden Person ab,
- dass Sport zu Gewichtsabnahme, körperlichem Wohlbefinden und Gesundheit führt
- dass schlank, fit und gesund zu sein erstrebenswert ist
- dass das soziale Umfeld wie z.B. Familie und Freunde die normative Erwartung hegen, dass die betreffende Person mehr Sport treibt

- dass diese den normativen Erwartungen entsprechen will und
- dass sie sich in der Lage fühlt, regelmäßigen Sport auch durchzuführen.

In zahlreichen empirischen Studien hat sich das Modell bewährt, um bis zu 30% der Varianz verschiedener Gesundheitsverhaltensweisen aufzuklären.

Das sozialkognitive Prozessmodell gesundheitlichen Handelns

Mit dem *sozialkognitiven Prozessmodell gesundheitlichen Handelns* wurde in Deutschland von Schwarzer (2004) ein Modell entwickelt, das einige der bislang diskutierten Aspekte integriert (**Abb. 2.1**) und im englischsprachigen Raum auch unter der Bezeichnung *Health Action Process Approach* (HAPA) bekannt geworden ist. Das Modell unterscheidet präintentionale Motivationsprozesse und postintentionale Volitionsprozesse (Willensprozesse). Am Anfang des Motivationsprozesses steht im HAPA die *Risikowahrnehmung*, d. h. die subjektive Einschätzung des Schweregrades einer Erkrankung und der eigenen Anfälligkeit für diese Erkrankung. So wird z. B. ein Herzinfarkt im Allgemeinen als Erkrankung mit einem hohen Schweregrad angesehen, die persönliche Anfälligkeit könnte durch einen diagnostizierten Bluthochdruck und selbst empfundenen Bewegungsmangel als gravierend eingeschätzt werden. Die Risikowahrnehmung setzt eine Abwägung von *Ergebniserwartungen* in Gang, also z. B. die Erwartung, ob durch mehr Sport oder eine entsprechende Medikation der Bluthochdruck in den Griff zu bekommen ist. Eine positive Ergebniserwartung hinsichtlich des Sports wirft im Sinne eines Vergleichs mit früheren Erfahrungen in einem kognitiven Prozess die Frage nach der *Selbstwirksamkeit* auf, d. h. nach der Erwartung der eigenen Kompetenz, in einem für die Verringerung des Bluthochdrucks relevanten Umfang Sport treiben zu können. Die Motivationsphase schließt damit ab, dass bei entsprechender Ausprägung aus der Risikowahrnehmung, der Handlungsergebniserwartung und der Selbstwirksamkeits- oder Kompetenzerwartung die Handlungsintention entsteht, mehr Sport zu treiben.

An die Motivationsphase schließt die Volitionsphase an. In einem ersten Schritt wird die Intention, mehr Sport zu treiben, handlungsnah konkretisiert, d. h., es werden Wann, Wo und Wie der Handlung geplant. Die *Handlungsplanung*, mehr Sport zu treiben, könnte etwa durch zweimal pro Woche 30 Minuten Jogging präzisiert werden. Auch bei der Handlungsplanung spielen die Selbstwirksamkeitserwartungen eine wesentliche Rolle, denn auch hinsichtlich der einzelnen Teilhandlungen muss die Einschätzung vorhanden sein, dass diese realisiert werden können. Es folgt nun die eigentliche *Handlung* als Zyklus von Initiative, Aufrechterhaltung, Erholungsphase, ggf. neuer Initiative usw. – vorausgesetzt, es gibt wenige *Barrieren* (kein Geld für Joggingschuhe, kein Park in der Nähe) und ausreichend Ressourcen (Partner, der mitläuft; gesunde Knie und Gelenke). Sind die Barrieren groß und die Ressourcen gering, kann der *Handlungszyklus* in der Aufgabe der

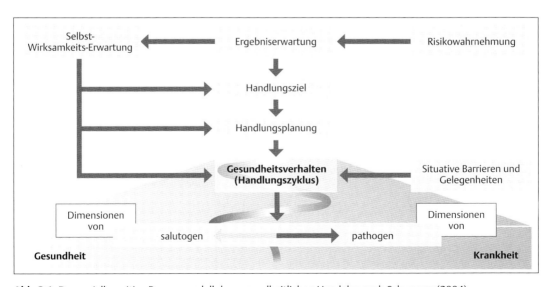

Abb. 2.1 Das sozialkognitive Prozessmodell des gesundheitlichen Handelns nach Schwarzer (2004)

Handlung münden. Die zentrale Komponente des Modells ist die *Selbstwirksamkeit*. In empirischen Studien zeigten sich nicht nur Zusammenhänge mit den Zielen, sondern auch mit jeder einzelnen Phase des Gesundheitsverhaltens.

Die Stärke dieses Modells ist, dass es die Einflussgrößen des Gesundheitsverhaltens herausarbeitet und in einen systematischen Zusammenhang stellt. Stufenmodelle der Änderung des Gesundheitsverhaltens stellen dagegen in den Vordergrund, dass sich Verhaltensänderungen in Phasen vollziehen.

Das transtheoretische Modell der Verhaltensänderung

Eine besondere Verbreitung unter den Stufenmodellen hat das *Transtheoretische Modell der Verhaltensänderung* (Prochaska u. di Clemente 1982) erfahren. Das ursprünglich im Bereich der Raucherentwöhnung entwickelte und mittlerweile in vielen Bereichen des Gesundheitsverhaltens eingesetzte Modell wird als transtheoretisch bezeichnet, weil es auf den Erkenntnissen verschiedener Psychotherapieschulen aufbaut. Im Transtheoretischen Modell werden 6 Phasen der Verhaltensänderung (stages of change) unterschieden, die Individuen auf dem Weg zu einer dauerhaften Verhaltensänderung durchschreiten. Die 6 Phasen (Stufen oder Stadien) des Modells sind:

- In der Phase der Präkontemplation denken Menschen nicht darüber nach, ihr Verhalten bzw. ihre Überzeugungen innerhalb eines bestimmten Zeitraums (z. B. in den nächsten 6 Monaten) zu ändern. Man ist sich eines Problems nicht bewusst, verleugnet dieses oder will nicht darüber nachdenken. Gründe dafür können sein, dass man über die langfristigen Konsequenzen eines bestimmten Gesundheitsverhaltens nicht ausreichend informiert ist oder seinen eigenen Fähigkeiten zur Verhaltensänderung nicht genügend vertraut.
- In der Phase der Kontemplation werden Menschen sich ihrer gesundheitlichen Problematik bewusst und denken ernsthaft über Veränderungen nach, allerdings noch nicht in unmittelbarer Zukunft, wie etwa im nächsten Monat, sondern z. B. erst im nächsten halben Jahr. Sie sind noch keine Verpflichtung sich selbst oder anderen gegenüber eingegangen, die angedachten Veränderungen auch wirklich umzusetzen.
- In der Phase der Präparation intendieren Menschen, ihr Verhalten kurzfristig (innerhalb des nächsten Monats) zu ändern, oder haben im vergangenen Jahr bereits erste erfolglose Versuche dazu unternommen.
- In der Phase der Aktion sind Menschen seit etwa einem halben Jahr aktiv dabei, ihr Verhalten, ihre Erfahrungen oder ihre Umwelt neu zu strukturieren, um ihr Problem zu lösen. Das Handeln erfordert einen hohen Aufwand an Energie und Zeit und wird von Bezugspersonen wahrgenommen. Es wird versucht, das neue Verhalten in Alltagsroutinen umzusetzen.
- In der Phase der Aufrechterhaltung befinden sich Menschen, die es schaffen, die erreichten Veränderungen seit über 6 Monaten beizubehalten. Die Anwendung erlernter Fähigkeiten und Strategien wird zur tatsächlichen Routine. Diese Phase kann bis zu 5 Jahren dauern.
- In der Phase der Termination ist das Problemverhalten gänzlich aufgegeben worden. Die betreffenden Personen verspüren keinerlei Versuchung mehr, in alte gesundheitsschädliche Verhaltensmuster zurückzufallen, und können Versuchungen auch in Belastungssituationen widerstehen.

Der Verlauf erfolgt in der Regel nicht linear, sondern spiralförmig, wobei auch Rückfälle und mehrmaliges Durchlaufen bestimmter Phasen möglich sind. Bezogen auf diese Phasen werden 10 Veränderungsprozesse beschrieben, die den Wechsel von einer Phase zur nächsten beeinflussen. Dabei werden kognitiv-affektive Prozesse (Bewusstseinserhöhung, Neubewertung der eigenen Person, Neubewertung der Umwelt, emotionale Relevanz und soziale Befreiung) und verhaltensorientierte Prozesse (Kontingenzmanagement, Nutzung hilfreicher Beziehungen, Gegenkonditionierung, Selbstbefreiung und Reizkontrolle) unterschieden.

Schichtspezifisches Gesundheitsverhalten

Sozialpsychologische Erklärungsansätze des Gesundheitsverhaltens beziehen unmittelbare soziale Barrieren und Ressourcen als Einflussfaktoren in die Modellbildung ein. Die aus einer soziologischen Makroperspektive weiterführende Frage ist jedoch, welche Verbindungslinien zwischen dem Gesundheitsverhalten und seinen sozialpsychologischen Determinanten, situativen Barrieren und Ressourcen sowie sozialen Strukturen existieren.

Untersuchungen zu gesundheitsbezogenen Einstellungen und Schichtzugehörigkeit haben gezeigt, dass sich die motivationspsychologischen Voraussetzungen von gesundheitsförderlichem Verhalten in oberen und unteren Schichten systematisch unterscheiden. So herrschen in Schichten mit niedrigerer Bildung im Allgemeinen Einstellungsmuster und Handlungsorientierungen vor, die von eher fatalistischen Vorstellungen von Gesundheit und Krankheit, von geringerer Präventivorientierung und Symptomaufmerksamkeit (Kramer u. Siegrist 1972), von geringer ausgeprägten Kontroll- und Selbstwirksamkeitsüberzeugungen in gesundheitlichen Belangen (Cockerham et al. 1986, Janßen 2001) und von einem eher instrumentellen Verhältnis zum eigenen Körper geprägt sind (Buchmann 1985).

Zudem variieren auch die gesundheitsförderliches Verhalten unterstützenden sozialen Ressourcen mit dem sozioökonomischen Status. Die sozialen Netzwerke von Angehörigen unterer sozialer Schichten sind in der Regel kleiner und die wahrgenommene soziale Unterstützung geringer als die von Angehörigen höherer sozialer Schichten (Thoits 1995).

Gesundheitsrelevante Lebensstile

Ein anderer sozialstruktureller Erklärungsansatz konzipiert gesundheitsrelevante Lebensstile als sozial konsistente Verhaltensmuster vor dem Hintergrund von Max Webers Überlegungen zur Lebensführung und zu Lebenschancen (Abel 1992). Grundlegend für das Konzept der gesundheitsrelevanten Lebensstile ist die Verknüpfung von sozialen Ressourcen (Lebenschancen), die sich durch Indikatoren der Zugehörigkeit zu sozialen Schichten und sozialen Lagen messen lassen, mit gesundheitsrelevanten Verhaltensweisen und Einstellungen. Den stärksten Einfluss auf gesundheitsrelevante Lebensstile haben der sozioökonomische Status, das Geschlecht und das Alter (Burla et al. 2004).

Krankheitsverhalten

Das *Krankheitsverhalten* wird zunächst im Zusammenhang mit der Auseinandersetzung mit Befindlichkeitsstörungen und der Wahrnehmung von Krankheitssymptomen relevant. Weit über die Hälfte der gesundheitlichen Beschwerden und Beeinträchtigungen werden durch individuelle Selbsthilfe behandelt (von Troschke et al. 1981, Grunow 1981). Die Zugehörigkeit zu niedrigeren sozialen Schichten und zu gesellschaftlichen Randgruppen geht mit längeren Phasen der Selbstmedikation, längerem Hilfesuchen im Laiensystem und einer höheren Schwelle der Inanspruchnahme professioneller, insbesondere ärztlicher Versorgungsleistungen einher (Rosenblatt u. Suchman 1964). Zudem gibt es Hinweise darauf, dass sich Kontrollüberzeugungen und die Inanspruchnahme medizinischer Leistungen wechselseitig beeinflussen können (Goldsteen et al. 1994).

Weiterhin spielen auch ökonomische Anreizsysteme eine Rolle für die soziale Differenzierung des Krankheitsverhaltens. Dies ist problematisch, da die Inanspruchnahme medizinischer Leistungen wesentlich von der sozialen Lage der Menschen und den damit verbundenen gesundheitlichen Risiken und finanziellen Möglichkeiten abhängt (Mielck 2000). Eine einkommensunabhängige Selbstbeteiligung hat bei sozial schwächeren Bevölkerungsgruppen eine stärkere Wirkung auf die Inanspruchnahme als bei Besserverdienenden, was zu gesundheitlich problematischen Konsequenzen führen kann (Hajen et al. 2000, Klose u. Schellschmidt 2001, Pfaff 1985). Hinzu kommt, dass Kranke ohnehin häufiger aus unteren sozialen Schichten kommen, während sich das medizinische Personal (Ärzte) vorwiegend aus höheren sozialen Schichten rekrutiert. Dies führt vor allem bei der Interaktion zwischen Arzt und Patient zu Kommunikationsproblemen und sozialer Distanz, z.B. durch die Verwendung unterschiedlicher Sprachcodes (Bernstein 1972).

Forschung, die zu gemeinsamer Entscheidungsfindung von Arzt und Patient durchgeführt wurde, zeigt die sozial differenzierte Bereitschaft der Betroffenen, an Entscheidungen hinsichtlich Diagnostik und Therapie aktiv mitzuwirken. Berücksichtigt man die Forschungsergebnisse, die besagen, dass eine gemeinsame Entscheidungsfindung sich positiv auf die Gesundheit auswirkt (Scheibler et al. 2003), dann ist hier von einer Benachteiligung älterer und bildungsfernerer Menschen auszugehen.

So wurde in Schottland der bevorzugte Konsultationsstil in der hausärztlichen Versorgung anhand von Videos mit gespielten Arztbesuchen untersucht (McKinstry 2000). Es wurden 5 gewöhnliche Szenarien mit jeweils unterschiedlichen Konsultationsstilen gezeigt: Beim eher partnerschaftlichen Konsultationsstil wurden die Patienten in die zu treffenden medizinischen Entscheidungen involviert, beim eher paternalistischen Konsultationsstil traf der Arzt die anstehenden Entscheidungen weitgehend allein. 410 Patienten konnten angeben, welche Interaktionsform ihnen bei welchem Problem mehr zusagte. Dabei zeigte sich, dass die Patienten bei körperlichen Problemen (blutender Leberfleck, Wadenzerrung, rheumatoide Arthritis) häufiger einen eher direktiven Konsultationsstil bevorzugten. Bei einer Raucherberatung verteilten sich die Stimmen in etwa gleich, bei einer Depression wurde der partnerschaftliche Ansatz häufiger befürwortet. Weiterhin zeigte sich, dass die Entscheidung für einen partnerschaftlichen Konsultationsstil unabhängig von den dargestellten medizinischen Problemen eher von Angehörigen der jüngeren Generation und Angehörigen der oberen Sozialschichten bevorzugt wird.

Ein Vergleich der bevorzugten Form der Entscheidungsfindung bei 2 unterschiedlichen Krebserkrankungen zeigte, dass ca. die Hälfte der Brustkrebserkrankten und fast 80 % der Darmkrebserkrankten eine alleinige Entscheidung des Arztes favorisierten (Beaver et al. 1999). Die gemeinsame Entscheidungsfindung wird wiederum der alleinigen Patientenentscheidung vorgezogen. Da Brustkrebspatientinnen im Durchschnitt jünger sind als Darmkrebspatienten, kann nicht sicher gesagt werden, in welchem Maße die Unterschiede auf die Art der Erkrankung und das Alter zurückgeführt werden können.

2.3.6 Materielle Umwelt

Dass die materielle Umwelt eine wichtige Rolle für die Gesundheit spielt, ist eine seit Langem erwiesene Tatsache, die insbesondere in der Umwelt-, Arbeits- und Sozialmedizin untersucht wird. Ihre Bedeutung für die Erklärung sozialer Differenzierung von Gesundheitschancen und Krankheitsrisiken wird in Deutschland jedoch erst seit Kurzem diskutiert (Heinrich 2001, Heinrich et al. 1998, Bolte u. Mielck 2004). In den USA hingegen wird unter dem Stichwort „environmental justice", auf deutsch übersetzt etwa umweltbezogene Gerechtigkeit, seit mehr als 20 Jahren die Verteilung von Umweltbelastungen auf verschiedene Bevölkerungsgruppen diskutiert. Als gesichert gilt eine ungleichmäßige Verteilung der Exposition durch Umweltschadstoffe zwischen sozioökonomischen Schichten und ethnischen Gruppen (Perlin 1995, Brown 1995).

Unterschieden werden können die Wohnumgebung und der Wohnraum mit jeweils spezifischen Schadstoffquellen (Heinrich 2001). Wohngegenden mit höheren Luftschadstoffkonzentrationen und höherer Verkehrsdichte werden (auch) in Deutschland häufiger von Personen aus unteren sozialen Schichten bewohnt. Dadurch steigt die Belastung durch Schwefeloxid, Staub, Stickstoffoxide, Dieselruß und Verkehrslärm.

Innenraumexpositionen z. B. aufgrund feuchter oder mit Kohle beheizter Wohnungen unterscheiden sich ebenfalls zwischen den Angehörigen sozialer Schichten, in der Regel zum Nachteil von Personen aus unteren Schichten. Hier stehen Staub und Staubinhaltsstoffe wie Schwermetalle und Innenraumallergene im Vordergrund.

Diese Zusammenhänge dürften größtenteils auf die beschränkten finanziellen Mittel in unteren Schichten zurückzuführen sein, da Wohnraum in der Nähe von Industrieanlagen und stark befahrenen Straßen deutlich günstiger ist als Wohnraum in ruhigen Wohngebieten mit guter Anbindung an Grünbereiche. Aber auch ein gegenläufiger Zusammenhang ist plausibel. Grundstückspreise in ärmeren Nachbarschaften und Stadtteilen tendieren zu einem unterdurchschnittlichen Niveau, wodurch Industriebetriebe angezogen werden, die ihre Produktionskosten minimieren wollen (Mohai u. Bryant 1992).

Hinzu kommen aber auch Zusammenhänge mit gesundheitsrelevantem Verhalten. Die Dauer der

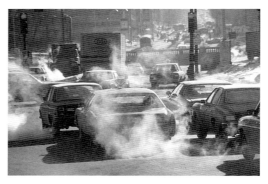

Abb. 2.2 Wohngegend mit hoher Luftschadstoffkonzentration und hoher Verkehrsdichte

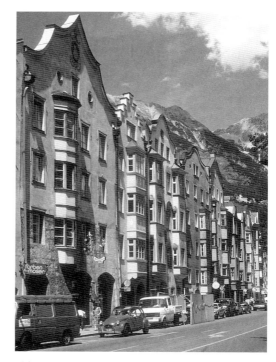

Abb. 2.3 Wohngegend mit geringer Luftschadstoffkonzentration und geringer Verkehrsdichte

Schadstoffexposition ist ein wichtiger Faktor bei der Entstehung umweltbezogener gesundheitlicher Beeinträchtigungen. Da Angehörige unterer Schichten ein stärker wohnungszentriertes Freizeitverhalten aufweisen, sind sie auch entsprechend mehr den Schadstoffbelastungen der Wohnumgebung und der Wohnungsinnenräume ausgesetzt (Jarre 1975). Freizeitverhalten wird so auch unter umweltepidemiologischen Gesichtspunkten zum Gesundheitsverhalten.

2.3.7 Lebenslaufperspektive

Soziale Einflüsse auf Krankheit und Gesundheit verändern sich im Lebenslauf – zumal in Zeiten der beschleunigten Individualisierung und Globalisierung. Die Lebenslaufperspektive nötigt deshalb dazu, die soziale Eingebundenheit eines Menschen z. B. in Längsschnittstudien immer wieder zu überprüfen und neu zu erfassen. Die Lebenslaufperspektive ist aber auch noch aus einem anderen Grund von großer Bedeutung. Jeder Lebensabschnitt stellt den Menschen vor bestimmte Entwicklungsaufgaben: die Kindheit, der Übergang in die Schule, in das Erwerbsleben, die eigene Familiengründung, aber auch der Übergang in den Ruhestand und nicht zuletzt auch das Sterben. Die Bewältigung dieser Entwicklungsaufgaben kann durchaus als gesundheitsrelevant betrachtet werden (Hurrelmann 2006).

Hierbei sind Entwicklungsprozesse in der Pubertät und der Adoleszenz von besonderer Bedeutung (Franzkowiak 1986). Am Beispiel des Zigarettenrauchens lässt sich zeigen, dass es sich bei diesem gesundheitsriskanten Verhalten nicht um ein Verhalten handelt, für oder gegen das man sich zu jedem beliebigen Zeitpunkt im Leben immer neu entscheidet bzw. entscheiden kann, sondern das häufig im Übergang zum Erwachsenenleben ansozialisiert wird (von Troschke 1987). Der Prozess der Sozialisation zum Rauchen reicht von der Imitation des Verhaltens von Erwachsenen durch Kleinkinder über Bewältigung von Unsicherheiten, Kontaktschwierigkeiten und die Identitätspräsentation durch Jugendliche bis hin zur Symbolisierung von Freiheit und Selbstständigkeit nach dem Auszug aus dem Elternhaus.

Zudem haben Gesundheits- und Krankheitszustand zu jedem Zeitpunkt im Leben eine biografische Entwicklungsdimension, die ebenfalls nur durch eine Lebenslaufperspektive in den Blick kommen kann. Hierbei werden 3 Modelle unterschieden: das Latenzmodell, das Kumulationsmodell und das Pfadmodell (Kuh u. Ben Shlomo 2004). Die 3 Modelle haben die Grundannahme gemeinsam, dass Fehlentwicklungen und Belastungserfahrungen in frühen Lebensphasen (zum Teil in der Schwangerschaft) späte gesundheitliche Folgen zeitigen, entweder im Sinne eines verzögerten Auftretens (Latenz), im Sinne einer Verstärkung über die Zeit (Kumulation) oder einer Verkettung bestimmter Ereignisse, wie z. B. eine Minderung der Intelligenz durch frühkindliche Störungen die Chance auf einen hohen Bildungsabschluss mindert, woraus wiederum geringere Ressourcen zur Krankheitsbewältigung resultieren können (Pfad).

2.4 Wechselwirkungen

Selten wird die Beziehung zwischen Gesundheit und Gesellschaft als eine Wechselbeziehung aufgefasst. Thematisiert und gleichermaßen als überholt dargestellt wird häufig die *Drift- oder Selektionshypothese* (Steinkamp 1999, Mielck u. Helmert 2003). Die Drifthypothese besagt, dass eine mögliche Erklärung der sozialen Differenzierung von Gesundheit und Krankheit auch der soziale Abstiegsprozess bzw. die Blockierung sozialer Aufstiegsprozesse sein kann. Die Bedeutung der Drifthypothese für die Mortalität und Morbidität einer Bevölkerung insgesamt wird als gering eingeschätzt (Davey-Smith et al. 1994). Allerdings hat sie eine größere Bedeutung im Hinblick auf psychiatrische Erkrankungen, die häufig einen sozialen Abstieg nach sich ziehen (Dohrenwend u. Dohrenwend 1974b, Wheaton 1978). Für die Drifthypothese spricht auch, dass ein Drittel aller Kündigungen aus Krankheitsgründen erfolgt (Zimmermann 1983).

Wechselwirkungen zwischen Gesundheit und Gesellschaft werden auch erkennbar, wenn man Patientenkarrieren untersucht (Gerhardt 1986, 1999). Am Beispiel der Rehabilitation nach koronarer Bypassoperation konnte in einer qualitativen Studie gezeigt werden, dass die soziale Abwärtsmobilität in der beruflichen und der Einkommensdimension auch Ergebnis einer an sozialrechtlichen Opportunitätsstrukturen orientierten Handlung sein kann – eines, wenn man so will, sozioökonomischen Copings (Borgetto 1999). An der soziologischen Handlungstheorie im Sinne von Max Weber und Alfred Schütz orientiert konnte in dieser Studie der rationale Entscheidungscharakter des postoperativen beruflichen Rehabilitationsverlaufs bei 30 Patienten eines herzchirurgischen Zentrums herausgearbeitet werden. Ein präoperativer und 2 postoperative Erhebungszeitpunkte ermöglichten dabei bereits präoperativ die Unterscheidung zwischen den beiden individuellen berufsbezogenen Handlungszielen „Fortsetzung des Erwerbslebens" und „gezielter Ausstieg aus dem Erwerbsleben". Motivationen für eine *Fortsetzung* waren vor allem die sinnvolle und befriedigende Gestaltung des Alltags durch eine entsprechende Erwerbstätigkeit und die Vermeidung eines sinnentleerten Alltags als Frührentner sowie die finanzielle Absicherung des Lebensstandards. Motivationen für einen *Ausstieg* aus dem Erwerbsleben war ebenfalls die sinnvolle und befriedigende Gestaltung des Alltags, die allerdings mit der bisherigen Erwerbstätigkeit nach Ansicht der Patienten nicht zu erreichen war. In der Studie zeigte sich insgesamt, dass etwa die Rigidität der Arbeitsorganisation und die individuell unterschiedlich vorhandenen Anpassungsmöglichkeiten der Arbeitsbedingungen am Arbeitsplatz einen Einfluss sowohl auf die berufsbezogenen Handlungsentwürfe als auch auf die Realisierungschancen derselben hatte, in den meisten Fällen aber das berufliche Rehabilitationsergebnis auf die präoperative berufliche Entscheidung zurückzuführen war. Es gab allerdings auch Fälle, bei denen es nicht zu einer berufsbiografischen Entscheidung kam. Hierbei gab es deutliche Anzeichen dafür, dass dies u. a. auf eine (ungewollte) ärztliche Stigmatisierung der Patienten zurückzuführen war.

So gut wie keine Berücksichtigung in aktuellen Diskussionen findet bislang die Frage, ob und inwieweit sich Gesundheit einer Bevölkerung auch auf soziale Prozesse und Strukturen auswirkt. Nach Parsons ist die Gesundheit ein funktionales Erfordernis für eine Gesellschaft (Parsons 1967). Krankheit ist entsprechend dysfunktional und stellt ein Problem dar, das einer Lösung oder zumindest einer sozialen Kontrolle bedarf. Die Entwicklung gesundheitsspezifischer Sozialstrukturen, vor allem des Gesundheitssystems, und der ständige Anpassungsdruck in diesem System sind auch eine Folge des (antizipierten) Krankheits- bzw. Gesundheitszustands der Bevölkerung. Zu nennen wären in einem kleineren Rahmen auch Zusammenhänge zwischen hohen Krankenständen und politischen Reformen sowie der Einführung betrieblichen Gesundheitsmanagements.

2.5 Mehrebenenmodelle

Die verschiedenen Ebenen und Kausalpfade können zusammenfassend anhand von Mehrebenenmodellen dargestellt werden. Von Steinkamp wurde ein detailliertes Mehrebenenmodell zu dem Zusammenhang von sozialer Schicht, Krankheit und Lebenserwartung entwickelt, das wichtige Ebenen und Kausalpfade bereits berücksichtigt (Steinkamp 1993, 1999). Allerdings vernachlässigt das Modell einige wichtige Zusammenhänge. Zunächst

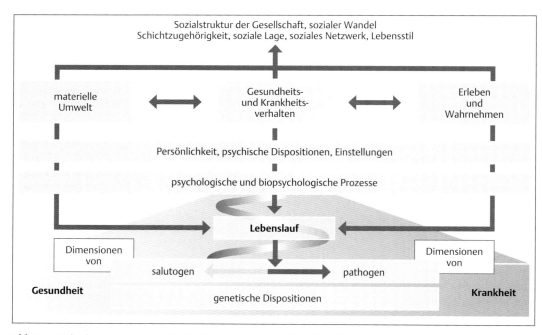

Abb. 2.4 Mehrebenenmodell der Wechselwirkung von Gesellschaft und Gesundheit

beschränkt es soziale Ungleichheit auf die soziale Schicht und den gesundheitsbezogenen Lebensstil und vernachlässigt dabei die Dimension der horizontalen Lagen sozialer Ungleichheit. Zudem wird der Einfluss der Zeit weder im Hinblick auf den sozialen Wandel noch auf den Lebenslauf der einzelnen Menschen berücksichtigt. **Abb. 2.4** zeigt ein Mehrebenenmodell, das diese Elemente ergänzt und die bisher dargestellten Überlegungen zusammenfassend darstellt.

Das Mehrebenenmodell basiert auf der Vorstellung eines mehrdimensionalen Kontinuums zwischen den Polen Gesundheit und Krankheit. In der Regel bewegen sich Gesundheits- und Krankheitszustände zwischen diesen beiden Polen, ohne sie je zu erreichen. Individuelle genetische Dispositionen entfalten sich im Lebenslauf in Wechselwirkung mit der materiellen und sozialen Umwelt, salutogene und pathogene Prozesse spielen hierbei gleichermaßen eine wichtige Rolle. Soziale Einflüsse auf diese Prozesse gehen von unterschiedlichen Ebenen aus. Die Sozialstruktur der Gesellschaft und der soziale Wandel geben Möglichkeiten und Grenzen der individuellen Lebensbedingungen vor, die sich in der Schichtzugehörigkeit, der sozialen Lage, dem sozialen Netzwerk und dem Lebensstil des einzelnen Menschen ausdrücken. Diese machen bestimmte sozial ungleiche materielle Lebensbedingungen, Muster von Gesundheits- und Krankheitsverhalten sowie des Erlebens und Wahrnehmens sozialer Situationen ebenso wahrscheinlich wie bestimmte Persönlichkeitsmerkmale, psychische Dispositionen und Einstellungen, die wiederum über physiologische, psychische und biopsychologische Prozesse im Lebenslauf ihre Wirkung auf Gesundheit und Krankheit entfalten. Die so skizzierten Kausalpfade werden nicht als Einbahnstraßen verstanden: Individuelle Gesundheits- und Krankheitszustände können die individuelle Position im Schichtgefüge einer Gesellschaft und die soziale Lage verändern; kumulierte Gesundheits- und Krankheitszustände können Organisationen, Institutionen und Gesellschaftsstrukturen verändern.

Im Hinblick auf die eingangs gestellten Fragen sind so einige Antworten gefunden, dennoch bleiben noch viele Zusammenhänge unverstanden und unaufgeklärt. Das hier vorgestellte Mehrebenenmodell hat auch zum Ziel, für die zukünftige Forschung zu den sozialen Einflüssen auf *und* von Gesundheit und Krankheit einen heuristischen Rahmen zu bieten.

2.6 Praktische Konsequenz

Die Kenntnis dieser Zusammenhänge ist für die therapeutische Praxis vor allem aus 2 Gründen wichtig: Zum einen zeigen sie neben der biomedizinischen Orientierung eine die Behandlung ergänzende, biopsychosozial-ökologische Perspektive auf, zum anderen können sie helfen, auch die Grenzen der Therapie besser zu erkennen. So ist unmittelbar einsichtig, dass die Therapie keinen Einfluss auf die gesellschaftlichen Verhältnisse auf der Makro- und Mesoebene hat. An dem sozialen Status eines Patienten lässt sich durch die Therapie kaum etwas ändern. Auch psychische Dispositionen, die u. a. die therapeutische Interaktion beeinflussen, sind im Vergleich zur Therapiedauer relativ stabil. Umso wichtiger kann es aber sein, die Gesundheitsressourcen eines Patienten mit ihm gemeinsam herauszuarbeiten, zu unterstützen und so besser und bewusster verfügbar zu machen. Gleiches gilt in umgekehrtem Sinne für Belastungen. Kann man diese in der Regel nicht einfach beseitigen, so kann doch deren bewusstes Erkennen zu einem besseren und gesundheitsförderlicheren Umgang mit ihnen anregen. Noch wichtiger sind diese Grundsätze für Therapeuten, die in der Gesundheitsförderung und Prävention tätig sind. Aus ergänzenden Orientierungen werden hier zentrale Arbeitsansätze, die sich teilweise auch auf soziale und psychische Strukturen und Prozesse der Klienten und ihrer sozialen wie materiellen Umwelt richten. Gerade die im Vergleich zu Arzt und Patient in der Regel geringeren Statusunterschiede zwischen Therapeuten und Patienten bzw. Klienten könnten sich, bei stärkerer Orientierung an psychosozialen Einflussfaktoren auf Gesundheit und Krankheit, als Vorteil erweisen in der Kommunikation und dem Herstellen eines tragfähigen Arbeitsbündnisses.

Zusammenfassung

Gesundheit und Krankheit unterliegen psychischen und sozialen Einflüssen. Von besonderer Bedeutung sind dabei Bildung, Einkommen und Beruf (soziale Schicht), Geschlecht und Ausübung von Erwerbsarbeit (soziale Lage), der entsprechend sozial geprägte Lebensstil sowie psychische Dispositionen und psychobiologische Prozesse. Menschen, die in Ländern mit hohem materiellem Wohlstand, geringen Einkommensdisparitäten und stark ausgeprägtem sozialem Kapital leben, haben bessere Gesundheitschancen als Menschen in Ländern mit geringem Wohlstand, hohen Einkommensunterschieden und geringem Sozialkapital. Innerhalb einzelner Gesellschaften wiederum haben Angehörige höherer Sozialschichten und Erwerbstätige ein geringeres Morbiditätsrisiko als Arbeitslose und Menschen mit niedrigem Sozialstatus (sozialer Gradient). Frauen haben eine höhere Lebenserwartung als Männer, schätzen ihre Gesundheit aber häufiger als schlechter ein. Erklären lassen sich diese Unterschiede durch die sozial unterschiedliche Verteilung von gesundheitlichen Belastungen und Ressourcen. Soziale Unterstützung aus gelungenen sozialen Beziehungen zwischen Verwandten und Freunden tragen zur Gesundheit bei, während soziale Stressoren über psychobiologische Prozesse Krankheiten verursachen bzw. verstärken können. Psychische Dispositionen, wie ein entwickelter Kohärenzsinn, hohe Selbstwirksamkeitserwartungen oder ausgeprägte internale Kontrollüberzeugungen, werden im Lebenslauf sozial geprägt und gelten als wichtige Ressourcen für ein gesundheitsgerechtes Verhalten. Das Gleiche gilt für das Krankheitsverhalten. Der Prozess des Hilfesuchens, die Inanspruchnahme der Gesundheitsversorgung und die Interaktion mit Angehörigen des Versorgungssystems gestalten sich unterschiedlich, je nach sozialer Zugehörigkeit und Alter der Patienten. Nicht zuletzt sind gesundheitsfördernde und gesundheitsschädigende Einflüsse der materiellen Umwelt sozial ungleich verteilt. Der Zusammenhang von sozialen Strukturen und Prozessen und der gesundheitlichen Entwicklung entfaltet sich im Lebenslauf eines Menschen durch wechselseitige Beeinflussungen, die durch ein Mehrebenenmodell der Wechselwirkung von Gesellschaft und Gesundheit zusammenfassend dargestellt werden, wenngleich im Detail noch viele Fragen offen bleiben. Die Kenntnis dieser Zusammenhänge ist für die therapeutische Praxis vor allem aus 2 Gründen wichtig: Zum einen zeigen sie neben der biomedizinischen Orientierung eine die Behandlung ergänzende biopsychosozial-ökologische Perspektive auf, zum anderen können sie helfen, auch die Grenzen der Therapie besser zu erkennen.

Diskussions- und Übungsfragen

- Welche Kausalpfade der Krankheitsentstehung werden aus gesundheitswissenschaftlicher Perspektive unterschieden?
- Auf welche Weise werden gesundheitsschädliche bzw. -riskante und gesundheitsförderliche Verhaltensweisen durch die soziale Umwelt geprägt?
- Welche gesundheitspsychologischen Modelle zur Erklärung der Gesundheit sind aus Ihrer Sicht am überzeugendsten? Begründen Sie Ihre Ansicht!
- Was versteht man im Kontext der Gesundheitsforschung unter einem sozialen Gradienten?
- Welche Bedeutung haben lebensverändernde Ereignisse im Stressprozess?
- Welche Stufen werden im transtheoretischen Modell der Verhaltensänderung unterschieden?
- Was versteht man unter umweltbezogener Gerechtigkeit?

Multiple-Choice-Fragen

1 **Welche der im Folgenden genannten Hypothesen zur Wirkung der sozialen Unterstützung wurde in der Forschung bislang nicht aufgestellt?**
   a. Pufferhypothese
   b. Präventionshypothese
   c. Direkteffekthypothese
   d. Bewältigungshypothese
   e. Intentionshypothese

2 **Welche der im Folgenden genannten Komponenten sind nicht Bestandteil des Kohärenzsinns nach Antonovsky?**
   a. Verstehbarkeit und Bedeutsamkeitsgefühl
   b. Instrumentelles Vertrauen und Verstehbarkeit
   c. Kohäsionserleben und Kreativität
   d. Bedeutsamkeitsgefühl und instrumentelles Vertrauen

3 Welches ist die zentrale Komponente im sozial-kognitiven Prozessmodell nach Schwarzer?
   a. Risikowahrnehmung
   b. Ergebniserwartungen
   c. Selbstwirksamkeit
   d. Handlungsplanung
   e. Barrieren

4 Ein Patient berichtet, dass er im vergangenen Jahr zweimal erfolglos versucht hat, regelmäßig zu joggen, jetzt aber noch einmal ein Versuch starten möchte.
   In welcher Phase der Verhaltensänderung befindet er sich nach dem transtheoretischen Modell von Prochaska und di Clemente?
   a. Präkontemplation
   b. Kontemplation
   c. Präparation
   d. Aktion
   e. Aufrechterhaltung

5 Was versteht man unter der Drifthypothese?
   a. Das zunehmende Armutsrisiko für alleinerziehende Mütter und ihre Kinder
   b. Den sozialen Abstieg infolge von Krankheit oder Behinderung
   c. Die zunehmende Statusinkonsistenz in westlichen Gesellschaften
   d. Die zunehmende Morbiditätslast von Angehörigen unterer Sozialschichten
   e. Die Verringerung von internalen Kontrollüberzeugungen infolge von Krankheit oder Behinderung

Literatur

Abel T. Konzept und Messung gesundheitsrelevanter Lebensstile. Prävention 1992; 15: 123–128.

Ajzen I. The theory of planned behavior. Organizational Behavior and Human Decision Processes 1991; 50: 179–211.

Antonovsky A. Salutogenese. Zur Entmystifizierung der Gesundheit. Tübingen: dgvt; 1997.

Amick BC, McDonough P, Chang H, Rogers WH, Pieper CF, Duncan G. Relationship between all-cause mortality and cumulative working life course psychosocial and physical exposures in the United States labor market from 1968 to 1992. Psychosomatic Medicine 2002; 64: 370–381.

Aneshensel CS. Social Stress: Theory and Research. Annual Review of Sociology 1992; 18: 15–38.

Badura B. Zur epidemiologischen Bedeutung sozialer Bindung und Unterstützung. In: Badura B (Hrsg.). Soziale Unterstützung und chronische Krankheit. Zum Stand sozialepidemiologischer Forschung. Frankfurt/M.: Suhrkamp; 1981: 13–39.

Badura B, Pfaff H. Stress, ein Modernisierungsrisiko? Mikro- und Makroaspekte soziologischer Belastungsforschung im Übergang zur postindustriellen Zivilisation. Kölner Zeitschrift für Soziologie und Sozialpsychologie 1989; 41: 619–643.

Badura B, Hehlmann T. Betriebliche Gesundheitspolitik. Der Weg zur gesunden Organisation. Gütersloh: Verlag Bertelsmann Stiftung; 2003.

Badura B, Iseringhausen O, Strodtholz P. Soziologische Grundlagen der Gesundheitswissenschaften. In: Hurrelmann K, Laaser U (Hrsg.). Handbuch Gesundheitswissenschaften. Weinheim, München: Juventa; 2006: 183–219.

Bandura A. Social foundations of thought and action: A social cognitive theory. New York: Englewood Cliffs Prentice-Hall; 1986.

Beaver K, Bogg J, Luker KA. Decision-making role preferences and information needs: a comparison of colorectal and breast cancer. Health Expectations 1999; 2: 266–276.

Bebbington P, Wilkins S, Sham P, Jones P, van Os J, Murray R, Toone B, Lewis S. Life events before psychotic episodes: do clinical and social variables affect the relationship? Social Psychiatry and Psychiatric Epidemiology 1996; 31: 122–128.

Becker MH (ed.). The Health Belief Model and personal health behaviour. Thorofare, New Jersey: Slack; 1974.

Belkic KL, Landsbergis P, Schnall, PL, Baker D. Is job strain a major source of cardiovascular disease risk? Scandinavian Journal of Work, Environment & Health 2004; 30: 85–128.

Belle D. Gender Differences in the Social Moderators of Stress. In: Barnett RC, Biener L, Baruch GK (eds.). Gender and Stress. New York: Free Press; 1987: 257–277.

Bengel J, Strittmaier R, Willmann H. Was erhält Menschen gesund? Antonovskys Modell der Salutogenese – Diskussionsstand und Stellenwert. Köln: BZgA; 1998.

Berkman LF, Glass T. Social Integration, Social Networks, Social Support, and Health. In: Berkman LF, Kawachi I (eds.). Social Epidemiology. New York: Oxford University Press; 2000: 137–173.

Berkman LF, Kawachi I (eds.). Social Epidemiology. New York: Oxford University Press; 2000.

Bernstein B. Studien zur sprachlichen Sozialisation. Düsseldorf: Schwann; 1972.

Bolte G, Mielck A (Hrsg.). Umweltgerechtigkeit. Die soziale Verteilung von Umweltbelastungen. Weinheim, München: Juventa; 2004.

Borgers D, Abholz HH. Welches Kapital ist gut für die Gesundheit? Entfremdung und materielle Ressourcen als Determinanten von Gesundheit. In: Mielck A, Bloomfield K (Hrsg.). Sozial-Epidemiologie. Eine Einführung in die Grundlagen, Ergebnisse und Umsetzungsmöglichkeiten. Weinheim und München: Juventa; 2001: 371–382.

Borgetto B. Berufsbiographie und chronische Krankheit. Handlungsrationalität am Beispiel von Patienten nach koronarer Bypassoperation. Opladen, Wiesbaden: Westdeutscher Verlag; 1999.

Borgetto B. Selbsthilfe und Gesundheit. Analysen, Forschungsergebnisse und Perspektiven. Bern, Göttingen, Toronto, Seattle: Huber; 2004.

Borgetto B, von Troschke J. Interdependenzen zwischen Sozial-Epidemiologie und Medizinischer Soziologie. In: Mielck A, Bloomfield K (Hrsg.). Sozial-Epidemiologie. Eine Einführung in die Grundlagen, Ergebnisse und Umsetzungsmöglichkeiten. Weinheim, München: Juventa; 2001: 231–245.

Bosma H, Peter R, Siegrist J, Marmot M, Bosma H, Peter R, Siegrist J, Marmot M. Two alternative job stress models and the risk of coronary heart disease. American Journal of Public Health 1998; 88: 68–74.

Bourdieu P. Ökonomisches Kapital, kulturelles Kapital, soziales Kapital. In: Kreckel R (Hrsg.). Soziale Ungleichheiten (Soziale Welt Sonderband 2). Göttingen: Otto Schwartz; 1983: 183–198.

Bourdieu P. Die feinen Unterschiede. 3. Aufl. Frankfurt/M.: Suhrkamp; 1984.

Bourdieu P. Sozialer Raum und „Klassen". Frankfurt/M.: Suhrkamp; 1985.

Bormann C. Arbeitslosigkeit und Gesundheit. Sozialer Fortschritt 1992; 41 (3): 63–71.

Brehm J, Rahn W. Individual-Level Evidence for Causes and Consequences of Social Capital. American Journal of Political Science 1997; 41: 999–1023.

Broadhead JC, Abas M. Life events, difficulties and depression among women in an urban setting in Zimbabwe. Psychological Medicine 1998; 28: 29–38.

Brown GW, Harris T. Social origins of depression. London: Tavistock; 1978.

Brown GW, Harris T. Life Events and Illness. London: Unwin Hyman; 1989.

Brown GW, Moran P. Clinical and psychosocial origins of chronic depressive episodes I: A community survey. British Journal of Psychiatry 1994; 165: 447–456.

Brown GW, Harris T, Hepworth C. Loss, humiliation and entrapment among women developing depression: a patient and non-patient comparison. Psychological Medicine 1995; 25: 7–21.

Brown GW, Ni Bhrolchain M, Harris T. Social class and psychiatric disturbance among women in an urban population. Sociology 1975; 9: 225–254.

Brown P. Race, class and environmental health: A review and systematization of the literature. Environmental Research 1995; 69: 15–30.

Buchmann M. Krankheitsverhalten: Die Bedeutung von Alltagsvorstellungen über Gesundheit und Krankheit. In: Gebert A, Gutzwiller F, Kleiber C, Kocher G (Hrsg.). Der Umgang mit Gesundheit und Krankheit. Horgen; 1985: 71–91.

Bundesministerium für Gesundheit und Soziale Sicherung. Lebenslagen in Deutschland. Der 2. Armuts- und Reichtumsbericht der Bundesregierung; 2005; http://www.bmg.bund.de/cln_040/nn_599776/SharedDocs/Publikationen/Berichte/a-332-10245,param=.html__nnn=true (Download 08.09.2006).

Burla L, Bucher B, Abel T. Was ist ein gesunder Lebensstil? Managed Care 2004; 5: 5–7.

Cassel JC. An Epidemiological Perspective of Psychosocial Factors in Disease Etiology. American Journal of Public Health 1974; 64: 1040–1043.

Chandola T, Siegrist J, Marmot M. Do changes in extrinsic effort-reward imbalance at work conribute to an explanation of the social gradient in angina? Occupational and Environmental Medicine 2005; 62: 223–230.

Cockerham WC, Kunz G, Lueschen G, Spaeth JL. Social Stratification and Self-Management of Health. Journal of Health and Social Behavior 1986; 27: 1–14.

Cohen S, Wills AP. Stress, Social Support and the Buffering Hypothesis. Psychological Bulletin 1985; 98: 310–357.

Coleman JS. Social Capital in the Creation of Human Capital. American Journal of Sociology 1988; 94: S95–S120.

Coleman JS. Foundations of Social Theory. Cambridge, MA: Harvard University Press; 1990.

Crum RM, Muntaner C, Eaton WW, Anthony JC. Occupational stress and the risk of alcohol abuse and dependence. Alcoholism: Clinical and Experimental Research 1995; 19: 647–655.

Davey-Smith G, Blane D, Bartley M. Soziale Ungleichheit und Mortalitätsunterschiede: Diskussion der Erklärungsansätze in Großbritannien. In: Mielck A (Hrsg.). Krankheit und soziale Ungleichheit. Ergebnisse der sozial-epidemiologischen Forschung in Deutschland. Opladen: Leske & Budrich; 1994: 425–451.

Dohrenwend BP, Dohrenwend BS. Stressful life events: their nature and effects. New York: Wiley; 1974a.

Dohrenwend BP, Dohrenwend BS. Social status and psychological disorder: A causal inquiry. New York: Wiley; 1974b.

Durkheim E. Der Selbstmord (frz. Original: 1897). Neuwied, Berlin: Luchterhand; 1973.

Eaker ED, Sullivan LM, Kelly Hayes M, D'Agostino RBS, Benjamin EJ. Does job strain increase the risk for coronary heart disease or death in men and women? The Framingham Offspring Study. American Journal of Epidemiology 2004; 159: 950–958.

Elkeles T. Arbeitslosigkeit und Gesundheitszustand. In: Mielck A, Bloomfield K (Hrsg.). Sozial-Epidemiologie. Eine Einführung in die Grundlagen, Ergebnisse und Umsetzungsmöglichkeiten. Weinheim, München: Juventa; 2001: 71–82.

Evans DL, Leserman J, Perkins DO, Stern RA, Murphy C, Zheng B, Gettes D, Longmate JA, Silva SG, van der Horst CM, Hall CD, Folds JD, Golden RN, Petitto JM. Severe life stress as a predictor of early disease progression in HIV-infection. American Journal of Psychiatry 1997; 154: 630–634.

Fergusson DM, Horwood J, Lynskey MT. The effects of unemployment on psychiatric illness during young adulthood. Psychological Medicine 1997; 27: 371–381.

Franzkowiak P. Risikoverhalten und Gesundheitsbewußtsein bei Jugendlichen. Berlin: Springer; 1996.

Frese M, Mohr G. Prolonged unemployment and depression on older workers: A longitudinal study of intervening factors. Social Science and Medicine 1978; 25: 173–178.

Gerhardt U. Patientenkarrieren. Eine medizinsoziologische Studie. Frankfurt/M.: Suhrkamp; 1986.

Gerhardt U. Herz und Handlungsrationalität. Biographische Verläufe nach koronarer Bypass-Operation zwischen Beruf und Berentung. Eine idealtypenanalytische Studie. Frankfurt/M.: Suhrkamp; 1999.

Geyer S. Macht Unglück krank? Lebenskrisen und die Entwicklung von Krankheiten. Weinheim, München: Juventa; 1999.

Geyer S. Belastende Lebensereignisse und soziale Unterstützung. In: Mielck A, Bloomfield K (Hrsg.). Sozial-Epidemiologie. Eine Einführung in die Grundlagen, Ergebnisse und Umsetzungsmöglichkeiten. Weinheim, München: Juventa; 2001 a: 217–218.

Geyer S. Sense of Coherence (SOC). In: Mielck A, Bloomfield K (Hrsg.). Sozial-Epidemiologie. Eine Einführung in die Grundlagen, Ergebnisse und Umsetzungsmöglichkeiten. Weinheim, München: Juventa; 2001b: 196–206.

Geyer S, Peter R. Income, occupational position, qualification, and health inequalities – competing risks? Journal of Epidemiology and Community Health 2000; 54: 299–305.

Goldsteen RL, Counte MA, Goldsteen K. Examining the Relationship Between Health Locus of Control and the Use of Medical Care Services. Journal of Aging and Health 1994; 6: 314–335.

Grunow D. Formen sozialer Alltäglichkeit: Selbsthilfe im Gesundheitswesen. In: Badura B, von Ferber C (Hrsg.). Selbsthilfe und Selbstorganisation im Gesundheitswesen. München: Oldenbourg; 1981: 125–146.

Hajen L, Paetow H, Schumacher H. Gesundheitsökonomie. Strukturen – Methoden – Praxisbeispiele. Stuttgart, Berlin, Köln: Kohlhammer; 2000.

Hasselhorn HM, Tackenberg P. Effort-Reward Imbalance bei Pflegepersonal in Deutschland im internationalen Ver-

gleich – Ergebnisse von der europäischen NEXT-Studie. Zentralblatt für Arbeitsmedizin 2004; 54: 460–470.
Head J, Stansfeld SA, Siegrist J. The psychosocial work environment and alcohol dependence. A prospective study. Occupational and Environmental Medicine 2004; 61: 219–224.
Heinrich J. Exposition durch Umweltschadstoffe im Wohnumfeld und im Innenraum. In: Mielck A, Bloomfield K (Hrsg.). Sozial-Epidemiologie. Eine Einführung in die Grundlagen, Ergebnisse und Umsetzungsmöglichkeiten. Weinheim, München: Juventa; 2001: 157–174.
Heinrich J, Mielck A, Schäfer I, Mey W. Soziale Ungleichheit und umweltbedingte Erkrankungen in Deutschland. Empirische Ergebnisse und Handlungsansätze. Landsberg: Ecomed; 1998.
Hemmingsson T, Lundberg I. Work control, work demands, and social support in relation to alcoholism among young men. Alcoholism: Clinical and Experimental Research 1998; 22: 921–927.
Henry JP, Stephens PM. Stress, health, and the social environment. A sociobiologic approach to medicine. New York, Heidelberg, Berlin: Springer; 1977.
Hoffmeister H, Hüttner H, Stolzenberg H, Lopez H, Winkler J. Nationaler Gesundheits-Survey 1984–1986. Sozialer Status und Gesundheit. Unterschiede in der Verteilung von Herz-Kreislauf-Krankheiten und ihrer Risikofaktoren in der Bevölkerung der Bundesrepublik Deutschland nach Schichten und Gruppen. München: MMV Medizin; 1992.
Hradil S. Soziale Ungleichheit in Deutschland. Opladen: Leske & Budrich; 1999.
Hurrelmann K. Einführung in die Sozialisationstheorie. Über den Zusammenhang von Sozialstruktur und Persönlichkeit, 5. Aufl. Weinheim, Basel: Beltz; 1995.
Hurrelmann K. Gesundheitssoziologie. Eine Einführung in sozialwissenschaftliche Theorien von Krankheitsprävention und Gesundheitsförderung. Weinheim, München: Juventa; 2006.
Jacobs J. The Death and Life of Great American Cities. Erstauflage 1961. New York: Vintage; 1992.
Jahoda M, Lazarsfeld PF, Zeisel H. Die Arbeitslosen von Marienthal. Leipzig: Hirzel; 1933.
Janßen C. Soziale Schicht und „Gesundheitliche Kontrollüberzeugungen" (Health Locus of Control). In: Mielck A, Bloomfield K (Hrsg.). Sozial-Epidemiologie. Eine Einführung in die Grundlagen, Ergebnisse und Umsetzungsmöglichkeiten. Weinheim, München: Juventa; 2001; 184–195.
Janz NK, Becker HM. The health belief model: a decade later. Health Education Quarterly 1984; 11: 1–47.
Jarre J. Umweltbelastungen und ihre Verteilung auf soziale Schichten. Kommission für wirtschaftlichen und sozialen Wandel, Band 32. Göttingen: Otto Schwarz & Co; 1975.
Karasek R, Theorell T. Healthy Work. Stress, Productivity, and the Reconstruction of Working Life. New York: Basic Books; 1990.
Karasek RA, Baker D, Marxer F, Ahlborn A, Theorell T. Job decision latitude, job demands and cardiovascular disease: A prospective study of Swedish men. American Journal of Public Health 1981; 71: 694–705.
Kawachi I. Long Live Community: Social Capital as Public Health. In: The American Prospect 1997; Vol. 8, Issue 35.
Kawachi I, Berkman LF. Social Cohesion, Social Capital, and Health. In: Berkman LF, Kawachi I (eds.). Social Epidemiology. Oxford: University Press; 2000: 174–190.
Kawachi I, Kennedy BP. Health and Social Cohesion: Why Care About Income Inequality? British Medical Journal 1997; 314, 1037–1149.

Kawachi I, Kennedy BP, Lochner K, Prothrow-Stith D. Social Capital, Income Inequality, and Mortality. American Journal of Public Health 1997; 87: 1491–1498.
Keupp H. Soziale Netzwerke – Eine Metapher des gesellschaftlichen Umbruchs? In: Keupp H, Röhrle B (Hrsg.). Soziale Netzwerke. Frankfurt/M., New York: Campus; 1987: 11–53.
Klose J, Schellschmidt H. Finanzierung und Leistungen der Gesetzlichen Krankenversicherung. Einnahmen- und ausgabenbezogene Gestaltungsvorschläge im Überblick. WIdO-Materialien 45. Bonn: WIdO; 2001.
Knopf H, Ellert U, Melchert HU. Sozialschicht und Gesundheit. Gesundheitswesen 1999; 61 (Sonderheft 2): S69–S177.
Kohn M, Schooler C. Work and Personality: An Inquiry into the Impact of Social Stratification. Norwood, NJ: Ablex; 1983.
Kramer A, Siegrist J. Soziale Schicht und Krankheitsverhalten: Eine Kontrollstudie. In: Enke H, Pohlmeier A (Hrsg.). Psychosoziale Rehabilitation. Stuttgart: Hippokrates; 1972: 119–131.
Kuh D, Ben Shlomo Y. A Life Course Approach to Chronic Disease Epidemiology. Oxford: Oxford University Press; 2004.
Kumari M, Head J, Marmot M. Prospective study of social and other risk factors for incidence of type 2 diabetes in the Whitehall II study. Archives of Internal Medicine 2004; 164: 1873–1880.
Lazarus RS, Folkman S. Stress, appraisal, and coping. New York: Springer; 1984.
Leserman J, Jackson ED, Petitto JM, Golden RN, Silva SG, Perkins DO, Cai J, Folds JD, Evans DL. Progression to AIDS: the effects of stress, depressive symptoms, and social support. Psychosomatic Medicine 1999; 61: 397–406.
Lohaus A, Schmitt GM. Kontrollüberzeugungen zu Krankheit und Gesundheit. Bericht über die Entwicklung eines Testverfahrens. Diagnostica 1989; 35: 59–71.
Macintyre S, MacIver S, Sooman A. Area, Class and Health: Should we be Focusing on Places or People? Journal of Social Policy 1993; 22: 213–234.
Marmot M, Theorell T. Social class and cardiovascular disease: The contribution of work. International Journal of Health Services 1988; 18: 659–674.
Marmot M, Theorell T, Siegrist J. Work and coronary heart disease. In: Stansfeld SA, Marmot MG (eds.). Stress and the Heart. Psychosocial Pathways to Coronary Heart Disease. London: BMJ Books; 2002: 50–71.
Martikainen PT. Unemployment and mortality among Finnish men 1981–1985. British Medical Journal 1990; 301: 407–411.
McGee R. Does stress cause cancer? There's no good evidence of a relation between stressful life events and cancer. British Medical Journal 1999; 319: 1015–1016.
McGee R, Williams S, Elwood M. Are life events related to the onset of breast cancer? Psychological Medicine 1996; 26: 441–447.
McKinstry B. Do patients wish to be involved in decision making in the consultation? A cross-sectional survey with video vignettes. British Medical Journal 2000; 321: 867–871.
Merton RK. Social Structure and Anomia. American Sociological Revue 1938; 3: 672–682.
Mielck A. Soziale Ungleichheit und Gesundheit. Bern: Huber; 2000.
Mielck A, Bloomfield K (Hrsg.). Sozial-Epidemiologie. Eine Einführung in die Grundlagen, Ergebnisse und Umsetzungsmöglichkeiten. Weinheim, München: Juventa; 2001.
Mielck A, Helmert U. Soziale Ungleichheit und Gesundheit. In: Hurrelmann K, Laaser U (Hrsg.). Handbuch Gesund-

heitswissenschaften. Weinheim, München: Juventa; 2003: 519–535.

Mohai P, Bryant B. Race, poverty, and the environment. EPA Journal 1992; 18: 6–8.

Nestmann F. Soziale Unterstützung. In: Weber A, Hörmann G (Hrsg.). Psychosoziale Gesundheit im Beruf. Mensch – Arbeitswelt – Gesellschaft. Stuttgart: Gentner; 2007: 265–274.

Niedhammer I, Goldberg M, Leclerc A, Bugel I, David S. Psychosocial factors at work and subsequent depressive symptoms in the Gazel cohort. In: Scandinavian Journal of Work, Environment & Health1998; 24, 197–205.

Parry G. Paid employment, life events, social support, and mental health in working-class mothers. Journal of Health and Social Behavior 1986; 27: 193–208.

Parsons T. Definition von Gesundheit und Krankheit im Lichte der Wertbegriffe und der sozialen Struktur Amerikas. In: Mitscherlich A, Brocher T, von Mering O, Horn K (Hrsg.). Der Kranke in der modernen Gesellschaft. Köln: Kiepenheuer & Witsch; 1967: 57–87.

Pearlin L. The sociological study of stress. Journal of Health and Social Behavior 1989; 30: 241–256.

Perlin SA. Distribution of industrial air emissions by income and race in the United States. An approach using the Toxic Release Inventory. Environmental Science & Technology 1995; 28: 69–80.

Petticrew M, Fraser JM, Regan MF. Adverse lifeevents and risk of breast cancer: a metaanalysis. British Journal of Health Psychology 1999; 4: 1–17.

Pfaff H. Stressbewältigung und soziale Unterstützung. Zur sozialen Regulierung individuellen Wohlbefindens. Weinheim und München: Juventa; 1989.

Pfaff M. Kann die Selbstbeteiligung gleichzeitig sozial tragbar und kostendämpfend sein? Sozialer Fortschritt 1985; 34: 272–276.

Prochaska JO, di Clemente CC. Transtheoretical therapy: toward a more integrative model of therapy. Psychotherapy research and practice 1982; 19: 267–288.

Putnam RD. The Prosperous Community: Social Capital and Public Life. The American Prospect 1993; Vol. 4, Issue 13 http://www.prospect.org/print/V4/13/putnam-r.html (Zugriff 08.09.2006).

Raithel J, Dollinger, B, Hörmann, G. Einführung Pädagogik. Wiesbaden: VS Verlag für Sozialwissenschaften; 2005.

Reed D, McGee D, Yano K, Feinleib M. Social Networks and Coronary Heart Disease Among Japanese Men in Hawaii. American Journal of Epidemiology 1983; 117: 384–396.

Robert Koch-Institut (Hrsg.). Gesundheit in Deutschland. Gesundheitsberichterstattung des Bundes. Berlin: Robert Koch-Institut; 2006.

Röhrle B. Soziale Netzwerke und soziale Unterstützung. Weinheim: Beltz – Psychologie Verlags Union; 1994.

Rogers RW. Cognitive and physiological processes in fear appeals and attitude change: A revised theory of protection motivation. In: Cacioppo JT, Petty RE (eds.). Social psychophysiology: A source-book. New York: Guilford Press; 1983: 153–176.

Rosenblatt D, Suchman EA. The Underutilization of Medical Services by Blue-Collarities. In: Shostak A, Gomberg W (eds.). Blue Collar World, Englewood Cliffs: Prentice Hall; 1964: 341–349.

Schach E, Rister-Mende S, Schach S, Glimm E, Wille L. Die Gesundheit von Arbeitslosen und Erwerbstätigen im Vergleich. Eine Analyse anhand von AOK- und Befragungsdaten. Schriftenreihe der Bundesanstalt für Arbeitsschutz Fb 708, Dortmund: Wirtschaftsverlag NW; 1994.

Scheibler F, Janssen C, Pfaff H. Shared decision making: ein Überblicksartikel über die internationale Forschungsliteratur. Sozial- und Präventivmedizin 2003; 48: 11–23.

Schoenbach VJ, Kaplan BH, Fredman L, Kleinbaum DG. Social Ties and Mortality in Evans County, Georgia. American Journal of Epidemiology 1986; 123: 577–591.

Schwarzer R. Theorien und Modelle des Gesundheitsverhaltens. Göttingen: Hogrefe; 2004.

Seeman TE, Berkman LF, Kohout, F, LaCroix A, Glynn R, Blazer D. Intercommunity Variations in the Association between Social Ties and Mortality in the Elderly: a Comparative Analysis of Three Communities. Annals of Epidemiology 1993; 3: 325–335.

Siegrist J. Medizinische Soziologie. 5. neu bearbeitete Aufl. München, Wien, Baltimore: Urban & Schwarzenberg; 1995.

Siegrist J. Soziale Krisen und Gesundheit. Eine Theorie der Gesundheitsförderung am Beispiel von Herz-Kreislauf-Risiken im Erwerbsleben. Göttingen: Hogrefe; 1996.

Siegrist J. Medizinische Soziologie. 6. neu bearbeitete und erweiterte Aufl.. München, Jena: Urban & Schwarzenberg; 2005.

Simmel G. Philosophie des Geldes. Leipzig: Duncker & Humblot; 1900.

Statistisches Bundesamt Deutschland (Hrsg.). Datenreport 2006. Zahlen und Fakten über die Bundesrepublik Deutschland. Bonn: Bundeszentrale für politische Bildung; 2006.

Steinkamp G. Soziale Ungleichheit, Erkrankungsrisiko und Lebenserwartung. Kritik der sozial-epidemiologischen Ungleichheitsforschung. Sozial- und Präventivmedizin 1993; 38: 111–122.

Steinkamp G. Soziale Ungleichheit in Mortalität und Morbidität. Oder: Warum einige Menschen gesünder sind und länger leben als andere. In: Schlicht W, Dickhuth HH (Hrsg.). Gesundheit für alle. Fiktion oder Realität. Schorndorf: Hofmann; Stuttgart, New York: Schattauer; 1999: 101–154.

Stolpe S. Schulbildung / berufliche Ausbildung und Gesundheitszustand. In: Mielck A, Bloomfield K (Hrsg.). Sozial-Epidemiologie. Eine Einführung in die Grundlagen, Ergebnisse und Umsetzungsmöglichkeiten. Weinheim, München: Juventa; 2001: 17–27.

Stürzer M. Bildung, Ausbildung und Weiterbildung. In: Cornelißen W (Hrsg.). Gender-Datenreport. 1. Datenreport zur Gleichstellung von Frauen und Männern in der Bundesrepublik Deutschland. München: Bundesministerium für Familie, Senioren, Frauen und Jugend; 2005: 21–98.

Theorell T. The psychosocial environment, stress, and coronary heart disease. In: Marmot M, Elliot P (eds.). Coronary Heart Disease Epidemiology. Oxford: Oxford University Press; 1992: 256–273.

Thoits P. Stress, Coping, and Social Support Processes: Where are we? What next? Journal of Health and Social Behavior 1995; 35 (Extra Issue): 53–79.

Tönnies F. Gemeinschaft und Gesellschaft. Darmstadt; 1979.

Tsutsumi A, Kawakami N. A review of empirical studies on the model of effort-reward imbalance at work. Reducing occupational stress by implementing a new theory. Social Science & Medicine 2004; 59: 2335–2359.

Verba S, Schlozman KL, Brady HE. Voice and Equality: Civic Voluntarism in American Politics. Cambridge, MA: Harvard University Press; 1995.

von Holst D. Zoologische Stressforschung – ein Bindeglied zwischen Psychologie und Medizin. Spektrum der Wissenschaft, Mai 1993: 92–96.

von Troschke J. Das Rauchen. Genuß und Risiko. Basel, Boston: Birkhäuser; 1987.

von Troschke J. Gesundheits- und Krankheitsverhalten. In: Hurrelmann K, Laaser U (Hrsg.). Handbuch Gesundheitswissenschaften. Weinheim, München: Juventa; 2003: 371–394.

von Troschke J, Hendel-Kramer A, Pajung B, Häussler M, Pohl I. Selbstbehandlung und Selbstmedikation medizinischer Laien. Unveröffentlichter Abschlußbericht an das Bundesministerium für Arbeit und Sozialordnung; 1981.

Weber M. Wirtschaft und Gesellschaft. 5. Aufl., Tübingen: J. C. B. Mohr (Paul Siebeck); 1980.

Weber A, Hörmann G (Hrsg.). Psychosoziale Gesundheit im Beruf. Mensch – Arbeitswelt – Gesellschaft. Stuttgart: Gentner; 2007.

Wheaton B. The sociogenesis of psychological disorder: Reexamining the causal issues with longitudinal data. American Sociological Revue; 1978; 43: 383–403.

Wilkinson RG. Kranke Gesellschaften. Soziales Ungleichgewicht und Gesundheit. Wien, New York: Springer; 2001.

World Health Organization. The World Health Report. Shaping the Future. Genf: World Health Organization; 2003.

Zimmermann G. Krankheitskündigungen in der Praxis. In: Ellermann-Witt R, Rottleuthner H, Russig H (Hrsg.). Kündigungspraxis, Kündigungsschutz und Probleme der Arbeitsgerichtsbarkeit. Opladen: Westdeutscher Verlag; 1983: 45–66.

Zimmermann P. Grundwissen Sozialisation. Einführung zur Sozialisation im Kindes- und Jugendalter, 3. überarbeitete und erweiterte Aufl. Wiesbaden: VS Verlag für Sozialwissenschaften; 2006.

3 Soziale und motivationale Aspekte in der Therapie erkrankter Menschen

Jürgen Beckmann, Pia-Maria Wippert

3.1 Einführung

Therapeutisches Handeln findet auf unterschiedlichen Ebenen und in unterschiedlichen Rollen statt. Diese unterschiedlichen Ebenen und Rollen bzw. ihre Wahrnehmung durch den Patienten und Therapeuten haben einen Einfluss auf den Therapieverlauf und den Therapieerfolg.

Von der traditionellen Rollendefinition wird dem Arzt oder Therapeuten die autonome und aktive Rolle zugewiesen, dem Patienten, dem „Leidenden", der leicht zum „Erleidenden" wird, eine passive, abhängige Rolle. Heute wird jedoch in Prävention und Rehabilitation vom Menschen eine aktive Rolle erwartet. Ohne Selbstbestimmung geht dies nicht. Verschiedene Untersuchungen belegen, wie wichtig diese Komponente für das Wiederherstellen des Wohlbefindens eines Patienten ist. So konnte beispielsweise Kuhl (1983) zeigen, dass diejenigen Leistenbruchpatienten, die nach ihrer Operation aktiv Aufgaben ausführten, weniger nach Schmerzmitteln verlangten und früher entlassen wurden als Patienten, die der klassischen Rollenvorstellung entsprechend passiv im Bett lagen. Der ganze Zweck einer präventiven Maßnahme kann sogar infrage gestellt sein, wenn keine Selbstbestimmung wahrgenommen wird. So berichtet Hüther (2001), dass Personen, die freiwillig zu einer Fastenkur gegangen waren, reduziertes Nachtkortisol, also verringerten Stress, im Verlaufe der Kur zeigten. Bei Personen, die hingegen die Kur nicht selbst gewählt hatten, sondern von der Krankenkasse geschickt worden waren, stieg das Nachtkortisol und damit der Stress an. Die aktive, selbstbestimmte Rolle des Patienten ist also nicht nur für die Therapiemotivation als solche, sondern auch für therapeutische Effekte maßgeblich. Diese Rolle gerät aber vielfach in Konflikt mit den klassischen Rollendefinitionen und auch dem Gesundheitssystem selbst.

In unserem Gesundheitssystem stellt das diagnostische Urteil des Arztes die Schnittstelle zwischen gesund und krank dar. Nur die vom Arzt formulierte Diagnose gewährleistet einen Anspruch auf Versicherungsleistungen. Nur von ihm können die vom Betroffenen geschilderten Probleme mithilfe eines diagnostischen Instrumentariums übersetzt werden. Die Diagnose wiederum begrenzt den individuellen Handlungsspielraum und stellt aus gesellschaftlicher und ökonomischer Perspektive die „Schaltstelle" zwischen Versicherten und Leistungsträgern dar. Ein Arzt soll Gesundheit sichern oder zumindest wiederherstellen und zugleich die Kontrolle über volkswirtschaftlich unproduktive Kosten (Erwerbsunfähigkeit der Erkrankten) regulieren. Das Ungleichgewicht zwischen Arzt und Patient im Hinblick auf autonomes Handeln oder der Abhängigkeit bis hin zur Wahrnehmung des Ausgeliefertseins zeigt sich auch in dem breiten Ermessensspielraum, der dem diagnostischen Handeln eingeräumt wird (Siegrist 1995).

Das aus diesem Zusammenhang entstehende Machtgefälle führt zu Rollenverteilungen und möglichen Interaktionsstörungen, die erhebliche Folgen für das Gelingen einer Therapie haben: Sie beeinflussen die Bewältigungsversuche und die Motivation des Patienten, weshalb sich das vorliegende Kapitel diesen Faktoren und deren Konsequenzen für den therapeutischen Austausch widmet.

3.2 Soziale Rollen in der Rehabilitation: Erkenntnisstand

Eine Person mit behandlungsbedürftigen gesundheitlichen Störungen kann eine Kranken- oder Patientenrolle annehmen; sie steht damit am Anfang einer Kranken- bzw. Patientenkarriere (Novak 1994).

Der Begriff der *Krankheitskarriere* beschränkt sich dabei nicht auf den Kranken in Institutionen des Gesundheitswesens. Er definiert vielmehr den vom Sozialstatus und der sozialen Lage abhängigen Prozess der Gefährdung der Existenz durch die Krankheit (Arbeitsplatzverlust, Behandlungskosten, usw.). Darin werden auch personale und soziale Ressourcen mit eingeschlossen, die diesem Negativ-Prozess gegenüberstehen (z. B. Copingpotenzial) (Mahlzahn

1994). Der Begriff der *Patientenkarriere* stellt einen stufenweisen Prozess dar, der anhand von 3 Faktoren beschrieben werden kann. Jeder Kranke bringt bestimmte Qualifikationen (medizinischer Befund, Alter, Geschlecht, Einstellungen, Verhalten) mit, denen im Rahmen der institutionellen Möglichkeiten des Gesundheitswesens mehr oder weniger adäquat begegnet werden kann (z. B. bestimmte Therapieformen stationär oder ambulant). Dabei durchläuft der Patient eine mehr oder weniger im Gesundheitswesen nacheinander vorgeschriebene Laufbahn wie z. B. die Vorstellung beim Hausarzt mit der daraus resultierenden Überweisung zum Facharzt und später zum Spezialisten (Mahlzahn 1994).

Die definitorische Bestimmung der Begriffe ist dabei disziplinabhängig. So gilt z. B. ein aus medizinischer Sicht Behandlungsbedürftiger oder jemand, der eine medizinische Einrichtung aufsucht, aus soziologischer Perspektive per se nicht als krank. Vielmehr entscheidet dort der Betroffene selbst, inwieweit er die Rolle des Kranken für sich übernehmen oder beanspruchen will.

3.2.1 Krankenrolle und Phasen der Krankheitsentstehung

Krankenrolle

Mit der Übernahme der Krankenrolle ergeben sich Soll-, Kann- und Musserwartungen. Obwohl sich Krankenrollen durch die Art, Dauer und Intensität der Erkrankung (Chronischer lower back pain versus akutem Verletzungstrauma) erheblich voneinander unterscheiden, gibt es laut dem amerikanischen Soziologen Parsons wesentliche Beschreibungsmerkmale in Form von Privilegien und Verpflichtungen.

Als Privilegien gelten, dass die „kranke Person einerseits von der Verantwortung für ihren Zustand" (P1) sowie andererseits „von ihren Rollenverpflichtungen befreit" (P2) wird. Als Verpflichtungen gelten zum einen „die Erwartung an den Kranken, baldmöglichst wieder gesund werden zu wollen" (V1) und zum anderen „fachkundige Hilfe in Anspruch zu nehmen" (V2).

Dabei soll das Privileg „von der Verantwortung für den eigenen Zustand befreit zu werden" (P1) ein unbefangenes Umgehen mit der Krankheit und einen Austausch darüber ermöglichen. Viele Menschen leiden unter den psychosozialen Folgen einer Krankheit oder geben sich selbst die Schuld an ihrem Eintritt. Das kann durch das sozial zugeschriebene Maß der Schuldhaftigkeit am Krankheitseintritt verstärkt werden. So werden Abhängigkeits- oder Geschlechtskrankheiten von der Gesellschaft sowie Therapeuten- und Ärzteschaft weniger akzeptiert als andere. Problematisch sind auch Krankheitsbilder, die insgeheim gefürchtet werden (wie z. B. Missbildungen bei Kindern), obwohl persönliches Fehlverhalten medizinisch ausgeschlossen werden kann. Dagegen ist die Befreiung von der Rollenverpflichtung (P2) gesetzlich garantiert: So legitimiert ein ärztliches Attest das sonst arbeitsrechtlich sanktionierte Fernbleiben von der Arbeit und ermöglicht eine Art Schutzraum für die Genesung.

Aus dieser geregelten „sozialen Rücksichtnahme" lassen sich auch die Pflichten des Kranken ableiten. So wird erwartet (V1), dass „der Kranke baldmöglichst wieder gesund werden will" und damit nicht zu einer gesellschaftlichen Bürde wird. Dieser erwartete Wille zur Genesung kann bei psychosomatischen und psychischen Krankheiten oder bei einem Rückzug in den Krankenstatus aufgrund widriger Lebensumstände zu einer schwierigen Situation führen. Auch die Erwartung an den Kranken, „fachkundige Hilfe in Anspruch zu nehmen" (V2) und „mit der Ärzte- oder Therapeutenschaft bedingungslos zu kooperieren", ist für den Einzelnen nicht immer unproblematisch. Allein die Einsicht in die Hilfsbedürftigkeit der eigenen Lage ist schon ein wichtiger Schritt.

Diese geschilderten gesellschaftlichen Merkmale der Krankenrolle sind in der Praxis aufgrund „weicher Faktoren" wie dem sekundären Krankheitsgewinn oder der Verhinderung der Übernahme der Krankenrolle (Krankentage versus Arbeitsplatzsicherheit) nur bedingt gültig. Unter dem Begriff des *sekundären Krankheitsgewinns* werden dabei „[...] positive Nebenaspekte verstanden, die ein Kranker aus seiner Krankheit ziehen kann" (Hornung u. Lächler 1999). Krankheit kann in sozialen Bezugssystemen Machtverhältnisse regulieren und als Kampf-, Stabilitäts- oder Versorgungsfaktor eingesetzt werden.

Phasen der Krankheitsentstehung

Ähnlich individuell verlaufen die Phasen der Krankheitsentstehung (vgl. **Abb. 3.1**). Am Anfang steht die Wahrnehmung eines bestimmten Symptoms. Ob deswegen ein Arzt aufgesucht werden soll oder ob eine Eigenmedikation vorzuziehen ist, wird zunächst im Laiensystem entschieden. Dieses umschreibt einen „vormedizinischen Bereich", der stark von subjektiven Krankheitsvorstellungen einer Gesellschaft geprägt ist. Insgesamt umfasst der vormedizinische Bereich die Phasen Symptomwahrnehmung, Symptominterpretation und die Entscheidung über die Art der Behandlung und die Inanspruchnahme von Hilfe (Hornung u. Lächler 1999).

Symptomwahrnehmung

Unter Symptomwahrnehmung wird die Wahrnehmung körperlicher Krankheitsanzeichen und Anzeichen von körperlichem Schmerz verstanden. Die Symptomwahrnehmung und -aufmerksamkeit ist stark kulturell abhängig (vgl. Kap. 13). Dies konnte hinsichtlich der Schmerztoleranz, dem Aushalten von Schmerz und der Interpretationsbedürftigkeit des Schmerzes in Studien an verschiedenen Nationen und Bevölkerungsgruppierungen gezeigt werden. Aber auch intrakulturell variiert die Symptomaufmerksamkeit in Abhängigkeit der individuellen Lebenslage des Betroffenen in seiner Gesellschaft (z.B. Krankenstatus versus Arbeitsplatzsicherheit).

Symptominterpretation und Beurteilung der Handlungsbedürftigkeit

Analog der Symptomaufmerksamkeit ist die Symptominterpretation und Beurteilung der Handlungsbedürftigkeit von der sozialen Einbettung des Betroffenen und dem kulturellen Hintergrund abhängig. Insbesondere eine hohe soziale Lage führt zu einem kompetenteren Umgang in der Symptominterpretation (Novak 1994). Dabei spielt nicht nur ein umfassenderes Wissen oder eine höhere Bildung, sondern auch ein Mehr vorhandener Ressourcen eine wichtige Rolle.

In der Phase der Symptominterpretation kann es zur Symptomverdrängung oder Symptomverleugnung kommen. Die Ursachen für das Nicht-Wahrhaben-Wollen vorhandener körperlicher Krankheitsanzeichen sind dabei vielschichtig. Einigkeit besteht lediglich darin, dass Personen, die sich stark am gesellschaftlichen Männlichkeitsideal (stark, dynamisch, aktiv) orientieren, eher davon betroffen sind (stark versus passiv-hilfsbedürftig).

Eine Symptomverschleppung kann lange anhalten und ist häufig schwer zu durchbrechen. In der Fachliteratur werden 5 Faktoren unterschieden, die singulär oder in Kombination den Betroffenen dennoch dazu veranlassen können, endlich fachliche Hilfe in Anspruch zu nehmen. Unterschieden wird

- ein wiederholtes Auftreten bzw. Fortbestehen der Symptome
- eine erhebliche Beeinträchtigung der Ausübung der beruflichen Tätigkeit
- eine erhebliche Beeinträchtigung der persönlichen Wünsche und Bedürfnisse
- eine interpersonelle Krise, die nicht unmittelbar mit den Krankheitssymptomen zusammenhängt, sowie
- eine dritte Person, die den Patienten zur Behandlung drängt.

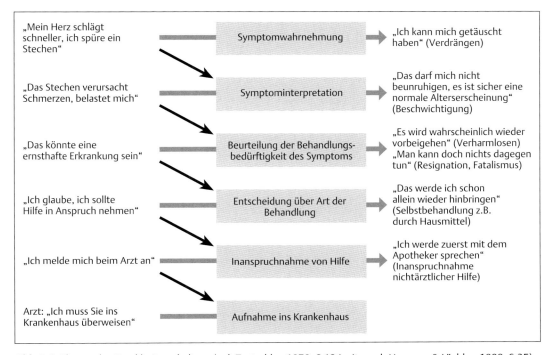

Abb. 3.1 Phasen des Krankheitsverhaltens (vgl. Trotschke, 1979, S.134, zit. nach Hornung & Lächler, 1999, S.35)

Entscheidung über Art der Behandlung und Inanspruchnahme von Hilfe

Wurden die Symptome wahrgenommen und eine Handlungsbedürftigkeit festgestellt, werden Verwandte oder Bekannte aus dem sozialen Umfeld miteinbezogen. Diese so genannte „Konsultation im Laiensystem" führt zu einem Rat, wie die gesundheitliche Störung am besten zu beheben ist. Neben Ratschlägen zur Selbstmedikation und Selbsttherapie mit Hausmitteln kann diese später zu einer Empfehlung an nichtärztliche Berufsgruppen wie z. B. Apotheker oder an den Arzt führen. Ein Großteil der Gesundheitsstörungen wird im Laiensystem abgedeckt.

Das Laienüberweisungs- oder Laienempfehlungssystem an die medizinischen Fachgruppen hingegen kann als eine Art Vorselektionssystem verstanden werden, das einen großen Einfluss darauf hat, wie schnell und adäquat ein Betroffener behandelt wird. Dabei kann die Selektion bei gesundheitlichen Störungen, die nur im gesamten Lebenszusammenhang des Betroffenen zu verstehen sind, sehr hilfreich sein. Sie kann aber auch zu Behandlungsverzögerung oder -verhinderungen führen und damit den Patienten schädigen, da die Brisanz der Sachlage nicht immer einschätzbar ist.

3.2.2 Patientenrolle institutional und personal

Patientenrolle institutional

Die Krankenrolle wird zur Patientenrolle, wenn die Krankheit offiziell wird. Das tritt dann ein, wenn sich der Kranke in eine medizinische Einrichtung begibt, die sich mit seiner Krankheit beschäftigt. Der Rollenwechsel wird damit entweder in einer ambulanten oder in einer stationären Behandlung im Rahmen einer Krankschreibung vollzogen.

Letztere führt zu erheblichen Veränderungen in der Lebenssituation des Betroffenen. Immerhin ist der Patient mit dem Eintritt in ein Krankenhaus gezwungen, sich einer neuen Umwelt anzupassen. So fällt die Trennung von alltäglichen Lebensbereichen weg: Das Krankenzimmer wird zum Ort des Essens, Wohnens, Schlafens sowie des sozialen Austausches. Die Bewegungsfreiheit des Patienten wird dadurch auf sein Zimmer reduziert; die eher technisch-kühle Atmosphäre sowie die meist strikten Klinik- oder Hausordnungen verschärfen die Situation. Die Ordnungen regulieren Sozialkontakte wie Besuchszeiten oder medizinische Behandlungs- und Visitenzeiten. Hinzu kommt die Aufhebung alltäglicher Tabugrenzen durch unangenehme Behandlungs- oder Pflegeschritte (Waschen, Toilette, Intima). Der Patient wird mehr und mehr über seine Krankheit und weniger als Mensch identifiziert, was einen sukzessiven Depersonalisierungsprozess in Gang setzen kann. Diese persönliche Entfremdung kann über die Krankenhauszeit hinaus auch in der stationären oder ambulanten Rehabilitation andauern. Der „Hüft-Tap" auf Zimmer 2 macht sich dann zwar ganz gut, der dazugehörige Herr Meier nicht, da seine persönliche Lebenssituation und die damit verbundenen Schwierigkeiten nicht in das Behandlungskonzept einbezogen werden.

Fischl (1994) unterscheidet insbesondere 3 Verlustarten, denen Patienten bei Eintritt in die Institution Krankenhaus ausgesetzt sein können:
- die psychosoziale Entwurzelung
- die Entpersönlichung und
- die Infantilisierung.

Unter der psychosozialen Entwurzelung wird die Trennung vom gewohnten Umfeld sowie von Freunden und der Familie verstanden. Die Entpersönlichung steht für die Aufhebung der Privatsphäre sowie die Reduktion des Patienten auf seine Krankheit. Die Infantilisierung entsteht durch die Erfordernisse des Krankenhauses und meint ein Zurückversetzen des Betroffenen in die Rolle eines Kindes. Eng verbunden ist damit der Begriff der individuellen, situativen oder institutionellen Regression (Hornung u. Lächler 1999). Diese Regressionsprozesse können aber auch in der stationären Rehabilitation aktuell sein und den Genesungsfortschritt behindern.

Patientenrolle personal (Emotionen/Reaktionen)

Abgesehen von den institutionellen Rahmenbedingungen der Patientenrolle gehen mit einem Eintritt in ein Krankenhaus oder in eine Heilanstalt vonseiten der Patienten auch Emotionen wie Angst, Unsicherheit, Hoffnung auf Heilung oder Wiederherstellung der Gesundheit einher. Der Betroffene befindet sich in einem angespannten psychischen Zustand, der durch Unwissenheit und körperliches Gebrechen oder Schwäche verstärkt wird. Das Informationsbedürfnis des Patienten und der Anspruch an medizinische Aufklärung über den eigenen Zustand ist in dieser Situation hoch. Studien zeigen, dass der reale Informationsbedarf in der Regel nur mangelhaft abgedeckt ist (Fischl 1994). Dies ist umso gravierender, weil wiederholt gezeigt werden konnte, dass gut informierte Patienten Krankheitsepisoden besser bewältigten (Salomon 2003) sowie einen geringeren Medikationsbedarf z. B. an Schmerzmitteln

(Siegrist 1977) und weniger Komplikationen nach Operationen haben. Eine auf das Patientenbedürfnis zugeschnittene medizinische Aufklärung durch den Arzt oder Therapeuten ist in der Praxis von großer Bedeutung.

Die Hilfsbedürftigkeit des Patienten in der Institution Krankenhaus oder Heilanstalt kann aber auch zum Phänomen der *Regression* führen (Ekert u. Ekert 2005). Dabei meint das aus der Freud'schen Psychoanalyse entlehnte Vokabular ein Zurückfallen auf frühere Entwicklungsstufen (z. B. Unselbstständigkeit, Verweigerung, Trotzverhalten). Die Regression ergibt sich daraus, dass der Patient im Rahmen seiner Hospitalisierung und Hilfsbedürftigkeit freiwillig oder unfreiwillig Entscheidungen abgeben oder anderen (z. B. Arzt, Therapeut) überlassen muss und so stufenweise Selbstverantwortung aufgibt. Je stärker diese Selbstaufgabe voranschreitet, desto größer wird das Bedürfnis nach emotionaler Zuwendung. Durch diese wiederum kann es zu Übertragungseffekten zwischen dem zu Pflegenden und dem Betreuungspersonal kommen (vgl. Übertragungseffekte, und Interaktionsabschnitt im Kapitel). So soll sich der Patient einerseits geborgen fühlen, um den Heilungsprozess zu beschleunigen. Andererseits muss er sich für eine vollständige Genesung und Wiedereingliederung in den Alltag möglichst bald aus der infantilen Rolle lösen. Um im Rahmen dieser Veränderungsprozesse Übertragungen oder ein „Hängenbleiben" des Patienten in kindlichen Rollenmustern zu vermeiden, ist vom Pflege- oder Betreuungspersonal ein großes kommunikatives Geschick notwendig (Hornung u. Lächler 1999). Dabei werden für das Auftreten einer Regression 3 Ursachenbereiche unterschieden:

Situative Regression: Sie ist bedingt durch die äußeren Umstände, wobei sich dies vor allem auf den Zustand des Schwerkranken bezieht. Dieser bekommt z. B. eine spezielle Kost und ist bei intimen Verrichtungen auf Hilfestellung angewiesen. Leichtkranken erscheinen die pflegerischen Disziplinierungen im Krankenhaus eher als Erziehungsmaßnahmen.

Individuelle Regression: Ihre Ursachen sind in erster Linie in inneren Umständen begründet wie die Persönlichkeit oder der soziale Kontext einer Person. Es handelt sich um Betroffene, die es im Sinne eines sekundären Krankheitsgewinns vorziehen, gepflegt und umsorgt zu werden mit geringerem Interesse an einer schnellen Genesung.

Institutionelle Regression: Sie lässt sich aus den Strukturen und Anforderungen innerhalb der Institution Krankenhaus oder Heilanstalt ableiten. Ein institutionell reibungsloser Ablauf der Pflege erfordert in gewisser Weise eine Unterordnung in eine passive Pflegerolle. So sind z. B. Flügelhemd, Nachttopf etc. einerseits praktische Hilfen im Krankenhausalltag, andererseits stufen sie den Patienten aber auf Kindheitserlebnisse zurück. Dies wird auch als *„institutionell induzierte Infantilisierung"* bezeichnet.

3.2.3 Patientenkarriere

Wie schon eingangs in der Grunddefinition abzulesen, sind Patientenkarrieren „[…] als über mehrere Jahre sich erstreckende, sich ständig wiederholende Arzt-Patient-Konsultationen zu verstehen, wie sie aufgrund fehlender psychologischer Kompetenz der Ärzte typischerweise bei psychosomatischen Patienten auftreten" (Kropiunigg 1995). Den meisten Patientenkarrieren ist eine fehlende psychosomatische Diagnose zu Beginn der Patientenkarriere gemein. Sie sind meist somatisch (organisch) optimal untersucht, wobei die psychische Seite vernachlässigt wird.

Ursachen

Sowohl der Behandler als auch der Patient sind für die Entstehung einer Patientenkarriere verantwortlich. In vielen Fällen lassen sich typische Konsultationsmuster erkennen, die sich aus einer gestörten Interaktion zwischen Behandler und Patient ableiten lassen. Oftmals handelt es sich dabei um Krankheitsbilder, die nicht anhand gängiger Definitionskriterien der Medizin erklärt werden können und bei denen ein starker Chronifizierungsanteil sowie eine erheblicher psychischer Anteil vorliegen. Als Ursachen werden festgehalten, dass einerseits die möglichen psychischen (Teil-)Ursachen vom Behandler nicht erkannt werden. Möglicherweise gibt sich aber auch der Patient Mühe, psychische Ursachen zu verdrängen. Dies würde nämlich auch von seiner Seite Eigenverantwortung und im schlimmsten Fall eine gewisse soziale Ächtung bedeuten. Aufgrund der verbesserten diagnostischen Möglichkeiten durchlaufen Patienten mit unklarer Diagnosestellung heute häufiger Patientenkarrieren: Gängigerweise erfolgt dabei vom Hausarzt die Überweisung zum Facharzt bis hin zum Spezialisten in der Klinik. So bleibt der Mangel einer richtigen Unterscheidung zwischen psychosozialer Bedingung und organischer Bedingung der Krankheitsentstehung vonseiten des Behandlers von Beginn der Behandlung an bestehen. Für diese vom Behandler (mit)verursachte Karriere wird auch der Begriff der *iatrogenen Patientenkarriere* verwendet.

Nahezu alle Patientenkarrieren zeigen einen Durchlauf sämtlicher diagnostischer/therapeutischer Maßnahmen der organischen Medizin bei gleichzeitigem Fortbestehen des Krankheitssymptoms ohne Gesundungstendenzen. Der Widerstand gegen womöglich psychisch (mit)bedingte Krankheitsursachen bringt die Betroffenen in ein permanentes Muster von Behandlungs- und Diagnosewiederholungen. Erfolg ergibt sich nur durch zufällige Konstellationen und zeitgleiche Kontextänderungen bei den Patienten. Andernfalls sind Chronifizierungen vorprogrammiert. Der Anteil an verkannten oder verleugneten Psychosomatosen (organisch und psychisch bedingte Krankheiten) wird in der Praxis von Fachspezialisten als hoch eingeschätzt.

Verlauf

Patientenkarrieren haben meist einen langwierigen Verlauf. Nach einer Studie an 31 Patienten von Ringel und Kropiunigg (1983) waren Betroffene im Durchschnitt 6 Jahre und 3 Monate in ärztlicher Behandlung, wobei sie 78-mal den Arzt aufgesucht hatten, bis sie erfolgreich therapiert wurden. Spitzenreiter in der zitierten Studie waren Magen-Darm-Erkrankungen, die im Schnitt nach 9,4 Jahren und 125 Arztbesuchen richtig diagnostiziert und behandelt wurden. Insgesamt kamen die 31 Patienten auf 2 412 Arztkontakte. Aus einer anderen Studie der Autoren Kropiunigg und Ringel (1988) geht hervor, dass eine 8-wöchige Psychotherapie bei Betroffenen gute Erfolge erzielen kann. So kann 5 Jahre nach einer angemessenen psychosomatischen Behandlung kein Unterschied mehr bezüglich Quantität und Qualität der Arztbesuche im Vergleich zu Gesunden festgestellt werden. Außerdem reduzierte sich der Medikamentenkonsum im Vergleich zu gleichbleibendem oder steigendem Konsum bei psychosomatisch unbehandelten Patienten bzw. wurde ganz eingestellt (Kropiunigg u. Ringel 1988).

Zusammenfassend kann man festhalten, dass Patientenkarrieren auf traditioneller ärztlicher Ausbildung (Unwissenheit/Inakzeptanz bezüglich psychologischer Krankheitsfaktoren) sowie auf ablehnendem Verhalten der Patienten gegenüber psychogenen Krankheitsauslösern basieren. Eine Verschärfung erfährt der negative Trend durch die starke Vermehrung medizinischer Instanzen und die Zunahme an technisch möglichen diagnostischen Hilfestellungen. Lösungsansätze zur Vermeidung solcher Karrieren werden in einer verstärkt soziologisch-psychologisch ausgerichteten Betreuung der Auszubildenden in Heilberufen, einer Umsetzung soziologisch-psychologisch orientierter Ansätze in der Praxis sowie einer Berücksichtigung möglicher soziopsychogener Faktoren bei der Diagnostik gesehen (Kropiunigg 1995).

3.3 Interaktion in der Rehabilitation: Erkenntnisstand

Gerade in der therapeutischen Ausbildung spielt die Aneignung von Basiswissen und -fertigkeiten sowie die Verinnerlichung beruflicher Normen eine vordergründige Rolle. Die Auszubildenden werden geschult, später Entscheidungen zu treffen, verantwortlich zu handeln und eine möglichst große Interaktionskompetenz gegenüber dem Patienten zu zeigen. Dabei schließen sich z. B. ärztliche Rollennormen wie *affektive Neutralität* (z. B. Beschränkung auf Expertenrolle, ohne persönliche Gefühlsregungen bei gleichzeitiger Empathie und Anteilnahme) sowie eine *funktional-spezifische* (z. B. Ermöglichung von Orientierungssicherheit) oder *universalistische Einstellung* (z. B. Allgemeinwohl vor eigenem finanziellem Wohl) in der Realität zum Teil gegenseitig aus und können auch nicht vom vorgelebten Verhalten Praktizierender erfüllt werden. Es zählt psychische und physische Standhaftigkeit in Situationen großen Ekels, Leids, Unglücks oder Sterbens sowie Durchhaltevermögen in außergewöhnlichen Belastungssituationen. Die Aneignung gewisser *Distanzierungstechniken* ist deshalb notwendig, um langfristig eigene Überforderung zu vermeiden oder berufliche Kompetenz zu demonstrieren. Dabei werden *emotionale* und *kognitive Distanzierungstechniken* unterschieden.

Emotionale Strategien finden sich in Witzen oder Zynismen wieder. Kognitive Strategien liegen eher in der Abstraktion von konkreten Personen, im Denken in Fallkategorien oder numerischen Repräsentationen (z. B. Häufigkeit der Begegnungen mit Krankheitstypen, Symptomkonstellationen usw.).

Diese Sozialisationsprozesse in der beruflichen Ausbildung sowie gesellschaftliche Bedingungen können in der späteren Berufspraxis zu Verständigungsproblemen oder Ressentiments zwischen therapeutisch ausgerichteten Berufsgruppen (z. B. Arzt – Physio-/Sporttherapeut) oder auch zwischen Patient und Behandler führen, die sich durch das Verhalten der Behandler möglicherweise unverstanden oder verletzt fühlen. Hinzu kommt, dass jede Therapeut-Patient-Beziehung von den gesellschaftlichen, institutionellen und situativen Rahmenbedingungen beeinflusst wird, unter denen die Begegnung zwischen Therapeut und Patient stattfindet. Dieser zum Teil erhebliche Einflussfaktor wird häufig unterschätzt.

3.3.1 Interaktion zwischen Therapeut und Patient

Die Qualität des Interaktionsgeschehens zwischen Therapeut und Patient lässt sich durch 5 Bestimmungsfaktoren beschreiben und definieren.

Gegenseitige Erwartungen

Patienten erwarten vom Therapeuten/Arzt Hilfe, Rat und Unterstützung. Sie möchten ernst genommen werden und bei der Bewältigung ihrer Krankheit unterstützt werden. Auch verdeckte und dem Patienten oft unbewusste Motive können für den Arzt- oder Therapiebesuch ausschlaggebend sein. Hierunter fallen Entlastungs- oder Berentungswünsche oder einfach die Klärung von Konflikten in der privaten oder beruflichen Lebenssituation. Bleiben verdeckte Erwartungen unerkannt, kann die Behandlung nicht adäquat zugeschnitten werden.

Therapeuten/Ärzte erwarten von ihren Patienten, dass sie ihnen gegenüber aufgeschlossen sind und ihre Probleme möglichst rational darstellen; zudem sollen Behandlungsvorschläge akzeptiert und zuverlässig durchgeführt werden. Wird dabei vom Therapeuten lediglich die rationale Seite des Patienten berücksichtigt, kann ein nichtkooperativer Patient fälschlicherweise als unaufrichtig oder uneinsichtig eingeordnet werden.

Da Patienten – außer bei einer Zwangseinweisung – selbst über die Inanspruchnahme ärztlicher oder therapeutischer Hilfe entscheiden bzw. dem Behandlungsvorschlag zustimmen, können unzureichend abgeklärte gegenseitige Erwartungen zu einer Verzögerung (delay) oder Vermeidung (arztaversives Verhalten) der Annahme therapeutischer Hilfeleistung führen. Gerade im Rahmen von Früherkennungsmaßnahmen oder Präventionsmaßnahmen können daraus unbefriedigende Situationen entstehen (Mark-Stemberger u. Söllner 1995).

Dimensionen der Arzt-Patient-Beziehung

Nach Wesiack (1987, zit. nach Mark-Stemberger u. Söllner 1995) werden 3 Dimensionen der Arzt-Patient-Beziehung unterschieden, die innerhalb einer Patient-Therapeut-Interaktion eine Bedeutung haben.

Kognitive Dimension: Sie steht für die situative Wahrnehmung durch Hören, Beobachten, Tasten, Riechen und Interpretation des Wahrgenommenen anhand bisheriger Erfahrungen und Fachkenntnisse. Dadurch wird bewusstes Handeln (z. B. Diagnose) möglich.

Emotionale Dimension: Die subjektive Befindlichkeit eines anderen Menschen kann nicht direkt wahrgenommen werden. Sie kann lediglich aus der Beobachtung des Ausdrucks und Verhaltens des Gegenübers sowie der Gefühle, die er in uns auslöst (affektive Resonanz), beurteilt werden.

Ethische Dimension: Die Therapeut-Patient-Beziehung erfordert die Etablierung ethischer Normen, da im Rahmen der Behandlung die Intimitätsschranken oder Körperintegritätsgrenzen vorübergehend aufgehoben werden.

Wahrnehmung

Die Wahrnehmung ist für die Patient-Therapeut-Beziehung von entscheidender Bedeutung. Dabei ist der Prozess der Informationsverarbeitung und Bedeutungszuschreibung immer subjektiv und von (Vor-)Einstellungen des Wahrnehmenden beeinflusst. In ihn fließen vorangegangene Erfahrungen, Vorinformationen, kognitive Strukturen (z. B. Werthaltung) sowie aktuelle Bedürfnisse und Gefühle des Betroffenen mit ein. Dabei kann im Rahmen eines solchen Prozesses nur ein selektiver Ausschnitt wahrgenommen werden. So kann ein bereits vorliegender Befund, wie dies bei Kernspintomografiebildern gegeben ist, die Aufmerksamkeit und Befundung eines Therapeuten beeinflussen, während zeitgleich wichtige Informationen übersehen werden.

Informationsebenen der Kommunikation

Im Rahmen der Arzt-Patient Beziehung können 3 Informationsebenen unterschieden werden (Mark-Stemberger u. Söllner 1995), wobei diese eng miteinander verbunden sind.

Die Ebene der objektiven Informationen beinhaltet die soziale Wirklichkeit, also diejenigen Informationen, die grundsätzlich von jedem nachgeprüft werden können (wie Lebensdaten, Alter, Beruf, Geburtsdatum etc.).

Die Ebene der subjektiven Informationen umfasst die individuelle Wirklichkeit des Patienten, die sich im verbalen Ausdruck subjektiver Empfindungen und Bedeutungen (wie Schilderungen der Qualität von Schmerzen etc.) ausdrückt.

Die Ebene der szenischen Informationen, durch die sich ebenfalls ein Zugang zur individuellen Wirklichkeit des Patienten (z. B. Signale in der Art der Kontaktaufnahme wie Umgangsstil/-ton) erschließen lässt.

Dabei tragen die subjektiven und insbesondere szenischen Informationen einen wesentlichen Anteil an einer korrekten Erfassung eines komplexeren Krankheitsbildes.

Unbewusste Beziehungsanteile

Die Kommunikation zwischen 2 Menschen findet schematisch gesehen auf 3 Ebenen statt, wobei bewusste und unbewusste Interaktionsanteile unterschieden werden.

bewusst – bewusst: Darunter wäre im medizinischen Kontext ein bewusster Kommunikationsablauf zwischen Therapeut und Patient z. B. im Sinne eines Arbeitsbündnisses zu verstehen (Patient schildert die Beschwerden – Therapeut bietet bestimmte Therapie an).

bewusst – unbewusst: In diesem Fall würde ein Therapeut bewusst unbewusste Anteile eines Patienten z. B. über seine szenischen Reaktionen auf seine Beschwerden verstehen können (Patient schildert die Beschwerden, teilt über seinen szenischen Ausdruck aber auch einen inneren Konflikt mit – Therapeut bezieht die gesamte Information in die Therapie mit ein).

unbewusst – unbewusst: Therapeut und Patient kommunizieren mit den jeweils unbewussten Anteilen. Wird bei beiden Gesprächspartnern mit dem jeweils unbewussten Anteil kommuniziert und spielen diese Anteile zusammen, bezeichnet man das auch als Kollusion (z. B. Idealisierung des Therapeuten durch den Patienten, wobei der Therapeut auf diese Idealisierung wiederum mit einem bestimmten Verhalten reagiert).

Damit eng verbunden sind die erstmals von Freud formulierten Übertragungs- und Gegenübertragsprozesse.

Übertragung wird verstanden als „[...] unbewusstes Erleben und szenische Gestaltung einer aktuellen Beziehung nach dem Muster früherer signifikanter Beziehungen, in denen Konflikte nicht gelöst, sondern verdrängt wurden" (Mark-Stemberger u. Söllner 1995).

Gegenübertragung wird verstanden als „[...] unbewusste emotionale und/oder verhaltensmäßige Reaktion (des Arztes) auf Übertragungsgefühle und -reaktionen einer anderen Person" (Mark-Stemberger u. Söllner 1995).

Im Sinne der bereits erklärten Regression käme es darin zu einer Übertragung, indem sich aufgrund der hilflosen, handlungsunfähigen und daher oft kindähnlichen Situation des Patienten frühkindliche Beziehungsmuster auf seine Beziehung zum Betreuungspersonal übertragen (z. B. Krankenschwester wird zur Ersatzmutter). Eine Gegenübertragung in dem Kontext meint, in welcher Weise die Krankenschwester darauf reagiert (mit ihrem eigenen Mutterverhalten oder mit ihrer Berufsrolle).

3.3.2 Kommunikation und Information in der Therapeut-Patient-Beziehung

Asymmetrie in der Therapeut-Patient-Interaktion

Asymmetrien in der Therapeut-Patient-Interaktion können auf *strukturelle, organisatorisch-institutionelle* oder *soziokulturelle* Rahmenbedingungen sowie *Informationsbedürfnisse* zurückgeführt werden. Wie eingangs erläutert, legitimiert ein Arzt/Therapeut mangelhaftes Befinden in Form einer Diagnosestellung, womit unterschiedliche gesellschaftliche Konsequenzen verbunden sind.

Eine aus der *Sozialstruktur* bedingte Asymmetrie ergibt sich aus der Experten-, Definitions- und Steuerungsmacht des Arztes. Dabei manifestiert sich die *Expertenmacht* in der unterschiedlichen Wissensverteilung zwischen Arzt und Patient (Handlungsmöglichkeiten liegen beim Arzt), die *Definitionsmacht* liegt in dem ihm gesetzlich zugesprochenen Recht der Behandlung von Patienten und zur Therapieverordnung (Patient als Hilfesuchender ist der Krankenrolle verpflichtet) und die *Steuerungsmacht* (Festlegung Kontakthäufigkeit, Ablauf der Behandlung) schlägt sich in der Aussprechung von Sanktionen sowie dem Gewähren oder Vorenthalten von Vergünstigungen nieder.

Unter den *organisatorisch-institutionellen* Rahmenbedingungen werden die organisatorischen Rahmenbedingungen der behandelnden medizinischen Institution und die sich daraus ableitende Machtasymmetrien verstanden. So ist das Machtgefälle zwischen Therapeut und Patient in der ambulanten Versorgung relativ gering, da dem Patienten durch den offenen Markt mehr Wahlmöglichkeiten zur Verfügung stehen. Der Arzt/Therapeut ist gezwungen, mehr um seine Kundschaft zu werben bzw. sein medizinisches Angebot nach seinem Klientel auszurichten. Dagegen ist der Patient innerhalb einer stationären Versorgung deutlich stärker von den dort vorherrschenden Rahmenbedingungen und dem Regelwerk abhängig. Je technisierter ein Krankenhaus und je geringer die Personalpläne, umso weniger sind private Wahlleistungen möglich und umso stärker treten Asymmetrien in der Therapeut-Patient-Interaktion zutage. Das ist insbesondere in jenen Einrichtungen ausgeprägt, die abweichendes soziales Verhalten kontrollieren (z. B. psychiatrische Klinik).

Soziokulturelle Rahmenbedingungen spielen bereits im Prozess der Anamneseerhebung und Informationsübermittlung in Form der Sprache eine Rolle. Der in der Medizin gängige Sprachcode wird von den Betroffenen nur in Abhängigkeit der eigenen

Bildung verstanden, sodass Kommunikationsfehler und Informationsstörungen eintreten können. Davon sind meist Personen aus schwächeren sozialen Lagen betroffen. Studien haben ergeben, dass mit sinkender sozialer Lage sich sowohl die Dauer der Arztbesuche als auch die Zahl der ungefragt oder freiwillig gegebenen Informationen vonseiten des Arztes als auch des Patienten verringern. Zudem sind Ärzte bei Patienten mit geringerem sozioökonomischem Status eher geneigt, Diagnosen mit negativen sozialen Wirkungen zu stellen (Siegrist 1995). Auch ethnische und kulturelle Unterschiede können zu erheblichen Missverständnissen führen, wie dies für chronische Schmerzpatienten mit Migrationshintergrund gut dokumentiert ist (Glier 2004).

Die *Informationsbedürfnisse/-defizite* bei Patienten sind unterschiedlich groß und von der ungleichen Informationsverteilung durch den Behandler abhängig. Informationen zu ihrer gesundheitlichen Lage haben dabei für den Betroffenen 3 Bedeutungen.

Der kognitive Aspekt dient der Orientierung, damit die durch die Krankheit veränderte Situation verstanden, interpretiert und akzeptiert werden kann.

Unter dem emotionalen Aspekt möchte der Betroffene von den ihn betreuenden Personen verstanden und unterstützt werden.

Unter dem pragmatischen Aspekt wollen praktische Konsequenzen bezüglich Handlungsweisen und Verhalten verstanden werden (Siegrist 1995).

Insgesamt können ausreichende Informationen zur Verringerung der Unsicherheit, zur Beruhigung und Zukunftsplanung des Patienten wesentlich beitragen. Sprache wird dabei als Ausdrucks- und Identifikationsmittel umso wichtiger, je stärker körperliche Funktionen eingeschränkt sind. Als besonders bedeutsam werden dabei Informationen über Krankheitsursachen, Prognose, Diagnose, Behandlungsmöglichkeiten und zu Konsequenzen der weiteren Lebensführung angesehen. Häufig aber werden die Informationsbedürfnisse aufgrund organisatorischer (Zeitdruck), psychologischer (Hemmungen) oder soziokultureller (Sprache) Barrieren von den Patienten nicht entsprechend geäußert. Aber auch von Behandlerseite besteht die Tendenz, zwar noch nahezu vollständig über diagnostische oder therapeutische Maßnahmen zu sprechen; die Diagnose selbst oder die mögliche Prognose bleibt in der Therapeut-Patient-Interaktion in der Praxis eher unbesprochen. Die Folgen des Aufklärungsdefizits der Patienten sind vielfältig. Sie reichen von schlechterer subjektiver Befindlichkeit, mehr Angst, mehr Schmerzmittelgebrauch, höheren physiologischen Stressreaktionen, vermehrten Komplikationen und Chronifizierungen bis hin zu schlechterem Complianceverhalten (zum Studienüberblick vgl. Siegrist 1995). Besonders im Rahmen von ärztlichen Visiten im Krankenhaus sind die Gesprächsverläufe stark fragmentiert, sodass ein Großteil der Visitenzeit (ca. 2–3 Minuten) auf den Arzt (ca. 50% der Zeit) und nur geringere Gesprächanteile dem Pflegepersonal oder dem Patienten zustehen (ca. jeweils 25%) (Siegrist 1995). Emotional belastende oder schwierige Patientenfragen werden über ausweichende Kommunikationsstrategien abgewickelt. So werden Fragen übergangen, Adressaten- oder Themen gewechselt (konkurrierende Initiative/Ansprechen der Schwester), Antworten vom Inhalts- zum Beziehungsaspekt verschoben oder angegeben, noch keine schlüssige Information zu besitzen. Solche Techniken helfen, die Gefühle des Behandlers zu neutralisieren, Unsicherheit zu verbergen oder kritische Informationen vorzuenthalten.

Dabei sind Asymmetrien nicht unabänderbar, sondern könnten im Rahmen von Umstrukturierungen der Arbeitsorganisation verringert werden. So müsste in der Visite am Patienten mehr Gesprächszeit eingeplant werden. Weitere wichtige Faktoren sind: die Trennung der Gesprächsörtlichkeiten (Vor- und Nachbesprechung außerhalb des Krankenzimmers), die Zentrierung der Gespräche auf den Patienten, eine (in)direkte oder stufenweise Weitergabe krankheitsbezogener Information an den Patienten, eine Reduktion asymmetrischer Verbalhandlungen auf kritische Fragen und eine intensive Kooperation zwischen allen Behandlern.

Der „schwierige Patient"

Mit der Frage, warum manche Patienten für den Behandler als unangenehm, unbequem oder einfach als schwierig gelten, haben sich einige Studien in Form von Kategorisierungen auseinandergesetzt.

So bildete Meerwein (1986) 4 Patientenkategorien
- *Abhängige:* Patienten, die viel Aufmerksamkeit benötigen bzw. selbst viel reden
- *Forderer:* Patienten, die meinen, eine nicht adäquate Behandlung zu erhalten bzw. drohen oder nicht zahlen
- *Ablehner:* Patienten, die glauben, dass sie nicht genesen können bzw. dass die Heilung eines Symptoms zum Auftreten eines anderen führt
- *selbstdestruktiv Kranke:* Patienten, die Selbstzerstörung als einzigen Weg der Selbstbehauptung sehen u. Lebenswünsche aufgeben

Nach Herschbach (1991) fühlen sich Ärzte u. a. durch folgende unbequeme Patienten belastet: „vorwurfsvolle Patienten, aggressive Patienten, wenig motivierte Patienten, weinende Patienten, verschlossene, ablehnende oder überprüfende Patienten". Als zudem belastend werden „misstrauische oder ablehnende Angehörige" erlebt.

Centurioni und Harrer (1993, zit. nach Centurioni u. Harrer 1995) arbeiteten in einer Interviewstudie 6 Patientengruppen heraus. Als schwierig wurden beschrieben:
- *Zeitfresser:* Behandler als sozialer Kontakt, Intervention bringt keine Veränderung in der Kontakthäufigkeit.
- *nichtcompliante Patienten:* Anweisungen des Arztes werden ignoriert.
- *Besserwisser:* überkritische, misstrauische Patienten.
- *Krebspatienten:* da Behandlung aufwendig und fordernd.
- *psychosomatische Patienten:* Patienten mit organischem Befund, bei denen psychosoziale Faktoren eine große Rolle für eine erfolgreiche Therapie spielen.
- *Patienten mit Krankheitsgefühl:* aber ohne organischen Befund, mit meist großem Leidensdruck des Patienten ohne Diagnose als möglichen Anhaltspunkt.

Aus diesen Aufzählungen und Bewertungen wird deutlich, dass sich Beschreibungen für „schwierige Patienten" vorwiegend aus Kombinationsfaktoren des Behandlers mit dem Verhalten, der Persönlichkeit oder dem sozialen Umfeld des Patienten im Sinne eines *Nichtzusammenpassens* ergeben, weshalb es zu Unverträglichkeitsreaktionen kommen kann. Weitere Auslöser sind in der Gesellschaft zu suchen, wie schwerwiegende oder als todbringend etikettierte Krankheitsbilder (z. B. Krebs).

Inwieweit ein Patient als schwierig erlebt wird, ist stark von der subjektiven Bewertung des Behandlers abhängig, wobei 5 unterschiedliche Einflussebenen unterschieden werden (Centurioni u. Harrer 1995).

Biografischer Hintergrund des Behandlers: Ähnlich wie beim Patienten können auch frühere Beziehungserfahrungen oder Lebenserfahrungen des Therapeuten innerhalb der Patient-Therapeut-Interaktion zu Übertragungs- und Gegenübertragungsprozessen führen und so die Interaktion stören. Beispiel: Beziehungsstörungen mit den eigenen Eltern können auf Patienten mit ähnlichen Verhaltensmustern übertragen werden.

Persönlichkeit und Grundhaltung des Behandlers: Die individuellen Grundhaltungen von Therapeut und Patient können sich widersprechen, sodass die Forderung, alle Patienten gleich zu behandeln (verschiedene Nationalitäten, Religion, soziale Stellung etc.) nicht immer gelingen kann. Beispiel: Genesungswunsch des Therapeuten versus Frühberentungswunsch des Patienten.

Medizinisches Selbstverständnis und Wertvorstellungen des Behandlers: Interaktionsstörungen ergeben sich hier vor allem bei psychosomatisch bedingten Krankheitsbildern oder bei sehr schweren bzw. tödlichen Krankheitsverläufen. Als mögliche problematische Faktoren können die Informationsübermittlung/Aufklärung, die Konfrontation mit unaufhaltsamen raschen Verläufen, die Auseinandersetzung mit alternativen Therapiemethoden, der Einbezug von Angehörigen oder die Handlungsreduktion auf „Helfen anstatt Heilen" identifiziert werden. Beispiel: Übergang Akutmedizin zu Palliativmedizin, wenn der Patient nur noch Linderung und Zuwendung erwartet.

Aktuelle persönliche Situation und Problematik des Behandlers: Wenn beim Patienten ähnliche Problembereiche erkennbar sind, wie sie derzeit auch in der aktuellen Lebenssituation des Therapeuten vorliegen, kann eine stärkere emotionale Bindung oder Identifikation mit dem Patienten die Folge sein. Dadurch wird es nahezu unmöglich, neutrale Ratschläge zu geben oder sich als neutraler Beobachter zu verhalten. Beispiele: Der Therapeut hat eine Ehekrise und soll einen Patienten, der ebenfalls eine Ehekrise hat, beraten (Identifikation); oder der Therapeut hat ein Kind in dem gleichen Alter wie die krebskranke Frau, die stirbt (emotionale Bindung); oder der Therapeut ist selbst stark belastet und ausgebrannt.

Rahmenbedingungen der Arbeit des Behandlers: Unter diesen Punkt fallen räumliche oder zeitliche Rahmenbedingungen sowie etwaige Rollenkonflikte, die die Behandlung und Interaktion zum Patienten stören können. Als besonders belastend werden Büroarbeit, Zeitdruck, häufiges Telefon, zu wenig Zeit für die Patienten und die Unterbrechung von Patientengesprächen empfunden.

Um den Umgang mit „schwierigen Patienten" zu verbessern, können folgende Fragen gestellt werden (Wippert 2007):
- Welche eigenen (Verhaltens-)Anteile erschweren meine Patientenbeziehung?
  Eine solche Reflexion hilft bei der Distanzierung und ermöglicht Entlastung.
  – Checkliste: individuelle Reflexionszeit einplanen oder Unterstützung suchen, z.B. kann externe Unterstützung bei Balint-Gruppen (Austauschgruppen für Ärzte u.a. bezüglich Arzt-Patient-Interaktionen), Supervisionen (z.B. Fallbesprechungen) oder in Selbsterfahrungsgruppen gefunden werden.

- Welchen Anteil haben meine Rahmenbedingungen? Diese Frage schließt eine Reflexion darüber mit ein, wie diese Bedingungen verbessert werden können.
    - Checkliste: Prioritätensetzung, Delegation von Aufgaben, Teamsupervision, Teambesprechungen, Rollenunklarheiten, räumliche Bedingungen und zeitlicher Ablauf.
- Wie ist die eigene Lebensqualität? Besteht eine „Work-Life-Balance" zwischen Arbeit und Nichtarbeit?
    - Checkliste: Entspannung, eigene physische und psychische Energiequellen, Freizeitgestaltung insgesamt, berufliches sowie persönliches Vorankommen.

3.3.3 Kommunikation und Information in der Therapeut-Angehörigen-Beziehung

Eine Krankheit betrifft nicht nur den Patienten selbst, sondern auch das soziale System, in das er eingebettet ist (Angehörige, nahe Bekannte ... vgl. **Abb. 3.2**). Bestimmte Krankheitsbilder erfordern eine Umstrukturierung bisheriger Arbeitsabläufe und bringen Ungewissheit und Ängste insbesondere im Umgang mit der Krankheit und dem Kranken mit sich. Diese Prozesse können Veränderungen in bisherigen Beziehungen des Patienten oder Instabilitäten in einem bisher stabilen sozialen System mit sich bringen. Beides hat wiederum Auswirkungen auf die Patient-Therapeut-Interaktion. Deshalb gehört es zu den Aufgaben des Therapeuten, das Familiensystem in diagnostische und therapeutische Überlegungen mit einzubeziehen sowie sich mit den Bedürfnissen des Patienten und des Systems auseinanderzusetzen. Immerhin muss Letzteres die therapeutischen Bemühungen unterstützen und daraus entstehende Veränderungen mittragen.

Die Erstellung einer „groben Landkarte" des Familiensystems mit Einbezug der Kernfamilie, der Qualität der Beziehungen sowie der Lebenssituation wird deshalb insbesondere dann angeraten, wenn dies für den Diagnose- oder Therapieprozess sinnvoll ist. Dabei sind jeweils die aktuelle Situation, die Vorerfahrung sowie die Erwartungen vonseiten des Therapeuten, Patienten und der Angehörigen zu beachten. Als wichtige Kriterien sind zu berücksichtigen:
- die Bereitschaft des Patienten sowie die Art und Schwere der Erkrankung
- der bisherige Einbezug von Angehörigen sowie das Ausmaß der Veränderung des Familiensystems durch die Krankheit und
- die soziale Gesamtsituation des Patienten.

Als Indikationen zum Therapeut-Patient-Angehörigen-Gespräch gelten u. a. (Larcher u. Harrer 1995):
- Chronische Erkrankungen (z. B. Patienten mit chronischen Schmerzen, rheumatische Erkrankungen) mit nachhaltiger Veränderung der Lebensgewohnheiten (Bewegungseinschränkungen, Arbeitsplatzveränderung).
- Lebensbedrohliche Erkrankungen (z. B. Krebs, Herzinfarkt) im Rahmen derer die erfolgreiche Angstbewältigung einen wichtigen Faktor darstellt. Der Aufbau einer offenen Kommunikation, eines optimalen Informationsflusses und einer adäquaten Anteilnahme stehen hier im Vordergrund der Arbeit. Dabei reglementiert der Umgang des Arztes mit der Krankheit auch den Umgang im Familiensystem.
- Psychosomatische Krankheiten im engeren Sinne. Hier wäre ein diagnostisches Paar- oder Familiengespräch denkbar, um Stressfaktoren in der Familie oder am Arbeitsplatz identifizieren und die Funktion eines Symptoms erfassen zu können. Erst nach der Entschlüsselung des Codes können sich die Mitglieder für eine passende Therapie entscheiden und mögliche Symptomshifts (Übertrag der Krankheit auf andere Familienmitglieder) verhindern.
- Häufige Arztbesuche mit schlechtem Behandlungsergebnis: Bleiben Behandlungsbemühungen des Arztes längerfristig ohne Erfolg und gibt es keine eindeutigen individuellen Auslösefaktoren, sollte der Blickwinkel auf die Familie bzw. das Umfeld und auf darin möglicherweise krankheitsaufrechterhaltende Faktoren (sekundärer Krankheitsgewinn) geöffnet werden.
- Wenn der Patient nicht (mehr) für sich selbst entscheiden kann, wie z. B. Kinder, Patienten mit bestimmten Behinderungen, Krankheiten oder mit Intelligenzdefiziten.
- Beratung in Familienkrisen oder in wichtigen Phasen der Familienentwicklung, wie dies z. B. bei Schwangerschaft, Geburt, Tod oder Scheidung der Fall sein kann.
- Behandlung von abhängigen Patienten: Dabei ist einerseits zu beachten, dass Abhängige innerfamiliär häufiger Co-Abhängige haben in dem Sinne, dass ihre Sucht durch ein anderes Familienmitglied (indirekt) unterstützt wird. Andererseits stellen Abhängige oft eine große Belastung für ihre Angehörigen dar (z. B. Alkoholsucht).

Eine Grundregel sollte allerdings immer eingehalten werden. Es ist wichtig, mit dem Patienten gemeinsam zu klären, welche Information an wen weitergegeben werden darf und soll. Gerade im Zweiergespräch Mitgeteiltes ist oft sehr persönlich und darf nicht bedenkenlos an Angehörige weitergegeben

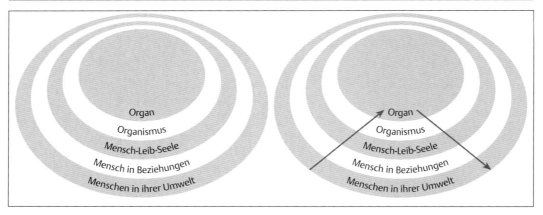

Abb. 3.2 Schematische Darstellung von Wechselwirkungen zwischen Umfeld und Erkrankungs- bzw. Genesungsprozessen.

werden. Neutralität, ausreichende Anonymität und Respekt in der Gesprächssituation sind Grundbedingungen einer erfolgreichen Patient-Therapeut-Interaktion. Besonders in einer hilflosen Situation, der sich viele Patienten ausgeliefert sehen, sind Verletzungen der persönlichen Würde kontraproduktiv für eine erfolgreiche Therapie.

3.4 Motivation und Compliance in der Therapie: Erkenntnisstand

In der Prävention und Rehabilitation nimmt die Motivation eine Schlüsselrolle ein. Bei der Therapie erkrankter Menschen ist deren Mitwirkung unerlässlich. Das Gros der Behandlungsabbrüche geht auf nicht erkannte, aufgegriffene oder geklärte motivationale Defizite zurück (Benkö, Schuster u. Titscher 1988). Die Entscheidung für die Therapie und die Verpflichtung zur selbstständigen Beteiligung wird oft als „Compliance" bezeichnet. Unter Compliance wird die Bereitschaft verstanden, eine medizinische Empfehlung durchzuführen (Schoberberger u. Kunze 1995). Dabei kann das therapietreue Verhalten noch weiter in eine präventive und kurative Compliance klassifiziert werden. Während Erstere (präventive Compliance) Faktoren der Lebensführung, Einstellung zum medizinischen System sowie Bereitschaft zu regelmäßigen Vorsorgeuntersuchungen meint, steht die kurative Compliance für das Befolgen von Ratschlägen und Therapien bei bereits eingetretener Erkrankung. Entscheidend ist es, motivationale Faktoren zu erkennen und ggf. zu beeinflussen, die Compliance herbeiführen können.

Für das Zustandekommen von Compliance-Verhalten werden 3 Verhaltensmodifikationen unterschieden.

- So muss zunächst ein Anreiz für die Aufnahme eines Compliance-Verhaltens vorhanden sein.
- Des Weiteren muss die medizinische Empfehlung aus eigener Erfahrung oder in der eigenen Bewertung positiv besetzt sein, d. h. die Anreize der Therapie sollten ebenso positiv sein wie der Glaube (die Erwartung) daran, dass sich die positiven Effekte herbeiführen lassen.
- Inwieweit Complianceverhalten dann aufrechterhalten wird, hängt von den jeweiligen Konsequenzen ab, die das Verhalten dann tatsächlich nach sich zieht.

Nun sollte man meinen, dass ein Mensch, der sich physisch oder psychisch beeinträchtigt fühlt, bereit sein sollte, alles zu tun, um sich wieder besser zu fühlen. Die Beantwortung dieser Phase ist aber alles andere als trivial. Becker (1974) hat in seinem in **Abb. 3.3** skizzierten „Health-Belief-Modell" versucht, systematisch diejenigen Faktoren aufzuführen, die die Wahrscheinlichkeit zur Aufnahme und zum Durchhalten einer präventiven oder therapeutischen Maßnahme beeinflussen.

In der Vergangenheit konnte gezeigt werden, dass die im Health-Belief-Modell genannten Faktoren für die Aufnahme einer Therapie oder präventiven Handelns durchaus eine Rolle spielen. Einen Einfluss oder Zusammenhang auf die spätere Aufrechterhaltung der Therapie oder Prävention aber haben sie nicht. Nach Schoberberger u. Kunze (1995) scheinen sie lediglich für das einmal erworbene Compliance-Verhalten von Bedeutung zu sein.

Schoberberger u. Kunze (1995) konnten die 7 Health Beliefs nach Auswertung einer Studie mit Hypertoniepatienten in 5 problematische Compliancefaktoren kondensieren:

a. Einschätzung der Anfälligkeit gegenüber einer bestimmten Krankheit
b. Beurteilung des Schweregrades der Auswirkung einer Krankheit
c. Einstufung des möglichen Nutzens oder der Wirksamkeit einer Maßnahme
d. Annahme von möglichen Barrieren (physisch, psychisch, finanziell, etc.)
e. Allgemeine gesundheitsbezogene Motivation
f. Allgemeines Vertrauen in das medizinische System
g. Arzt-Patient-Beziehung.

Compliance-Faktor 1: Medikamentendilemma. Bei dieser Konstellation liegt vor allem eine Symptomarmut der Krankheit bei gleichzeitiger relativer Unwissenheit über Medikamente mit der Folge einer nicht ausreichenden Einhaltung der medikamentösen Empfehlung vor (Bezug zu den Beliefs b, c und f).

Compliance-Faktor 2: verminderte Selbstständigkeit und behinderte Eigenverantwortung des Patienten. Hier liegen neben einer reduzierten Selbstständigkeit und Eigenverantwortung zeitgleich Störungen in der Therapeut-Patient-Interaktion z. B. durch Asymmetrien sowie ein gestörtes Vertrauen in das medizinische System vor (Bezug zu den Beliefs b, e, f und g).

Compliance-Faktor 3: hypochondrische Ärztegläubigkeit. Damit ist ein Patient gemeint, der sich eher als krankheitsanfällig einschätzt und sich in der Therapie passiv – im Sinne einer eingeschränkten allgemeinen gesundheitsbezogenen Motivation – verhält (Bezug zu den Beliefs e, a, f).

Compliance-Faktor 4: Rezepteschreibermentalität: Hier ist das Problem eher beim Behandler zu suchen, der die Wirksamkeit einer medikamentösen Therapie zu hoch einschätzt und andere Anwendungen vernachlässigt (Bezug zu dem Belief c). Demgegenüber haben die Patienten oft eine ambivalente Einstellung bezüglich Dauermedikationen (Medikamentsucht, Schädigung anderer Organe).

Compliance-Faktor 5: kognitive und emotionale Überforderung. Die kognitive Überforderung meint, dass der Patient die Informationen und Bedeutung bezüglich seiner Krankheit nicht richtig verstehen oder einordnen kann. Die emotionale Komponente gewinnt dann an Bedeutung, wenn ein compliantes Verhalten wie z.B. eine Umstellung der Lebensgewohnheiten mit individuellen Wert- oder Kontextbezügen in Konfrontation steht (Bezug zu dem Belief d).

3.4.1 Grundannahmen zur Motivation

Bevor auf Modellvorstellungen zum Gesundheitsverhalten weiter eingegangen wird, sollen einige Grundannahmen der Motivation dargelegt werden. Motivation kann als „aktivierende Ausrichtung des aktuellen Lebensvollzugs auf einen positiv bewerteten Zielzustand" (Rheinberg 1995) beschrieben werden. Es sei ergänzt, dass die Ausrichtung auch weg von einem negativ bewerteten Zielzustand, wie Krankheit oder Tod, sein kann. Eine wesentliche

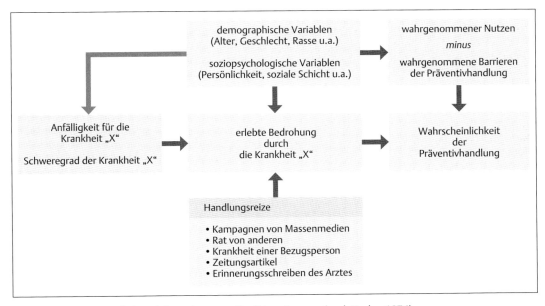

Abb. 3.3 Das Health-Belief-Modell in seiner ursprünglichen Fassung (nach Becker 1974)

Vorstellung der modernen Motivationstheorie ist dabei, dass die Handlungssteuerung vorwärts gerichtet ist, als frage sich der Handelnde ständig, was zu was führt. Die angestrebten Zielzustände sind dabei mit Anreizen verbunden. Anreize haben primär affektive Qualität, z. B. die Vorwegnahme des guten Gefühls, wenn man ein Ziel erreicht hat, z. B. eine Ausdauereinheit durchgehalten hat. Es sind diese Anreize, die Handeln sowohl energetisieren als auch leiten. Wahrgenommene oder erwartete Objekte und Ereignisse mit Anreizcharakter regen Handeln an und geben ihm zugleich Richtung. Anreize ziehen uns also zum Ziel.

Im Grundmodell der klassischen Motivationspsychologie wird unterschieden zwischen dem aktuellen, handlungswirksamen Zustand der Motivation und der relativ überdauernden Persönlichkeitseigenschaft, dem Motiv. Die aktuelle Motivation entsteht aus dem Zusammenwirken dieses Personfaktors (Motiv) mit motivrelevanten situativen Faktoren. Zu den situativen Faktoren gehören einerseits die Anreize. Die Situation liefert Hinweise darauf, dass man hier z. B. harmonische Stunden mit anderen Menschen verbringen kann. Dies ist ein Thema des Anschlussmotivs. Die Hinweise sind also Anreize, die für das Anschlussmotiv relevant sind. Gleichzeitig signalisiert die Situation aber auch, wie wahrscheinlich es ist, dass die Stunden tatsächlich harmonisch ablaufen werden. So kann z. B. die Anwesenheit einer bestimmten Person die Erwartung eines harmonischen Verlaufs deutlich senken. Die Motivation, sich auf diese Gruppensituation einzulassen, hängt jetzt davon ab, ob sie überhaupt für mein Motiv relevant ist, wie stark ich die Anreize wahrnehme und für wie wahrscheinlich ich es halte, dass die erwünschten Ziele tatsächlich erreicht werden können. Motivation ist nach dieser Vorstellung das Produkt aus Motiv, Anreiz und Erwartung. Der Vorstellung des Produktes liegt zugrunde, dass, wenn einer dieser Faktoren den Wert null annimmt, auch das ganze Produkt, also die Motivation, gleich null sein wird. Ein Präventionsprogramm z. B. kann noch so attraktiv sein, es wird keine Motivation anregen, wenn kein Motiv der Person angesprochen wird oder die Erwartung die Aktivitäten des Programms zu schaffen gleich null ist.

Heckhausen (1977) hat den Erwartungsaspekt der Motivation weiter in verschiedene Erwartungen differenziert.

Handlungs-Ergebnis-Erwartung: Erwartungen beziehen sich nicht nur darauf, für wie wahrscheinlich man es hält, dass man durch eigenes Handeln ein angestrebtes Ergebnis erzielen kann, die Handlungs-Ergebnis-Erwartung. Eine solche Erwartung könnte sich z. B. darauf beziehen, ob man glaubt, die vom Physiotherapeuten erläuterten Übungen auch tatsächlich allein zu Hause zu schaffen.

Motivational bedeutsam sind daneben noch 2 andere Erwartungen, nämlich die Ergebnis-Folgen-Erwartung und die Situations-Ergebnis-Erwartung.

Bei der *Ergebnis-Folgen-Erwartung* geht es darum, ob der Patient glaubt, dass ein Durchführen der Präventions- und Rehabilitationsmaßnahmen z. B. tatsächlich zu mehr Beweglichkeit und Wohlbefinden führen wird.

Bei der *Situations-Ergebnis-Erwartung* geht es darum, ob die gegebene Situation ohne eigenes Zutun zu einem bestimmten Ergebnis führen wird.

Die Einschätzung dieser verschiedenen Erwartungen entscheidet darüber, in welchem Maße eine Therapiemotivation entsteht.

Hinsichtlich der Erwartungen kann man sich vorstellen, dass sich der Patient immer wieder fragt, ob er wirklich etwas tun muss. Beantwortet er die Frage, ob sich sein Gesundheitszustand auch ohne sein Zutun wieder verbessern wird, mit „Ja", wird er nichts tun. Falls er diese Frage mit „Nein" beantwortet, kommt als Nächstes die Frage, ob er die Zeit und die Voraussetzungen hat, um tatsächlich z. B. die vom Physiotherapeuten empfohlenen Übungen auch regelmäßig selbstständig so durchführen zu können, wie es sein soll (Handlungs-Ergebnis-Erwartung). Falls er diese Frage mit „Nein" beantwortet, wird er nichts tun. Wird die Frage bejaht, kommt es schließlich noch zu der Frage, ob dies auch langfristig etwas bringt. Ein „Nein" würde wiederum dazu führen, dass kein Engagement gezeigt wird. Nur wenn die Erwartung positiver Folgen hoch ist, kann man eine hohe Therapiemotivation erwarten. Der Therapeut muss demnach zunächst einmal darauf hinwirken, dass diese Erwartungen so beantwortet werden, dass die Therapiemotivation tatsächlich entsteht.

Damit ist aber noch nicht alles gewonnen. In der modernen Motivationsforschung unterscheidet man zwischen der Selektionsmotivation oder initialen Motivation, der Behandlungsbereitschaft, die sich aus den o. g. Prozessen ergibt, und der Realisationsmotivation, der Durchhaltemotivation bzw. den „volitionalen Prozessen". Diese Unterscheidungen finden sich auch im *Rubikonmodell* der Handlungsphasen von Heckhausen und Mitarbeitern (Heckhausen 1989). Die Phase vor der Entscheidung zur Aufnahme einer Präventions- oder Rehabilitationshandlung wird Motivationsphase genannt und ist gekennzeichnet durch Abwägen der Anreize und Erwartungen bezüglich der Handlungsalternativen, z. B. melde ich mich für einen Rückenschulkurs an oder nicht. Die Informationsverarbeitung erfolgt hier weitestgehend realitätsorientiert. Ist man zu einem Entschluss gekommen, was man tun will, überschreitet man den „Rubikon", die „Würfel sind gefallen", man ist entschlossen. Es erfolgt der Eintritt in die Volitionsphase. Die Beschäftigung mit Anreiz und Erwartung ist abgeschlossen, jetzt geht es um eine Realisation der Absicht. Dabei werden in der ersten Phase, im OTIUM-Check, Überlegungen angestellt, ob und welche Möglichkeiten (Opportunities) es gibt, ob man die notwendige Zeit erübrigen kann (Time), wie wichtig (Importance) und dringlich es ist, etwas zu tun, und ob man über die erforderlichen Mittel zur Realisation verfügt (Means). Bildet man jetzt spezifische Vornahmen, die diese Aspekte berücksichtigen, z.B. „Dienstagnachmittags zwischen 17 und 19 Uhr kann ich mir die Zeit nehmen, einen Rückenschulkurs durchzuführen, und morgen rufe ich an und vereinbare einen Termin", so ist die Wahrscheinlichkeit hoch, dass es zur entsprechenden Handlung kommt (Gollwitzer u. Sheeran 2006).

Eine solche Phasenthematik wird auch im Transtheorischen Modell (Prochaska u. diClemente 1992) aufgegriffen. Das Transtheoretische Modell beschreibt die Bereitschaft zu einer Einstellungs- und Verhaltensänderung im Hinblick auf ein konkret definiertes Problemverhalten. Es umfasst 3 Kerndimensionen: Veränderungsphasen, Veränderungsstrategien, Veränderungsebenen. Das Modell geht davon aus, dass Problembewältigung, also z.B. die Aufnahme und das Durchhalten einer Therapie, nacheinander folgende Phasen durchläuft.
- die Phase der Sorglosigkeit oder Präkontemplation
- die Phase des Bewusstwerdens
- die Phase der Vorbereitung
- die Phase der Handlung
- die Phase der Aufrechterhaltung
- die Phase des Abschlusses (Termination).

Die Ebenen, auf denen ein Problem betrachtet wird, verändern sich im Zuge der Beschäftigung mit dem Problem (über die Phasen und Strategien): So kann zunächst die Aufmerksamkeit beschränkt sein auf die Ebene der Symptome und situationalen Probleme. In der Weiterentwicklung kommt man dann letztlich auf die Ebene dysfunktionaler Kognitionen, inter- und intrapersoneller Konflikte sowie System-/Familienkonflikten. Veränderungsstrategien lassen sich auf Phasen und Veränderungsebenen beziehen und umfassen (vgl. Keller, Kaluza u. Basler 2001):
- Steigerung des Problembewusstseins und soziale Befreiung
- emotionale Entlastung, Neubewertung des Selbst und der persönlichen Umwelt
- eine Selbstverpflichtung und das Erkennen des Nutzens hilfreicher sozialer Beziehungen
- eine Selbstbekräftigung eigenen Verhaltens, Gegenkonditionierung gegenüber unangemessenem Verhalten sowie eine Kontrolle der Umwelt.

Die Veränderungsprozesse bewirken eine Steigerung der Selbstwirksamkeitsüberzeugung, eine größere Resistenz gegenüber situativer Versuchung (temptation) und eine bessere Entscheidungsbalance.

Höner et al. (2004) haben ein integratives Modell zur Sportpartizipation vorgelegt, das auf dem Rubikonmodell basiert und problemlos auf Therapiepartizipation übertragen werden kann (Sudeck, Höner u. Willimczik 2006). Über den gesamten Prozess ist demnach die soziale Unterstützung eine entscheidende Größe. Auch die im transtheoretischen Modell genannte Selbstwirksamkeitsüberzeugung ist eine Komponente, die sowohl bei der Entschlussbildung als auch beim Durchhalten des Therapieprogramms (in der Realisation; volitionalen Phase) eine entscheidende Rolle spielt. Die Motivationsstärke zur Aufnahme einer Präventions- oder Rehabilitationsmaßnahme wird nach dem Modell im Sinne der klassischen Motivationstheorie von Wünschbarkeit (Anreize) und wahrgenommener Realisierbarkeit (Erwartungen) bestimmt. Hier spielen Risikowahrnehmung, Änderungsdruck und Konsequenzerwartungen die entscheidende Rolle. Ob es aber nun tatsächlich zur Aufnahme der entsprechenden Handlungen kommt, hängt einerseits von der Entschlossenheit (dem commitment) und andererseits von konkreten Planungsaktivitäten, insbesondere spezifischen Vornahmen (Realisierungsintentionen), ab. Höner et al. (2004) konnten zeigen, dass der ganze Pfad zu beachten ist. Konzentriert man sich nur auf die motivationalen Faktoren, ist es eher unwahrscheinlich, dass etwas passiert (Korrelation Motivation und Verhalten lag bei 0). Wurde tatsächlich eine verbindliche Absicht gefasst (commitment) so lag der Zusammenhang immerhin schon bei 30. Mehr kann man erreichen, wenn auch volitionale Prozesse mit einbezogen werden. In einer Interventionsstudie mit 110 Rückenschmerzpatienten konnte Sudeck (2006) die Wirksamkeit volitionaler Interventionsstrategien zeigen. Wurden themenzentrierte Gruppengespräche über Barrieren der Durchführung regelmäßiger Sportaktivitäten geführt, erfolgte eine selbstständige Bearbeitung eines Arbeitsblatts zur Planung von Sportaktivitäten und wurde zum wöchentlichen Vorausplanen gesundheitsbezogener Aktivität angeleitet, so stieg der Anteil regelmäßigen Sporttreibens in der Interventionsgruppe gegenüber der Kontrollgruppe um 30%. Allerdings ergab sich dieser Effekt nur bei Patienten mit Vorerfahrungen, also solchen, die über positive Erwartungen hinsichtlich Realisierbarkeit und Effekten verfügten.

3.5 Praktische Folgerungen für Prävention und Rehabilitation

Innerhalb der einzelnen Abschnitte des Kapitels sind zum Teil bereits sehr differenzierte praktische Folgen angeführt, sodass an dieser Stelle nicht näher darauf eingegangen werden soll.

Insgesamt sollen aber noch einmal einige Themen hervorgehoben werden, innerhalb derer eine praktische Umsetzung der theoretischen Kenntnisse für einen Therapieerfolg als wesentlich erscheint.

So gereichen emotionale und kognitive Distanzierungstechniken, wie sie in der Ausbildung für den Umgang mit Patienten teilweise vermittelt werden, zu erheblichen Nachteilen in der Diagnostik und Therapie. Gerade innerhalb des diagnostischen Bereichs könnten Patientenkarrieren verhindert werden, wenn Auszubildende in Heilberufen soziologisch-psychologisch ausgerichtet betreut und soziologisch-psychologisch orientierte Ansätze in der Therapiepraxis und bei der Diagnostik angewandt werden würden. Demotivierungseffekte und Glaubensverluste aufseiten der Patienten könnten dadurch vermieden werden.

Das Verständnis des Patienten in allen Bedingungsfaktoren seiner Krankheit ermöglicht einen besseren Einbezug seines sozialen Umfelds und eröffnet im Idealfall ein größeres Unterstützungspotenzial, das einen schnelleren Genesungserfolg verspricht. Insbesondere die Kernfamilie, die Qualität der Beziehungen sowie die Lebenssituation des Patienten soll im Diagnose- oder Therapieprozess Beachtung finden.

Eng damit verbunden sind reflektorische Prozesse aufseiten des Therapeuten bezüglich seiner eigenen Einstellungen und Wertigkeiten. Aus ihnen ergeben sich im Zusammenspiel mit den Bedingungsfaktoren des Patienten die „Schwierige-Patienten-Konstellationen", die in der Praxis ebenso häufig wie frustrierend sein können. Inwieweit ein Patient als schwierig erlebt wird, ist stark von der subjektiven Bewertung des Behandlers mitbedingt, die sich durch 5 unterschiedliche Einflussebenen erklären lassen. Durch entsprechende Übungen und Kommunikationstechniken kann für beide Seiten Entlastung geschaffen werden.

Eine Vermeidung von Asymmetrien im therapeutischen Gespräch schafft hier die entsprechende Basis. Dabei wird das Machtgefälle aufseiten des Patienten vor allem dann als besonders groß empfunden, wenn Informationen zurückgehalten werden, der Patient nicht entsprechend seinem Ausbildungsstand informiert wird oder wenn für das Patientengespräch nicht ausreichend Zeit zur Verfügung steht. Spätestens dann sollte es kaum verwundern, wenn sich die Compliance und Gesundheitseinstellung des Patienten als mangelhaft erweisen.

Neben den Zusammenhängen zwischen den Compliancefaktoren und den Health Beliefs wird noch einmal auf den hilfreichen Einsatz volitionaler Interventionsstrategien und die entsprechenden motivationalen Grundüberlegungen hingewiesen. So kann z. B. von Therapeutenseite aus zum wöchentlichen Vorausplanen gesundheitsbezogener Aktivität angeleitet oder schriftliche Zielvereinbarungen vor Therapiebeginn mit dem Patienten geschlossen werden: Dadurch entstehen gemeinsame Commitments, die sich in der Praxis als erfolgreich erwiesen haben.

Zusammenfassung

Die innerhalb eines therapeutischen Prozesses eingenommenen sozialen Rollen (Patient – medizinisches Personal – Angehörige) sowie die innerhalb dieser Konstellation ausgetauschten Kommunikations- und Interaktionssequenzen spielen eine entscheidende Rolle für die Motivation des Patienten und das Gelingen der Therapie.
Innerhalb des Kapitels werden neben einer Unterscheidung von Phasen der Krankheitsentstehung die definitorischen Grundlagen einer Kranken- oder Patientenrolle sowie einer Kranken- bzw. Patientenkarriere geklärt. Insbesondere Letztere kann Jahre andauern und wird u. a. auf eine Vernachlässigung der psychischen Seite innerhalb des Therapieverlaufs zurückgeführt. Für die Praxis ist wesentlich, dass sich innerhalb der Krankenrolle unterschiedliche Soll-, Kann- und Musserwartungen ergeben.
Zudem können im Rahmen von Patientenrollen institutionell bedingte Verluste und personalbedingte Regressionen entstehen, die im Rahmen einer Behandlung beachtet werden müssen.
Die innerhalb dieser Abläufe relevante Qualität des Interaktionsgeschehens zwischen Therapeut und Patient wird in einem weiteren Kapitelabschnitt besprochen: Im Einzelnen wird auf strukturelle, organisatorisch-institutionelle oder soziokulturelle Rahmenbedingungen und auf Informationsbedürfnisse vonseiten des Patienten sowie auf den Umgang mit „schwierigen Patienten" eingegangen. Ein kleinerer Abschnitt beschäftigt sich mit den Fragen, wie bei bestimmten Krankheitsbildern und -gruppen Angehörige adäquat und hilfreich in den Therapieprozess eingebunden werden können. Den Abschluss des Kapitels bilden definitorische

> Grundlagen zu präventiver und kurativer Compliance und die Darstellung wesentlicher Compliancefaktoren in ihrer Verbindung zu den Health Beliefs. Es schließen sich Erläuterungen zu Grundannahmen der Motivation an, bevor auf Modellvorstellungen zum Gesundheitsverhalten und auf die Entstehung der Therapiemotivation näher eingegangen wird. Innerhalb des Transtheoretischen Modells werden die Bereitschaft zur Einstellungs- und Verhaltensänderung und die verschiedenen Phasen beschrieben, die für ein Durchhalten einer Therapie in der Praxis relevant sind.

Diskussions- und Übungsfragen

- Wie kann das Complianceverhalten positiv beeinflusst werden und welche Konsequenzen sollten bei offensichtlich vorliegender Noncompliance gezogen werden?
- Wovon hängt die Therapiemotivation des Patienten ab?
- Wie objektiv ist die ärztliche und therapeutische Wahrnehmung und wodurch wird sie beeinflusst?
- Wann kann ich als Therapeut mit mir zufrieden sein? Welches sind meine Bewältigungsstrategien in schwierigen Situationen?
- Mit welchen Patienten komme ich gut zurecht und mit welchen weniger. Welche Gemeinsamkeiten weisen Letztere auf?
- Warum ist die Zuschreibung „schwieriger Patient" problematisch? Welche Faktoren vonseiten des Behandlers können für die Einschätzung eines Patienten als schwierig eine Rolle spielen?
- Welche Krankheitsverarbeitungsstrategien kennen sie aus eigener Erfahrung?
- Welchen Einfluss hat das Erreichen von Zielen auf die angewandten Strategien und damit den weiteren Verlauf der Krankheit?
- Wie können Sie als Therapeut den Krankheitsverlauf eines Patienten aus psychologischer Sicht begünstigen?

Multiple-Choice-Fragen

1 Welche der nachstehenden Beispiele fallen unter den Begriff „sekundärer Krankheitsgewinn"?
1. intrapsychische Entlastung (innere Konfliktlösung) durch Symptombildung
2. Entlastung von Alltagspflichten
3. emotionale Zuwendung/Anteilnahme durch Dritte
4. Übernahme der mit der Krankenrolle verbundenen Vorteile
5. Rücksichtnahme der Angehörigen aufgrund krankheitsbedingter Regression
   a. nur 2, 3, 4 und 5 sind richtig
   b. nur 1 und 2 sind richtig
   c. nur 3 und 4 sind richtig
   d. nur 2, 3 und 4 sind richtig

2 Beispiele für Noncomplianceverhalten sind:
1. wiederholte Nichtbefolgung von verordneten Übungen
2. Vorwurf, der Therapeut zeige nicht die richtigen Übungen, da diese trotz regelmäßigen Trainings nicht wirken
3. Versäumung von Therapieterminen
4. Wechsel des behandelnden Therapeuten
   a. nur 1 und 3 sind richtig.
   b. nur 1 ist richtig.
   c. nur 2 und 3 sind richtig.
   d. nur 2 und 4 sind richtig.
   e. alle sind richtig.

3 Ob Informationen über eine bevorstehende Operation angstreduzierend oder angsterregend auf den Patienten wirken, ist abhängig von
1. der Art der Informationsübermittlung
2. der Intensität der präoperativen Ängste
3. dem individuellen Stil der Angstbewältigung
   a. alle sind richtig.
   b. nur 1 ist richtig.
   c. nur 1 und 2 sind richtig.
   d. nur 1 und 3 sind richtig.
   e. nur 2 und 3 sind richtig.

4 Manche Patienten werden vom Behandler oder Therapeuten als „schwierig" eingestuft. Diesen Einstufungsprozess begründet Meerwein in situations- und personenbezogenen Umständen. Welche Begründung ist falsch?
1. Die Rahmenbedingungen der Arbeit des Therapeuten spielen eine Rolle.
2. Die aktuelle persönliche Situation des Therapeuten muss beachtet werden.
3. Der biografische Hintergrund des Therapeuten
4. Das medizinisches Selbstverständnis und die
5. Wertvorstellungen des Therapeuten hingegen sind weniger wichtig.
   a. nur 4 ist richtig.
   b. nur 1 ist richtig.
   c. nur 1, 2 und 3 sind richtig.
   d. nur 1, 3 und 4 sind richtig.

5 Bei Untersuchungen zur Kommunikation zwischen Arzt und Schwerkranken werden folgende Formen des asymmetrischen Gesprächsverhaltens gefunden:
1. Betonung des Beziehungsaspekts anstelle des Inhaltsaspekts der Patientenäußerung
2. Themen- bzw. Adressatenwechsel
3. Nichtbeachtung der Patientenfrage
4. unverständliche Antwort durch medizinische Fachsprache

   a. nur 2 und 3 sind richtig.
   b. nur 3 und 4 sind richtig.
   c. nur 1, 2 und 4 sind richtig.
   d. nur 2, 3 und 4 sind richtig.
   e. alle sind richtig.

6 Was sollen Veränderungsprozesse nach dem Transtheoretischen Modell u. a. bewirken?
1. ein Voranschreiten in den Phasen
2. Steigerung der Selbstwirksamkeitsüberzeugung
3. größere Resistenz gegenüber situativer Versuchung
4. größeres Vertrauen in den Behandler

   a. nur 1 und 2 sind richtig.
   b. nur 3 und 4 sind richtig.
   c. nur 1, 2 und 3 sind richtig.
   d. nur 2, 3 und 4 sind richtig.
   e. alle sind richtig.

Literaturverzeichnis

Becker MH (Ed.) (1974). The health belief model and personal health behavior. Thorofare, NJ: Slack.

Benkö E, Schuster P, Titscher E. Compliance bei rehabilitativen Maßnahmen. Ärztliche Praxis und Psychotherapie, 1988; 10: 13–23.

Centurioni C, Harrer ME. Der „schwierige Patient". In: Frischenschlager O, Hexel M, Kantner-Rumplmair W, Ringler M, Söllner W, Wisiak UV (Hrsg.). Lehrbuch der Psychosozialen Medizin. Wien: Springer; 1995, 368–380.

Ekert B, Ekert C. Psychologie für Pflegeberufe. Ein Lehr-, Lern- und Arbeitsbuch. Stuttgart: Thieme; 2005.

Fischl B. Einfluss institutioneller Rahmenbedingungen (stationär). In: Wilker F-W, Bischoff C, Novak P (Hrsg.). Medizinische Psychologie und Medizinische Soziologie. München: Urban & Schwarzenberg; 1994, 255–266.

Glier B. Schmerz bei Patienten mit Migrationshintergrund. In: Basler H-D, Franz C, Kröner-Herwig B, Rehfisch H-P (Hrsg.). Psychologische Schmerztherapie. 5. Aufl. Berlin: Springer; 2004.

Gollwitzer PM, Sheeran P. Implementation intentions and goal achievement: A meta-analysis of effects and processes. *Advances in Experimental Social Psychology.* 2006; 38: 249–268.

Heckhausen H. Motivation: Kognitionspsychologische Aufspaltung eines summarischen Konstrukts. Psychologische Rundschau, 1977; 28: 175–189.

Heckhausen H. Motivation und Handeln. Heidelberg: Springer; 1989.

Herrschbach P. Stress im Krankenhaus – die Belastung von Krankenpflegekräften und Ärzten/Ärztinnen. Psychotherapie – Psychosomatik – Medizinische Psychologie, 1991; 41: 176–186.

Höner O, Sudeck G, Willimczik K. Instrumentelle Bewegungsaktivitäten von Herzinfarktpatienten – Ein integratives Modell zur Motivation und Volition. Zeitschrift für Gesundheitspsychologie. 2004; 12 (1): 1–10.

Hornung R, Lächler J. Psychologisches und Soziologisches Grundwissen für Krankenpflegeberufe. Ein praktisches Lehrbuch. Weinheim: Beltz; 1999.

Hüther G. Neurobiologische Effekte und psychische Auswirkungen des Fastens. Erfahrungsheilkunde. 2001; 50: 468–471.

Keller S, Kaluza G, Basler HD. Motivierung zur Verhaltensänderung – Prozessorientierte Patientenedukation auf der Grundlage des Transtheoretischen Modells. Psychomed. 2001; 13: 101–111.

Kropiunigg U. Patientenkarrieren: Wege durch das medizinische Labyrinth. In: Frischenschlager O, Hexel M, Kantner-Rumplmair W, Ringler M, Söllner W, Wisiak UV (Hrsg.). Lehrbuch der Psychosozialen Medizin. Wien: Springer; 1995: 900–917.

Kropiunigg U, Ringel E. Hilfe durch Psychotherapie. Wien: Facultas; 1988.

Kuhl J. Motivation, Konflikt und Handlungskontrolle. Berlin, Heidelberg: Springer; 1983.

Larcher S, Harrer ME. Beziehungen zwischen Arzt, Patient und Angehörigen – die systemische Sichtweise. In: Frischenschlager O, Hexel M, Kantner-Rumplmair W, Ringler M, Söllner W, Wisiak UV (Hrsg.). Lehrbuch der Psychosozialen Medizin. Wien: Springer; 1995: 313–328.

Mahlzahn P. Krankenrolle. In: Wilker FW, Bischoff C, Novak P (Hrsg.). Medizinische Psychologie und Medizinische Soziologie. 2. Aufl. München: Urban & Schwarzenberg; 1994: 213–217.

Mark-Stemberger B, Söllner W. Die Interaktion zwischen Arzt und Patient. In: Frischenschlager O, Hexel M, Kantner-Rumplmair W, Ringler M, Söllner W, Wisiak UV, Hrsg. Lehrbuch der Psychosozialen Medizin (pp. 297–312). Wien: Springer; 1995.

Meerwein F. Das ärztliche Gespräch. 3. Auflage. Bern: Huber; 1986.

Novak P. Krankheitsverhalten. In: Wilker FW, Bischoff C, Novak P (Hrsg.). Medizinische Psychologie und Medizinische Soziologie. München: Urban & Schwarzenberg; 1994: 207–213.

Prochaska JO, DiClemente CC. The transtheoretical approach: Crossing the traditional boundaries of therapy. Homewood, IL: Dorsey Press; 1984.

Rheinberg F. Motivation. Stuttgart: Kohlhammer; 1995.

Ringel E, Kropiunigg U. Der fehlgeleitete Patient. Wien: Facultas; 1983.

Salomon F. Wahrheit vermitteln am Krankenbett. Deutsche medizinische Wochenschrift, 2003; 128: 1307–1310.

Schoberberger R, Kunze M. Kooperation und Compliance. In: Frischenschlager O, Hexel M, Kantner-Rumplmair W, Ringler M, Söllner W, Wisiak UV (Hrsg.). Lehrbuch der Psychosozialen Medizin. Wien: Springer; 1995: 344–352.

Siegrist J. Empirische Untersuchungen zu Kommunikationsprozessen bei Visiten. Österreichische Zeitschrift für Soziologie. 1977; 3/4: 6–15.

Siegrist J. Medizinische Soziologie. München: Urban & Schwarzenberg; 1995.

Sudeck G, Höner O, Willimczik K. Volitionspsychologische Aspekte der Reha-Motivation: Transfer sportlicher Aktivitäten in den Alltag. In: Nübling R, Muthny FA, Bengel J (Hrsg.). Reha-Motivation und Behandlungserwartungen. Bern: Huber; 2006: 195–213.

Wippert PM. Phänomen Stress: Grundlagen und Interventionsansätze. Fortbildung und Wissen für die Pflege: Stressprävention und Selbstmanagement. Certified Nursing Education (CNE). 2007; 4(15): 2–5.

4 Psychische Belastung und Beanspruchung in Therapieberufen – Ursachen und Folgen für Prävention und Intervention

Andrea Wittich

Infolge sich wandelnder gesellschaftlicher und wirtschaftlicher Rahmenbedingungen unterliegt das Gesundheitswesen in den letzten Jahren anhaltenden Veränderungen, in deren Zusammenhang auch veränderte Belastungen bei den Beschäftigten zu verzeichnen sind. Während körperliche Belastungen durch Arbeitsschutzmaßnahmen oft rückläufig sind, treten arbeitsbezogene psychische Belastungen mehr in den Vordergrund. Insbesondere Therapeutinnen und Therapeuten müssen in ihren Berufen häufiger mit spezifischen psychischen als mit körperlichen Belastungen umgehen.

Das folgende Kapitel stellt vor dem Hintergrund des arbeitswissenschaftlichen Belastungs-Beanspruchungs-Modells die wesentlichen Anforderungen in Therapieberufen dar und schildert mögliche kurz- und längerfristige Konsequenzen. Es geht auf die Prävention psychischer Beanspruchungen und entsprechende Interventionsmöglichkeiten bei Therapeutinnen und Therapeuten ein.

Maßnahmen zu Prävention und Intervention setzen auf Individuums- oder Teamebene oder bei den institutionellen Gegebenheiten der Arbeit an. Ihr Ziel besteht in jedem Fall in der Vermeidung bzw. Verringerung psychischer und psychosomatischer Beanspruchungen oder in der Verbesserung des Umgangs mit ihnen. Denn Therapeutinnen und Therapeuten sollten nicht nur bestmöglich gesund und leistungsfähig bleiben, sondern ihren verantwortungsvollen Aufgaben auch lange mit Freude und Zufriedenheit nachgehen können.

4.1 Begriffsdefinitionen und Grundlagen

4.1.1 Definitionen

Psychische Belastung und Beanspruchung werden aus verschiedenen fachwissenschaftlichen Perspektiven betrachtet, die zum Teil unterschiedliche Auffassungen der Begriffe haben. Umgangssprachlich ist mit Belastung und Beanspruchung meist das Gleiche gemeint.

Als Verständigungsgrundlage zur Begriffsklärung dienen im Folgenden die Definitionen DIN ISO 10075 des Internationalen Normenausschusses Ergonomie (vgl. BAuA 2006):
- *Psychische Belastung* bezeichnet die Gesamtheit aller erfassbaren Einflüsse, die von außen auf den Menschen zukommen und psychisch auf ihn einwirken.
- *Psychische Beanspruchung* ist die unmittelbare Auswirkung der psychischen Belastung im Individuum in Abhängigkeit von seinen jeweiligen Voraussetzungen, einschließlich der individuellen Bewältigungsstrategien.

Konkret bedeutet dies, dass verschiedene Menschen auf die gleiche Belastung mit unterschiedlicher Beanspruchung reagieren können. Ob und in welchem Ausmaß sie sich beansprucht fühlen, ist von mehreren Faktoren abhängig. Einerseits hängt dies natürlich von den tatsächlichen Anforderungen ab (z. B. hohe Patientenzahl bei geringen zeitlichen Möglichkeiten), andererseits spielen die individuelle Belastbarkeit und Ressourcen des Betreffenden eine Rolle. Mit Ressourcen sind die jeweiligen körperlichen, psychischen und sozialen Fähigkeiten, aber auch der aktuelle Gesundheitszustand des Individuums gemeint.

4.1.2 Das Belastungs-Beanspruchungs-Modell

Ein geeignetes Modell für die Zusammenhänge zwischen psychischer Belastung und Beanspruchung ist das Belastungs-Beanspruchungs-Modell. Es veranschaulicht, dass Einflüsse und Anforderungen bei der Arbeit immer auf ein Individuum mit seinen jeweiligen überdauernden und augenblicklichen Voraussetzungen einwirken (**Abb. 4.1**).

Belastungen sind nicht immer negativ, sie stellen grundsätzlich zunächst Herausforderungen und Anreize zur Übung und Weiterentwicklung dar. Menschen, die beruflich mit keinen oder zu wenigen Herausforderungen konfrontiert sind, fühlen

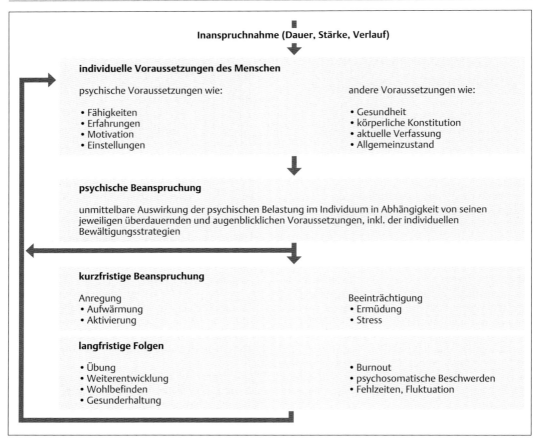

Abb. 4.1 Belastungs-Beanspruchungs-Modell (nach BAuA 2006)

sich oft irgendwann unterfordert, zu wenig beansprucht. Diese Situation wurde kürzlich als Boreout-Syndrom beschrieben (Rothlin u. Werder 2007). Andererseits kann auch eine zu hohe Belastung schädlich sein. In welchem Ausmaß Menschen sich beansprucht fühlen, wie leistungsfähig und motiviert bzw. störbar und krankheitsanfällig sie sind, hängt eben von arbeitsbezogenen und individuellen Voraussetzungen ab. Je besser die Ressourcen des Einzelnen sind, desto höher ist die Fähigkeit, auch größere Belastungen zu tolerieren.

4.2 Überblick zu Studien- und Forschungsergebnissen

4.2.1 Anforderungen in Therapieberufen

Welches sind die Anforderungen, mit denen Therapeutinnen und Therapeuten in ihren Berufen umgehen müssen? Im Folgenden werden 5 Bereiche beleuchtet, aus denen Beanspruchungen erwachsen können:

- das eigene Selbstverständnis im Zusammenhang mit gesellschaftlich zugeschriebenen Rollen in Helferberufen
- der Umgang mit Patienten und Angehörigen
- die Kooperation im Team
- die Schnittstellen zu anderen Berufsgruppen
- der Arbeitsumfang und die Arbeitsorganisation

Selbstverständnis und Berufsrolle

Gesellschaftliche Leitbilder der helfenden Berufe prägen das Selbstverständnis von Therapeutinnen und Therapeuten mit. Nicht wenige haben ein überhöhtes Ideal des Helfens, bis hin zum Helfersyndrom (Schmidbauer 2007). Menschen mit Helfersyndrom beziehen ihr Selbstvertrauen vor allem daraus, anderen zu helfen. Sie zehren von deren Dankbarkeit und Anerkennung und brauchen das Gefühl der eigenen Unersetzbarkeit. Dabei übersehen die Helfenden selbst oft ihre körperlichen und seelischen Grenzen und können ihrem hohen Anspruch auf Dauer nicht gerecht werden.

Aber auch die ethisch hochstehenden individuellen und handlungsleitenden Zielsetzungen von Therapeuten, die nicht an einem Helfersyndrom leiden (z. B. unbedingte Patientenorientierung), stehen häufig im Widerspruch zu den real gegebenen Arbeitsbedingungen im Krankenhaus- oder Praxisalltag, beispielsweise der Zeitknappheit. Um individuelle Ziele sowie Ansprüche, die sich aus der gesellschaftlichen Berufsrolle ergeben, trotz ungünstiger Arbeitsbedingungen umsetzen zu können, leisten Therapeuten oft auch individuelle Mehrarbeit, indem sie etwa auf Pausen verzichten oder unbezahlte Überstunden machen.

Umgang mit Patienten und Angehörigen

Zu den Quellen psychischer Belastungen in der Arbeit mit Patienten gehören deren Krankheitsverläufe, nicht vorhergesehene Krankheitsentwicklungen, der Umgang mit Schmerzen, die Konfrontation mit Leid und letztlich auch mit Unheilbarkeit und Sterben. Die Anforderungen dieser „emotionalen Arbeit" sind in der Krankenpflege besonders hoch (Kristensen u. Smith-Hansen 1997), stellen sich jedoch auch in ärztlichen und anderen Therapieberufen.

Fengler (2001) zufolge gibt es gierige, intrigierende, seelisch schwer kranke und unattraktive Klienten, ferner Abbrecher und Erfolglose, deren Verhalten und Schicksal den Helfer bis in die Freizeit hinein verfolgen und für ihn oft unlösbare Rollenkonflikte darstellen. Auch das Verhalten der Angehörigen kann hierbei von Bedeutung sein, denn sie stellen gelegentlich ebenfalls kaum zu erfüllende Erwartungen an die Behandelnden.

Zu den Belastungen im Umgang mit Patienten zählen auch Fehler, die seitens der Behandler in der Therapie gemacht werden und den Patienten schädigen. Häufige Folgen solcher Fehler sind Schuldgefühle, Selbstzweifel und Gefühle der Isolation. Das Ausmaß der emotionalen Belastung hängt dabei jeweils von den Konsequenzen für den betroffenen Patienten sowie der wahrgenommenen eigenen Verantwortung für den Fehler ab (Schwappach 2007).

Kooperation im Team

Auch das therapeutische Team an sich trägt manchmal zur Gesamtbelastung bei. Bei der Beurteilung der eigenen Arbeitssituation ist die Teamatmosphäre von zentraler Bedeutung. Eine repräsentative Befragung von im stationären Rahmen tätigem Personal über die Wahrnehmung ihrer Arbeitssituation ergab, dass das Arbeitsklima als deren wichtigster Aspekt noch vor den Arbeitsinhalten rangiert und dass Belastungen durch Spannungen im Team und Wechsel von Mitarbeitern als besonders beanspruchend empfunden werden (Orendi et al. 1988). Entsprechend wird das Arbeitsklima als Ursache für einen Arbeitsplatzwechsel am häufigsten genannt (Pröll 1984, zit. n. Dahmen-Fischer, 1992).

Tintori u. Estryn-Behar (1999) kommen in ihrer Studie über die Kommunikation von Stationsteams in französischen Krankenhäusern zu dem Schluss, dass der Bedarf an Informationsaustausch umso größer ist, je mehr Personen miteinander arbeiten. Mit zunehmender Teamgröße werden interpersonelle Konflikte, Missverständnisse in der Kommunikation, Rollenkonflikte, Koordinationsschwierigkeiten sowie Konflikte hinsichtlich der Behandlung und Versorgung der Patientinnen und Patienten wahrscheinlicher. Demgegenüber weist Fengler (1996) darauf hin, dass auch zu kleine oder ungünstig zusammengesetzte Teams, die den Einzelnen zu wenig unterstützen, einen Belastungsfaktor darstellen können.

Schnittstellen zu anderen Berufsgruppen

Belastungen sind im Gesundheitsdienst auch durch die erheblichen Anforderungen gegeben, die die notwendigerweise enge interdisziplinäre Kooperation mit anderen Berufsgruppen in der Patientenversorgung mit sich bringt. Für den Arbeitsbereich Krankenhaus konstatiert Grossmann (1997) eine „defensive Kooperation" der Berufsgruppen, deren „Verhältnis zueinander von Abgrenzung und gegenseitiger Abhängigkeit, aber auch von Abwertung bestimmt" sei. Manchmal sind auch Fragen der Zuständigkeit zwischen verschiedenen Therapieberufen, etwa Physio- und Ergotherapie, nicht hinreichend geklärt.

Arbeitsumfang und Arbeitsorganisation

Auch arbeitsbezogene Gegebenheiten treten als Belastungsmomente in Erscheinung. Dazu gehören z. B. Personalknappheit, ein hohes Patientensoll oder rasche Patientenfluktuation. Die Arbeit in Krankenhäusern und vielen Praxen ist meist organisationsintensiv und es besteht hoher Zeitdruck (Grossmann 1997). Arbeitsorganisatorische Belastungen sind beispielsweise durch unterschiedliche Phasen hoher und niedriger Arbeitsdichte gegeben, aber auch durch unzureichende oder beengte Räumlichkeiten, die ungestörte Besprechungen, Dokumentationen relevanter Informationen und Telefonate kaum zulassen.

Viele der Belastungen in den genannten Bereichen sind zu einem gewissen Grad normal und verkraftbar. Wenn sie aber zu stark kumulieren, über längere Zeit hinweg fortbestehen und Individuen bzw. Teams betreffen, deren (derzeitige) Ressourcen zu ihrer Bewältigung nicht ausreichen, führen sie zu psychischer Beanspruchung im Sinne von Beeinträchtigungen. Auf deren mögliche Konsequenzen wird im Folgenden eingegangen.

4.3 Praktische Folgerungen für Rehabilitation und Prävention

4.3.1. Folgen psychischer Beanspruchung

Beeinträchtigende Folgen psychischer Beanspruchung lassen sich nach ihrer zeitlichen Dimension in kurzfristig und langfristig unterscheiden. Kurzfristig beeinträchtigende Folgen sind vor allem Ermüdungserscheinungen und das Gefühl, „im Stress zu sein". Mögliche langfristige Folgen sind psychosomatische Störungen, Burn-out sowie ein Anstieg an Fehlzeiten und personeller Fluktuation.

Kurzfristig: Ermüdung und Stress

Psychische Ermüdung bezeichnet den Zustand einer vorübergehenden Beeinträchtigung der psychischen und körperlichen Leistungsfähigkeit. Sie ist abhängig von Intensität, Dauer und Verlauf der vorangegangenen Beanspruchung und wird von den Betroffenen nach einer gewissen Zeit oft als „Stress" beschrieben.

Der Begriff Stress bezeichnet gemeinhin einen als unangenehm empfundenen Zustand, der von dem Betroffenen als bedrohlich, kritisch und unausweichlich erlebt wird. Er entsteht insbesondere dann, wenn die Person einschätzt, dass sie ihre Aufgaben letztlich nicht bewältigen kann. Stress hat oft sowohl psychische als auch körperliche Auswirkungen. Psychisch verursacht er Gefühle wie Anspannung, Frustration und Ärger. Auf körperlicher Ebene geht Stress mit vegetativen Reaktionen wie steigender Herzfrequenz und erhöhter Adrenalinausschüttung einher.

Martina K. arbeitet als angestellte Physiotherapeutin in einer großen Praxis. Sie ist alleinerziehende Mutter zweier Kinder. Nebenberuflich engagiert sie sich in der Sportlerbetreuung eines Vereins der Eishockeybundesliga. Martinas Kolleginnen fiel in den letzten Wochen eine Änderung ihrer Stimmung und ihres Verhaltens auf: Ihre sonst meist heitere Art war einer gewissen Niedergeschlagenheit gewichen. Sie ging auch nicht mehr wie sonst üblich wöchentlich mit den anderen in die Mittagspause, sondern verbrachte diese allein. Auf Nachfrage berichtet Martina, dass es zwei ihrer Patientinnen sehr schlecht gehe, beide würden wahrscheinlich demnächst sterben. Sie würde deshalb schon seit Längerem jeweils mehr Zeit mit ihnen verbringen als in ihrem Behandlungsplan vorgesehen. Diese Zeit fehle ihr dann bei den anderen Patienten, obgleich sie täglich Überstunden mache. Außerdem sei ihre jüngere Tochter seit Wochen immer wieder krank und komme nicht so recht auf die Beine. Deren Versorgung durch Freundinnen gestalte sich organisatorisch schwierig. Der Trainer des Eishockeyteams habe sie gebeten, in dieser Saison regelmäßig mit zu den Auswärtsspielen zu fahren – das Team sei dankbar für ihre Unterstützung. Martina schildert, dass sie sich überlastet fühle, schlecht und wenig schlafe. Sie wisse nicht, wie sie die nächste Zeit überstehen solle.

Langfristig: Burn-out und psychosomatische Störungen

Alle denkbaren übermäßigen Belastungen können auch zu längerfristigen, manchmal sogar irreversiblen Beanspruchungen mit psychischen und körperlichen Auswirkungen führen. Dabei sind vor allem das Burn-out-Syndrom und psychosomatische Erkrankungen von klinischer und auch ökonomischer Relevanz.

Unter Burn-out (engl.: to burn out = ausbrennen) versteht man die negativen Folgen der beruflichen (Über-)Beanspruchung mit gemütsmäßiger Erschöpfung, innerer Distanzierung und schließlich Leistungsabfall. Der Burn-out wird als schleichend oder abrupt einsetzender Erschöpfungszustand körperlicher, geistiger oder emotionaler Art in Beruf, Freizeit, Freundeskreis, Partnerschaft und Familie beschrieben. Es geht oft einher mit Aversion, Ekel und Fluchtgedanken im Hinblick auf die berufliche Tätigkeit. Im Vorfeld ist dabei eine lang andauernde Überforderung ohne angemessenes Korrektiv charakteristisch. Vor allem Angehörige aus helfenden Berufen sind vom Burn-out-Syndrom betroffen, und zwar oft gerade diejenigen, die über lange Zeit in der Arbeit großen Einsatz gezeigt haben, sich aber nur unzureichend abgrenzen können. Burn-out-Patienten leiden nicht selten auch an psychosomatischen Beschwerden.

Psychosomatische Beschwerden und Erkrankungen sind solche, bei deren Entstehung und Verlauf psychische Faktoren (mit) eine Rolle spielen, u. a.

Kopfschmerzen, Verdauungs- und Herzbeschwerden. Weil der psychosoziale Anteil an ihrer Entstehung bzw. ihrem Verlauf häufig erst Jahre nach dem ersten Auftreten der Symptomatik erkannt wird, zeigen die Symptome oft eine Chronifizierung.

Die Gefahr, arbeitsbezogene Belastungen als deprimierend zu empfinden und darauf mit Burn-out oder psychosomatischen Symptomen zu reagieren, ist auch durch die Diskrepanz zwischen Berufserwartungen und vorgefundener Realität gegeben.

> Der 49-jährige Ergotherapeut Jannis Z. arbeitet seit 17 Jahren in einer psychiatrischen Klinik. Über viele Jahre hinweg war er ganz in seiner Arbeit aufgegangen, hat sich um manche Patienten sogar ehrenamtlich noch nach deren Entlassung gekümmert. Seit einiger Zeit hat er aber den Eindruck, dass Patienten nur unregelmäßig und fast willkürlich in seine Gruppe geschickt werden und sein therapeutisches Angebot sogar oft als bloße Aufbewahrung für „schwierige Fälle" missbraucht wird. Das sei sehr belastend, denn die Gruppengröße habe in den letzten Jahren ohnehin so zugenommen, dass ein sinnvolles patientenorientiertes Arbeiten kaum noch möglich sei. Eine klare Indikationsstellung seitens der Ärzte für eine Ergotherapie erkenne er schon lange nicht mehr. Er habe das in Teamsitzungen immer wieder anzusprechen versucht, jedoch den Eindruck gewonnen, dass das eigentlich niemanden interessiere: „Ich kann machen, was ich will, es ändert sich ja doch nichts." Inzwischen empfinde er keine Freude mehr an seiner Arbeit. Er habe resigniert und sehe schon lange keinen Sinn mehr darin, sich einzubringen. Außerdem strenge ihn alles sehr an, er fühle sich emotional erschöpft, auch mit den Berufskollegen komme es immer öfter zu Reibereien. Seiner rezidivierenden Magen- und Rückenschmerzen wegen fehlt Jannis Z. mehrere Tage pro Monat in der Klinik.

4.3.2 Ansatzpunkte zu Prävention und Intervention

Maßnahmen der Prävention und Intervention sind auf unterschiedlichen Ebenen denkbar und sinnvoll: Sie richten sich an den einzelnen Therapeuten, an das Team als Gruppe oder beziehen sich auf die Gestaltung der Arbeit.

Dabei zielt Prävention auf die Vermeidung und Verminderung solcher Belastungskonstellationen, die zu beeinträchtigenden Beanspruchungen führen. Interventionen setzen dagegen – korrektiv – an möglichen Bewältigungsstrategien von bzw. dem bestmöglichen Umgang mit denjenigen Belastungen an, die im Arbeitsalltag für Therapeutinnen und Therapeuten unvermeidlich sind.

Individuum

Maßnahmen auf Individuumsebene sind Entspannungstechniken, arbeitsbezogene Beratung und Coaching sowie Psychotherapie.

Entspannungstechniken

Es gibt inzwischen viele Methoden, um sich aktiv zu entspannen. Sie haben sich sowohl präventiv als auch korrektiv bewährt, sind also zur Vermeidung von Beeinträchtigungen ebenso geeignet wie zur besseren Bewältigung von Belastungen. Zu den am häufigsten eingesetzten Methoden gehören autogenes Training (Hoffmann u. Derra 2000), progressive Muskelrelaxation (Hofmann 2003) und Yoga (Berufsverband Deutscher Yogalehrer 2003). Jeweiliges Ziel ist das Erreichen einer vegetativen Umschaltung, um der Erfahrung der (An-)Spannung das Erleben von körperlicher und psychischer Entspannung zur Seite zu stellen und die Regeneration zu stärken. Alle Entspannungstechniken müssen eingeübt, unter günstigen, „stressarmen" Bedingungen trainiert werden, um sie im Bedarfsfall verlässlich zur Verfügung zu haben.

Beratung und Coaching

Arbeitsbezogene Beratung und Coaching sind personenbezogene, praxisnahe Beratungsprozesse, die bei der Lösungsfindung beruflicher Problemstellungen Unterstützung bieten (Schreyögg 2007). Die Beschreibung möglichst klarer Zielsetzungen ist eine für den Erfolg förderliche Voraussetzung. Der Fokus liegt immer klar auf der Bearbeitung berufsbezogener Fragen. Die Beratenden sind in der Regel externe psychologische Experten, die sich sowohl auf die Themen als auch die Persönlichkeit des zu Beratenden einstellen. Gerade Klienten aus Therapieberufen wissen diese volle Aufmerksamkeit und Zuwendung zu schätzen – umso mehr, als die meisten von ihnen täglich damit befasst sind, ihren Patienten eine solche entwicklungsförderliche Haltung entgegenzubringen.

Psychotherapie

Die Behandlung psychischer Probleme mit psychologischen Mitteln ist der Zweck von Psychotherapien (Petermann 2005). Verhaltenstherapie, tiefenpsychologische Verfahren sowie klientenzentrierte Gesprächstherapie sind wissenschaftlich begründete, evidenzbasierte Verfahren, deren Kosten bei entsprechender Indikation von den Krankenkassen übernommen werden.

Eine Indikation zur Psychotherapie besteht, wenn jemand unter bestimmten körperlichen oder psychischen Symptomen leidet und diese als behandlungsbedürftig empfindet. Es geht dann meist um die Erarbeitung neuer Verhaltensweisen und Einsichten bezüglich der Lebensgeschichte, der gegenwärtigen Lebenssituation und der Beziehungen zu anderen Menschen. Obgleich die Haltung des Psychotherapeuten seinen Klienten gegenüber, ähnlich wie die eines Coachs, von Wertschätzung und voller Aufmerksamkeit geprägt ist, tun sich gerade Angehörige helfender Berufe manchmal schwer damit, selbst psychotherapeutische Hilfe in Anspruch zu nehmen. Dies hat oft mit den oben beschriebenen hohen Ansprüchen an sich selbst zu tun.

Team

Eine angemessene Kommunikations- und Besprechungskultur, die Möglichkeit, bei Bedarf Krisenintervention und Teamsupervision in Anspruch zu nehmen, sowie die Arbeit in Qualitätszirkeln sind probate Maßnahmen der Prävention und Intervention auf Teamebene.

Kommunikations- und Besprechungskultur

Eine grundlegende präventive Maßnahme zur Vermeidung und Verringerung beeinträchtigender Beanspruchungen in Therapieberufen ist die Kultivierung angemessener Kommunikations- und Besprechungsformen am Arbeitsplatz. Neben dem regelmäßigen patientenbezogenen Austausch geht es darin um Fragen der Arbeitsverteilung und -organisation und der kollegialen Zusammenarbeit. Teambesprechungen sollten keinesfalls nur dann einberufen werden, wenn Probleme aufgetaucht sind. Im Sinne des Teamklimas ist es gerade wichtig, sie auch zur Reflexion und Anerkennung dessen zu nutzen, was im Arbeitsalltag „gut läuft".

Supervision und Krisenintervention

Teamsupervision trägt zur Verbesserung der Kommunikation und Kooperation innerhalb einer bzw. zwischen verschiedenen Berufsgruppen bei (Wittich 2004). Sie dient dem Abbau von Belastungen, der Rollenklärung und nicht zuletzt der Reflexion und Optimierung arbeitsbezogener Handlungsabläufe. Neben der personalen und sozialen Ebene ist die Berücksichtigung der organisationalen und strukturellen Bedingungen dabei unverzichtbarer Bestandteil. Anders als bei Teambesprechungen wird eine Supervision immer von einem teamexternen Moderator oder Supervisor geleitet.

Die noch in den 1990er-Jahren üblichen länger begleitenden Teamsupervisionen sind wegen des zunehmenden Kostendrucks im Gesundheitsdienst inzwischen eher selten. Teamsupervision wird vor allem fokussiert zur Bearbeitung derjenigen Probleme genutzt, die ein Team nicht im Vorfeld z. B. im Rahmen seiner regelmäßigen Besprechungen aus eigener Kraft lösen kann. Die Teilnahme geschieht in der Regel auf freiwilliger Basis.

Demgegenüber sind Krisenintervention oft für alle Teammitglieder verpflichtend, denn dabei geht es immer um zugespitzte Konflikte und eskalierte Situationen. Eine Krisenintervention wird beispielsweise einberufen, nachdem eine Therapeutin körperliche Gewalt durch einen Patienten erlitten hat oder nach dem überraschenden plötzlichen Tod eines Teamkollegen (Wittich 2007). Durch professionelle Hilfe soll das Team dazu befähigt und dabei unterstützt werden, die Krise zu bewältigen.

Qualitätszirkel

Qualitätszirkel sind Arbeitsgruppen, die sich aus Mitarbeiterinnen und Mitarbeitern einer oder mehrerer Hierarchieebenen zusammensetzen. Um Qualitätsverbesserungen bei der Arbeit zu erzielen, werden in Qualitätszirkeln Probleme benannt, analysiert und Lösungsvorschläge erarbeitet. Dabei handelt es sich um Probleme am eigenen Arbeitsplatz, im Arbeitsablauf oder in der Kooperation miteinander. Die im Qualitätszirkel gefundenen Problemlösungen sollen anschließend möglichst eigenverantwortlich umgesetzt und bewertet werden. Qualitätszirkel im Gesundheitsdienst haben häufig die Verbesserung der Arbeitsabläufe und der interkollegialen Zusammenarbeit oder die Reflexion der Patientenversorgung zum Ziel. Ob und in welchem Maß Lösungen realisiert werden können, hängt davon ab, inwiefern die Arbeit der Qualitätszirkel in der betreffenden Einrichtung verankert ist und vom Management unterstützt wird (Klimpel 1999).

Arbeit

Die Gesundheit und das Wohlbefinden von Therapeutinnen und Therapeuten können von ihrer Arbeit sowohl positiv wie auch negativ beeinflusst werden. Viele Menschen in therapeutischen Berufen erleben ihre Tätigkeit als für ihre Lebensqualität förderlich. Dies ist vor allem der Fall, wenn die Arbeitsanforderungen optimal (nicht maximal) sind, wenn den Mitarbeitern ein entsprechendes Maß an Selbstständigkeit zugestanden wird und die Organisation der Arbeit zweckmäßig und zielführend gestaltet ist.

Überall, wo Menschen arbeiten, werden auch Fehler gemacht. Deswegen ist ein Klima der Fehlertoleranz am Arbeitsplatz von hoher Bedeutung. Dazu gehören zunächst eine angemessene Fehlerprophylaxe, also institutionelle Bemühungen, Fehler zu vermeiden oder zu minimieren. Dies kann beispielsweise über Leitlinien oder Standards geschehen. Ein offener Umgang miteinander und ein professionelles Fehlermanagement vermögen im Sinne einer Lernorientierung dazu beizutragen, manchen Fehler künftig zu vermeiden oder zu minimieren. Schwappach und Koeck (2004) konnten zeigen, dass selbst potenziell von einem Therapiefehler betroffene Patienten diesen eher nachsehen und hinnehmen können, wenn mit ihnen offen und nicht beschönigend darüber gesprochen wird.

Weisen Arbeitsbedingungen die gegenteiligen Merkmale auf, ist es wahrscheinlich, dass sie – zumindest auf längere Sicht – beeinträchtigende Beanspruchungen bis hin zu Burn-out und psychosomatischen Erkrankungen verursachen.

Arbeitsumfang

Wenn die Aufgaben in Patientenversorgung und Leistungsdokumentation über einen längeren und unabsehbaren Zeitraum hinweg in der normalen Zeit nicht mehr zu schaffen sind, weil die Arbeitsmenge zu groß ist und Termine immer enger gesetzt werden, handelt es sich um eine Risikoarbeitsbedingung. Dies kann auch eine Gefahr sein, wenn jemandem, der mit seinen Aufgaben bereits ausgelastet ist, neue, zusätzliche Arbeiten übertragen werden, ohne ihn bei den bisherigen zu entlasten.

Menschengerechte und gesundheitsförderliche Arbeitsbedingungen zeichnen sich demgegenüber dadurch aus, dass sie auf längere Sicht weder über- noch unterfordern. Es ist Aufgabe des Arbeitgebers bzw. des direkten Vorgesetzten in Praxis und/oder Klinik, dafür Sorge zu tragen, dass der Arbeitsumfang richtig bemessen ist.

Arbeitsorganisation

Schlechte Arbeitsorganisation führt zu ständiger Mehrarbeit. Da die unmittelbar Betroffenen die Arbeitstätigkeiten und organisatorischen Bedingungen in der Regel am besten kennen, ist es von großer Bedeutung, diese aktiv in deren Beurteilung und Gestaltung einzubeziehen. Entsprechende Maßnahmen können direkte Mitarbeiterbefragungen oder die bereits erwähnten Qualitätszirkel sein.

4.3.3 Ansprechpartner

Deutsche Gesellschaft für Supervision DGSV, www.dgsv.de

Initiative Neue Qualität der Arbeit INQA, www.inqa.de

Bundesanstalt für Arbeitsschutz und Arbeitsmedizin BAuA, www.baua.de

Zusammenfassung

Arbeitswissenschaftlich wird zwischen Belastung und Beanspruchung unterschieden. Die unmittelbare Auswirkung der psychischen Belastung im Individuum ist u. a. von dessen jeweiligen Voraussetzungen einschließlich der individuellen Bewältigungsstrategien abhängig.
Wesentliche Anforderungen in Therapieberufen sind: das eigene Selbstverständnis im Zusammenhang mit gesellschaftlich zugeschriebenen Rollen, der Umgang mit Patienten und Angehörigen, die Kooperation im Team, die Schnittstellen zu anderen Berufsgruppen sowie Arbeitsumfang und Arbeitsorganisation. Konsequenzen beeinträchtigender Beanspruchung von Therapeutinnen und Therapeuten reichen von Ermüdungserscheinungen über psychosomatische Störungen, Burn-out bis zum Anstieg an Fehlzeiten und zu erhöhter personeller Fluktuation.
Zur Prävention dieser Beanspruchungen haben sich auf Individuumsebene Entspannungstechniken sowie Beratung und Coaching, als Mittel zur Intervention darüber hinaus Psychotherapieverfahren bewährt. Probate Ansatzpunkte auf Teamebene sind die Kommunikations- und Besprechungskultur, Supervision und Krisenintervention sowie Qualitätszirkel. Auf der Ebene der Arbeit selbst schließlich sind eine angemessene Arbeitsmenge und gute Arbeitsorganisation dazu angetan, beeinträchtigende Beanspruchungen zu vermeiden oder ihnen korrigierend zu begegnen.

Diskussions- und Übungsfragen

- Was würden Sie der Physiotherapeutin Martina K. raten? Was dem Ergotherapeuten Jannis Z.?
- Unter welchen Bedingungen würden Sie selbst ggf. eine Psychotherapie in Anspruch nehmen?

Multiple-Choice-Fragen

1 Unter psychischer „Belastung" wird wissenschaftlich verstanden:
   a. Anstrengung
   b. Stress
   c. äußere Anforderungen

2 Psychische „Beanspruchung" ist abhängig von
   a. der individuellen Belastbarkeit
   b. Geschlecht und Alter
   c. dem Anspruchsniveau
   d. den Belastungen

3 Zum Helfersyndom gehört
   a. eine hohe Abhängigkeit von der Anerkennung anderer
   b. ein großes Einfühlungsvermögen
   c. das Nichtwahrnehmen eigener Grenzen

4 Im Vorfeld einer Burnoutsymptomatik besteht
   a. ein Rentenbegehren
   b. eine hohe Einsatzbereitschaft
   c. eine lang andauernde Überforderungssituation

5 Zu gesundheitsförderlichen Arbeitsbedingungen gehört
   a. dass die gestellten Anforderungen zu bewältigen sind
   b. eine gute Teamatmosphäre
   c. möglichst viel Freizeit

Literatur

Bundesanstalt für Arbeitsschutz und Arbeitsmedizin (Hrsg.). Psychische Belastung und Beanspruchung im Berufsleben: Erkennen – Gestalten. Berlin; 2006.
Berufsverband Deutscher Yogalehrer. Der Weg des Yoga: Handbuch für Übende und Lehrende. Petersberg: Via Nova; 2003.
Dahmen-Fischer U. Psychologische Interventionen zur Reduktion von Streß und Burnout in der onkologischen Krankenpflege. Frankfurt a.M., Wien: Lang; 1992.
Fengler J. Konkurrenz und Kooperation in Gruppe, Team und Partnerschaft. Klett-Cotta; 1996.
Fengler J. Helfen macht müde. Klett-Cotta; 2001.
Grossmann R. Supervision im Krankenhaus. In: Scala K, Grossmann R. Supervision in Organisationen. Weinheim, München: Juventa; 1997: 159–198.
Hoffmann BH, Derra C. Handbuch autogenes Training: Grundlagen, Technik, Anwendung. Deutscher Taschenbuchverlag; 2000.
Hofmann E. Progressive Muskelentspannung: ein Trainingsprogramm. Göttingen u. a: Hogrefe; 2003.
Klimpel M. Qualitätszirkel im Krankenhaus und im Industrieunternehmen: eine arbeits- und organisationspsychologische Evaluations- und Vergleichsstudie. Freiburg: unveröffentlichte Diplomarbeit Univ. Freiburg; 1999.
Kristensen TS, Smith-Hansen L. Forskningens rolle i aendringer af psykosocialt arbejdsmiljo. In: Guldvoq B, Hrsg. Helsepersonellets arbeidsmiljö og jobbtilfredshet. Oslo: Heltef; 1997: 179–198.
Orendi B, Weyermann V, Guentert B. Arbeitssituation des Pflegepersonals unter der Lupe. Teil 1. Schweizer Spital, 1988; 8: 15–19.
Orendi B, Weyermann V, Guentert B. Arbeitssituation des Pflegepersonals unter der Lupe. Teil 2. Schweizer Spital 1988; 8: 27–30.
Petermann F (Hrsg.). Handbuch der Klinischen Psychologie und Psychotherapie. Göttingen u.a: Hogrefe; 2005.
Rothlin P, Werder PR. Diagnose Boreout. Warum Unterforderung im Job krank macht. Redline Wirtschaftsverlag; 2007.
Schmidbauer W. Das Helfersyndrom. Hilfe für Helfer. Rowohlt; 2007.
Schreyögg A (Hrsg.). Konzepte des Coaching. Wiesbaden: VS Verlag für Sozialwissenschaften; 2007.
Schwappach D, Koeck C. What makes an error unacceptable? International Journal for Quality in Health Care 2004; 16: 317–326.
Schwappach D. Das zweite Opfer – die Sicht des Personals. Vortrag im Forum Patientensicherheit Schweiz, Bern; 13.9.2007.
Tintori R, Estryn-Behar M. Communications: où, quand, comment? Objectif Prévention, 1999: 22: 27–29.
Wittich A. Supervision in der Krankenpflege: Formative Evaluation in einem Krankenhaus der Maximalversorgung. Elektr. Publikation 2004: www.freidok.uni-freiburg.de/volltexte/1368/.
Wittich A. Wenn nichts mehr ist, wie es war: „Debriefing" unterstützt bei traumatischen Ereignissen im Therapeuten-Team. pt_Zeitschrift für Physiotherapeuten; 2007, 4: 408–410.

5 Das deutsche Gesundheitswesen: Grundzüge, aktuelle Herausforderungen und Entwicklungen

Maik H.-J. Winter

5.1 Gesundheitssystemmodelle im internationalen Vergleich

In modernen Industriestaaten ist das Individuum im Krankheitsfall nicht gänzlich sich selbst überlassen, sondern kann bei Bedarf Einrichtungen, Leistungen sowie Produkte des Gesundheitswesens und der dort tätigen Berufsgruppen in Anspruch nehmen. Im internationalen Vergleich lassen sich 3 Grundmodelle der Gesundheitssystemgestaltung voneinander unterscheiden: das marktwirtschaftlich orientierte, das staatliche sowie das sozialversicherungsrechtliche Modell. Diese Differenzierung basiert auf der Tatsache, dass die jeweilige Art der Regulierung, der Leistungserbringung und Finanzierung der gesundheitlichen Versorgung deutliche Unterschiede aufweist. Gleichzeitig ist es eine idealtypische Klassifikation, denn die meisten Gesundheitssysteme sind „Mischformen", d. h., sie weisen nicht nur Merkmale *eines* Modells auf. Allerdings lassen sich unterschiedliche, kulturhistorisch gewachsene Schwerpunkte erkennen, die einem der 3 Grundtypen entsprechen (Simon 2008).

Ein *marktwirtschaftlich orientiertes Gesundheitssystem* ist durch ein geringes Maß an staatlicher Regulierung gekennzeichnet, die sich lediglich auf allgemeine Rahmenbedingungen der Gesundheitsversorgung bezieht (Simon 2008). Tendenziell herrscht hier die Philosophie vor, dass Krankheit ein allgemeines Lebensrisiko darstellt, welches durch den Einzelnen selbst abzusichern ist. Dazu steht ein gewinnorientierter Versicherungsmarkt zur Verfügung, auf dem sich Angebot und Nachfrage frei regulieren. Die Gesundheitsleistungen werden überwiegend von privatwirtschaftlichen Anbietern erbracht, deren Vergütung über private Krankenversicherungen oder durch direkte Zahlungen der Erkrankten erfolgt. Diese marktorientierten Prinzipien sind zweifelsohne im US-amerikanischen Gesundheitssystem zu großen Teilen realisiert. Allerdings kommt auch dieses System seit gut einem Jahrzehnt nicht mehr ohne Steuermittel aus, die inzwischen rund ein Drittel zu seiner Finanzierung beitragen, denn viele Bürger können die Prämien für eine angemessene private Krankenversicherung nicht aufbringen. Infolgedessen haben sich neben den marktwirtschaftlichen Strukturen staatliche Programme in einzelnen Bundesstaaten etabliert, um die gesundheitliche Versorgung auch bei Armut oder Bedürftigkeit zu gewährleisten. Unabhängig davon sind über 40 Millionen US-Bürger für den Krankheitsfall nicht ausreichend abgesichert (Simon 2008), sodass die zukünftige Gestaltung des Gesundheitssystems bis hinein in den Präsidentschaftswahlkampf immer wieder Gegenstand politischer Kontroversen ist. Darüber hinaus ist festzustellen, dass Gesundheitsleistungen auch in den USA nicht ausschließlich durch private Anbieter erbracht werden, sondern zu einem erheblichen Anteil auch durch öffentliche oder karitative Einrichtungen.

Im Gegensatz dazu findet die Gesundheitsversorgung in einem *staatlichen Gesundheitssystem* nahezu ausschließlich und direkt durch staatliche bzw. öffentliche Institutionen statt, sodass beispielsweise Angehörige von Gesundheitsberufen in der Regel Staatsbedienstete oder Angestellte öffentlicher Einrichtungen sind. Demzufolge existiert hier eine direkte staatliche Kontrolle der Leistungserbringung, die dem Grundsatz geschuldet ist, dass Gesundheit ein besonders schützenswertes Gut ist, dessen Erhaltung bzw. Wiederherstellung nicht den Kräften des Marktes überlassen werden kann. Finanziert wird das System aus allgemeinen Steuereinnahmen, die zentral erhoben und auf der Basis von Bedarfsplanungen an einzelne Landesteile (wie beispielsweise Regionen, Bezirke, Gemeinden) verteilt werden, wobei die Verwendung der Mittel wiederum staatlich gesteuert und kontrolliert erfolgt. Für den Erkrankten ist die Nutzung von Gesundheitseinrichtungen und -dienstleistungen in der Regel nicht mit privaten finanziellen Aufwendungen verbunden. Innerhalb der Europäischen Union weisen insbesondere Dänemark, Schweden und Großbritannien starke Kennzeichen eines staatlichen Gesundheitssystems auf. Dabei werden jedoch wiederum Abweichungen vom Idealtypus erkennbar: So sind beispielsweise im britischen National Health Service (NHS) neben staatlichen Einrichtungen zunehmend private Anbieter mit der Gesundheitsversorgung befasst. Dies betrifft die ambulante allgemeinmedizinische Versorgung durch niedergelassene privatwirtschaftlich tätige Ärzte ebenso wie die stationäre Behandlung in Krankenhäusern, die rechtlich sowie ökonomisch relativ selbstständig sind (Simon 2008).

Gesundheitssysteme, die nach dem Prinzip des Sozialversicherungsmodells organisiert sind, unterstehen ebenfalls einer staatlichen Regulierung, finanzieren sich jedoch überwiegend aus Sozialversicherungsbeiträgen (Simon 2008). Zu den Leistungserbringern (Ärzte, Krankenhäuser usw.) zählen vorrangig private Anbieter sowie gemeinnützige Einrichtungen. Staatliche Institutionen sind hingegen in deutlich geringerem Umfang an der Gesundheitsversorgung beteiligt (Bäcker et al. 2008). Insofern beinhaltet das Modell sowohl Elemente einer staatlichen als auch einer marktwirtschaftlich orientierten Gesundheitssystemgestaltung: Einerseits trägt der Staat die grundsätzliche Verantwortung für die Gesundheitsversorgung bzw. die soziale Absicherung im Krankheitsfall und nicht der freie Markt; andererseits ist der Staat nicht verpflichtet, die finanziellen, personellen und institutionellen Ressourcen vorzuhalten, die zur Wahrnehmung seiner Grundverantwortung notwendig sind (Steuermittel, Staatsbedienstete im Gesundheitswesen, staatliche Gesundheitseinrichtungen). Neben der Festlegung rechtlicher Rahmenbedingungen eröffnen sich somit gesundheitspolitische Gestaltungsspielräume, die es u. a. ermöglichen, Zuständigkeiten für die Realisation der Gesundheitsversorgung an andere Instanzen zu delegieren (beispielsweise Krankenkassen oder berufsständische Vertretungen) (Simon 2008). Im Sozialversicherungsmodell schließen die Leistungserbringer Versorgungsverträge mit den Krankenversicherungen ab, welche die Leistungen auch vergüten (Simon 2008). Die Krankenkassen selbst unterhalten in der Regel keine Versorgungseinrichtungen (Bäcker et al. 2008). Weite Teile des Sozialversicherungsmodells kommen u. a. in den Niederlanden, Frankreich sowie Deutschland zur Anwendung (Simon 2008). Allerdings belegen beispielsweise die in den letzten Jahren kontinuierlich gestiegenen Zuzahlungsverpflichtungen der Patienten, das hohe Maß an staatlicher Regulierung der Leistungserbringung sowie die Nutzung von Steuermitteln zur Finanzierung der Gesundheitsausgaben in Deutschland ebenfalls Abweichungen von der „Reinform" dieses Gesundheitssystemmodells.

5.2 Zentrale Strukturmerkmale des deutschen Gesundheitswesens

Das deutsche Gesundheitswesen ist durch eine hochkomplexe Organisationsstruktur gekennzeichnet, in welcher die staatliche Regulierung, die Finanzierung von Gesundheitsleistungen über Sozialversicherungsbeiträge und ihre überwiegend privatwirtschaftliche sowie freigemeinnützige Erbringung auf spezifische Art und Weise zusammenwirken (Simon 2008). Infolgedessen sind zahlreiche Akteure mit jeweils unterschiedlichen Aufgaben und Interessen mehr oder weniger direkt an der Gesundheitsversorgung beteiligt. Hierzu zählen neben dem Staat die verschiedenen Leistungserbringer der ambulanten, teilstationären und stationären Versorgung sowie die Kostenträger und nicht zuletzt die Versicherten selbst.

Die zentrale Regulierungs- und Steuerungskompetenz liegt beim Staat, der für alle Beteiligten verbindliche Rechtsvorschriften erlässt und ihre Einhaltung im Sinne einer Fachaufsicht kontrolliert. In diesem Kontext unterliegen die maßgeblichen Kostenträger der Gesundheitssicherung, d. h. gesetzliche Sozialversicherungen, wie insbesondere die Kranken-, aber auch die Renten-, Unfall- und Pflegeversicherung, dem öffentlichen Recht in Form der Sozialgesetzgebung. Sie tragen die finanzielle Hauptlast des Gesundheitswesens und steuern zusammen rund zwei Drittel (2004: 66,9 %) der Gesamtausgaben bei (Simon 2008). Da die gesetzliche Krankenversicherung (GKV) vorrangig für die Finanzierung direkter Gesundheitsversorgungsleistungen zuständig ist, entfallen auf sie mehr als die Hälfte (56,2 %) der Gesundheitsausgaben. Die soziale Pflegeversicherung trägt die Versorgungskosten bei Pflegebedürftigkeit, die vormals ebenfalls in den Zuständigkeitsbereich der GKV fielen, und ist mit 7,5 % an der Finanzierung des Gesundheitswesens beteiligt. Auf die gesetzliche Renten- und Unfallversicherung entfallen 1,5 % bzw. 1,7 % der Gesamtausgaben, da sie u. a. für die Finanzierung der Kosten von stationären Rehabilitationsmaßnahmen (Rentenversicherung) sowie von Arbeitsunfällen (Unfallversicherung) zuständig sind. Hinzu kommen rund 6 % an Steuermitteln, die Bund und Länder aufwenden, um beispielsweise die Gesundheitsverwaltung (Ministerien) sowie den öffentlichen Gesundheitsdienst (Gesundheitsämter) und Institutionen zu unterhalten, die dem Bundesministerium für Gesundheit unterstellt sind (wie etwa die Bundeszentrale für gesundheitliche Aufklärung oder das Robert-Koch-Institut). Darüber hinaus werden Investitionszuschüsse für Gesundheitseinrichtungen (wie Krankhäuser, Pflegeheime) aus Steuermitteln gewährt, Versorgungs- und Versicherungskosten von Sozialhilfeempfängern sowie die medizinischen Fakultäten finanziert. Die GKV erhält zudem eine anteilige Kostenerstattung für spezifische Leistungen, wie beispielsweise das Mutterschaftsgeld. Insgesamt werden in Deutschland jedoch weit weniger Steuermittel zur Finanzierung der Gesamtgesundheitsausgaben genutzt, als dies im EU-Durchschnitt oder auch in den USA der Fall ist. Die private Krankenversicherung (PKV) unterliegt dem allgemeinen Versicherungsrecht und ist gemeinsam mit der privaten Pflegeversicherung lediglich zu 9 % an den Gesundheitsausgaben beteiligt (Simon 2008).

Die staatliche Regulierungs- und Aufsichtspflicht bezieht sich ferner auf die Leistungserbringung und ihre Finanzierung im Rahmen der GKV, d. h., das Verhältnis zwischen der GKV, ihren Versicherten und den Leistungserbringern unterliegt den Vorschriften des SGB V, welches u. a. auch den Umfang der zu gewährenden Sach- und Dienstleistungen definiert. Demnach vereinbaren GKV und Leistungserbringer Verträge zur Behandlung der Versicherten sowie zur Vergütung der einzelnen Gesundheitsleistungen durch die GKV. Für die Versicherten entsteht mit der Entrichtung von Beiträgen ein Versicherungsschutz und Rechtsanspruch auf die medizinisch notwendigen Gesundheitsleistungen gegenüber denjenigen Leistungserbringern, die Vertragspartner der GKV sind. Mitglieder der PKV treten gegenüber den Leistungserbringern hingegen selbst als Vertragspartner auf und müssen die verauslagten Kosten gegenüber ihrer Versicherung geltend machen (Simon 2008).

Ein weiteres Charakteristikum des deutschen Gesundheitswesens ist die Trägervielfalt der Krankenversicherung. Sie führt dazu, dass die GKV heute (Stand 2005) aus rund 390 gesetzlichen Krankenkassen besteht und die PKV von knapp 50 Versicherungen getragen wird. Im Zeitreihenvergleich ist ihre Zahl seit den 1990er-Jahren nahezu stabil, während sich die Zahl der gesetzlichen Krankenkassen von rund 1 200 (Stand 1991) deutlich verringert hat (Simon 2008).

5.2.1 Einrichtungen, Beschäftigte und Ausgaben im Gesundheitswesen

Das Gesundheitswesen ist darüber hinaus in Deutschland inzwischen ein zentraler Wirtschaftszweig, dessen ökonomische Bedeutung außerordentlich groß ist. Dies betrifft sowohl die Gesamtsumme aller finanziellen Aufwendungen für Gesundheit, die ein erhebliches Umsatzvolumen erkennen lassen, als auch das Beschäftigungspotenzial in den Einrichtungen des Gesundheitswesens (Bäcker et al. 2008).

Heute (Stand 2005) stehen der Bevölkerung für die ambulante Versorgung ca. 131 000 Praxen von niedergelassenen Vertragsärzten und etwa 22 000 Apotheken zur Verfügung sowie rund 11 000 ambulante Pflegedienste. Für die stationäre Versorgung existieren 2 139 Krankenhäuser mit rund 524 000 Betten, 1 300 Vorsorge- und Rehabilitationseinrichtungen und 9 700 stationäre Pflegeeinrichtungen mit 713 000 Plätzen. In den letzten Jahren hat die Zahl der Arztpraxen und Apotheken kontinuierlich zugenommen, obwohl die Ausgaben in diesen Bereichen durch mehrere gesundheitspolitische Initiativen begrenzt oder gesenkt werden sollten. Zeitgleich kam und kommt es im Krankenhaussektor durch Fusionen und Schließungen zu der politisch intendierten Reduktion der Kapazitäten in Form von weniger Betten und Einrichtungen (Simon 2008). Dabei ist jedoch nicht zu übersehen, dass die durchschnittliche Verweildauer im Krankenhaus weiter sinkt und die Zahl der behandelten Patienten tendenziell steigt, sodass es zu einer Intensivierung bzw. Verdichtung der Arbeit kommt. Im Pflegebereich sind sowohl bei den ambulanten als auch den stationären Einrichtungen und dem von ihnen betreuten Personenkreis Zuwächse zu verzeichnen (Statistisches Bundesamt 2007). Demzufolge schlägt sich die gesundheitspolitische Maxime des Pflegeversicherungsgesetzes „ambulant vor stationär" hier noch nicht nieder.

Trotz zahlreicher technischer Innovationen besteht die gesundheitliche Versorgung zu weiten Teilen aus personenbezogenen Dienstleistungen und ist insgesamt durch eine hohe Personalintensität gekennzeichnet. Bereits 2005 gingen 11 % aller Erwerbstätigen in Deutschland im weitesten Sinn einer Beschäftigung im Gesundheitswesen nach, d. h. insgesamt 4,3 Millionen Personen (inkl. Beschäftigte in der Pharmaindustrie, im Gesundheitshandwerk usw.) (Sachverständigenrat zur Begutachtung der Entwicklung im Gesundheitswesen 2007). Damit ist dieser Sektor nach der Automobilindustrie die größte arbeitgebende Branche in der Bundesrepublik (Robert Bosch Stiftung 2000) und verzeichnete zumindest in den letzten 3 Jahrzehnten einen überdurchschnittlich hohen Beschäftigungszuwachs (Zimber 2000). Die überwiegende Mehrheit der Erwerbstätigen im Gesundheitswesen (2,58 Millionen) übt einen Gesundheits- bzw. Gesundheitsdienstberuf aus (Statisches Bundesamt 2007a) und ist demnach unmittelbar mit der gesundheitlichen Versorgung der Patienten befasst. Die größte Berufsgruppe sind Pflegekräfte (Gesundheits- und Krankenpflege, Altenpflege inkl. Pflegehilfskräfte: zusammen etwa 24%). An zweiter Stelle folgen Arzt- und Zahnarzthelferinnen (ca. 12%) sowie Human- und Zahnmediziner (ca. 9%). Charakteristisch ist ferner der hohe Frauenteil unter allen Beschäftigten im Gesundheitswesen (70%). Allerdings fällt das Geschlechterverhältnis in den einzelnen Berufsgruppen deutlich unterschiedlich aus, denn die (Zahn-)Medizin ist nach wie vor „männlich geprägt" bzw. weist lediglich einen Frauenanteil von 38% auf im Vergleich beispielsweise zur traditionell „weiblichen" Pflege, in der 83% Frauen tätig sind (Simon 2008).

Unter den Arbeitgebern rangieren ambulante, teilstationäre sowie stationäre Einrichtungen mit zusammen 42% an erster Stelle, wobei Arzt-/Zahnarztpraxen (24%) sowie Krankenhäusern (25%) eine etwa gleich große Bedeutung zukommt. In der Zeit von 2000 bis 2004 hat die Zahl der Beschäftigten im Gesundheitswesen insgesamt um 3,6% zugenommen. Dieser Anstieg basiert in erster Linie auf einem Personalzuwachs in den Praxen sonstiger medizinischer Berufe (beispielsweise Physiotherapeuten 12,9%) sowie in Pflegeheimen (11,8%) und ambulanten Pflegediensten (8,6%). In Krankenhäusern ist die Beschäftigtenzahl in diesem Zeitraum jedoch um 2,6% gesunken. Unter den Berufsgruppen verzeichnen Altenpflegekräfte mit 21% die höchsten Zuwächse, gefolgt von der Gruppe der Physiotherapeuten, Masseure und medizinischen Bademeister (19,8%) sowie pharmazeutisch-technischen Assistenten (10,6%). Die Personalzuwächse in der Medizin fallen mit 3,7% hingegen durchschnittlich aus und liegen in der Gesundheits- und Krankenpflege bei lediglich 2% (Simon 2008).

Mit Blick auf die Ausgaben für das Gesundheitssystem ist zunächst zwischen den Gesamtausgaben für Gesundheit und den Ausgaben der GKV zu differenzieren. Die Gesamtausgaben umfassen die finanziellen Aufwendungen aller Kostenträger im Gesundheitswesen (Simon 2008) ohne Leistungen, die für krankheitsbedingt ausgefallenes Einkommen gezahlt werden (Einkommensleistungen, wie Entgeltfortzahlung bei Krankheit, Krankengeld, Berufs- und Erwerbsunfähigkeitsrenten) und betrugen 2005 rund 239 Milliarden Euro. Damit werden für die gesundheitliche Versorgung in Deutschland fast 11% (10,7%) des Bruttoinlandsproduktes genutzt (Bäcker et al. 2008). Hierbei handelt es sich um einen Indikator der Gesamtleistung einer Volkswirtschaft, der alle wirtschaftlichen Leistungen eines Jahres im Inland umfasst, d.h. alle Leistungen von In- und Ausländern sowie ihre Einkommen. Unberücksichtigt hingegen bleiben Einnahmen, die Inländer aus dem Ausland beziehen (Simon 2008). Während die Gesundheitsausgaben absolut betrachtet in der Vergangenheit kontinuierlich gestiegen sind, zeigt sich jedoch ihr Anteil am Bruttoinlandsprodukt zumindest in den letzten Jahren relativ stabil (Bäcker et al. 2008). Gemessen an der allgemeinen wirtschaftlichen Entwicklung ist folglich keine überproportionale Steigerung der Gesundheitsausgaben im Sinne einer Kostenexplosion feststellbar. Gleichwohl nimmt die Bundesrepublik mit der Ausgabenquote von 11% des Bruttoinlandsproduktes im internationalen Vergleich einen Spitzenplatz ein, denn dies ist der höchste Wert unter den EU-15-Staaten (EU ohne Neuaufnahmen durch die jüngste Erweiterung). In der Schweiz und den USA fallen die Gesundheitsausgaben mit 11,5% bzw. 15% des Bruttoinlandsproduktes hingegen höher aus. Bei der Bewertung der deutschen Gesundheitsausgaben sind allerdings Effekte der Wiedervereinigung zu berücksichtigen, denn die neuen Bundesländer sind beispielsweise nach wie vor durch eine geringere Wirtschaftskraft als die alten gekennzeichnet. Analog dazu lag die Ausgabenquote für Gesundheitsleistungen 1990 in der alten Bundesrepublik bei 8,7% des Bruttoinlandsproduktes und rangierte zwar auch damals im oberen Drittel innerhalb der EU; fiel aber vergleichbar hoch aus wie z.B. in Frankreich, Schweden oder Dänemark (Simon 2008).

Erwartungsgemäß entfallen die meisten Ausgaben auf die Gesamtheit aller ambulanten Gesundheitseinrichtungen (rund 48%), wobei Arzt-/Zahnarztpraxen ca. 20% der Gesundheitsausgaben und Apotheken weitere 13,6% in Anspruch nehmen. Für die stationäre sowie teilstationäre Behandlung der Bürger wird etwas mehr als ein Drittel (36,5%) der Ausgaben aufgewandt. Krankenhausbehandlungen stehen dabei mit 26% der Gesamtausgaben im Vordergrund gefolgt von der stationären Langzeitpflege (7,6%) und Rehabilitationseinrichtungen (3,1%). Darüber hinaus ist zu konstatieren, dass die Ausgaben für Investitionen im Gesundheitswesen deutlich hinter der allgemeinen gesamtwirtschaftlichen Investitionsquote zurückbleiben. Dies kann einerseits mit der hohen Personalintensität im Gesundheitsbereich erklärt werden; andererseits aber auch mit einer tendenziellen, investiven Unterfinanzierung des öffentlichen Dienstes sowie mit der unzureichenden Finanzierung von Investitionen im Krankenhaussektor, die in vielen Bundesländern seit Längerem beklagt wird (Simon 2008, Steiner u. Mörsch 2005).

Mehr als die Hälfte (56%) der Gesamtausgaben für das Gesundheitswesen werden von der GKV getragen. Ihre Ausgaben beliefen sich 2005 somit auf 143 Milliarden Euro. Rund ein Drittel (34,2%) dieser finanziellen Aufwendungen entfielen auf die Krankenhausbehandlung der Versicherten, 17,7% auf die Arzneimittelversorgung und 15,1 % auf die ambulante medizinische Behandlung. Mit deutlichem Abstand folgen die Kosten für Verwaltung und Heil- und Hilfsmittel (je 5,7 %) sowie die ambulante zahnärztliche Behandlung (5,2 %). Weitere 4,1 % der GKV-Ausgaben entfielen auf das Krankengeld, je 1,7 % auf Zahnersatz sowie Vorsorge- und Rehabilitationsleistungen, 1,4 % auf die häusliche Krankenpflege und 0,9 % auf Leistungen bei Schwangerschaft und Mutterschutz. Diese Ausgabenverteilung zeigt sich im Zeitverlauf weitgehend stabil. Einzige Ausnahme stellen die Arzneimittelausgaben dar, die bis 2003 gestiegen sind. Insgesamt entsprach das Ausgabenvolumen der GKV im Jahr 2005 ca. 6,4 % des Bruttoinlandsproduktes, wobei die Ausgabenentwicklung in den letzten Jahren analog zum Gesamtwirtschaftsaufkommen verlief, sodass wiederum nicht von einer überproportionalen Kostenentwicklung gesprochen werden kann. Allerdings verzeichneten die gesetzlichen Krankenkassen, trotz finanzieller Entlastungen durch beispielsweise die Einführung der Pflegeversicherung, in den letzten Jahren immer wieder erhebliche Defizite, die 2003 noch rund 3,5 Milliarden Euro ausmachten. Diese finanziellen Probleme werden jedoch vorrangig mit den mangelhaften Einnahmen der GKV in Verbindung gebracht, die in den letzten 20 Jahren nicht Schritt gehalten haben, mit dem Anstieg des Bruttoinlandsproduktes und weit weniger mit den steigenden Ausgaben (Simon 2008, Sachverständigenrat für die Konzertierte Aktion im Gesundheitswesen 2003, Wille 2003). Hier wird ein primär strukturelles Problem der GKV sichtbar, denn sie bezieht ihre Einnahmen überwiegend aus Beitragszahlungen, deren Höhe sich am Arbeitseinkommen orientiert. Folglich führen insbesondere niedrige Tarifabschlüsse sowie die konstant hohe Arbeitslosigkeit zu Einbußen auf der Einnahmenseite. Gleiches gilt für veränderte Beschäftigungsverhältnisse im Sinne einer Umwandlung von Vollzeit- in Teilzeit- oder geringfügige Beschäftigungsverhältnisse, denn dadurch verringern sich die Beitragszahlungen; keineswegs aber die durch die GKV zu finanzierenden Leistungen oder die Inanspruchnahme des Gesundheitssystems. Darüber hinaus ist es seit Ende der 1970er-Jahre mehrfach zu einer Entlastung anderer Sozialversicherungszweige wie etwa der Renten- oder Arbeitslosenversicherung gekommen, indem der Krankenversicherung Einnahmen entzogen wurden. Der Umfang der so entstandenen Belastungen für die GKV wird von Experten allein für den Zeitraum von 1995 bis 2003 auf ca. 30 Milliarden Euro beziffert. Von daher wird die Konsolidierung der GKV-Einnahmen eine der zentralen gesundheitspolitischen Zukunftsherausforderungen bleiben (Simon 2008).

5.2.2 Grundsätze der gesetzlichen Krankenversicherung

Die soziale Absicherung bei Krankheit erfolgt für fast 90 % der Bevölkerung in der Bundesrepublik Deutschland durch die gesetzliche Krankenversicherung, deren Funktionsweise sich an zentralen Prinzipien orientiert. Hierzu zählen u. a. das Prinzip des Sozialstaates (vgl. Kap. 5.1), der Solidarität, der Subsidiarität, der Bedarfsdeckung sowie das Sachleistungsprinzip und die Versicherungspflicht. Diese Prinzipien sind einerseits sozialversicherungs- bzw. im Falle des Sozialstaatsprinzips sogar verfassungsrechtlich verankert, damit andererseits aber auch entlang weiterer sozial- sowie gesundheitspolitischer Entwicklungen veränderbar (Simon 2008).

■ **Solidarität**

Das Solidaritätsprinzip ist zweifelsfrei ein Kernelement der sozialen Absicherung bei Krankheit und besagt, dass sich die Mitglieder einer definierten Gemeinschaft (wie Versicherte einer Krankenkasse) im Bedarfsfall gegenseitig unterstützen. Diese Unterstützung wird jedoch nicht zwischen den einzelnen Personen realisiert, sondern über Solidarausgleiche in der GKV. Diese solidarischen Ausgleiche finden in erster Linie zwischen gesunden und kranken GKV-Mitgliedern statt sowie zwischen einkommensstarken und -schwachen Versicherten und zwischen Ledigen und Familien. So werden die individuellen Krankheitskosten auf alle Mitglieder der Versichertengemeinschaft umgelegt, d. h., die Versicherten erhalten im Krankheitsfall die notwendigen Leistungen unabhängig von der Höhe ihrer Beitragszahlungen und der Versorgungskosten bzw. ihrem Verbrauch. Auf diese Weise sollen gravierende individuelle finanzielle Einbußen oder die Existenzgefährdung des Einzelnen verhindert werden. Der Solidarausgleich zwischen kranken und gesunden Versicherten ist eine tragende Säule der GKV und ist darauf angewiesen, dass immer eine ausreichende Zahl von Nettozahlern vorhanden ist, d. h. Personen, die aus Sicht der Kasse mehr einzahlen, als ihre Gesundheitsversorgung kostet. In der Regel handelt es sich dabei um gesunde und gut verdienende Mitglieder. Die Beitragszahlungen der Mitglieder richten sich zudem nach ihrer wirtschaftlichen Leistungsfähigkeit gemessen am Arbeitseinkommen. Ein höheres Einkommen führt demnach auch zu höheren Beiträgen, wobei der zugestandene Leistungsanspruch genauso hoch ausfällt wie bei Personen mit niedrigerem Arbeitseinkommen bzw. geringeren Beiträgen. Für die Beitragsberechnung werden jedoch nur die monatlichen Bruttobezüge bis zur Beitragsbemessungsgrenze herangezogen, die momentan bei 3600 Euro liegt. Auf das Einkommen oberhalb dieser Grenze werden keine Krankenversicherungsbeiträge erhoben, sodass der Solidarausgleich entlang des Einkommens begrenzt ist. Die Kosten für die Gesundheitsversorgung von nicht erwerbstätigen Ehepartnern und Kindern, die als Familienversicherte beitragsfrei mitversichert sind, werden ebenfalls von der Versichertengemeinschaft bzw. denjenigen Mitgliedern finanziert, die Beiträge entrichten. Da die kostenlose Mitversicherung von Kindern in der GKV als eine gesamtgesellschaftliche Aufgabe betrachtet wird, erhalten die Kassen hierzu einen Zuschuss des Bundes (Steuermittel), der jedoch die entstehenden Kosten nach Expertenmeinungen nicht vollständig abdeckt (Simon 2008). Insgesamt richten sich die Beiträge in der GKV, anders als in der privaten Krankenversicherung (PKV), nicht am individuellen Gesundheitsstatus oder Krankheitsrisiko aus, sondern einzig an der wirtschaftlichen Leistungsfähigkeit. Infolgedessen existiert auch kein gesonderter Ausgleich zwischen jungen und alten Mitgliedern, d. h., die vergleichsweise höheren Gesundheitsausgaben für Rentner werden von allen Versicherten mitgetragen, von den jüngeren Erwerbstätigen ebenso wie von Rentnern, die keine und nur wenige Leistungen in Anspruch nehmen müssen (Simon 2008).

Da die Leistungen der GKV für alle Krankenkassen verbindlich im SGB V festgeschrieben sind, kommt der Zusammensetzung der jeweiligen Versichertengemeinschaft eine zentrale Bedeutung für die wirtschaftliche Situation einer Kasse und die Höhe ihrer Beitragssätze zu. Um die Differenzierung beider Faktoren unter den Krankenkassen nicht ausufern zu lassen, wurde 1994 der Risikostrukturausgleich etabliert, der Krankenkassen mit ungünstigen Risikostrukturen (gemessen an Einnahmen, Alter, Geschlecht der Versicherten sowie Anzahl der Familienversicherten) Zuschüsse durch die Kassen gewährt, die eine bessere Risikostruktur aufweisen. Dabei handelt es sich jedoch nicht um einen Ausgleich real angefallener Kosten, sondern um einen allen Kassen zugemessenen Beitragsbedarf in Anlehnung an die jeweils versicherte Risikostruktur. Eine Orientierung des Risikostrukturausgleiches am Morbiditätsspektrum der Kassen ist erst mit Einführung des Gesundheitsfonds im Januar 2009 geplant (Bäcker et al. 2008) und bleibt angesichts der aktuellen gesundheitspolitischen Diskussionen abzuwarten.

Subsidiarität

Das Solidaritätsprinzip in der GKV wird durch den Grundsatz der Subsidiarität ergänzt und teilweise auch relativiert. Dieser Grundsatz durchzieht die gesamte soziale Sicherung in Deutschland und bezeichnet in der GKV beispielsweise den Umstand, dass so genannte „Bagatellmedikamente" (etwa zur Bekämpfung eines grippalen Infektes) vom Versicherten selbst zu tragen sind und ihm eine Mitverantwortung für die eigene Gesundheit zukommt, die auch Aktivitäten der Selbsthilfe einschließt. Allgemein ausgedrückt fordert das Subsidiaritätsprinzip, dass anfallende Lasten zunächst vom Individuum und seiner unmittelbaren Umgebung zu bewältigen sind bzw. die nächstgrößere Solidargemeinschaft erst zum Tragen kommen sollte, wenn die Ressourcen der jeweils kleineren erschöpft sind. Daraus ergibt sich auch für die gesundheitliche Absicherung eine nach Leistungsfähigkeit hierarchisch aufgebaute Rangfolge der Hilfeleistungen durch unterschiedliche Solidargemeinschaften: An erster Stelle steht dabei der Erkrankte selbst, gefolgt von Lebens- oder Ehepartner sowie der Familie. Ist dieser Personenkreis nicht (mehr) in der Lage, die notwendigen Unterstützungen zu gewährleisten, soll die nächstgrößere Solidargemeinschaft, wie etwa die gesetzliche Krankenversicherung, eintreten. Hilfen durch den Staat, als größte Solidargemeinschaft, sollen schließlich erst dann Anwendung finden, wenn die Potenziale aller anderen Unterstützungsebenen ausgeschöpft sind. Allerdings ist das Ausmaß der finanziellen Eigenbeteiligung in Form von Zuzahlungen der GKV-Versicherten gesetzlich begrenzt. Seit Januar 2004 sind diejenigen Versicherten von weiteren Zuzahlungen befreit, die nachweisen können, dass sie im Jahr 2 % ihrer Bruttoeinnahmen (Belastungsgrenze) für ihre Behandlung aufwenden. Bei chronisch Kranken liegt diese Grenze bei 1 % ihrer Bruttoeinnahmen, wenn sie sich wegen derselben Erkrankung dauerhaft in Behandlung befinden (Simon 2008).

Bedarfsdeckung

Die Rechtsgrundlage der GKV (SGB V) sichert den Versicherten einen Anspruch auf das für ihre Behandlung medizinisch notwendige Maß an Sach- und Dienstleistungen zu. Demnach sind die Krankenkassen und auch die Leistungserbringer verpflichtet, eine bedarfsgerechte und dem Stand der medizinischen Erkenntnisse entsprechende Versorgung für die Versicherten vorzuhalten, wobei die Krankenbehandlung zweckmäßig zu erfolgen hat und das medizinisch Notwendige nicht übersteigen darf. Dieser Versichertenanspruch hat zudem Vorrang vor dem Grundsatz der Beitragssatzstabilität in der GKV, d. h., einerseits sind die Kassen verpflichtet, ihre Beitragssätze so zu gestalten, dass sie die vorgeschriebenen Leistungen und Rücklagen abdecken; andererseits können sie die Beiträge erhöhen, wenn die Versorgung der Versicherten nach den oben genannten Maßstäben nicht auf andere Weise gesichert ist.

Im Gegensatz dazu besteht in der sozialen Pflegeversicherung (SGB XI) kein Anspruch auf Bedarfsdeckung, denn die Pflegekassen sind gesetzlich nicht verpflichtet, ihre Leistungen bedarfsgerecht und ausreichend zu gestalten, sondern müssen nur eine Grundsicherung gewährleisten. Insofern kommen hier Prinzipien eines Teilkaskoversicherungsschutzes zum Tragen, die Eigenleistungen (etwa zu Verpflegung und Unterbringung) implizieren. Folglich hat die Beitragssatzstabilität Vorrang gegenüber der Bedarfsdeckung und die Beiträge werden zudem durch den Gesetzgeber und nicht durch die Pflegekassen festgelegt (Simon 2008).

Sachleistungsprinzip

Das Sachleistungsprinzip beschreibt die Tatsache, dass gesetzlich Krankenversicherte gegen Vorlage ihrer Versichertenkarte die für ihre Behandlung notwendigen Leistungen erhalten und den Leistungserbringern, mit Ausnahme der vorgeschriebenen Zuzahlungen, keine Kosten erstatten müssen, da diese den Kassen in Rechnung gestellt und von ihnen beglichen werden. In der privaten Krankenversicherung herrscht demgegenüber das Kostenerstattungsprinzip vor, demzufolge die Leistungserbringer ihre Kosten den Versicherten direkt in Rechnung stellen, die anschließend, je nach individuellem Versicherungsvertrag, voll oder teilweise von der Kasse erstattet werden. Inzwischen haben auch die gesetzlichen Krankenkassen größere Spielräume bei der Vertragsgestaltung und können ihren Versicherten ebenfalls Selbstbehalte anbieten (Simon 2008). Mit diesen Tarifen verpflichtet sich der Versicherte, einen bestimmten Betrag seiner Behandlungskosten selbst zu tragen, und erhält im Gegenzug eine Ermäßigung seines Krankenkassenbeitrags. Nicht selten richten sich diese Angebote allerdings vor allem an freiwillig Versicherte (vgl. das folgende Kap. Versicherungspflicht) und/oder gehen mit einer mehrjährigen Mitgliedschaftsverpflichtung in der jeweiligen Kasse einher.

Das Sachleistungsprinzip in der GKV ist immer wieder Gegenstand gesundheitspolitischer Diskussionen und bietet aus Sicht der Versicherten sowohl Vor- als auch Nachteile. Vorteilhaft ist zweifelsfrei, dass die Behandlung im Krankheitsfall weitgehend kostenfrei erfolgt und für die individuell schwer kalkulierbare Gesundheits-/Krankheitsentwicklung keine finanziellen Rücklagen gebildet oder verbraucht werden müssen. Darüber hinaus fallen auch bei vorsehbaren, hohen Behandlungskosten in der Regel keine Vorauszahlungen an wie etwa bei PKV-Mitgliedern. Des Weiteren müssen die Patienten im Rahmen der GKV weder die Richtigkeit der von den Leistungserbringern ausgestellten Rechnungen prüfen noch sich mit der Frage befassen, inwieweit die Vergütungen angemessen sind. Auf der anderen Seite fördert die Sachleistungspraxis die ohnehin vorhandene, relativ große Intransparenz im Gesundheitswesen, weil die Patienten keine Kenntnis darüber erhalten, welche Leistungen und Kosten für ihre Behandlung real abgerechnet werden. Angesichts der notwendigen Kompetenzen für eine solche Überprüfung muss jedoch nach derzeitigem Entwicklungsstand fraglich bleiben, inwieweit die Patienten dazu in der Lage wären (Simon 2008).

Versicherungspflicht

Für Erwerbstätige in einem abhängigen Beschäftigungsverhältnis (Arbeiter, Angestellte) besteht in Deutschland prinzipiell eine Pflicht zur Mitgliedschaft in der gesetzlichen Krankenversicherung. Übersteigen die beitragspflichtigen Einnahmen eine bestimmte Höchstgrenze (2008 3 600 Euro), gilt bislang keine Krankenversicherungspflicht, d. h., die Betroffenen können selbst entscheiden, ob sie der GKV als freiwilliges Mitglied beitreten, eine private Krankenversicherung (PKV) abschließen oder auf den Versicherungsschutz verzichten. Diese Optionen werden jedoch ab 1. Januar 2009 deutlich eingeschränkt, da eine allgemeine Krankenversicherungspflicht für alle Einwohner wirksam wird (Bäcker et al. 2008). Im Fall der Beanspruchung von Krankenversicherungsleistungen werden Personen ohne Versicherungsschutz je nach Vorversicherungszeiten dann einer gesetzlichen oder privaten Krankenkasse zugewiesen und müssen Beiträge ggf. auch rückwirkend entrichten (Simon 2008). Des Weiteren sind nicht erwerbstätige Ehepartner sowie Kinder kostenfrei mitversichert (Familienversicherte). Personen, die Arbeitslosenunterstützung beziehen, als Künstler oder Publizist arbeiten, sowie Studenten bis zum Abschluss des 14. Semesters bzw. zur Vollendung des 30. Lebensjahres unterliegen ebenfalls der Versicherungspflicht. Gleiches gilt für Rentner, wenn sie 90 % der letzten Hälfte ihres Berufslebens als Mitglied oder Familienangehöriger in der GKV versichert waren. Arbeitnehmer mit einem geringfügigen Einkommen (Minijobs bis 400 Euro) müssen selbst keine Krankenversicherungsbeiträge entrichten, genießen jedoch Versicherungsschutz, da der Arbeitgeber einen Pauschalbetrag (11 % des Bruttogehaltes bzw. 5 % bei Beschäftigung in Privathaushalten) an die Krankenversicherung zahlt (Busse u. Riesberg 2005).

Vor diesem Hintergrund ist die überwiegende Mehrheit der deutschen Bevölkerung (87,8 %) in der gesetzlichen Krankenversicherung (GKV) versichert, 9,7 % sind über die private Krankenversicherung (PKV) abgesichert und lediglich 0,2 % haben keinen Versicherungsschutz für den Krankheitsfall, wobei diese Quote in den letzten Jahren auch in Deutschland kontinuierlich gestiegen ist (Bäcker et al. 2008, Simon 2008). Unter den 70,5 Millionen Versicherten der GKV befanden sich 2005 28,7 Millionen Pflichtmitglieder, 20,1 Millionen mitversicherte Familienangehörige, 16,9 Millionen Rentner sowie 4,8 Millionen freiwillig Versicherte (Bäcker et al. 2008).

In Anlehnung an die faktische Krankenversicherungspflicht sind die Kassen in der GKV verpflichtet, jede Person, die der Versicherungspflicht unterliegt, aufzunehmen (Kontrahierungszwang der Kassen). Zugleich besteht für die Versicherten seit 1996 eine Wahlfreiheit in Bezug auf die Krankenkasse. Die Höhe des Beitragssatzes wird von den Kassen selbst festgelegt; muss sich laut SGB V jedoch an der Maßgabe eines ausgeglichenen Haushaltes orientieren (Simon 2008). 2005 lag der durchschnittliche Krankenkassenbeitrag in der GKV bei 13,73 % des Bruttoeinkommens bis zur Beitragsbemessungsgrenze (Bäcker et al. 2008). Bis Ende 2003 wurden diese Kosten je zur Hälfte von Arbeitnehmern und -gebern finanziert. Seit 2004 müssen nur die Arbeitnehmer einen zusätzlichen Beitrag von 0,9 % entrichten, sodass die Arbeitgeber und somit die Lohnnebenkosten entlastet werden (Simon 2008).

5.3 Aktuelle Herausforderungen der Gesundheitsversorgung

Die Bundesrepublik Deutschland ist, wie kaum eine andere Gesellschaft, von einer quasi doppelten Alterung ihrer Bevölkerung betroffen, denn die konstante Zunahme alter und vor allem sehr alter Menschen geht mit einem anhaltenden Geburtenrückgang einher, der die Gesamtbevölkerung schrumpfen lässt und bereits heute dazu führt, dass Deutschland den weltweit dritthöchsten Anteil über 60-Jähriger aufweist und das vierthöchste Durchschnittsalter der Bevölkerung (Bundesministerium für Familie, Senioren, Frauen und Jugend (BMFSFJ) 2002). Einerseits haben sich körperliche und geistige Vitalität im Alter bis heute von Kohorte zu Kohorte verbessert (Schwartz u. Walter 1998), andererseits nehmen gesundheitliche Beeinträchtigungen mit steigendem Alter zu. Ein abschließendes Urteil über die weitere Gesundheitsentwicklung im Zuge der Lebenszeitverlängerung ist derzeit kaum zu fällen u.a. auch deshalb, weil der Alternsprozess große inter- sowie intraindividuelle Unterschiede aufweist (Kruse 1999).

Unabhängig davon ist das deutsche Gesundheitswesen bereits heute mit einer konstant zunehmenden Zahl älterer Frauen und Männer konfrontiert, die Versorgungsleistungen in Anspruch nehmen und einen großen Teil der verfügbaren Ressourcen binden. Eine besondere Herausforderung stellt dabei die Gesundheitsversorgung über 80-Jähriger dar. Dieser Personenkreis ist die am schnellsten wachsende Bevölkerungsgruppe in der Bundesrepublik und hat bereits in den letzten 5 Jahrzehnten um 274 % zugenommen (BMFSFJ 2002). Hinzu kommt, dass Multimorbidität und chronisch-degenerative Krankheitsprozesse insbesondere im hohen Lebensalter zu einem spezifischen medizinisch-pflegerischen und psychosozialen Versorgungsbedarf führen (Zank et al. 1997). Insgesamt stehen alle Akteure der Gesundheitsversorgung einer „Geriatrisierung" des ambulanten und stationären Systems gegenüber (im Sinne einer Zunahme chronisch kranker multimorbider, alter Patienten), auf die sie an vielen Stellen bisher noch unzureichend vorbereitet sind, die zugleich jedoch eine der zentralen Zukunftsherausforderungen darstellt (Winter et al. 2002).

5.3.1 „Geriatrisierung" des Systems durch den demografischen und epidemiologischen Wandel

In allgemeinmedizinischen, internistischen, neurologischen und anderen fachärztlichen Praxen sind bereits heute bis zu 50 % der Patienten Ältere (Garms-Homolová u. Schaeffer 2003). Allein die Gruppe der über 70-Jährigen stellt in internistischen und allgemeinmedizinischen Praxen gut ein Viertel (26 %) bzw. ein Fünftel (19 %) der Patienten (Fischer et al. 2002). Heute nimmt beispielsweise ein über 79-jähriger Mann im Vergleich zu einem 40- bis 49-jährigen innerhalb von 12 Monaten mehr als doppelt so häufig ambulante ärztliche Hilfe in Anspruch (Nink et al. 2001) und rund 3 von 4 aller 70- bis 90-Jährigen (78 %) suchen mindestens einmal innerhalb von 8 Wochen eine Arztpraxis auf (Garms-Homolová u. Schaeffer 2003). Insgesamt ist der Gruppe der älteren Patienten (über 60-Jährige) nahezu die Hälfte (49 %) aller Arztkontakte zuzurechnen (Schwartz u. Schlaud 1999). Analysen kassenärztlicher Daten zeigen, dass einerseits das Patientenaufkommen mit steigendem Lebensalter zurückgeht, andererseits jedoch die Anzahl erbrachter Leistungen pro Patient im Altersgang zunimmt. Demzufolge kommt es mit steigendem Patientenalter zu einer wachsenden Zahl von Arzt-Patient-Kontakten und

Diagnosestellungen. Im Hinblick auf das Spektrum ambulanter medizinischer Versorgungsleistungen für Alterspatienten kommt den klassisch hausärztlichen Leistungen wie therapeutisches hausärztliches Gespräch, Hausbesuch, Ganzkörperuntersuchung, Blutentnahme, Injektionen usw. eine große Bedeutung zu. Andere eher diagnostisch orientierte Leistungen spielen den ärztlichen Abrechnungsdaten zufolge ab dem 60. Lebensjahr eine geringere Rolle. Für hausärztliche Praxen ist davon auszugehen, dass Hausbesuche rund 16% der Patientenkontakte ausmachen und die überwiegende Mehrheit der Hausbesuche (85%) bei älteren Patienten stattfinden. So werden immerhin 53,4% der Männer über 75 Jahre und 2 Drittel aller Frauen dieser Altersgruppe (66,6%) durch Hausbesuche betreut. Zumindest für diese Alterskohorte stellt der Hausbesuch somit eine klassische Form der ambulanten ärztlichen Versorgung dar, wobei dieser hausärztliche Besuch überwiegend einen Routinecharakter hat. Notfälle oder Krankenhauseinweisungen im Rahmen eines Hausbesuches sind bei Alterspatienten im Vergleich zu jüngeren Patienten seltener (Fischer et al. 2002). Bei knapp jedem vierten Patienten eines allgemeinmedizinischen Hausarztes handelt es sich um einen chronisch kranken Dauerpatienten, der kontinuierlich über alle Quartale hinweg ärztliche Leistungen in Anspruch nimmt. 2 von 3 dieser Patienten sind wiederum 60 Jahre und älter (Brenner et al. 2000), wobei das Diagnosespektrum insgesamt zu 2 Dritteln durch Erkrankungen des Herz-Kreislauf-Systems, des Nervensystems, der Sinnesorgane, des Blutes, des Stoffwechsels sowie des Gastrointestinaltraktes und durch Neubildungen gekennzeichnet ist (von Renteln-Kruse 2001). Darüber hinaus zählen muskuloskelettale Krankheiten sowie krankhafte neurologische und psychische Veränderungen, insbesondere demenzielle und depressive Störungen, zu den häufigsten chronischen Leiden im Alter (Helmchen u. Kanowski 2001).

Eine besondere Anforderung wird an die ambulante medizinische Versorgung erstens dadurch gestellt, dass bei älteren chronisch Kranken die Wahrscheinlichkeit des Auftretens weiterer chronischer Leiden erhöht ist (von Renteln-Kruse 2001). Somit steigt mit zunehmendem Lebensalter nicht nur das Vorkommen chronischer Erkrankungen, sondern das Krankheitsgeschehen wird durch das Phänomen der Multimorbidität geprägt. Jeder dritte über 70-jährige Bundesbürger leidet beispielsweise an 5 mittelgradig schweren und fast jeder vierte an 5 gleichzeitig behandelten Erkrankungen (Mayer u. Baltes 1996). Mehrfacherkrankungen stellen wiederum ein erhöhtes Risiko für das Eintreten von Fähigkeitsstörungen sowie Behinderungen dar und münden nicht selten in Pflege- und Hilfsabhängigkeit. Ferner wird davon ausgegangen, dass funktionelle Einbußen aufgrund von Multimorbidität sich nicht einfach summieren, sondern sich ihre Wirkungen oftmals in komplexer, synergetischer Weise negativ verstärken (von Renteln-Kruse 2001). Zweitens zeichnen sich chronische Erkrankungen durch eine spezifische Verlaufsdynamik, d. h. den Wechsel unterschiedlicher Krankheitsphasen, durch ein komplexes Krankheitsgeschehen sowie in der Regel lange, kostenintensive Versorgungsverläufe aus. Dies bedeutet für die Gesundheitsberufe, dass sie im hohen Maße mit Patienten konfrontiert sind, die infolge ihrer chronischen Erkrankung meist nachhaltige psychosoziale Veränderungen sowie Einschränkungen der individuellen Lebensführung in Form von teilweise gravierenden Selbstversorgungsdefiziten erleben. Folglich sollte die gesundheitliche Versorgung auch darauf ausgerichtet sein, die Patienten in den erforderlichen Anpassungs- und Bewältigungsleistungen zu unterstützen (Schaeffer u. Moers 2000).

Dem Krankenhaussektor kommt bei der gesundheitlichen Versorgung alter Menschen ebenfalls nach wie vor eine herausragende Bedeutung zu, denn die Krankenhauskapazitäten werden überdurchschnittlich häufig von über 65-Jährigen genutzt (Garms-Homolová u. Schaeffer 2003). Bereits die Befunde der Berliner Altersstudie belegen, dass 21% aller 70- bis 90-jährigen Deutschen mindestens einmal jährlich stationär behandelt werden und die Einweisungshäufigkeit mit dem Lebensalter und steigender Krankheitszahl im Sinne von Multimorbidität zunimmt (Linden et al. 1996). Die Behandlungshäufigkeit erreicht unter den Hochaltrigen (über 85 Jahre) einen Höchstwert, sodass diese Personen durchschnittlich fast 6-mal so häufig stationär behandelt werden wie Kinder unter 15 Jahren. Während die Gesamtfallzahlen in den Krankenhäusern im Jahr 2003 im Vergleich zum Vorjahr erstmalig zurückgingen, nahm die Krankenhausbehandlungsrate einzig für 65- bis 85-Jährige zu (Schulte 2006). Die durchschnittliche Verweildauer eines Krankenhauspatienten konnte in den letzten Jahren kontinuierlich gesenkt werden und beträgt aktuell 8,6 Tage (Simon 2008). Im Gegensatz dazu unterscheidet sich die durchschnittliche Verweildauer deutlich durch die Abhängigkeit vom Lebensalter der Patienten, sodass Krankenhausaufenthalte alter Menschen im Mittel länger dauern als bei jüngeren Patienten. So liegt die Verweildauer für Patienten ab dem 75. Lebensjahr durchschnittlich bei 11,3 Tagen, wohingegen sie bei 25- bis 45-Jährigen 7,5 Tage beträgt (Schulte 2006). Unter den Behandlungsanlässen älterer Krankenhauspatienten nehmen Krankheiten des Kreislaufsystems eine herausragende Bedeutung ein. Darüber hinaus stellen bösartige Neubildungen einen weiteren Hauptanlass für stationäre Behandlungen im höheren Lebensalter dar (Robert Koch Institut 2005).

In seiner Gesamtheit unterliegt der Krankenhaussektor einem bis heute anhaltenden Reformprozess. Zu den zentralen strukturellen Merkmalen der Krankenhausversorgung zählen die kontinuierliche Bettenreduzierung und die Verringerung der Verweildauer bei gleichzeitig zunehmenden Patientenzahlen und einer Erhöhung der Bettenauslastung. Aus institutioneller Sicht kommt es somit zu einer Arbeitsverdichtung für Medizin und Pflege. Die Veränderung der Krankenhausfinanzierung wird diese Entwicklung intensivieren. Welche Auswirkungen dies auf die Krankenhausstrukturen und vor allem auf die Patientenversorgung haben wird, ist derzeit kaum absehbar. Aus der Perspektive älterer Patienten mit komplexen Versorgungsbedarfen besteht die Gefahr, dass ihre stationäre Behandlung noch stärkere wirtschaftliche Risiken für das Krankenhaus mit sich bringt. Wenngleich davon auszugehen ist, dass es innerhalb des Krankenhaussektors zu einer vermehrten Spezialisierung auf einzelne Patientengruppen kommt, könnte sich die Reformierung der Krankenhausfinanzierung nachteilig für ältere Patienten auswirken (Winter et al. 2006).

5.3.2 Kosten der Gesundheitsversorgung alter Menschen

Analysen der GKV-Ausgaben zeigen, dass rund die Hälfte (51,5%) auf die Gruppe der Bundesbürger im erwerbsfähigen Alter (15 bis 65 Jahre) entfallen, die gut 2 Drittel (67,6%) der Gesamtbevölkerung ausmacht. Demgegenüber werden für Gesundheitsleistungen der mit 17,2% relativ kleinen Gruppe 65-jähriger und älterer Menschen 43% aller Ausgaben verwandt. Ein ähnliches Bild zeigt sich auch unter geschlechts- und altersspezifischen Gesichtspunkten: Etwa ein Zehntel der Krankheitskosten für Frauen und 4,6% derjenigen für Männer entfallen jeweils auf Hochaltrige, d.h. auf 85-Jährige oder Ältere. Ihr Anteil an der weiblichen bzw. männlichen Gesamtbevölkerung liegt jedoch nur bei 2,7% (Frauen) bzw. bei 0,9% (Männer). Tendenziell nehmen die durchschnittlichen Pro-Kopf-Ausgaben für Krankheitsbehandlungen mit steigendem Lebensalter überproportional zu. Die höchsten Kosten pro Einwohner verursacht die Behandlung hochaltriger Frauen. Infolgedessen entfallen auf diese Personengruppe 13-mal so hohe Kosten wie auf Kinder und Jugendliche unter 15 Jahren (Statistisches Bundesamt 2004). Die höhere Kontakthäufigkeit alter Menschen zum medizinischen Versorgungssystem führt darüber hinaus zu überdurchschnittlich hohen Kosten für die ambulante ärztliche Versorgung. Die Ausgaben der GKV für diese Behandlungen lagen bereits im Jahr 2004 mit 23 Milliarden Euro bei 16,4% des gesamten Ausgabenvolumens. Dabei verursachen Patienten jenseits des 79. Lebensjahres pro Person und Jahr 3-mal so hohe Kosten wie z.B. chronisch kranke Kinder unter 10 Jahren. Unter den chronisch Kranken, die über das ganze Jahr hinweg behandelt werden (Dauerpatienten), entfällt mit 22,9% der größte Teil der Jahresbehandlungskosten interessanterweise nicht auf Hochaltrige, sondern auf die Gruppe der 70- bis 79-Jährigen. An zweiter Stelle folgen die 60- bis 69-Jährigen mit einem Anteil von 22,5% der jährlichen Behandlungskosten. Im Vergleich zu Patienten, die nur in einem Quartal pro Jahr ambulante medizinische Leistungen nutzen, verursacht ein Dauerpatient durchschnittlich 7-fach höhere Kosten.

Im Hinblick auf die Krankheitsart zeigt sich, dass Dauerpatienten im Alter über 79 Jahren, die an Depressionen leiden, die höchsten Jahresbehandlungskosten verursachen. Insgesamt ist jedoch davon auszugehen, dass die Höhe der ambulanten Behandlungskosten weniger durch die Art der chronischen Erkrankung als vielmehr durch das Alter der Patienten bestimmt wird. So beträgt die Variation der Kosten innerhalb der Gruppe der 60- bis 69-jährigen Patienten lediglich 29%; für einzelne Diagnosen (z.B. Rückenschmerzen, Adipositas) hingegen mehr als 200%. Umgekehrt bedeutet dies, dass durch die ambulante medizinische Behandlung eines hochbetagten Dauerpatienten in etwa doppelt so hohe Kosten entstehen wie für einen durchschnittlichen Dauerpatienten (Brenner et al. 2000).

5.3.3 Zentrale Probleme in der stationären und ambulanten Versorgung alter Menschen

Die medizinische Versorgung älterer Menschen stellt unabhängig vom Versorgungssetting für alle beteiligten Akteure eine besondere Herausforderung dar. Dies begründet sich zunächst durch die Tatsache, dass die Leistungserbringer bei alten Menschen, wie bei kaum einer anderen Nutzergruppe, alternsphysiologische von pathologischen Entwicklungen unterscheiden müssen. Darüber hinaus sind die Zielvorstellungen, Fähigkeiten und Einschränkungen der älteren Patienten in unterschiedlichen Bereichen zu berücksichtigen. Dabei stehen sowohl die großen interindividuellen Unterschiede im Verlauf des Alternsprozesses als auch die verschiedenartige biografische sowie kulturelle Prägung der inzwischen mehrere Generationen umfassenden Altenbevölkerung der Formulierung allgemeingültiger Strategien zur Bewältigung von Krankheit und Krankheitsfolgen entgegen. Erfahrungen in der Gesundheitsversorgung älterer Menschen zeigen, dass sie vor allem dort am effektivsten gestaltet werden kann, wo unterschiedliche Experten interdisziplinär zusammenarbeiten, wie es in geriatrischen Fachabteilungen und Kliniken der Fall ist (Anders 2004). Obwohl das so spezialisierte Versorgungsangebot in den letzten Jahren deutlich zugenommen hat, findet die stationäre Versorgung alter Menschen nach wie vor überwiegend in Krankenhäusern der Regelversorgung ohne geriatrische Fachabteilungen statt. Zum einen ist davon auszugehen, dass ältere Menschen aufgrund ihres Krankheitsgeschehens auf die Behandlung durch die dort tätigen Spezialisten angewiesen sind. Zum anderen ist die Arbeits- und Ablauforganisation in Allgemeinkrankenhäusern auf die Versorgung jüngerer Akutpatienten ausgerichtet. Infolgedessen werden insbesondere die psychosozialen Bedürfnisse von Alterspatienten nur unzureichend berücksichtigt (BMFSFJ 2002). Empirische Untersuchungen legen die Annahme nahe, dass knapp jeder zehnte ältere Krankenhauspatient eine angemessenere Behandlung in einer geriatrischen Facheinrichtung erhalten könnte (Thiele u. Rüschmann 2000). Vor dem Hintergrund dieser angenommenen Fehlplatzierung und der steigenden Zahl älterer Krankenhauspatienten lässt sich ein zusätzlicher Bedarf geriatrischer Versorgung für mehrere Hunderttausend Patienten pro Jahr schätzen (BMFSFJ 2002).

Aus struktureller Perspektive erscheint es dringend erforderlich, die stationäre Versorgung deutlicher als bislang am individuellen Bedarf der älteren Patienten zu orientieren und sie stärker am Output für den Patienten auszurichten. Des Weiteren ist die Kontinuität der Versorgung im Sinne einer abgestimmten Verzahnung ambulanter und stationärer Versorgungsstrukturen sicherzustellen. Seit Längerem ist bekannt, dass vor allem bei Alterspatienten der Wechsel von einem Versorgungssegment ins andere zu Beeinträchtigungen der Versorgung führt. Im Zuge dieser Schnittstellenproblematik kommt es nicht selten zu poststationären Komplikationen, die eine Wiedereinweisung ins Krankenhaus notwendig machen (Drehtüreffekt). Zukünftig wird es mehr denn je darum gehen müssen, integrierte Versorgungskonzepte zu entwickeln, in denen der Krankenhausaufenthalt lediglich ein Bestandteil der Versorgungskette ist. Insbesondere die Überleitung vom akutstationären Sektor in die häusliche Umgebung und/oder professionelle Weiterbehandlung stellt im Versorgungsverlauf eine sensible Schnittstelle dar (Winter et al. 2006). Bisher kompensiert die akutstationäre Versorgung im Alter in weiten Teilen immer noch die bedarfsunangemessene ambulante pflegerische Versorgung. Patientenstudien konnten nachweisen, dass Qualitätsmängel in der ambulanten Versorgung, z.B. Personalrotation und Orientierung am Betriebsablauf, bei den Nutzern dazu führen, dass insbesondere in Krisensituationen der Wunsch besteht, in die stationäre Krankenhausversorgung aufgenommen zu werden (Schaeffer 2000). In der ambulanten ärztlichen Versorgung besteht bei Alterspatienten eine erhöhte Wahrscheinlichkeit, dass vergleichsweise gut behandelbare Erkrankungen durch den Arzt nicht erkannt werden (hidden morbidity). Nationale und internationale Studien konnten zeigen, dass ein Teil der Gesundheitsprobleme älterer Patienten erst im Rahmen eines arztinitiierten Kontaktes (z.B. Vorsorgescreening) dem behandelnden Arzt bekannt werden. Dieses Phänomen ist bedingt durch einen erschwerten anamnestischen Zugang, der oftmals atypisch verlaufenden Krankheitssymptomatik sowie durch eine Fehldeutung der Krankheitszeichen durch den Patienten. Beschrieben ist ferner, dass es im Rahmen eines therapeutischen Nihilismus aufgrund des Patientenalters auch zur Vorenthaltungen wirksamer Behandlungsmöglichkeiten kommen kann. Gleichzeitig besteht in der Versorgungspraxis auch die Tendenz zu Überdiagnostik und -therapie alter Patienten, die eine Konzentration auf körperliche Beschwerden, steigende Kosten, Wechsel des behandelnden Arztes sowie Behandlungsunzufriedenheit des Patienten nach sich ziehen können (Fischer et al. 2002).

Insgesamt wird bislang nur unzureichend verstanden, wie die Kostenentwicklung im Gesundheitswesen durch den demografischen Wandel beeinflusst ist. Im Mittelpunkt aktueller gesundheitspolitischer Diskussionen steht immer wieder die Frage, inwieweit die Zukunftsfähigkeit der Krankenversicherung durch die steigende Zahl alter Menschen in ihrer jetzigen Form gefährdet ist. Dabei wird häufig übersehen, dass die zentralen Risiken des Krankenversicherungssystems vom eklatanten Rückgang der jungen Bevölkerung sowie der angespannten Arbeitsmarktsituation ausgehen.

5.3.4 Gestaltungs- und Forschungsbedarf bei der Versorgung älterer Menschen

Trotz des enormen Ressourceneinsatzes wird das deutsche Gesundheitswesen den Anforderungen an die stationäre und ambulante Versorgung älterer Menschen nur unzureichend gerecht (Sachverständigenrat für die Konzertierte Aktion im Gesundheitswesen 2000/2001). Zu den zentralen Kritikpunkten zählt die mangelnde Kontinuität und Integration ihrer Versorgung (Schaeffer 2000; Winter et al. 2006). Aufseiten der Leistungserbringer stehen Kooperations- und Koordinationsdefizite sowie die Fragmentierung der Versorgungszweige bzw. die Unüberschaubarkeit der Leistungsangebote den komplexen Bedarfen der zumeist chronisch kranken Alterspatienten entgegen und verursachen Versorgungsbrüche. So zeigt sich, dass die Patienten auf der Basis mangelnder Koordinationen zwar häufig medizinische Versorgungsinstanzen beanspruchen, dagegen vergleichsweise wenig andere komplementäre Gesundheits- und Sozialdienste nutzen (Schaeffer 2000, Winter et al. 2006).

In ihrer Gesamtheit stellt die Versorgung chronisch kranker älterer Menschen einen komplexen Organisations- und Abstimmungsprozess dar, bei dem unterschiedliche Ansätze der Gesundheitsförderung, Prävention, Kuration, Rehabilitation und Pflege im Zusammenspiel der Kostenträger und Leistungserbringer zum Tragen kommen sollten. Die derzeitige Versorgungssituation ist demgegenüber nicht selten durch suboptimalen Einsatz von Versorgungsressourcen im Sinne von sowohl Unter- als auch Über- und Fehlversorgung gekennzeichnet. Daraus entstehen vermeidbare Kosten sowie die Situation, dass alten Menschen mit chronischen Krankheiten trotz Inanspruchnahme zahlreicher Versorgungsleistungen oft nur wenig adäquate Hilfe zuteil wird und sie massive Einschränkungen in ihrer Lebensqualität erfahren. So ist beispielsweise davon auszugehen, dass bis zu 23% der Krankenhausaufenthalte älterer Menschen durch nebenwirkungsbedingte Symptome erklärt werden können. Zudem lassen sich 36% dieser Krankenhauseinweisungen mit Irrtümern bzw. Kunstfehlern im ärztlichen Verschreibungsverhalten in Verbindung bringen (Mühlberg et al. 1999).

Angesichts der stark wachsenden alten Bevölkerung bei gleichzeitigem Rückgang der Zahl junger Menschen stellt sich zudem die Frage nach der Sicherstellung der personellen Ressourcen für die Gesundheitsversorgung. Zukünftig wird es mehr denn je zum einen darauf ankommen, eine ausreichende Anzahl junger Menschen für die medizinischen, pflegerischen und therapeutischen Berufe zu gewinnen. Selbst wenn die Ausbildungsnachfrage in diesen Bereichen momentan ungebrochen hoch sein mag, besteht doch in manchen (vor allem ländlichen ostdeutschen) Regionen bereits ein eklatanter Mangel an qualifizierten Fachkräften. Zum anderen wird es darum gehen müssen, den Nachwuchs adäquat zu qualifizieren und auf die veränderten Nutzerrealitäten im Sinne der Bedürfnisse älterer Patienten vorzubereiten. Inwieweit die unlängst eingeleiteten Ausbildungsreformen beispielsweise in Medizin und Pflege dazu geeignet sind, den steigenden Bedarf an geriatrisch-gerontologischer Expertise zu sichern, bleibt vorerst abzuwarten. Fest steht indes, dass das Gesundheitswesen bereits heute ein entscheidender Wirtschaftszweig ist, der in weiten Teilen nicht nur seit Jahren Zuwachsraten aufweist, sondern der auch das Potenzial zur Entstehung qualifizierter Arbeitsplätze hat.

Insgesamt ist die Optimierung der Versorgung kranker alter Menschen, d.h. auch ein effizienterer und effektiverer Einsatz der zur Verfügung stehenden Mittel, von hoher gesundheitspolitischer Relevanz und erfordert einen gesellschaftlichen Konsens über den Umfang, die Qualität und Finanzierung gesundheitlicher Leistungen im Alter. Erste Forschungsergebnisse im Bereich der deskriptiven Inanspruchnahmeforschung verdeutlichen, dass die Versorgungsrealität im Alter weitaus komplexer ist als hinlänglich vermutet und es deutliche Unterschiede gibt in der Gesundheitsversorgung jüngerer Alter im Vergleich zu Hochaltrigen (Winter et al. 2005 u. 2006). Angesichts der Tatsache, dass es sich bei der Altenbevölkerung inzwischen um 2 sehr unterschiedlich geprägte Generationen handelt, scheint ihre in wissenschaftlichen Untersuchungen und Gesundheitsstatistiken vielfach noch anzutreffende Zusammenfassung zur „Gruppe der 65-Jährigen und Älteren" unzureichend. Darüber hinaus konnten durch die Aufarbeitung von Routinedaten der Kostenträger inzwischen Wege aufgezeigt werden, die Transparenz des Versorgungsgeschehens zu erhöhen, und somit Grundlagen für seine Steuerung geschaffen werden. Bei der weiteren Ausdifferenzierung dieser Forschungsrichtung wird es einerseits darum gehen müssen, die unterschiedlichen Patientenperspektiven in der heterogenen Gruppe älterer Menschen stärker zu fokussieren inklusive sozialer sowie sozialpsychologischer Aspekte der Nutzung von Gesundheitsleistungen. Besondere Aufmerksamkeit sollte dabei der Vermeidung schwerer und zumeist kostspieliger Folgeerkrankungen chronischer Leiden zukommen. Andererseits erscheint es dringend notwendig, die Perspektive der Leistungserbringer im Hinblick auf das altersgewandelte Versorgungsgeschehen genauer zu untersuchen und weiterführenden Entwicklungsbedarf aufzuzeigen, um die gesundheitliche Versorgung im Alter nachhaltig verbessern und zukunftsfähig gestalten zu können (Winter et al. 2006).

5.4 Aktuelle Entwicklungen im Gesundheitswesen

Aus organisationssoziologischer Perspektive befindet sich das deutsche Gesundheitswesen in einer hochdynamischen Umbruchsituation, die sowohl strukturelle Rahmenbedingungen als auch Inhalte der Gesundheitsversorgung betrifft und im Wesentlichen durch eine zunehmende Komplexität der Versorgungsinstitutionen gekennzeichnet ist. Sie basiert vor allem auf einer steigenden Differenzierung der Angebots- und Vertragsstrukturen. Das heißt, rein sektorale Leistungsbereiche wie die stationäre und ambulante Akut- oder Langzeitversorgung werden immer häufiger ergänzt durch neue, sektorenübergreifende Versorgungsformen – wie beispielsweise Modelle der integrierten Versorgung oder interdisziplinäre Versorgungszentren. Für Angehörige der Gesundheitsberufe verbinden sich hiermit sowohl erweiterte Tätigkeits- und Gestaltungsoptionen als auch veränderte Verantwortungsbereiche. Demnach sind sie zukünftig nicht nur gefordert, die Belange der eigenen Berufsgruppe oder Abteilung zu vertreten, sondern gesamtorganisatorische Verantwortung für die Versorgungsverläufe ihrer Klienten zu übernehmen (Sachverständigenrat zur Begutachtung der Entwicklung im Gesundheitswesen 2007). Hinzu kommt, dass der steigenden Nachfrage nach Gesundheitsleistungen begrenzte finanzielle Ressourcen gegenüberstehen mit der Folge einer wachsenden Ökonomisierung der Gesundheitsversorgung. Unabhängig von damit einhergehenden steigenden bürokratischen Belastungen und erheblichen ethischen Konflikten kommen die Gesundheitsberufe heute nicht mehr umhin, die Qualität ihrer Arbeit mit der Kosteneffektivität in Einklang zu bringen und ihre Leistungen so zu gestalten, dass sie möglichst kostengünstig die Kontinuität der Versorgungsqualität gewährleisten (Sachverständigenrat zur Begutachtung der Entwicklung im Gesundheitswesen 2007). Solche Konfliktsituationen sind zwar berufsfeldtypisch, jedoch nicht allein innerhalb des Berufsfeldes zu lösen, sodass die Gesundheitsberufe in ihrer Gesamtheit gefordert sind, sich deutlicher als bislang einzubringen in gesellschaftspolitische Kontroversen um einen tragfähigen Konsens über Umfang, Qualität und Finanzierung der künftigen Gesundheitsversorgung. Zugleich sehen sich die Gesundheitsberufe seitens der Kostenträger sowie auch der Patienten mit wachsenden Forderungen konfrontiert, ihre Leistungen evidenzbasiert zu gestalten und sie an Leitlinien zu orientieren. Dies bedeutet zum einen, den Leitlinienentwicklungsprozess weiter voranzutreiben und deutlicher als bislang interdisziplinär auszurichten. Zum anderen sind alle Gesundheitsberufe gefordert, wissenschaftlich-technische Innovationen in ihre praktische Arbeit zu integrieren und den Transfer wissenschaftlicher Erkenntnisse in die Praxis sicherzustellen. Ferner ist ein anhaltender Wandel der gesetzlichen Rahmenbedingungen feststellbar, der sowohl den Leistungsumfang als auch die Leistungserbringung, -finanzierung sowie Qualitätssicherung gesundheitlicher Versorgung betrifft und entsprechend umfangreiche Kenntnisse bzw. ihre beständige Aktualisierung erfordert.

Das seit Langem belegte Problem der Versorgungsdiskontinuität sowie die Tatsache, dass klassischerweise mehrere Gesundheitsberufe (unter Umständen aus unterschiedlichen Sektoren) an der Gesundheitsversorgung beteiligt sind, erfordert die Fähigkeit und Bereitschaft der Berufe, miteinander sowie mit den Klienten und ihren Angehörigen erfolgreich zu kooperieren und adäquat zu kommunizieren. Empirische Befunde belegen indes, dass Patienten in Deutschland vor allem diese beiden gesundheitsberuflichen Kompetenzbereiche als defizitär erleben (Dierks et al. 2006, Schnee 2006). In diesem Kontext gelten die traditionelle Aufgabenteilung sowie die Zusammenarbeit der Berufe heute als unzeitgemäß, sodass Experten für eine Reform der Zuständigkeiten sowie neue integrative und interdisziplinäre Arbeits- bzw. Versorgungsmodelle plädieren. Zugleich wird kritisiert, dass die Ausbildungen in den Gesundheitsberufen ungenügend auf den Wandel des Berufsfeldes und die damit einhergehenden Anforderungen vorbereiten (Sachverständigenrat zur Begutachtung der Entwicklung im Gesundheitswesen 2007).

5.4.1 Reformen im Gesundheitswesen

In den letzten eineinhalb Jahrzehnten kam es in Deutschland zu zahlreichen Gesundheitsreformen mit jeweils unterschiedlichen Ziel- und Schwerpunktsetzungen. Diese Entwicklung hält bis heute an, sodass sie nachfolgend nur exemplarisch erörtert werden kann. Entscheidende Impulse für umfangreichere Reformen scheinen dabei maßgeblich von der finanziellen Lage der GKV auszugehen, denn sie fanden immer dann statt, wenn die Bilanz der GKV Defizite aufwies (Busse u. Riesberg 2005).

Kostendämpfung als Hauptziel

Seit Mitte der 1970er-Jahre ist die Gesundheitspolitik bestrebt, die Ausgaben der GKV zu begrenzen, und verfolgt den Grundsatz einer einnahmenorientierten Ausgabenpolitik, d.h., die Ausgaben der Kassen sollen die Einnahmen nicht übersteigen.

Zu diesem Zweck wurde u. a. die Organisation der Kassen reformiert, indem das Kassenwahlrecht für Versicherte eingeführt und der Wettbewerb unter den Krankenkassen ausgebaut wurde. Die Kassen sind nunmehr fast gänzlich für alle Interessierten geöffnet und können sich neben dem gesetzlichen Leistungskatalog über weitere Sondertarife und -konditionen (Kostenerstattung, Selbstbehalte, Wahltarife) von der Konkurrenz unterscheiden, wodurch Instrumente der privaten Krankenversicherung nun auch in der GKV etabliert werden (Bäcker et al. 2008). Dies umfasst auch die Reduktion von Zuzahlungen bei der Behandlung späterer chronischer Erkrankungen, wenn die regelmäßige Teilnahme an Vorsorgeuntersuchungen nachgewiesen werden kann. Für gesetzlich Krankenversicherte erhöht sich dadurch die Komplexität der Krankenversicherung und sie sind, wie in anderen Lebensbereichen auch, gefordert, die für sie günstigsten Versicherungskonditionen zu ermitteln. Darüber hinaus wurde der Risikostrukturausgleich zwischen den gesetzlichen Krankenkassen eingeführt, um Unterschiede durch die jeweils verschiedenen Risiken der Versicherten auszugleichen. Ferner wurden in der Vergangenheit die Wettbewerbsstrukturen zwischen den Leistungserbringern deutlich gestärkt und die Zuzahlungspflichten der Patienten ausgebaut sowie spezifische Leistungen aus dem Leistungskatalog ausgegrenzt (etwa im Zusammenhang mit Zahnersatz) (Bäcker et al. 2008). Des Weiteren kam es in den Krankenhäusern zu einer Reduktion der Betten, für niedergelassene Ärzte wurden regional Maximalanzahlen festgelegt und auch die Zahl medizinisch-technischer Großgeräte wurde beschränkt. Bei der Arzneimittelversorgung kam es zur Einführung von Festbeträgen sowie zur Aushandlung von Rabatten für die GKV bei Herstellern. Großhändlern und Apotheken sowie zu einer deutlichen Erhöhung der Verschreibung so genannter „Nachahmerprodukten" bzw. Generika (Busse u. Riesberg 2005).

Ansätze der integrierten Versorgung

Die Einführung von Disease-Management-Programmen (DMP) zum Juli 2002 kann als eine grundlegende Innovation der Versorgung chronisch Kranker betrachtet werden, mit der erstmals auf die wachsende Zahl dieser Patienten und die beschriebenen Probleme bei ihrer gesundheitlichen Versorgung reagiert wird (Bäcker et al. 2008). Es handelt sich dabei um strukturierte Behandlungsprogramme, welche die Kassen ihren Versicherten bei bestimmten chronischen Erkrankungen offerieren können. Die Programme sind vom Bundesversicherungsamt zu prüfen und mit einem Gütesiegel zu versehen.

Nur auf diese Weise erhalten die Kassen einen erhöhten Beitrag für die teilnehmenden Versicherten aus dem Risikostrukturausgleich (Simon 2008).

Erklärtes Ziel dieser Programme ist es, die Versorgung auf eine langfristig geplante Patientenbetreuung sowie auf evidenzbasierte Leitlinien und strukturierte Behandlungsprogramme auszurichten, sodass Forschungserkenntnisse und klinische Erfahrungen der Ärzte besser als bislang in die Versorgung einfließen. Die Patienten können sich nunmehr freiwillig über ihre Kassen in die entsprechenden Programme einschreiben und von spezifisch qualifizierten Ärzten behandeln lassen. In verschiedenen Krankenhäusern sind zudem DMP-Zentren entstanden, die einem kontinuierlichen internen Qualitätsmanagement unterliegen. Inzwischen werden die Behandlungsprogramme für eine Reihe chronischer Erkrankungen angeboten. Hierzu zählen beispielsweise Diabetes mellitus, Brustkrebs, koronare Herzkrankheit, Asthma bronchiale und chronisch-obstruktive Atemwegserkrankungen (Bäcker et al. 2008). DMPs stellen jedoch nur eine Form der integrierten Versorgung dar. So haben Krankenhäuser vermehrt die Möglichkeit, sich an der ambulanten Gesundheitsversorgung zu beteiligen, etwa durch das ambulante Operieren, die Erbringung hoch spezialisierter ambulanter Leistungen oder die Gründung medizinischer Versorgungszentren und niedergelassene Ärzte mit Versorgungsvertrag können leistungsfähige Behandlungsnetzwerke bilden. Darüber hinaus wurde ein unabhängiges Institut für Qualität und Wirtschaftlichkeit im Gesundheitswesen gegründet, das dem Bundesgesundheitsministerium untersteht und u. a. Behandlungsleitlinien entwickelt sowie Empfehlungen zu den strukturierten Behandlungsprogrammen und zum Qualitätsmanagement in der ambulanten Versorgung abgibt. Insgesamt liegen aktuell etwa 3500 Anträge auf integrierte Versorgungsformen bei den Kassen vor. Allerdings zählen diese Absätze mit Ausnahme der DMPs zur Regelversorgung und unterliegen somit keiner Evaluationspflicht, wodurch eine abschließende Bewertung ihrer Effekte zusätzlich erschwert wird (Sachverständigenrat zur Begutachtung der Entwicklung im Gesundheitswesen 2007).

Ausblick: Einführung des Gesundheitsfonds

Der Gesundheitsfonds soll nach dem Willen der jetzigen Regierung im Jahr 2009 in Kraft treten. Finanzielle Grundlage sollen die Beiträge von Arbeitgebern und Versicherten in den heute bestehenden Relationen sein sowie ein Bundeszuschuss in Form von Steuermitteln, der die gesamtgesellschaftlichen

Aufgaben der GKV abdecken und allmählich ansteigen soll. Allerdings steht die Höhe dieses Zuschusses noch nicht definitiv fest und wird sich nach der Finanzlage des Bundes richten. Demgegenüber ist nach längeren gesundheitspolitischen Auseinandersetzungen nunmehr klar, dass die PKV sich nicht an dem Fond beteiligen wird. Die gesetzlichen Krankenkassen erhalten dann einen einheitlichen Betrag aus dem Gesundheitsfonds in Form einer Pauschalprämie, wobei Alters- und Morbiditätsunterschiede ihrer Versicherten durch einen Zuschlag ausgeglichen werden. Erweisen sich die Fondszuwendungen für die Kassen als zu niedrig, können sie von ihren Versicherten einen Zuschlag erheben, der sich entweder am Einkommen orientiert oder an einem festen Pro-Kopf-Betrag. Die Arbeitgeberbeiträge bleiben auf diese Weise zunächst stabil, wodurch die Lohnnebenkosten gesenkt werden sollen. Insgesamt darf der zusätzliche Beitrag der Versicherten jedoch nicht mehr als 1 % ihrer beitragspflichtigen Einnahmen übersteigen und für besonders Bedürftige wird eine Härtefallklausel eingeführt. Mit dem Gesundheitsfond sollen mindestens 95 % der Ausgaben aller gesetzlichen Kassen gedeckt werden. Erst wenn dies nicht mehr möglich ist, sollen die Beiträge von Arbeitgebern sowie Versicherten steigen und durch den Gesetzgeber festgelegt werden (Bäcker et al. 2008). Die Einführung des Gesundheitsfonds ist nach wie vor umstritten, sodass derzeit nicht absehbar ist, welche Ausgestaltung er definitiv haben wird.

Zusammenfassung

Das deutsche Gesundheitssystem ist nach dem Prinzip des Sozialversicherungsmodells organisiert, weist jedoch wie die meisten dieser Modelle auch Elemente einer marktwirtschaftlich sowie rein staatlichen Gesundheitssystemgestaltung auf. Die Regulierungsmacht im deutschen Gesundheitswesen obliegt weitgehend dem Staat, der jedoch nicht verpflichtet ist, die für die Versorgung notwendigen Ressourcen selbst vorzuhalten. Die Finanzierung des Systems erfolgt überwiegend über Sozialversicherungsbeiträge und die Leistungserbringer sind zumeist privatwirtschaftlich oder freigemeinnützig tätig. Die gesetzliche Krankenversicherung (GKV) ist die zentrale Säule der sozialen Absicherung im Krankheitsfall und finanziert den Großteil der gesamten Gesundheitsausgaben. Gleichzeitig ist die überwiegende Mehrheit der deutschen Bevölkerung in einer gesetzlichen Krankenkasse versichert. Die GKV orientiert sich in ihrer Funktionsweise an sozialrechtlich fixierten Grundsätzen, die jedoch durch den Gesetzgeber veränderbar sind. Vorrangig handelt es sich dabei um das Prinzip des Sozialstaates, der Solidarität, der Subsidiarität, der Bedarfsdeckung sowie um das Sachleistungsprinzip und die Versicherungspflicht.
Die zentralen Herausforderungen des Gesundheitswesens ergeben sich aus der demografischen Entwicklung sowie dem damit einhergehenden Wandel des Krankheitsspektrums. Beide Faktoren führen in allen Versorgungssektoren zu einer Zunahme chronisch kranker, alter und sehr alter Patienten. Sie stellen eine immer bedeutsamere Nutzergruppe im Gesundheitswesen dar und ihre Versorgung bindet einen Großteil der vorhandenen personellen, institutionellen und finanziellen Ressourcen. Unabhängig davon gilt die gesundheitliche Versorgung dieses Personenkreises nach wie vor und in mehrfacher Hinsicht als suboptimal. Dabei bezieht sich die Kritik bzw. der Optimierungsbedarf sowohl auf die Leistungsgestaltung, die Behandlungsverläufe als auch auf die mangelnde sektorenübergreifende Versorgung, Nutzerorientierung und fehlende gerontologisch-geriatrische Expertise im Gesundheitswesen. Vor diesem Hintergrund ist es in den letzten Jahren zu zahlreichen Reformen gekommen, wobei dieser Prozess bis heute anhält und nicht unumstritten ist. Ein wesentliches Ziel der gesundheitspolitischen Bemühungen besteht in der Begrenzung der Kosten im Gesundheitswesen sowie in der effizienteren und effektiveren Nutzung der vorhandenen Ressourcen.
Insgesamt befindet sich das deutsche Gesundheitssystem in einer hoch dynamischen Umbruchsituation, deren Entwicklung derzeit nur schwer vorhersagbar ist. Den gesundheitspolitischen Reformansätzen stehen einerseits komplexe Organisationsstrukturen gegenüber sowie eine Vielzahl beteiligter Akteure mit teils divergierenden Interessen. Andererseits ist das Gesundheitswesen heute ein bedeutsamer Wirtschaftszweig mit einem erheblichen Umsatzvolumen und Beschäftigungspotenzial. Zukünftig wird es somit mehr denn je darauf ankommen, den dringend notwendigen gesellschaftlichen Konsens darüber herzustellen, was zukünftig an gesundheitlicher Versorgung notwendig, wünschenswert und realisierbar sein wird. Hierbei sind alle Beteiligten gleichermaßen aufgefordert zu bekunden, auf welche Errungenschaften oder Privilegien der Vergangenheit sie bereit sind zu verzichten, welche sie als unentbehrlich betrachten und wie das Leistungsniveau der Zukunft gestaltet und finanziert werden kann.

Diskussions- und Übungsfragen

- Worin liegen die grundlegenden Unterschiede zwischen einem marktwirtschaftlichen, einem staatlichen und einem sozialversicherungsrechtlichen Modell der Gesundheitsversorgung?
- Erläutern Sie die dargestellten Grundprinzipien der GKV und diskutieren Sie ihre Zukunftsfähigkeit sowie mögliche Alternativen.
- Wodurch ist die gesundheitliche Entwicklung im Alter gekennzeichnet? Welche Folgen hat dies für die Leistungsinanspruchnahme und Gesundheitskostenentwicklung im Alter?
- Worin bestehen die zentralen Probleme bei der Gesundheitsversorgung chronisch kranker, älterer Menschen? Welche Anforderungen ergeben sich daraus für Angehörige der Gesundheitsberufe?
- Diskutieren Sie aktuelle Entwicklungen und Veränderungen im Gesundheitswesen sowie ihre Folgen für Versicherte und GKV.

Multiple-Choice-Fragen

1. **Für welchen Personenkreis besteht keine Versicherungspflicht in der GKV?**
   a. Beamte und Selbstständige
   b. Arbeitnehmer mit einem monatlichen Bruttoeinkommen über 3 600 Euro
   c. Kinder und nicht erwerbstätige Ehepartner von Arbeitnehmer mit einem monatlichen Bruttoeinkommen bis 3 600 Euro

2. **Solidarität zählt zu den Kernelementen der GKV. Zwischen welchen Personengruppen gilt das Solidaritätsprinzip in der GKV?**
   a. zwischen Ledigen und Familien
   b. zwischen jungen und alten Versicherten
   c. zwischen gesunden und kranken Versicherten
   d. zwischen einkommensstärkeren und -schwächeren Versicherten

3. **Im internationalen Vergleich werden mehrere Grundtypen der Gesundheitssystemgestaltung von einander unterschieden. Dabei entspricht das deutsche Gesundheitssystem vom Prinzip her einem**
   a. marktwirtschaftlich orientierten Modell
   b. sozialversicherungsrechtlich orientierten Modell
   c. staatlichen Modell

Literatur

Anders J. Der alternde Mensch. In: von Renteln-Kruse W (Hrsg.). Medizin des Alterns und des alten Menschen. Darmstadt: Steinkopff 2004: 3–11.

Bäcker G, Neagele G, Bispinck R, Hofemann K, Neubauer J. Sozialpolitik und soziale Lage in Deutschland. Band 2: Gesundheit, Familie, Alter und Soziale Dienste. Wiesbaden: VS Verlag für Sozialwissenschaften 2008.

Brenner G, Koch H, Kerek-Bodden H, Heuser J. Was kostet welche Krankheit? Morbiditäts- und Kostenbelastung durch chronisch kranke Dauerpatienten in Arztpraxen. Der Allgemeinarzt 2000; 16: 1204–1210.

Bundesministerium für Familie, Senioren, Frauen und Jugend (BMFSFJ). Vierter Bericht zur Lage der älteren Generation in der Bundesrepublik Deutschland: Risiken, Lebensqualität und Versorgung Hochaltriger – unter besonderer Berücksichtigung demenzieller Erkrankungen. Berlin 2002.

Busse R, Riesberg A. Gesundheitssysteme im Wandel: Deutschland. Kopenhagen, WHO Regionalbüro für Europa im Auftrag des Europäischen Observatoriums für Gesundheitssysteme und Gesundheitspolitik. Berlin: Medizinische Wissenschaftliche Verlagsgesellschaft OHG; 2005.

Dierks M-L, Seidel G, Horch K, Schwartz FW. Bürger- und Patientenorientierung im Gesundheitswesen. Gesundheitsberichterstattung des Bundes. Heft 32. Berlin: Robert Koch Institut 2006.

Fischer G, Junius-Walker U, Aeffner KH, Doering T, Karst M, Riesberg A, Thies-Zajonic S, Wimmer T. Hausärztliche Versorgung Hochaltriger und demenziell Erkrankter. In: Deutsches Zentrum für Altersfragen (DZA) (Hrsg.). Expertisen zum vierten Altenbericht der Bundesregierung. Band III: Hochaltrigkeit und Demenz als Herausforderungen an die Gesundheits- und Pflegeversorgung. Hannover: Vincentz; 2002: 5–56.

Garms-Homolová V, Schaeffer D. Einzelne Bevölkerungsgruppen: Ältere und Alte. In: Schwartz FW, Badura B, Leidl R et al. (Hrsg.). Das Public-Health-Buch. Gesundheit und Gesundheitswesen. München: Urban & Fischer 2003: 675–686.

Helmchen H, Kanowski S. Gerontopsychiatrie in Deutschland. Gegenwärtige Entwicklung und zukünftige Anforderungen. In: Deutsches Zentrum für Altersfragen (DZA) (Hrsg.). Expertisen zum Dritten Altenbericht der Bundesregierung. Band IV. Opladen: Leske & Budrich; 2001: 11–111.

Kruse A. Regeln für gesundes Älterwerden. Wissenschaftliche Grundlagen. Bonn: Bundesvereinigung für Gesundheit; 1999.

Linden M, Gilberg R, Horgas AL, Steinhagen-Thiessen E. Die Inanspruchnahme medizinischer und pflegerischer Hilfe im Alter. In: Mayer KU, Baltes PB, Hrsg. Die Berliner Altersstudie. Berlin: Akademie Verlag; 1996: 475–495.

Mayer KU, Baltes PB. Die Berliner Altersstudie. Berlin: Akademie Verlag; 1996.

Mühlberg W, Platt D, Mutschler E. Neben- und Wechselwirkungen von Pharmaka im Alter. In: Platt D, Mutschler E (Hrsg.). Pharmakotherapie im Alter. Stuttgart: Wissenschaftliche Verlagsgesellschaft; 1999: 21–31.

Nink K, Schröder H. Selke GW. Arzneimittelverordnungen nach Alter und Geschlecht. In: Schwabe U, Paffrath D (Hrsg.) Arzneimittelverordnungsreport 2001. Berlin: Springer; 2001: 823–836.

Robert Bosch Stiftung. Pflege neu denken. Zur Zukunft der Pflegeausbildung. Stuttgart: Schattauer 2000.

Robert Koch Institut. Gesundheitsberichterstattung des Bundes. Heft 10: Gesundheit im Alter. Berlin 2005.

Sachverständigenrat für die Konzertierte Aktion im Gesundheitswesen. Bedarfsgerechtigkeit und Wirtschaftlichkeit. Band II: Über-, Unter- und Fehlversorgung. Gutachten. Bonn 2000/2001.

Sachverständigenrat für die Konzertierte Aktion im Gesundheitswesen. Finanzierung, Nutzerorientierung und Qualität. Band I: Finanzierung und Nutzerorientierung. Gutachten. Bonn 2003.

Sachverständigenrat zur Begutachtung der Entwicklung im Gesundheitswesen. Kooperation und Verantwortung. Voraussetzungen einer zielorientierten Gesundheitsversorgung. Gutachten. Bonn 2007.

Schaeffer D. Moers M. Bewältigung chronischer Krankheit – Herausforderungen für die Pflege. In: Rennen-Allhoff B, Schaeffer D, Hrsg. Handbuch Pflegewissenschaft. München: Juventa 2000: 447–469.

Schaeffer D. Versorgungsintegration und -kontinuität. Pflege & Gesellschaft 2000; 2: 33-36.

Schnee M. Vertrauen in die Gesundheitsversorgung. In: Böcken J, Braun B, Amhof R, Schnee M (Hrsg.). Gesundheitsmonitor 2006. Gesundheitsversorgung und Gestaltungsoptionen aus der Perspektive von Bevölkerung und Ärzten. Gütersloh: Bertelsmann Stiftung; 2006: 171–181.

Schulte S. Statistische Krankenhausdaten: Diagnosedaten der Krankenhauspatienten. In: Klauber J, Robra BP, Schellschmidt H (Hrsg.). Krankenhaus-Report 2005. Schwerpunkt: Wege zur Integration. Stuttgart: Schattauer; 2006: 265–295.

Schwartz FW, Schlaud M, Walter U. Altersabhängigkeit ambulanter Leistungen und Behandlungsstrategien. Forum Public Health 1999; 7: 6.

Schwartz FW, Walter U. Altsein – Kranksein? In: Schwartz FW, Badura B, Leidl R et al. (Hrsg.). Das Public-Health-Buch. Gesundheit und Gesundheitswesen. München: Urban & Fischer; 1998: 124–140.

Simon M. Das Gesundheitssystem in Deutschland. Eine Einführung in Struktur und Funktionsweise. Bern: Hans Huber; 2008.

Statistisches Bundesamt. Gesundheit – Personal 1997–2005. Wiesbaden 2007a.

Statistisches Bundesamt. Gesundheit: Krankheitskosten 2002. Wiesbaden 2004.

Statistisches Bundesamt. Pflegestatistik 2005. Pflege im Rahmen der Pflegeversicherung. Deutschlandergebnisse. Wiesbaden 2007.

Steiner P, Mörsch M. Kritische Bestandsaufname der Investitionsfinanzierung in den Bundesländern. Das Krankenhaus 2005; 97, 6: 473–477.

Thiele W, Rüschmann HH. Geriatrische Strukturplanung. Eine Studie im Interesse der Gesundheit älter werdender Menschen. St. Augustin: Asgard; 2000.

von Renteln-Kruse W. Epidemiologische Aspekte der Morbidität im Alter. In: Zeitschrift für Gerontologie und Geriatrie, 2001, 34: 10–15.

Wille E. Finanzierungsoptionen in der gesetzlichen Krankenversicherung – Reformüberlegungen aus der Sicht des Sachverständigenrates. Die Krankenversicherung 2003; 55, 4: 107–112.

Winter MH-J, Kuhlmey A, Maaz A, Nordheim J, Hofmann W. Gesundheitliche Versorgung bei chronischer Krankheit. In: Badura B, Iseringhausen O (Hrsg.). Wege aus der Krise der Versorgungsorganisation. Beiträge aus der Versorgungsforschung. Bern: Hans Huber, 2005: 71–81.

Winter MH-J, Maaz A, Kuhlmey A. Ambulante und stationäre medizinische Versorgung im Alter. Bundesgesundheitsblatt 2006; 6: 575–582.

Zank S, Wilms HU, Baltes MM. Gesundheit und Alter. In: Schwarzer R, Hrsg. Gesundheitspsychologie. Ein Lehrbuch. Göttingen: Hogrefe 1997: 245–263.

Zimber A. Die Situation der Pflegeberufe in Deutschland. Gutachten zur Arbeits- und Gesundheitssituation der Pflegekräfte in ambulanten Pflegediensten und Einrichtungen der stationären Altenhilfe im Auftrag der Berufsgenossenschaft für Gesundheitsdienst und Wohlfahrtspflege (BGW). Heidelberg: Eigenverlag q.s Qualifizierungskonzepte für die Sozialwirtschaft 2000.

Stress

Grundlagen, psychosoziale Bedingungen internistischer Krankheitsbilder

6	Grundlagen und Modelle der sozialwissenschaftlichen Stressforschung	93
7	Grundlagen und Modelle der psychobiologischen Stressforschung	105
8	Chronischer Stress und stressbezogene Erkrankungen	113
9	Bedeutung sozialer Stressoren in der Hämostase und für koronare Herzerkrankungen	127
10	Soziale Gratifikationskrisen und chronische Erkrankungen	147
11	Erholung und Stressmanagement	155

6 Grundlagen und Modelle der sozialwissenschaftlichen Stressforschung

Pia-Maria Wippert

Nach den einführenden sozialwissenschaftlichen Grundlagen zu den Bedingungen von Gesundheit und Krankheit und sozialen Einflussfaktoren innerhalb eines sich wandelnden Gesundheitssystems widmet sich das vorliegende Kapitel der Einführung in den zweiten Buchschwerpunkt, dem Thema Stress. So werden zunächst eine Übersicht über begriffliche Herleitungen und Abgrenzungen sowie ein kurzer geschichtlicher Einblick gegeben und danach auf Möglichkeiten der Messung von Stress sowie der praktischen Anwendbarkeit der Ergebnisse eingegangen.

6.1 Begriffsbestimmung Stress

Etymologisch leitet sich der Begriff „Stress" vom lateinischen „stringere" (verengen) in Anspielung auf körperliche Symptome in einer Notsituation ab. Der englische Begriff „stress" bedeutet Beanspruchung, Spannung und Druck. Der Begriff Stress wird deshalb sowohl im Zusammenhang mit einer physikalischen Wirkung (z. B. Stress auf eine Struktur) als auch mit einer Wirkung auf das Wohlbefinden eines Menschen gebraucht. Beide Stressdefinitionen beziehen sich jedoch auf äußere Reize und deren Folgen der inneren Verformung und Verarbeitung.

Prinzipiell werden unter Stressoren belastende Reize verstanden, wobei *chemische* (wie Drogen, Chemikalien), *physikalische* (wie Hitze, Kälte, Lärm), *seelische/psychische* (wie Versagensängste, Zeitdruck, Leistungsüberforderung- bzw. Unterforderung) und *soziale* Stressoren (wie Konflikte, Meinungsverschiedenheiten, Verlust von Angehörigen, Isolation, Gruppendruck, Rivalität, Intrigen) unterschieden werden.

Trifft ein chemischer, physikalischer, psychischer oder sozialer Reiz als negativer (z. B. Kälte) oder als entbehrter positiver (z. B. Schlafmangel) Reiz einen Organismus, dann nimmt der Organismus den Reiz aufgrund seiner psychischen, biologischen und genetischen Disposition sowie seines momentanen psychischen und physiologischen Zustandes unterschiedlich wahr und ordnet ihn als Herausforderung (*Eustress*) oder Überforderung (*Disstress*) ein. Stress entsteht damit erst im Rahmen eines individuellen biopsychosozialen Bewertungsprozesses. Zudem werden primäre und sekundäre Stressoren unterschieden, wobei primäre Stressoren Originalstressoren sind, während sekundäre Stressoren die Folgen eines primären Stressors darstellen (Pearlin 1999). Stressoren können personal oder kontextual bedingt sein. Zu unterscheiden sind:

- *organisationsbedingte* Stressoren wie z. B. bürokratische Strukturen, steile Hierarchien, unklare Kompetenzen
- *rollenbedingte* Stressoren wie z. B. Rollenambiguität oder Rollenkonflikte
- *personenbedingte* Stressoren wie z. B. Übermotivation, Unsicherheit, Ängste, mangelnder Bezug zur Arbeit, Konflikte zwischen Familie und Karriere

Stressoren werden auch anhand des Einwirkungsgrads unterschieden, wobei Reizdauer und -intensität variieren können. Eine lange Einwirkzeit und/oder ein häufiges Auftreten bezeichnet man als chronischen Stress oder „daily hassles" (hassle = Englisch für Mühe/Auseinandersetzung/Schikane). Dem entgegen stehen akuter Stress oder kritische Lebensereignisse. Neben der Stressexposition unterscheiden Psychologen auch verschiedene Stressarten: So differenziert der amerikanische Psychologe Richard Lazarus (1922–2002) 4 Sorten von Stress (Lazarus u. Launier 1981):

- existenzieller Stress, einhergehend mit z. B. einem Schock oder einer Sinnkrise
- struktureller Stress, einhergehend mit einer Wertkrise, einem Kampf- oder einem Fluchtverhalten
- konstitutioneller Stress einhergehend mit einer Anpassungs- oder Widerstandskrise
- funktioneller Stress, einhergehend mit z. B. nervösem Verhalten oder Lampenfieber

6.2 Geschichte der Stressforschung

Aus historischer Perspektive hat sich die Stressdefinition im Laufe der Zeit gewandelt: Nach dem *reizzentrierten* Stresskonzept kam das *reaktionsbezogene* auf sowie nach einem zwischenzeitlich *situationsorientierten* Ansatz später das *transaktionale* Stresskonzept (Nitsch 1981).

Der Name des französischen Physiologen Claude Bernard (1813–1878) ist fest verbunden mit *reizzentrierten* Modellen. Stress entsteht nach seiner Ansicht dann, wenn das innere Milieu (der Organismus) durch zu starke Abweichung vom äußeren Milieu (der kosmischen Umgebung) aus dem Gleichgewicht gerät. Sein Prinzip der Homöostase ist heute noch in modernen Stressmodellen integriert.

Reaktionsbezogene Modelle, die die Stressstärke an der Reaktion des Individuums ablesen wollen, gehen dem Phänomen Stress eher empirisch auf den Grund. Der amerikanische Physiologe Walter Cannon (1871–1945) befasste sich mit der im Organismus übersteigerten physiologischen Dynamik in Notfallsituationen und den entsprechenden Kampf- und Fluchtreaktionen. Auch der kanadische Mediziner Hans Selye (1907–1982) wird der reaktionszentrierten Konzeption zugeordnet, er gilt als „Vater" des allgemeinen Adaptionssyndroms, das er als eine unspezifische, stereotype Antwort des Körpers auf die Summe aller Reize beschreibt. Das Adaptionssyndrom gilt als 3-phasig, bestehend aus einer Alarmreaktion (Ausschüttungen biochemischer Stoffe), einer Widerstands- oder Anpassungsphase (Gewöhnung an den Stress, jedoch mit sinkenden Abwehrkräften) und einer Erschöpfungsphase (Krankheit/Tod). Selye (1936) führte als Erster den Begriff Stress ein und untersuchte den Zusammenhang mit körperlichen Symptomen: Zur Stresstriade gehören Nebennierenvergrößerung, Schrumpfung des lymphatischen Systems und Geschwüre im Magen oder Zwölffingerdarm.

Während Selye und andere biomedizinisch ausgerichtete Forschergruppen die physiologische Antwort auf Stressoren überwiegend in Tierexperimenten untersuchten, begannen in den 1930er- und 1940er-Jahren Adolf Meyer und Harold Wolff, sich mit den Folgen von stressreichen Lebensereignissen am Menschen zu beschäftigen. Den ausschlaggebenden Impuls gab die Beobachtung des vermehrten Auftretens von Lebensereignissen vor Ausbruch einer Erkrankung an Patientengruppen. Daraus folgte die Annahme, dass die Konfrontation mit übermäßig vielen kritischen Ereignissen innerhalb eines bestimmten Zeitraums pathogene Effekte haben muss und damit als krankheitsauslösend und/oder -verursachend anzusehen ist. Begründet wurde diese *situationsorientierte* Stressdefinition darin, dass ein Mensch nur begrenzte Ressourcen für die Neuanpassungen an veränderte Lebensumstände oder für die Verarbeitung der Belastung hat. Die Arbeit von Meyer (1951, z. B. „Life Chart") und von Wolff, die auf dem Selye'schen Modell der unspezifischen Stressreaktion gründete, wurde von Holmes und Rahe (1967), Gunderson (1974) sowie den Dohrenwends (1974) in den 1960er-Jahren weitergeführt. Als in späteren Studien erkannt wurde, dass Menschen auf ein und dieselbe Belastung physiologisch (Mason et al. 1976) wie psychisch (Katschnig 1980, Lazarus 1998) unterschiedlich reagieren und unterschiedliche Stressreaktion zeigen, mussten diese Modelle stark revidiert werden.

Spätestens nachdem Mason (1974) erstmals biologisch-psychologische Messmethoden kombinierte und unterschiedliche Hypothalamus-Hypophysen-Nebennierenrinden-Achsenreaktionen (HHNA-Reaktionen) in Abhängigkeit der psychischen Belastung nachwies und Cassel (1976) herausarbeitete, dass es keine Stresskrankheit gibt, sondern lediglich Menschen Zustände erreichen, die sie anfälliger für Krankheiten machen, erlitt die überwiegend klinisch orientierte Life-Event-Forschung einen fundamentalen Tiefschlag. Kritik bezüglich des Forschungszugangs wurde vor allem in der Konzeptualisierung der kritischen Lebensereignisse sowie an der Methodik geübt. Allein die Einordnung kritischer Ereignisse im Sinne des Versuchs einer qualitativen Bewertung der Ereignisbelastung über die Trennkriterien *wünschenswert* (nicht belastend) und *nicht wünschenswert* (belastend) löste schwere Debatten aus. Strittig war zudem der Punkt, ob jede Veränderung an sich belastend ist – wie dies Holmes und Rahe (1967) vertraten – oder ob nur nicht wünschenswerte Ereignisse relevant sind. Gerade über das mithilfe von Ereignislisten berechnete Gesamtbelastungsausmaß, das den krankheitsauslösenden Faktor darstellen sollte, bestand Uneinigkeit.

Heute dominieren relationale oder *transaktionale Stressmodelle*. Richard Lazarus (1922–2002), der wohl bekannteste Vertreter dieses Ansatzes, definiert Stress als Individuum-Umwelt-Transaktion: Ob ein Reiz ein Stressor ist oder nicht, ist abhängig von der subjektiv-kognitiven Bewertung und Interpretation der Person-Umwelt-Konstellation und den der Person zur Verfügung stehenden Bewältigungsressourcen (Lazarus 1995). Demnach wird eine gute Person-Umwelt-Passung als Sollzustand verstanden. Ein Stressor kann – je nach subjektiver Bewertung – eine Störung darstellen und Anpassungsprozesse notwendig machen. Tritt ein Stressor ein, wird er folglich einem kognitiven Einschätzungsvorgang unterzogen und als bedrohlich, herausfordernd oder irrelevant eingeschätzt (*primary appraisal*). Simultan werden Merkmale der Person und die Verfügbarkeit sozialer Ressourcen und Netze sowie die potenziellen Bewältigungsmöglichkeiten beurteilt (*secondary appraisal*), wobei auf Basis dieser Überlegungen der Betroffene seine Bewältigungsstrategie auswählt. Anhand einer Feedbackschleife kommt es zu einer Neubewertung der Situation (*reappraisal*) und Abschätzung der Effektivität der eigenen Bewältigungsversuche. Diese beschriebene subjektive Bewertung des Stressors ist dabei von der Lebens- und Altersphase, von weiteren Betroffenen, der Schuldzuweisung und letztlich von dem Sinn beeinflusst, der in einem Ereignis oder Reiz erkannt wird (Butollo u. Gavranidou 1999).

In jüngeren Werken zur Erforschung des Stressprozesses und dessen Bewertungsverlauf lässt sich verstärkt eine Integration von sozialen und kulturellen Faktoren (Dressler u. Bindon 2002) ablesen. Außerdem ist in der Erklärung des Zusammenhangs zwischen Stress und Anpassung eine Ablösung des „alten Stresskonzepts" oder zumindest eine Verschiebung der Theorien hin zu einer verstärkten Fundierung in Modellen zur allostatischen Last zu erkennen (McEwen 2002, Schulkin 2004).

Insgesamt lässt sich festhalten, dass eine mangelhafte Anpassung als grundlegend in der Entstehung physischer und/oder psychischer Adaptionskrankheiten gesehen wird (Lazarus u. Folkman 1984, Lazarus u. Launier 1981, Levine, Weinberg, Ursin 1978, Wippert, in Druck). Dabei gelten negative psychosoziale Stimuli als besonders gesundheitsschädigend. Nach Mason et al. (1976) gehören psychosoziale Stimuli zu den stärksten natürlich vorkommenden Reizen; ca. 50 % der koronaren Erkrankungen, die nicht durch etablierte kardiovaskuläre Risikofaktoren erklärbar sind, werden auf psychosoziale Faktoren zurückgeführt (Ohlin, Nilsson, Nilsson, Berglund 2004, Rozanski, Blumenthal, Kaplan 1999). Arbeitsstress beispielsweise hat einen Risikofaktor für Herzkrankheiten, den man mit dem Rauchen einer Schachtel Zigaretten pro Tag gleichsetzt. Die jährlichen Kosten für stressbedingte Erkrankungen und deren Folgen schätzt man in den USA auf 200 Milliarden Dollar und in der Schweiz auf 4,2 Milliarden Franken pro Jahr (Fischer 2003).

6.3 Stressmessung

Für die Erfassung des Ausmaßes von Stress gibt es aus relationaler Sicht unterschiedliche Verfahrensweisen. Wie erörtert ist für die Einordnung eines Reizes als Stressor die individuelle Bedeutungszuschreibung ausschlaggebend. Stress ist ein dynamisches Geschehen, das mehrere Systemkomponenten vereint und nach unterschiedlichen Gesetzmäßigkeiten abläuft. Es löst – bewusst oder unbewusst – Informationsverarbeitungsprozesse aus, um die durch den Reiz entstandene Istwert-Sollwert-Diskrepanz zu vermindern. Solche gegenregulatorischen Prozesse lassen sich auf organismischer Ebene oder auf Verhaltensebene nachweisen. Grob gegliedert sind auf organismischer Ebene Veränderungen im *kardiovaskulären System* (Herzfrequenz, Herzratenvariabilität), im *endokrinen und vegetativen System* (Sympathomedulläres System: Hautwiderstand/Bioimpedanz, Muskelaktivität/-verspannung, Blutdruck, Ruhepuls und/oder Temperaturverlauf/HHN-Achse: Glukokortikoide und Mineralokortikoide) und im *immunologischen System* (Atrophie des thymolymphatischen Systems: Thymus, Milz, Lymphknoten) messbar (Ice u. James 2007). Auf Verhaltensebene wird vorwiegend zwischen den Ebenen *kognitiv, behavioral* und *subjektiv* (z. B. Stresseinschätzung, Coping und Konsequenzen) unterschieden (Klauer 2002). Einigkeit besteht weitestgehend darin, dass Stress über mehrere Parameter des Stressprozesses

- die erlebte Anforderung (Art des Stressors)
- die subjektive Einschätzung bzw. erlebte Gesamtbelastung
- die emotionale sowie
- biologische Stressreaktionen

gemessen werden soll (Weber 2002).

Zur Beschreibung der Messung von Stress haben Ice und James (2007) den Stressprozess in einer Grafik abgebildet (**Abb. 6.1**). Stress ist dabei – in Abhängigkeit vom individuellen personalen, biologischen und kulturellen Kontext der Person – eine emotionale, verhaltensmäßige oder physiologische Antwort auf einen Reiz. Somit ist, in Abhängigkeit des verfolgten Studienziels, ein Einsatz unterschiedlicher Methodenkombination notwendig, um eine Passung der gewählten Tests zum Studiendesign und -ziel zu gewährleisten. Darin begründet sich auch die unterschiedliche Wahl an Testinstrumenten in Abhängigkeit von dem jeweiligen Fachgebiet und der dort gegebenen Blickrichtung (vgl. **Tab. 6.1**). Im Sinne der kognitiv-transaktionalen Stresstheorie genügt ein einzelnes Messinstrument folglich auch nicht den theoretischen Anforderungen an die Messung von Stress. Stress als dynamisches Geschehen mit mehreren Systemkomponenten muss über verschiedene Systemvariablen erfasst werden, wobei diese mehrfach gemessen werden müssen, um deren Veränderungen sowie Wechselspiele prozesshaft verfolgen zu können. Diese hohe Forderung ist empirisch aber schwer umsetzbar.

Tab. 6.1 Messung von Stress in Abhängigkeit von Fachgebiet nach Ice & James, 2007)

Disziplin	Stressdefinition	Stressoren	Einschätzung/Bewertung	Interagierende Variablen	Antwort	Konsequenzen
Biomedizin: Tierstudien; Physiologie, Biologische Psychologie, Neurologie	Unspezifische Antwort auf Stimulus	Herzkatheterisierung, Hitze-, Kältereiz, soziale Wettkampfsituationen; Essens-, Schlafentzug, sensorischer Entzug, Isolation, Überbevölkerung, Ruhigstellung	Selten gemessen	Selten gemessen	Hormonelle und physiologische Antwort	Organschaden
Sozialpsychologie	Transaktion zwischen Person und Umwelt	Daily Hassles Life-Events	Im Zentrum der Forschung	Demografie, Personfaktoren, soziale Ressourcen	Wahrgenommener Stress, physiologische Antwort	Auswirkung auf mentale und physische Gesundheit
Soziologie	Psychosozialer Stress: sozialer Abstieg, Stressoren mit negativen Emotionen oder Distressgehalt	Chronischer Stress (strains), rollenbedingter Stress	Variabel gemessen	Soziale Werte, sozialer Kontext, soziale Unterstützung, Selbstkonzept, Lebenslauf	Wahrgenommener Stress, emotionale oder verhaltensmäßige Antwort	Auswirkung auf mentale Gesundheit, soziale Beziehungen, soziale Brüche
Kulturanthropologie	Variabel	Inkongruenz, (Sozio-)kulturelle Stressoren (chronisch/akut)	Häufig gemessen	Kultureller Kontext, Widerstand, Ressourcen, soziale Ressourcen	Wahrgenommener Stress, verhaltensmäßige oder physiologische Antwort	Auswirkung auf mentale und physische Gesundheit, Kultursyndrome, lokale Ausprägungen von Distress
Humanbiologie, Biologische Anthropologie	Störung der Allostase oder Homöostase	Variabel, kulturelle, umweltbedingte und physikalische Stressoren eingeschlossen	Selten gemessen	Kultureller Kontext, Lebenszyklus	Physiologische Antwort	Auswirkung auf physische Gesundheit,
Physiologie, Biomedizinszene, mit Fokus auf Menschen	Allostase	Variabel, viele menschliche Äquivalente zu tierischen Stressoren	Selten gemessen	Demografische Faktoren	Physiologische Antwort	Allostatische Last, Auswirkung auf physische Gesundheit

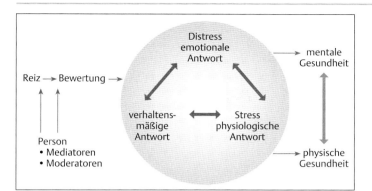

Abb. 6.1 Stressprozess nach Ice (2007, S. 4)

Der folgende Abschnitt gibt einen kleinen Einblick in mögliche Vorgehensweisen und stellt keinesfalls eine Übersicht der vorhandenen Messinstrumente dar. Immerhin gibt es – laut einer Psyndex-Testrecherche (1945–2003) – allein für die Selbsteinschätzung von Stress im deutschen Sprachraum über 150 verschiedene Fragebogen auf Basis der klassischen Testtheorie.

6.3.1 Messung der objektiven Anforderung (Art des Stressors / objektive Bewertung des Stressors)

In der Erfassung der objektiven Qualität des Stressors richtet sich die Auswahl des Verfahrens nach der jeweiligen Stressorart: Bei *kritischen Lebensereignissen* kommen in der Regel Ereignischecklisten, bei *Daily Hassles* Ereignischecklisten und strukturierte Tagebücher und bei *chronischem Stress* vorwiegend Fragebogenverfahren zum Einsatz.

Die bekanntesten Verfahren der Life-Event-Szene sind die „Social Readjustment Rating Scale" von Holmes und Rahe (1967) und die „Life-Event Schedule" von Brown (1974). Mit der „Social Readjustment Rating Scale" sollte die Intensität der Belastungswirkung in Abhängigkeit von der Art des Ereignisses gemessen werden. Das sollte über den Grad der Anpassung gelingen, den Probanden für das Ereignis angeben. Als Anpassungswerte wurden „Life Change Units" (LCU, z. B. Scheidung 73 LCU, Heirat 50 LCU, Tod eines Familienangehörigen 100 LCU) vergeben, die über verschiedene Kulturen hinweg relativ gut übereinstimmten (Katschnig 1980). Diese Stabilität führte in der Vergangenheit zu einer stereotypen Zuordnung des errechneten Anpassungsscores und einer fehlerhaften Annahme eines gleichen Scores für gleiche Lebensereignisse. Der subjektiven Bedeutung und individuellen Bewertung des Ereignisses sowie dem Grad seiner Erwünschtheit wurde das Instrument nicht gerecht, weshalb die Checkliste heutigen methodischen Anforderungen nicht standhielt und in den vergangenen Jahren Revisionen vorgelegt wurden (Hobson u. Delunas 2001, Hobson et al. 1998, Scully, Tosi, Banning 2000). Ein anderer Zugang bzw. Umgang mit dem Kompromiss zwischen Objektivität und Subjektivität erfolgte im „Life Experience Survey" (LES) von Sarason, Johnson und Siegel (1978), der zusätzlich neben einer Zunahme der Werte auch ihre mögliche Abnahme berücksichtigt. In einer dritten Form, der „Life-Event and Difficulties Schedule" (Brown u. Harris 1989) wurde das stereotype Vergeben von Belastungsscores und vagen Ereignisdefinitionen zugunsten eines aufwendigen Interviewverfahrens aufgegeben, in das kontextuale Bedingungen einfließen. Eine Analyse der Lebensumstände der betroffenen Person und eine Detaildefinition, unter welchen Bedingungen ein Ereignis zu erfassen ist, helfen, die „kontextuelle Bedrohung" des Ereignisses festzulegen. Dabei gibt die subjektiv erlebte Belastung den Ausschlag für die Beurteilung der Belastungsintensität.

Unter Daily Hassles werden kleinere alltägliche Stress-Situationen und Belastungen (z. B. Gewichtsprobleme, steigende Preise, Reparaturen im Haushalt etc.) verstanden. Entsprechende Befunde legen nahe, dass Alltagsprobleme aufgrund ihrer Häufigkeit ein höheres Potenzial für Gesundheitsbeeinträchtigungen haben als die großen und eher selteneren Lebensereignisse; dies ist aber keineswegs abschließend geklärt (Klauer 2002). Für die Erfassung der Alltagsbelastung wird ebenfalls auf Checklisten zurückgegriffen (z. B. Schmidt-Atzert 1989, Traue, Hrabal, Kosarz 2000), wobei ähnliche methodische Probleme wie bei der Erfassung der Life-Events entstehen. Eine Alternative wird in der täglichen Aufzeichnung von Ereignissen in strukturierten Tagebüchern gesehen. Eine Gruppe um Lazarus experimentierte für die adäquate Erfassung der Gesamtbelastung mit „Daily Uplifts"-Skalen, die sie den Daily-Hassles-Skalen gegenüberstellten (Lazarus u. Folkman 1989). Unter „Uplifts" werden dabei angenehme Interaktionen mit einer positiven kompensatorischen Wirkung verstanden, wie ein erfolgreicher Abschluss von Arbeiten, ein positiver Austausch im Freundeskreis oder ein gutes Essen.

Unter chronischem Stress wird eine kontinuierliche, sich über einen längeren Zeitraum erstreckende Belastung verstanden, weshalb chronisch stresshafte Lebensbedingungen eher mit Fragebogenverfahren wie z.B. dem „Trierer Inventar zur Erfassung von chronischem Stress" von Schulz, Schlotz und Becker (2004) erfasst werden. Darin werden Fragen zur Arbeitsüberlastung, -unzufriedenheit, zur sozialen Belastung, zum Fehlen sozialer Anerkennung, zu Sorgen/Besorgnis sowie zu belastenden Erinnerungen gestellt; durch das individuelle Beurteilen der Belastung ist aber auch hier mit einem gewissen Grad an subjektiver Verzerrung zu rechnen. Für spezielle Arten von chronischem Stress wie z.B. Lärm oder hohe Wohndichte bieten sich objektive wie z.B. physikalische Messmethoden an (Cohen, Kessler, Gordon 1995).

6.3.2 Messung der subjektiv erlebten Anforderung (subjektive Bewertung des Stressors/Gesamtbelastung)

Neben der objektiven Messung des Stressors kann die subjektive Stressorqualität über Bewertungsstile oder Einschätzungsskalen erfolgen. Obwohl die subjektive Bewertung von Anforderungen ein wesentlicher Grundstein innerhalb des relationalen Stresskonzeptes ist, gibt es nur wenige Instrumente zur systematischen Erfassung dieser Einschätzungen. Neben kurzen Messungen anhand einzelner Items zur Stresshaftigkeit der erlebten Situation liegen wenige Mehr-Item-Skalen zur Erfassung der globalen Beurteilung der subjektiv wahrgenommenen Belastung vor, wie z.B. die „*Perceived Stress Scale*" (PSS) (Cohen, Kamarck, Mermelstein 1983) oder den „*Perceived Stress Questionnaire*" (PSQ) (Levenstein et al. 1993). Für den deutschsprachigen Raum kann auf eine Übersetzung des PSQ durch Fliege et al. (2005) zurückgegriffen werden, mit dem das Ausmaß an Sorgen, erlebter Anspannung, Anforderungen und erlebter Freude erfasst wird. Mithilfe der „appraisal styles" von Schwarzer und Jerusalem (1994) lassen sich die im Ereignis empfundene Herausforderung, der Gewinn, die Bedrohung und der Verlust herausarbeiten.

6.3.3 Messung emotionaler Stressreaktionen

Für die Messung der subjektiven Verarbeitung des Stressors (emotionale und verhaltensmäßige Reaktion) werden die Instrumentklassen „psychometrische Skalen-Testverfahren (Befindlichkeitsskalen, Beschwerdenlisten, Stressfragebogen, Selbsteinstufung von Körperwahrnehmungen), strukturierte Interviews, Tagebuchaufzeichnungen (Weber 2002) sowie Fremdbeobachtung durch geschulte Beobachter" unterschieden, wobei Letztere aufgrund der Nichteindeutigkeit und der subjektiven Beeinflussung des Beobachters eher selten angewandt werden. Insgesamt sind die meisten standardisierten Verfahren praktisch in der Anwendung; zu ihrer Güte und Qualität geben Testdatenbanken Auskunft. Bei einem Einsatz in interkulturellen Studien wird eine Testung der Validität und Reliabilität notwendig, da die meisten Verfahren an westlichen Populationen validiert wurden. Gerade hinsichtlich der begrifflichen Einordnung von Stimmungen und Emotionen gibt es erhebliche kulturelle Unterschiede (Ice 2007).

Die Einschätzung einer Situation als stresshaft wird dem relationalen Stresskonzept zufolge mit negativen Emotionen wie Angst, Niedergeschlagenheit oder Ärger in Verbindung gebracht. Wird das Ereignis als Herausforderung eingeschätzt, können auch positive Emotionen auftreten. Dabei werden stressbezogene Emotionen vor allem über Adjektivlisten (traurig, ärgerlich...) abgebildet, die den aktuellen und zum Teil überdauernden emotionalen Zustand abfragen. Für die Überprüfung der Stimmungslage sind Stimmungsskalen klassisch, wobei international oft mit der „*Positive and Negative Affect Schedule*" (PANAS, Watson, Clark, Tellegen 1988) und der „*Profile of Mood Status*" (POMS, McNair et al. 1981) gearbeitet wird. Zudem kann der gegebene Zustand mit Verfahren zur Erfassung posttraumatischer Stressreaktionen überprüft werden, die neben physiologischen und kognitiven auch intensive emotionale Reaktionen mit sich bringen. Ein bekanntes Instrument ist hier die „*Posttraumatic Diagnostic Scale*" (Foa, Cashman, Jaycox, Perry 1996) mit der deutschen Übersetzung von Ehlers (1996).

Emotionen lassen sich im Übrigen auf 3 (Verhaltens-)Ebenen wie einer physiologisch-humoralen, motorisch-verhaltensmäßigen sowie sujektiv-psychologischen Ebene beschreiben und evaluieren, wobei auf die einzelnen Techniken an dieser Stelle nicht näher eingegangen werden soll. Neben emotionalen Reaktionen lässt sich eine Vielzahl von Parametern zu Persönlichkeit, Kontext und Bewältigung als psychologische Ressourcen im Umgang mit Stress messen. So sind die bevorzugten Instrumente bezüglich Ereignisverarbeitungen die „*Ways of Coping Questionnaire*" (Folkman u. Lazarus 1980, WCQ eine Ableitung der früheren WCCL, der Ways of Coping Checklist) mit Skalen zu Themen wie Selbstkontrolle, Suche nach sozialer Unterstützung, geplante Problemlösung, Übernahme von Verantwortung, Vermeidungs-Fluchtverhalten, positive Neueinschätzung, Distanzierung, konfrontierendes Coping und die „*COPE-Skala*" (Carver, Scheier, Weintraub 1989). Letztere enthält 13 Subskalen und schließt in die Abfrage religiöse Orientierung und Suchtprobleme mit ein. Im Zusammenhang mit der Verarbeitung von Stress allgemein wird häufig auf den *Stressverarbeitungsfragebogen* (SVF) nach Jahnke, Erdmann und Kallus (1997) zurückgegriffen.

Im Übrigen sind Persönlichkeits-, Kontext- und Bewältigungsmerkmale innerhalb eines Belastungsprozesses nicht als unabhängig oder als additiv, sondern vielmehr als Merkmale in komplexen Wechselbeziehungen zu verstehen. Ein Überblick zur Diagnostik einzelner Merkmale sowie psychosomatischer Begebenheiten findet sich u. a. bei Ahrens und Schneider (2002) sowie bei Brickenkamp (1994).

6.3.4 Messung biologischer Stressreaktionen

Psychophysiologische Ansätze kommen bei der Analyse von Krankheitsbildern ebenso wie bei Verlaufskontrollen oder Veränderungsmessungen wie bei den durch Stress messbaren Aktivierungsveränderungen zum Einsatz. Das Prinzip dabei ist, charakteristische psychophysische Zustände hinsichtlich ihrer Intensität, Dauer und Charakteristik der Veränderung inhaltlich zu klassifizieren (z. B. als Angst, Aufmerksamkeit oder Stress). Einige Messmethoden sind im Gesamt dabei eng mit dem Bereich der Neuropsychologie verbunden, wie z. B. die Elektroenzephalographie (EEG), die Messung ereigniskorrelierter Hirnpotenziale (EKP) oder bildgebende Verfahren zur Messung der Gehirntätigkeit (Computertomographie, CT/Positron-Emissions-Tomographie, PET/(funktionelle) Kernspintomographie, NMR) (Schneider 2002).

Im Rahmen der Diagnostik von biochemischen Prozessen wie sie bei hormonellen Reaktionen als Indikatoren von Aktivierungsprozessen stattfinden, lassen sich nach Schneider (2002) insgesamt acht wichtige Zielgrößen formulieren:

- Herz-Kreislauf-Parameter wie z. B. die Herzfrequenz(variabilität) über Elektrokardiogramm sowie Blutdruck und periphere Durchblutung über Plethysmographie
- Ruhe- und Aktivierungsprozesse sowie Informationsverarbeitung über spontane und evozierte elektrische Hirnsignale
- Augenbewegungen über Elektrookulographie oder fotografische Verfahren, Lidschlag oder Pupillenweite über direkte oder indirekte Pupillographie
- elektrische Aktivität eines Muskels über Oberflächenableitung oder einzelner motorischer Einheiten über Nadelableitung mittels Elektromyogramm
- elektrodermale Aktivität, Hautfeuchtigkeit und -temperatur über Elektrodenableitung an der Haut
- Hormonspiegel (Katecholamine wie Adrenalin, Noradrenalin oder Cortisol) als Indikatoren von Aktivierungsprozessen über Blut-, Urin- oder Speichelproben
- Speichelsekretion, Magenmotilität und -sekretion
- Genitalfunktion über Phallographie oder Photoplethysmographie, bei der die erektile Dehnung aufgezeichnet wird

Die psychophysiologischen Parameter können dabei zu einem Zeitpunkt oder kontinuierlich über ausgewählte Zeiteinheiten gemessen werden. Die Auswertung findet in der Regel computerisiert statt. Die Bewertung und Interpretation der Daten kann jedoch erhebliche Probleme aufwerfen, da die Werte (besonders Hormone) von Alter, Geschlecht, Zyklus, Körpergröße, Genussmittelverbrauch oder auch sportlicher Betätigung beeinflusst sein können (Brown 2007, Pollard, Ice 2007).

6.4 Praktische Folgerungen für Prävention und Rehabilitation

In der Praxis kann das Vorhandensein einer Stressbelastung also über verschiedene Parameter gemessen werden. In Rehabilitationseinrichtungen wird dabei oft über die Erfassung der Herzfrequenzvariabilität anhand von entsprechenden Pulsuhren und Auswertungsschemata verfahren; Messungen des Speichelcortisols oder der Blutwerte sind in diesen medizinischen Einrichtungen dagegen eher selten. Sind die Werte vorhanden, kann im sich anschließenden Stressmanagement auf verschiedenen Ebenen gearbeitet werden. Wie erläutert wird ein Stimulus erst durch kognitive Bewertungsprozesse zum Stressor. Der Stressor selbst wiederum löst auf der Körperebene die physiologischen Wirkungsketten aus. Stress kann dann über körperliche, kognitive und emotionale Reaktionen abgebaut werden. Die

(Stress-)Bewältigung findet dabei entweder problemorientiert oder emotionsorientiert auf aktionalem oder intrapsychischem Weg statt. Die problemorientierte Bewältigung umfasst dabei alle Versuche, sowohl die Situation selbst als auch die eigene Einstellung/die eigenen Verhaltensweisen zu verändern. Unter emotionsorientierter Bewältigung wird eine Reduktion von unlustbetonten Stressemotionen (Angst, Ärger und Ähnliches) verstanden. Aktionale Vorgehensweise bedeutet direktes problemlösungsorientiertes Handeln; intrapsychische Vorgehensweise steht für die Veränderung verdeckter Wahrnehmungs-, Denk-, Vorstellungs- und Interpretationsprozesse. Da Stress auf diese verschiedenen Arten reduzierbar ist, bietet sich im Stressmanagement eine Kombination von kognitiven/mentalen Techniken und körperbetonten Techniken an.

Das Ziel körperbetonter Techniken ist, das durch die Stressoren erhöhte physiologische Erregungsniveau zu verringern. Mit den auf diese Weise gedämmten psychischen und somatischen Folgen sowie der Tonusreduktion soll der Zirkel aus Stress, Muskelspannung, Befindlichkeitsstörung und Schmerz durchbrochen werden. Entspannungstechniken wie progressive Muskelentspannung (PMR), Biofeedback, autogenes Training, Hypnose sowie Atementspannung bieten sich hier an (Herberholt, Neumann, Pfand-Neumann 2001, Jacobsen 1993, Pfand-Neumann, Neumann, Kugler, Seelbach 2001).

Mithilfe von kognitiven Techniken sollen hingegen dysfunktionale Kognitionen wie Hilf- und Hoffnungslosigkeit, Katastrophisierung oder entmutigende Selbstgespräche umgepolt werden. Ziel dabei ist es, dysfunktionale Gedanken und Einstellungen in Stresssituationen zu kontrollieren, um Stress erst gar nicht entstehen zu lassen. Verfahren der Aufmerksamkeitslenkung, der Imagination (Visualisieren, Fantasiereisen) sowie fremd- und autosuggestive Elemente (z.B. Selbstinstruktionen) haben sich bewährt (Neumann, Pfand-Neumann, Kugler 2001, Wagner, Neumann, Pfand-Neumann 2001).

Je nach Ursprung lassen sich die Methoden in eher östlich oder westlich orientierte Techniken einteilen. Grundsätzlich kann man sagen, dass westliche Techniken eine verbesserte physische und psychische Strukturierung im Sinne der Selbstregulation (Verhaltenssteuerung) und Selbstkontrolle verfolgen. Östliche (meditative) Techniken sind eher religiös motiviert und gehen von einer durch den Stress bedingten Disharmonisierung des Energieflusses aus. Mithilfe von Yoga, Zen, Jin Shin Jyutsu, Tai-Chi und anderen Techniken soll dieser wieder harmonisiert werden (Burmeister 1981, Kabat-Zinn 1994, Sriram 2001).

Körperorientierte Entspannungstechniken sind bei muskuloskeletalen Problemen gut einsetzbar. Der physiologische Effekt bei der progressiven Muskelrelaxation, dem autogenen Training und dem Biofeedback beruht auf einer vom Hypothalamus erzielten trophotropen Umschaltung (Aktivierung des Parasympathikus), die sich komplementär zur Stressreaktion verhält. Infolgedessen senken sich Herzfrequenz, Blutdruck, Atemfrequenz und Hautwiderstand sowie der Muskeltonus. Das Gleichgewicht des vegetativen Nervensystems soll wiederhergestellt werden. Emotional kann es zu einem angenehmen Zustand der Ausgeglichenheit und Harmonie kommen; im kognitiven Bereich berichten Patienten über Ruhe, Konzentration und Erholung. Bei der Entspannung durch Atemtechniken nutzt man die physiologische Wirkung der Atmung auf das vegetative Nervensystem. Obwohl bisherige Erklärungsansätze wissenschaftlich noch nicht ausreichend erforscht sind, geht man von einer analgetischen Wirkung in der Inspirationsphase und in der Postinspirationsphase durch Hemmung der Sympathikusaktivität aus bzw. von einer Erregung von Zellkernen im Rückenmark, die antinoziptiv reagieren. Mithilfe der Techniken der Atembeobachtung und -beeinflussung werden die Atemlänge, Atemtiefe und Charakter der Atmung reguliert. Ziel ist es, die Ausatmungsphase zu verlängern und damit den Säure-Basen-Haushalt im Blut auszugleichen.

Zusammenfassung

Nach einer begrifflichen und inhaltlichen Klärung des Terms Stress im ersten Abschnitt folgt ein geschichtlicher Abriss zur Entwicklung der Stressforschung. Der sich primär aus Tierstudien entwickelte Forschungszweig durchlebte mehrere Modellkonzeptionen bis hin zum heutigen transaktionalen und relationalen Verständnis von Stress. In letzter Zeit lässt sich in der Theoriebildung eine stärkere Forcierung der Erklärung von Zusammenhängen zwischen Stress und Anpassung durch Modelle zur allostatischen Last erkennen. Die Messung von Stress bleibt dabei weiterhin unverändert ein sehr komplexer Sachverhalt, der in Abhängigkeit von einzelnen Fachdisziplinen zum Teil sehr kontrovers diskutiert wird. Einigkeit besteht weitestgehend darin, dass in der Messung von Stress idealerweise mehrere Methoden kombiniert werden sollen. Zudem gibt es – wie skizziert

– psychologische wie physiologische Methoden, die sich in der praktischen und wissenschaftlichen Arbeit gut bewährt haben und auch ökonomisch leistbar sind. Ähnlich vielfältig gestaltet sich auch der Umgang mit Stress: Abschnitt 4 skizziert praktische Ansätze und Möglichkeiten im Stressbewältigungstraining an, wie sie insbesondere in der Therapie erkrankter Menschen eingesetzt werden bzw. in der Angebotspalette von Rehabilitationseinrichtungen zu finden sind.

Diskussions- und Übungsfragen

- Diskutieren Sie vor dem Hintergrund des Kapitels, welche Art von Stress auf Patienten in der Rehabilitation einwirken könnten und welche Rolle diese im Heilungsprozess spielen.
- Diskutieren Sie, wie Sie diese Form von Stress ggf. erfassen und welche Gegenmaßnahmen Sie ergreifen könnten.

Multiple-Choice-Fragen

1 Welche der unten stehenden Aussagen ist richtig?
 1. Emotionen lassen sich auf einer physiologisch-humoralen, motorisch-verhaltensmäßigen sowie subjektiv-psychologischen Ebene messen.
 2. Psychophysiologische Parameter können zu einem Zeitpunkt oder kontinuierlich gemessen werden, wobei Personendaten wie Alter, Geschlecht, Gewicht und Gesundheitsverhalten keine Rolle spielen.
 3. In der objektiven Messung von Stress werden vorwiegend die 3 Stressarten kritisches Lebensereignis, Daily Hassles und chronischer Stress unterschieden.
  a. Nur 1 und 2 sind richtig.
  b. Nur 2 und 3 sind richtig.
  c. Nur 1 und 3 sind richtig.
  d. Alle sind richtig.

2 Welche der unten stehenden Aussagen ist richtig?
  a. Stressbelastungen lassen sich physiologisch auf verschiedenen Ebenen wie dem kardiovaskulären, endokrinen, vegetativen und immunologischen System nachweisen.
  b. Auf Verhaltensebene gibt es dagegen keine unterschiedlichen Ebenen der Belastung.
  c. Es genügt, Stress über einen aussagekräftigen Parameter des Stressprozesses abzubilden.

3 Welche der unten stehenden Aussagen ist richtig?
  a. Ob ein Reiz ein Stressor ist oder nicht, ist abhängig von der subjektiv-kognitiven Bewertung und Interpretation der Person-Umwelt-Konstellation und den der Person zur Verfügung stehenden Bewältigungsressourcen.
  b. In der Interpretation eines Reizes als Stressor sind kognitive Einschätzungsvorgänge bzgl. Bedrohung, Ressourcenlage und Beurteilung des Copingversuches bedeutsam.
  c. Diese subjektive Bewertung des Stressors ist dabei von der Lebens- und Altersphase oder von weiteren Betroffenen weitgehend unabhängig.

4 Bitte beurteilen Sie die unten stehenden Zusammenhänge zwischen einer hohen Stressbelastung und den genannten gesundheitlichen Parametern.
 1. Es bestehen Zusammenhänge zwischen akutem Stress und einem erhöhten Blutdruck sowie Schlaganfall oder plötzlichem Herztod.
 2. Es bestehen Zusammenhänge zwischen chronischen Stress und dem Immunsystem.
 3. Es bestehen Zusammenhänge zwischen chronischen Stress und dem Schlafverhalten (Schlafstörungen) und dem Gedächtnis (Lernfähigkeit).
  a. Nur 1 und 2 sind richtig.
  b. Nur 2 und 3 sind richtig.
  c. Nur 1 und 3 sind richtig.
  d. Alle sind richtig.

5 Welche der unten stehenden Aussage ist falsch?
  a. Die (Stress-)Bewältigung kann entweder problemorientiert oder emotionsorientiert auf aktionalem oder intrapsychischem Weg stattfinden.
  b. Aktionale Vorgehensweise bedeutet direktes problemlösungsorientiertes Handeln; intrapsychische Vorgehensweise steht für die Veränderung verdeckter Wahrnehmungs-, Denk-, Vorstellungs- und Interpretationsprozesse.
  c. Der physiologische Effekt bei körperbetonter Techniken wie der progressiven Muskelrelaxation, dem autogenen Training und dem Biofeedback beruht auf einer vom Hypothalamus erzielten ergotropen Umschaltung (Aktivierung des Sympathikus).

Literatur

Ahrens S, Schneider W. Lehrbuch der Psychotherapie und Psychosomatischen Medizin. Stuttgart: Schattauer; 2002.

Brickenkamp R. Handbuch psychologischer und pädagogischer Tests. Göttingen: Hogrefe; 1994.

Brown DE. Measuring hormonal variation in the sympathetic nervous system: catecholamines. In: Ice GH, James GD (eds.). Measuring Stress in Humans. A practical Guide for the Field. New York: Cambridge University Press; 2007: 94–121.

Brown GW. Meaning, measurement, and stress of life events. In: Dohrenwend BS, Dohrenwend BP (eds.). Stressful life events: Their nature and effects. New York: 1974: 217–245.

Brown GW Harris TO. Life events and illness. New York: Guilford Press; 1989.

Burmeister M. Einführung in Jin Shin Jyutsu. Bonn: Raphael; 1981.

Butollo W, Gavranidou M. Intervention nach traumatischen Ereignissen. In: Oerter R, Hagen C, Röper R, Noam G (Hrsg.). Klinische Entwicklungspsychologie. Weinheim: Beltz; 1999: 459–476.

Carver, CS, Scheier MF, Weintraub JK. Assessing coping strategies: a theoretically based approach. Journal of Personality and Social Psychology; 1989, 56(2): 267–283.

Cassel J. The contribution of the social environment to host resistance. American Journal of Epidemiology; 1976, 104(2): 107–123.

Cohen S, Kamarck T, Mermelstein R. A Global Measure of Perceived Stress. Journal of Health & Social Behavior; 1983, 4: 385–396.

Cohen S, Kessler RC, Gordon L. Measuring stress. A guide for health and social scientists. New York: Oxford University Press; 1995.

Dohrenwend BS, Dohrenwend, BP. Stressful life events. Their nature and effects. New York: 1974.

Dressler WW, Bindon JR. The health consequences of cultural consonance: cultural dimensions of lifestyle, social support and arterial blood pressure in an African American Community. American Anthropologist; 2002, 102(2): 244–260.

Ehlers A, Steil R, Winter H, Foa EB. Deutsche Übersetzung der Posttraumatic Diagnostic Scale (PDS). Oxford: Department of Psychiatry, Warnford Hospital, Oxford University; 1996.

Fischer JE. Arbeit, Stress und kardiovaskuläre Erkrankung. Therapeutische Umschau; 2003, 60(11): 689–696.

Fliege H, Rose M, Arck P, Walter OB, Kocalevent R-D, Weber C et al. The Perceived Stress Questionnaire (PSQ) Reconsidered: Validation and Reference Values From Different Clinical and Healthy Adult Samples. Psychosomatic Medicine 2005, 67, 78–88.

Foa, EB, Cashman L, Jaycox L, Perry K. The validation of a self-report measure of PTSD: The Posttraumatic Diagnostic Scale (PDS). Philadelphia: Medical College of Pennsylvania, Hahnemann University, Philadelphia; 1996.

Folkman S, Lazarus RS. Manual for the Ways of Coping Questionnaire. Palo Alto: Consulting Psychologists Press; 1980.

Gunderson EKE, Rahe RM. Life stress and illness. Springfield: Thomas; 1974.

Herberholt P, Neumann W, Pfand-Neumann P. Atemtraining. In: Neumann W, Pfand-Neumann P, Seelbach H (Hrsg.). Integrative psychologische Schmerztherapie. Lengerich: Pabst; 2001: 94–99.

Hobson CJ, Delunas L. National Norms and Life-Event Frequencies for the Revised Social Readjustment Rating Scale. International Journal of Stress Management; 2001, 8(4): 299–313.

Hobson CJ, Kamen J, Szostek J, Nethercut CM, Tiedmann JW, Wojnarowicz S. Stressful Life Events: A Revision and Update of the Social Readjustment Rating Scale. International Journal of Stress Management; 1998, 5(1): 1–23.

Holmes TH, Rahe RH. The social readjustment rating scale. Journal of Psychosomatic Research; 1967, 11(2): 213–218.

Ice GH. Measuring emotional and behavioral response. In: Ice GH, James GD (eds.). Measuring Stress in Humans. New York: Cambridge University Press; 2007.

Ice GH, James GD. Measuring Stress in Humans: A practical guide for the Field. New York: Cambridge University Press; 2007.

Jacobsen E. Entspannung als Therapie: Progressive Relaxation in Theorie und Praxis. München: Pfeiffer; 1993.

Janke W, Erdmann G, Kallus W. Der Streßverarbeitungsfragebogen (SVF mit SVF 120). 2. Aufl. Göttingen: Hogrefe; 1997.

Kabat-Zinn J. Gesund durch Meditation. München: Scherz; 1994.

Katschnig H. Lebensverändernde Ereignisse als Ursache psychischer Krankheiten – Eine Kritik des globalen Ansatzes in der Life-Event-Forschung. In: Katschnig H (Hrsg.). Sozialer Stress und psychische Erkrankung. München: Urban & Schwarzberger; 1980, Vol. 1–93.

Klauer T. Streß und Stressresistenz. In: Ahrens, Schneider W (Hrsg.). Lehrbuch der Psychotherapie und Psychosomatischen Medizin. Stuttgart: Schattauer; 2002: 97–107.

Lazarus RS. Stress und Stressbewältigung – ein Paradigma. In: Filipp SH (Hrsg.). Kritische Lebensereignisse. Weinheim: Beltz; 1995: 198–232.

Lazarus RS. Fifty years of research and the theory of R. S. Lazarus: an analysis of historical and perennial issues. New Jersey: Lawrence Erlbaum Associates, Inc; 1998.

Lazarus RS, Folkman S. Stress, appraisal and coping. New York: Springer; 1984.

Lazarus RS, Folkman S. Hassles and Uplifts Scales. Palo Alto: Consulting Psychologists Press; 1989.

Lazarus RS, Launier R. Streßbezogene Transaktionen zwischen Person und Umwelt. In: Nitsch JR (Hrsg.), Streß. Theorien, Untersuchungen, Maßnahmen. Bern: Huber; 1981: 213–259.

Levenstein S, Prantera C, Varvo V, Scribano ML, Berto E, Luzi C et al. Development of the Perceived Stress Questionnaire: a new tool for psychosomatic research. Journal of Psychosomatic Research; 1993, 37(1): 19–32.

Levine S, Weinberg J, Ursin H. Definition of the coping process and statement of the problem. In: Urisn H, Baade E, Levine S (eds.), Psychobiology of stress: A study of coping men. New York: Academic Press; 1978: 3–21.

Mason JW. Specifity in the organization of neuroendocrine response profiles. In: Seemann P, Brown GW (eds.). Frontiers in neurology and Neuroscience Research. Toronto: University of Toronto Press; 1974.

Mason JW, Maher JT, Hartley LH, Mougey EH, Perlow MJ, Jones LG. Selectivity of corticosteroid and catecholamine responses to various natural stimuli. In: Serban G (ed.). Psychology of Human Adaptation. New York: Plenum Press; 1976: 147–171.

McEwen BS. The End of Stress as We Know It. Washington, DC: Joseph Henry Press; 2002.

McNair DM, Lorr M, Dropplemann LF, Biehl B, Dangel S, Reiser A. POMS – Profile of Mood States – deutsche Fassung. Ein Verfahren zur Messung von Stimmungszuständen. Selbstbeurteilungsskala. In: C. I. P. S. (CIPS) (Hrsg.).

Internationale Skalen für Psychiatrie, Vol. 2, veränderte Aufl. Weinheim: Beltz; 1981.

Meyer A. The life chart and the obligation of specifying positive data in psychopathological diagnosis. In: Winters EE (ed.). Medical Teaching – The Collected Papers of Adolf Meyer. Baltimore: The Johns Hopkins Press; 1951, vol. 3: 52–56.

Neumann W, Pfand-Neumann P, Kugler J. Imagination & Selbstinstruktion. In: Neumann W, Pfand-Neumann P, Seelbach H (Hrsg.). Integrative psychologische Schmerztherapie. Lengerich: Pabst; 2001.

Nitsch JR. Stress, Theorien, Untersuchungen, Maßnahmen. Bern: Huber 1981.

Ohlin B, Nilsson PM, Nilsson JA, Berglund G. Chronic psychosocial stress predicts long-term cardiovascular morbidity and mortality in middle-aged men. European Heart Journal; 2004, 25(10): 867–873.

Pearlin LI. The stress process revisited. Reflections on concepts and their interrelationships. In Aneshensel CS, Phelan JC (eds.). Handbook of the Sociology of Mental Health. New York: Kluwer; 1999.

Pfand-Neumann P, Neumann W, Kugler J, Seelbach H. Entspannung. In: Neumann W, Pfand-Neumann P, Seelbach H (Hrsg.). Integrative psychologische Schmerztherapie. Lengerich: Pabst; 2001: 94–99.

Pollard TM, Ice GH. Measuring hormonal variation in the hypothalamic pituitary adrenal (HPA) axis: cortisol. In: Ice GH, James GD (eds.). Measuring Stress in Humans. A practical Guide for the Field;. New York: Cambridge University Press; 2007: 122–157.

Rozanski A, Blumenthal JA, Kaplan J. Impact of psychological factors on the pathogenesis of cardiovascular disease and implication for therapy. Circulation; 1999, 99(16): 2192–2217.

Sarason JG, Johnson JH, Siegel JM. Assessing the impact of life changes: Development of the life experience survey. Journal of Consulting and Clinical Psychology; 1978, 46(5): 932–946.

Schmidt-Atzert L. Ein Fragebogen zur Erfassung emotional relevanter Alltagsereignisse. Diagnostica; 1989, 35: 354–358.

Schneider S. In: Ahrens S, Schneider W (Hrsg.). Lehrbuch der Psychotherapie und Psychosomatischen Medizin. Stuttgart: Schattauer; 2002.

Schulkin J. Allostasis, Homeostasis, and the Costs of Physiological Adaption. New York: Cambridge University Press; 2004.

Schulz P, Schlotz W, Becker P. Das Trierer Inventar zum chronischen Stress (TICS) – Manual. Göttingen: Hogrefe; 2004.

Schwarzer R, Jerusalem M. Gesellschaftlicher Umbruch als kritisches Lebensereignis: Psychosoziale Krisenbewältigung von Übersiedlern und Ostdeutschen. Weinheim: PVU; 1994.

Scully JA, Tosi H, Banning K. Life Event Checklists: Revisiting the Social Readjustment Rating Scale After 30 Years. Educational and Psychological Measurement; 2000, 60(6): 864–876.

Selye H. A syndrome produced by diverse nocuous agents. Nature; 1936, 138(32).

Sriram Y. Yoga. Neue Schritte auf dem Weg zur Freiheit. Berlin: Theseus; 2001.

Traue HC, Hrbal V, Kosarz P. AlltagsBelastungsFragebogen (ABF): Zur inneren Konsistenz, Validierung und Stressdiagnostik mit dem deutschsprachigen daily stress inventory. Verhaltenstherapie und Verhaltensmedizin; 2000, 21(1): 15–38.

Wagner, Neumann, W, Pfand-Neumann P. Suggestion. In: Neumann W, Pfand-Neumann P, Seelbach H (eds.). Integrative psychologische Schmerztherapie. Lengerich: Pabst; 2001, 109–116.

Watson D, Clark L, Tellegen A. Development and validation of brief measure of positive and negative affect: The PNAS Scales. Journal of Personality and Social Psychology; 1988, 54(6): 1063–1070.

Weber H. Stressmessung. In: Schwarzer R, Jerusalem M, Weber H (Hrsg.). Gesundheitspsychologie von A bis Z. Göttingen: Hogrefe; 2002: 582–585.

Wippert P-M. Kritische Lebensereignisse: Risiko und Intervention. Untersuchungen an Spitzensportlern, Tänzern und Musikern. Lengerich: Pabst (im Druck).

7 Grundlagen und Modelle der psychobiologischen Stressforschung

Brigitte M. Kudielka, Stefan Wüst

Der Begriff Stress ist ein häufig gebrauchtes Schlagwort in unserer Gesellschaft geworden und dient sowohl im psychologisch-medizinischen als auch im Laienbereich oft als Erklärung für eine große Bandbreite an psychischer und körperlicher Befindlichkeit. In der Tat spielt Stress eine bedeutsame Rolle bei der Aufrechterhaltung von Gesundheit sowie bei der Entstehung von Krankheiten (s. u.). In Reaktion auf Stress werden verschiedene regulatorische Systeme des Körpers aktiviert, um die Bewältigung interner oder externer Belastungen zu gewährleisten. Solche Anpassungsreaktionen können spezifisch für einen Stressor oder unspezifisch ausfallen. Die zentralen physiologischen Teilstrecken des Stresssystems sind das hypothalamische CRH (Corticotropin-Releasing-Hormon) sowie das Locus-Coeruleus-Noradrenalin-System (LC-NA-System) mit ihren jeweils peripheren Effektoren, nämlich der Hypophysen-Nebennierenrinden-Achse und dem sympathischen Nervensystem (vgl. Kap. 7.2). Diese bewirken die Ausschüttung von Glukokortikoid-Hormonen (z. B. Cortisol beim Menschen) aus der Nebennierenrinde bzw. von Katecholaminen (Adrenalin und Noradrenalin) aus den sympathischen Nervenendigungen sowie aus dem Nebennierenmark. Dabei gibt es zahlreiche Wechselwirkungen zwischen der Hypothalamus-Hypophysen-Nebennierenrinden-Achse (HHNA) und dem LC-NA-System und anderen Gehirnstrukturen, die z. B. maßgeblich an der Regulation von Emotionen, kognitiven Funktionen und Verhalten beteiligt sind (Axelrod u. Reisine 1984, Chrousos u. Gold 1992). Das Stresssystem interagiert darüber hinaus natürlich mit anderen wichtigen physiologischen Systemen wie dem Immunsystem, dem Blutgerinnungssystem und anderen Hormonachsen, die z. B. für Reproduktion, Wachstum oder Schilddrüsenfunktion verantwortlich sind.

In diesem Kapitel wird zunächst ein kurzer Abriss über die Wurzeln der (psycho-)biologischen Stressforschung und neuere Entwicklungen in der Stressforschung einschließlich einer Darstellung des Modells der allostatischen Belastung nach McEwen und Mitarbeitern gegeben. Daran schließt sich ein Überblick über die wichtigsten Teilstrecken des Stresssystems und seine Funktionsweisen an.

7.1 (Psycho-)biologische Stressforschung

7.1.1 Der Ursprung der Stressforschung

Während die erste wissenschaftliche Stressdefinition auf Walter Cannon (1929) zurückgeht, wurde der Stressbegriff erst durch den Mediziner Hans Selye weithin bekannt. Selye definierte Stress zum ersten Mal als eine unspezifische Reaktion des Körpers auf jede Art von Stressor, die primär durch die Ausschüttung von Glukokortikoiden gekennzeichnet ist und sich in drei zeitlich aufeinanderfolgende Phasen untergliedert (GAS = „Generelles Adaptationssyndrom"):
- Alarmreaktion,
- Widerstand und
- Erschöpfung.

Im Tierexperiment untersuchte Selye die physiologischen Reaktionen auf massiven anhaltenden Stress und fasste sie in der „Stress Trias" zusammen, bestehend aus Vergrößerung und Hyperaktivität der Nebennierenrinde, Schrumpfung bzw. Atrophie von Thymus, Milz, Lymphknoten und lymphatischem Gewebe sowie der Entstehung von Magen-Darm-Geschwüren (Selye 1936). Selye vertrat die These, dass Stress in jedem Krankheitsprozess eine wichtige Rolle spiele, d. h. dass unter Stress jeweils das schwächste Organ oder System eines Organismus zusammenbricht (Selye 1983). Selye schlussfolgerte darauf aufbauend, dass Individuen bei vergleichbarer Stressexposition daher verschiedene Erkrankungen entwickeln können. Selyes Idee der unspezifischen Stressreaktion auf jede Art von Stimulus wurde jedoch infrage gestellt. Mason (1968 a, 1968 b, 1971) erkannte, dass die hormonelle Stressreaktion je nach Erleben einer Situation durchaus spezifisch ausfällt. Er konnte zeigen, dass spezifische Merkmale einer Situation wie z. B. die Neuartigkeit, Unkontrollierbarkeit, Unvorhersehbarkeit, Mehrdeutigkeit einer Situation sowie das Ausmaß an Antizipation negativer Folgen oder Ich-Beteiligung zu spezifischen hormonellen Stressreaktionen führen.

7.1.2 Definition von Stress in der psychobiologischen Stressforschung

Es liegt mittlerweile eine Fülle zum Teil recht uneinheitlicher Stressdefinitionen vor und es wurde sogar vorgeschlagen, den Stressbegriff ganz fallen zu lassen. In ihrem Beitrag „What is stress?" formulieren Levine und Ursin (1991) eine umfassende Definition, welche sich in
- Stressstimuli (input),
- individuelle Stressverarbeitung sowie
- Stressreaktionen untergliedert.

Auf der Reaktionsebene werden
- physiologische Reaktionen (z. B. der HHNA, des sympathischen Nervensystems oder des Immunsystems),
- verhaltensbezogene (z. B. Aufmerksamkeit, Erregung und Wachsamkeit) und
- subjektiv-verbale Stressreaktionen (z. B. Interpretationen, Kognitionen und Emotionen) unterschieden.

Ein Stimulus wird diesem Ansatz folgend erst nach einem mehrstufigen Bewertungsprozess je nach abschließender Bewertung zu einem Stressor. Dieser Bewertungsprozess kann z. B. in Abhängigkeit von genetischen, vorgeburtlichen, frühkindlichen und lebenslangen Erfahrungen oder Faktoren der sozialen Umwelt interindividuell unterschiedlich ablaufen.

Auch im kognitiv-transaktionalen Modell von Lazarus und Folkman (1984) wird die durch eine bestimmte Situation hervorgerufene Belastung erst durch verschiedene subjektive Bewertungsvorgänge vermittelt. In einem dreistufigen Prozess werden simultan die Situationskomponenten („primary appraisal") und die eigenen Ressourcen und Bewältigungsmöglichkeiten bewertet („secondary appraisal"), die in eine abschließende Bewertung („reappraisal") münden.

Stressoren können auch nach ihrer Chronizität (akut versus chronisch), nach Anzahl und Art der Unterbrechungen („intermittency"), nach ihrer Intensität und ihrem Charakter (systemisch versus nerval, physisch versus psychologisch) kategorisiert werden. Hierbei ist eine schlichte Zweiteilung, welche physische Stressoren psychologischen gegenüberstellt, allerdings nur kaum mit einer modernen psychobiologischen Sichtweise zu vereinbaren.

Nach Levine und Ursin (1991) sind Reaktionen auf physische und psychologische Stimuli primär durch individuelle Interpretationen, individuelle Copingfähigkeiten, aber auch durch den sozialen Kontext, sozialen Status, genetische Faktoren, Geschlecht, Entwicklungsstand und individuelle lebenslange Erfahrungen bestimmt. Weiterhin unterscheiden die Autoren eine „generelle Alarmreaktion" und eine „spezifische individuelle Stressreaktion" und verbinden damit die früheren Ansätze und Befunde von Selye und Mason.

Später wurde in der hormonellen Stressforschung die Idee verfolgt, dass eine primäre Ausschüttung von Adrenalin und Noradrenalin oder eine Aktivierung der HHNA davon abhängt, ob eine Situation neben einer Anstrengungskomponente auch eine „Dis"-Stresskomponente aufweist bzw. ob eine Situation als Herausforderung oder unkontrollierbar erlebt wird. Entsprechende Forschungsergebnisse blieben jedoch zumindest im Humanbereich relativ uneindeutig. Es ist auch nach wie vor unklar, inwiefern Ergebnisse aus standardisierten Laborbedingungen auf reale Lebenssituationen übertragen werden können (Dickerson u. Kemeny 2004). Schließlich wurde postuliert, dass jeder Stressor unabhängig von seinen objektiven Situationsmerkmalen eine ganz persönliche Bedeutung erhält und jeder Stressor seine spezifische neurochemische „Signatur" hervorbringt, welche auf quantitativ, wenn nicht qualitativ, unterschiedlicher Beteiligung verschiedener zentraler und peripherer Mechanismen beruht (Biondi u. Picardi 1999, Fink 2007).

Jüngst wurde eine umfassende Auswertung vorgelegt, in welcher die den verschiedenen Stressparadigmen zugrunde liegenden situativen Elemente analysiert wurden, welche zu bedeutsamen hormonellen Stressreaktionen führten (Dickerson u. Kemeny 2004). Basierend auf 208 Einzelstudien zeigte sich, dass motivierte Leistungstests die höchsten und längsten HHNA-Reaktionen hervorriefen, wenn die Testsituation unkontrollierbar war, weil z. B. ein Versagen oder negative Konsequenzen unvermeidbar waren („forced failure"), und eine Bedrohungskomponente durch interpersonelle soziale Bewertung beinhaltete („social evaluative threat").

Der Trierer Sozial Stress Test (TSST) zeigte sich dabei als einer der wenigen verfügbaren standardisierten Stressprotokolle, das systematisch die beiden Komponenten Unkontrollierbarkeit und sozial-evaluative Bedrohung kombiniert (Fink 2007).

7.1.3 Das Konzept der allostatischen Belastung

Durch Stress ausgelöste physiologische Veränderungen helfen dem Organismus, steigende Anforderungen zu bewältigen und so den Körper zu schützen. Auf lange Sicht jedoch können sie den Körper schädigen und die Entwicklung stressbedingter Erkrankungen fördern. Nach dem Modell von McEwen und Stellar (1993) werden die biologischen Kosten solcher kurzfristigen Anpassungen an Stress als allostatische Belastung („allostatic load") beschrieben. Der Begriff allostatische Regulation bedeutet „Stabilität durch Veränderung".

Im Gegensatz zu homöostatischen Regelkreisen, wie z. B. Körpertemperatur oder Sauerstoffgehalt des Blutes, hat die adaptive Regulation allostatischer Systeme einen relativ großen Spielraum. Während der Organismus also Abweichungen in homöostatischen Systemen notwendigerweise unmittelbar kontrollieren und in sehr engen Grenzen halten muss, können allostatische (adaptive) Systeme dauerhaft rauf- oder runterreguliert werden. McEwen und Mitarbeiter erweiterten das Konzept der Allostase (Sterling u. Eyer 1988) und definieren allostatische Belastung als diejenigen physiologischen Kosten, die dem Körper durch dauerhafte oder wiederholte stresshafte Anforderungen entstehen (McEwen u. Seeman 1999, McEwen u. Stellar 1993). Vier verschiedene Szenarien können nach Vorstellung der Autoren zu allostatischer Belastung beitragen:
- häufige Stressbelastung,
- Unfähigkeit zur Habituation (reduzierte Reaktionen im Sinne einer Gewöhnung) bei wiederkehrenden Anforderungen,
- Unfähigkeit, eine Stressreaktion zu beenden (im Sinne fehlender Erholung) und
- inadäquate allostatische Reaktionen (z. B. eine zu geringe Glukokortikoidausschüttung nach Stress mit unzureichender Energiebereitstellung und unter Umständen überschießender Immunreaktion).

Die HHNA und das LC-NA/Sympathikus-System sind dabei die primären Systeme der allostatischen Regulation. Dem Modell folgend führen primäre Mediatoren (z. B. das Hormon Cortisol und Dehydroepiandrosteron(-Sulfat) und die Katecholamine Adrenalin und Noradrenalin) über ihre primären Effekte zu sekundären Folgen, die sich z. B. im Blutdruck, Fettverteilung (Hüft-Taille-Verhältnis), Blutfettwerten und dem Blutzuckerspiegel ausdrücken und schließlich in tertiäre Folgen in Form manifester Erkrankungen münden. Eine hohe allostatische Belastung könnte demnach auf lange Sicht eine Reihe von negativen Gesundheitsfolgen nach sich ziehen, wie z. B. Bluthochdruck, Diabetes, Krebs oder Herzerkrankungen (McEwen 1998a, 1998b, McEwen u. Seeman 1999, McEwen u. Stellar 1993). Beispielsweise wurde kürzlich in einer prospektiven Studie ein Zusammenhang zwischen allostatischer Belastung und der Sterblichkeitsrate bei älteren Probanden berichtet (Karlamangla et al. 2006).

Zusammenfassend ermöglichen allostatische Systeme eine adäquate Anpassungsreaktion an eine Vielzahl von Veränderungen in der sozialen und physischen Welt und sichern damit kurzfristig das Funktionieren des Organismus. Langfristig jedoch können die körperlichen Reaktionen auf Stress schädlich sein und Krankheitsprozesse fördern. Das Konzept der allostatischen Belastung bietet damit einen Erklärungsansatz für langfristige Kosten und Konsequenzen von Stress.

7.2 Das biologische Stresssystem

Die zentralen physiologischen Teilstrecken des Stresssystems sind das LC-NA/Sympathikus-System sowie die Hypothalamus-Hypophysen-Nebennierenrinden-Achse (HHNA), welche die Ausschüttung von Katecholaminen und Glukokortikoiden regulieren (Chrousos u. Gold 1992, Kirschbaum u. Hellhammer 1999, Kirschbaum et al. 2005).

7.2.1 Das Locus-Coeruleus-Noradrenalin/Sympathikus-System

Oberste Steuerzentren des LC-NA/Sympathikus-Systems sind der Locus Coeruleus und der Hypothalamus, wobei diese Strukturen gleichzeitig die Verknüpfung zum endokrinen System darstellen. Eine Aktivierung des LC-NA/Sympathikus-Systems im Hirnstamm führt im gesamten Gehirn zu einer Ausschüttung des Neurotransmitters Noradrenalin aus einem dichten Neuronennetzwerk und führt zu gesteigerter Erregung, Wachsamkeit und erhöhter Ängstlichkeit. Wichtige Gehirnsysteme wie z. B. der Amygdala-Hippokampus-Komplex und das mesokortikale und mesolimbische Dopaminsystem, welches den Präfrontalkortex innerviert, werden durch das Stresssystem aktiviert und beeinflussen wiederum seine Aktivität. Nervenfasern des Sympathikus ziehen zu einzelnen chromaffinen Markzellen des Nebennierenmarks (NNM oder auch Medulla) und bilden dort cholinerge Synapsen. Bei diesen endokrinen Zellen handelt es sich um modifizierte sympathische postganglionäre Zellen. Sympathische

Aktivierung in Form von Nervenimpulsen lösen die Freisetzung der Katecholamine Adrenalin (A) und Noradrenalin (NA) aus dem NNM in den Blutstrom aus. Die Ruheausschüttung ist relativ gering und beträgt beim Menschen zirka 8–10 Nanogramm pro Kilogramm Körpergewicht und Minute, wobei zu 80 % A und zu 20 % NA freigesetzt werden. Im NNM wird die Umwandlung von NA zu A durch Cortisol vermittelt. Unter Stress können jedoch bedeutsame Mengen vom NNM ausgeschüttet werden (bis zu 35 % des gesamten zirkulierenden NA), während der übrige Anteil von den sympathischen Nervenendigungen ausgeschüttet wird und von dort in den Blutstrom gelangt. Die Katecholamine werden über die Blutbahn durch den Körper transportiert und üben so ihre Effekte auf die verschiedenen Organsysteme aus. Zusammenfassend wird A und, in geringerem Ausmaß, NA vom NNM ausgeschüttet, während NA von den sympathischen Nervenendigungen im gesamten sympathischen Nervensystem ausgeschüttet wird. Primär für NA wurde ein zirkadianer Rhythmus mit höheren Morgenwerten und verringerten Konzentrationen in den Nachtstunden gezeigt (Stene et al. 1980).

A und NA aus dem NNM wirken prinzipiell auf dieselben Erfolgsorgane wie Neurotransmitter der postganglionären sympathischen Neurone. NA aus den sympathischen Nervenendigungen wirkt jedoch meist sehr lokal und nur ein geringer Anteil erreicht den Blutstrom. Obwohl A häufig ähnliche Effekte im Körper ausübt wie eine direkte sympathische Stimulation, sind diese Effekte andauernder und es können Organe über den Blutstrom erreicht werden, welche keine oder nur eine schwache sympathische Innervation aufweisen (Fink 2007). Die Wirkungen der Katecholamine ergeben sich durch die Bindung an Rezeptoren in der Zellmembran (alpha- und beta-adrenerge Rezeptoren). Generell zeigen A und NA nur graduell unterschiedliche Effekte. Durch unterschiedliche Bindungsqualitäten an den alpha- und beta-adrenergen Rezeptoren können sich jedoch gewebsspezifisch durchaus unterschiedliche physiologische Effekte einstellen (Fink 2007). Im Blut werden Katecholamine rasch abgebaut, die „Halbwertszeit" beträgt nur ein bis zwei Minuten. Die Effekte sympathischer Nervenimpulse sind noch kürzer. Eine Inaktivierung erfolgt durch schnelle Wiederaufnahme in Nervenzellen bzw. raschen Abbau durch die Enzyme Catechol-O-Methyltransferase (COMT) oder Monoamin-Oxidase (MAO).

Die Aktivierung des sympathikoadrenomedullären Systems erfolgt besonders bei psychischen Belastungen wie Schreck, Angst, Ärger, Aufregung und psychosozialer Belastung, aber auch bei physischer Beanspruchung wie etwa körperlicher Arbeit, Hitze, Kälte und Schmerz (Mason 1968b). Interessanterweise zeigen das HHNA und das sympathikoadrenomedulläre System bei wiederholtem Stress eine Dissoziation (Kudielka et al. 2006, Schommer et al. 2003). Während das sympathikoadrenomedulläre System auch bei wiederholtem psychosozialem Stress deutliche Aktivierungen zeigt, werden Reaktionen des HHNA-Systems bei wiederkehrendem gleichförmigem Stress rasch geringer; es stellt sich eine Gewöhnung (Habituation) ein. Es soll hier noch einmal darauf hingewiesen werden, dass allgemein bei der Bewertung von peripherem NA (z. B. in Reaktion auf Stress) ein sehr indirektes Verhältnis zwischen einerseits dem im Blut gemessenen NA-Spiegel und andererseits der Aktivität der sympathischen Nerven vorliegt.

Die wesentliche Aufgabe der freigesetzten Katecholamine ist es, gespeicherte Energie (z. B. über die Bereitstellung freier Fettsäuren, Gluconeogenese, Glykogenolyse und Lipolyse) zu mobilisieren und gleichzeitig weniger wichtige Organismusfunktionen zu drosseln (wie z. B. Verdauungsvorgänge und Reproduktion). In Bezug auf die kardiovaskuläre Regulation bei massiver Belastung steuern Katecholamine die Notfallreaktion. Katecholamine erhöhen die Herzfrequenz, das Schlagvolumen, somit das Herzzeitvolumen und in Folge den Blutdruck und bewirken über Erweiterung der Bronchien eine verstärkte Sauerstoffzufuhr (Fink 2007). Weiterhin erhöhen Katecholamine die Aggregation von Blutplättchen, reduzieren die Blutgerinnungszeit und beeinflussen die vaskuläre glatte Muskulatur, sodass vermehrt Blut aus Haut, Schleimhaut und Niere zu den Koronararterien, den Skelettmuskeln und zum Gehirn fließt. Weiterhin gibt es zentrale noradrenerge Neuronen, welche im PVN (Paraventrikulären Kern) enden und über Synapsen mit CRH-Neuronen (Corticotropin-Releasing-Hormon) einen direkten aktivierenden Einfluss auf die HHNA (Hypothalamus-Hypophysen-Nebennierenrinden-Achse) ausüben. Beeindruckenderweise wurden manche dieser stressbezogenen adaptiven Prozesse bereits Anfang des letzten Jahrhunderts von Cannon im Rahmen der Kampf-Flucht-Reaktion („fight-and-flight response") identifiziert (Cannon 1929).

7.2.2 Die Hypothalamus-Hypophysen-Nebennierenrinden-Achse

Die HHNA ist ein zentrales Kontroll- und Regulationssystem des Organismus. Dieses hierarchische System umfasst den Hypothalamus, die Hypophyse sowie die Nebennierenrinde (NNR) und deren hormonelle Botenstoffe. Neben ihrer Bedeutung für die

Stressregulation spielt die HHNA eine überlebenswichtige Rolle im Rahmen der normalen physiologischen Regulation.

Nach nervaler Stimulation aufgrund einer Belastung setzen die Paraventrikulären Kerne (PVN) im Hypothalamus CRH (Corticotropin-Releasing-Hormon) frei, welches über das Pfortadersystem zum Hypophysenvorderlappen (HVL) gelangt. Wichtige stimulierende oder hemmende Afferenzen (=Zuleitungen) kommen aus Gehirngebieten wie Hirnstamm, hier besonders dem Locus Coeruleus und dem Nucleus Tractus Solitarius, der Amygdala (auch Mandelkern) und dem Hippokampus. Im HVL löst ein CRH-Signal die Aufspaltung von Proopiomelanocortin (POMC) in u. a. ACTH (adrenocorticotropes Hormon), Betaendorphin und anderen Peptide aus und bewirkt deren Freisetzung in die Blutbahn. Zwar ist CRH nur eines von mehreren Hormonen, das ACTH freisetzen kann, doch zeigt dieses Releasing-Hormon die stärkste Wirkung. Weitere ACTH auslösende Hormone wie Vasopressin, Oxytocin sowie Adrenalin und Noradrenalin sind vor allem in der Lage, die Wirkung von CRH zu potenzieren. ACTH wird über den Blutstrom zur NNR transportiert und induziert dort u. a. die Freisetzung von Cortisol, das als wichtigstes Glukokortikoid des Menschen angesehen werden kann. Insgesamt liegen ca. 90–95 % des in die Blutbahn freigesetzten Cortisols in gebundener und damit biologisch inaktiver Form vor (Mendel 1989). Im Gegensatz zu Cortisol und CRH bindet ACTH nicht an Transportmoleküle und unterliegt daher einem deutlich schnelleren enzymatischen Abbau. Die Regulation der HHNA erfolgt über negative Feedbackschleifen, vermittelt durch zwei Rezeptoren, über die Cortisol seine Wirkungen entfaltet, den Glukokortikoid- und den Mineralokortikoidrezeptor (de Kloet et al. 1998). Die Synthese bzw. Freisetzung der HHNA-Hormone erfolgt nicht gleichförmig über 24 Stunden, sondern unterliegt einer zirkadianen Schwankung. Kurz nach dem morgendlichen Erwachen werden beispielsweise maximale Cortisolspiegel erreicht (CAR = Cortisolaufwachreaktion) (Clow et al. 2004, Wilhelm et al. 2007), die im weiteren Tagesverlauf kontinuierlich abfallen (Weitzman et al. 1971).

Die physiologischen Effekte von Cortisol sind sehr vielfältig, da nahezu jede Körperzelle Cortisolrezeptoren aufweist und Cortisol auch in das Gehirn gelangt (de Kloet et al. 2005, de Kloet et al. 1998). Neben nongenomischen Effekten (McEwen 1994) hat Cortisol vor allem genomische, d. h. die Genregulation beeinflussende Effekte. Cortisol verstärkt energiemobilisierende Mechanismen und hemmt bei akuter Beanspruchung weniger relevante Organfunktionen, z. B. indem es die Glukoneogenese (d. h. die Glukoseherstellung zur Energiegewinnung), die Glykogenolyse (d. h. den intrazellulären Abbau von Glykogen zu Glukose) und die Lipolyse (d. h. die Spaltung von Triglyzeriden zu Glyzerin und freien Fettsäuren im Fettgewebe) fördert, freie Fettsäuren aus den Fettdepots mobilisiert und gleichzeitig den Glukoseverbrauch in Geweben reduziert. Damit hilft Cortisol, den erhöhten Bedarf unter Belastung zu bewältigen. Cortisol beeinflusst ebenfalls andere wichtige physiologische Systeme. Es stimuliert das kardiovaskuläre System (teilweise über die Steigerung der Sensitivität für Katecholamine), es beeinflusst das Immunsystem (Cortisol zeigt z. B. antiinflammatorische und antiallergische Effekte oder bewirkt einen erhöhten Transport von aktivierten Immunzellen zu Infektionsherden), es reguliert das Flüssigkeitsvolumen und die Reaktion auf Blutungen (Hämorrhagie) und beeinflusst affektive und kognitive Prozesse (Het et al. 2005).

Eine Aktivierung der HHNA kann sowohl durch physische Aktivität, psychischen Stress oder die Verabreichung pharmakologischer Präparate hervorgerufen werden (Kirschbaum u. Hellhammer 1999, Mason 1968 a, Rose 1984). Die Intensität der endokrinen Reaktion scheint dabei nicht unabhängig von der aktuellen zirkadianen Aktivität zu sein (Kudielka et al. 2004, Windle et al. 1998).

Eine Dysregulation der HHNA scheint mit der Manifestation verschiedenster körperlicher, psychischer und psychiatrischer Erkrankungen einherzugehen (Chrousos u. Gold 1992, Heim et al. 2000, Holsboer 1989, Raison u. Miller 2003) (**Abb. 7.1**). Eine Hyperaktivität des HHNA-Systems wurde dabei oft mit Depression in Verbindung gebracht wie auch mit der Anfälligkeit für Infektionserkrankungen und kardiovaskulären Problemen, wohingegen Hyporeaktivität assoziiert zu sein scheint mit Autoimmunprozessen wie Lupus erythematosis, multipler Sklerose, Neurodermatitis oder Fibromyalgie, chronischem Erschöpfungssyndrom und rheumatoider Arthritis (vgl. Kap. 8). Eine wichtige Rolle könnten hierbei Geschlechtsunterschiede in der HHNA-Reaktion auf Stress spielen (Fink 2007, Kudielka u. Kirschbaum 2005). Generell kann man davon ausgehen, dass Stress zur Entstehung oder Verstärkung bestehender Erkrankungen maßgeblich beiträgt.

7.3 Andere stressreaktive Hormonachsen

Neben dem LC-NA/Sympathikus-System und der HHNA reagieren viele weitere endokrine Achsen auf Stress bzw. sind an der Wiederherstellung des homöostatischen Gleichgewichts

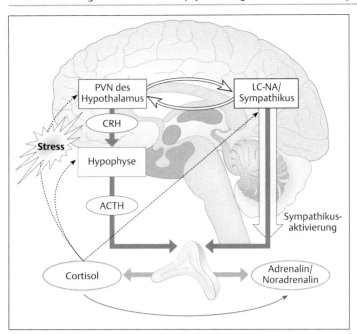

Abb. 7.1 Die Hypothalamus-Hypophysen-Nebennierenrinden-Achse (HHNA) und das Locus-Coeruleus-Noradrenalin / Sympathikus-System (vereinfachtes Schema nach Chrousos und Gold, 1992).

beteiligt. Dazu zählen z. B. die Hypothalamus-Hypophysen-Gonaden-Achse, die Hypothalamus-Hypophysen-Wachstumshormon-Achse, das Hypothalamus-Hypophysen-Prolaktinerge System und die Hypothalamus-Hypophysen-Schilddrüsenhormon-Achse. Andere wichtige stressreaktive Systeme sind sicherlich das Immunsystem (Kirschbaum et al. 2005) und das Blutgerinnungssystem (vgl. Kap. 9).

Zusammenfassung

Stress spielt eine wichtige Rolle bei der Aufrechterhaltung von Gesundheit sowie bei der Entstehung von Krankheit. Ein klarer Bezug zu Stress findet sich beispielsweise bei Depression, posttraumatischer Belastungsstörung, Kopfschmerzen, Erkrankungen des Herz-Kreislauf-Systems und – in unterschiedlicher Ausprägung – vielen weiteren Gesundheitsproblemen. In Reaktion auf Stress werden vor allem die Hypothalamus-Hypophysen-Nebennierenrinden-Achse sowie das Locus-Coeruleus-Noradrenalin / Sympathikus-System aktiviert, sodass es zur Ausschüttung von Glukokortikoiden und Katecholaminen kommt. Viele weitere endokrine Achsen sind ebenfalls stresssensitiv. Eine hormonelle Stressreaktion kann je nach Erleben einer Situation spezifisch ausfallen und ist damit keine unspezifische Reaktion des Körpers auf jede Art von Stressor. Das Konzept der allostatischen Belastung beschreibt physiologische Kosten, die dem Körper langfristig durch Stress entstehen.

Diskussions- und Übungsfragen

- Warum ist es so schwierig, eine allgemein akzeptierte Definition von Stress zu finden?
- Was könnte der berühmte Stressforscher Hans Selye gemeint haben, als er sagte: „Without stress, there would be no life."?
- Es steht außer Frage, dass die Hypothalamus-Hypophysen-Nebennierenrinden-Achse (HHNA) von großer Bedeutung für die Stressregulation ist und dass viele Befunde für eine Beteiligung der HHNA an der Entstehung und Aufrechterhaltung stressbezogener Gesundheitsstörungen sprechen. Jedoch ist es beim Menschen nach wie vor äußerst schwierig, einen eindeutigen kausalen Zusammenhang herzustellen zwischen Stress oder einer veränderten Aktivität der HHNA einerseits und der Entstehung einer Gesundheitsstörung andererseits. Welche Gründe könnte dies haben?

Multiple-Choice-Fragen

1. **Welche Aussage/n zu Stress trifft/treffen zu?**
   a. Der Mediziner Selye definierte Stress als eine Reaktion, die in 3 zeitlich aufeinanderfolgenden Phasen abläuft:
      1. anfänglicher Widerstand
      2. Alarmreaktion und
      3. Erschöpfung.
   b. Mason vertrat die Ansicht, dass hormonelle Stressreaktionen im Prinzip unspezifisch ausfallen.
   c. Nach dem transaktionalen Modell von Lazarus und Folkman ist eine endokrine Stressreaktion vor allem durch die Ausschüttung der Katecholamine Adrenalin und Noradrenalin gekennzeichnet.
   d. Mit dem Modell der allostatischen Belastung wird versucht, die biologischen Kosten von Anpassungsleistungen des Körpers an Belastungen zu erfassen.
   e. Der Begriff allostatische Belastung bedeutet „Wiederherstellung der Homöostase".

2. **Welche Aussage/n über Allostatic Load trifft/treffen zu?**
   a. Die Hypothalamus-Hypophysen-Nebennierenrinden-Achse und das LC-NA / Sympathikus-System sind die primären endokrinen Systeme der allostatischen Regulation.
   b. Erhöhte Cortisol-, Adrenalin- und Noradrenalinkonzentrationen gelten als sekundäre Folgen von Stress.
   c. Unter tertiären Folgen werden manifeste Erkrankungen verstanden.
   d. Allostatische Systeme können dauerhaft rauf- oder runterreguliert werden.
   e. Keine der Aussagen a. bis d. ist richtig.

3. **Welche Aussage/n über das Hormon Cortisol trifft/treffen zu?**
   a. Cortisol wird im Nebennierenmark produziert und von dort in den Blutstrom sezerniert.
   b. Cortisol gehört zur Klasse der Glukokortikoide.
   c. Cortisol bindet an den Glukokortikoid-, nicht aber an den Mineralokortikoidrezeptor.
   d. Neben der Rolle bei der Stressregulation spielt Cortisol eine wichtige Rolle bei der normalen physiologischen Regulation.
   e. Der größte Anteil von Cortisol liegt in nichtgebundener freier und damit biologisch aktiver Form vor.

4. **Welche Aussage/n über die Hypothalamus-Hypophysen-Nebennierenrinden-Achse trifft/treffen zu?**
   a. Neben CRH können auch Adrenalin und Noradrenalin sowie Vasopressin und Oxytocin ACTH Signale auslösen.
   b. Adrenalin und Noradrenalin sowie Vasopressin und Oxytocin können die ACTH auslösende Wirkung von CRH potenzieren.
   c. CRH, ACTH und Cortisol binden jeweils an spezifische Transportmoleküle.
   d. Primärer Auslöser der Cortisolsekretion ist ACTH.
   e. Cortisol übt vor allem genomische, d. h. die Genregulation beeinflussende Effekte aus.

5. **Welche Aussage/n über das Locus-Coeruleus-Noradrenalin / Sympathikus-System trifft/treffen zu?**
   a. Oberste Steuerzentren des LC-NA/Sympathikus-Systems sind der Locus Coeruleus, der Hypothalamus und der Hippokampus.
   b. Noradrenalin ist ein Neurotransmitter des sympathischen Nervensystems und ein Hormon des Nebennierenmarks.
   c. Im Gegensatz zu Cortisol zeigen Katecholamine keine typische zirkadiane Rhythmik.
   d. Adrenalin und Noradrenalin binden mit unterschiedlicher Affinität an alpha- und beta-adrenerge Rezeptoren.
   e. Im Gegensatz zu Wirkungen von Cortisol umfassen wesentliche Aufgaben von freigesetzten Katecholaminen die Gluconeogenese, Glykogenolyse und Lipolyse.

Literatur

Axelrod J, Reisine TD. Stress hormones: their interaction and regulation. Science 1984; 224: 452–459.

Biondi M, Picardi A. Psychological stress and neuroendocrine function in humans: the last two decades of research. Psychother Psychosom 1999; 68: 114–150.

Cannon WB. Organization of physiological homeostasis. Physiol Rev 1929; 9: 399–431.

Chrousos GP, Gold PW. The concepts of stress and stress system disorders. Overview of physical and behavioral homeostasis. JAMA 1992; 267: 1144–1152.

Clow A, Thorn L, Evans P, Hucklebridge F. The awakening cortisol response: methodological issues and significance. Stress 2004; 7: 29–37.

de Kloet ER, Joels M, Holsboer F. Stress and the brain: from adaptation to disease. Nat Rev Neurosci 2005; 6: 463–475.

de Kloet ER, Vreugdenhil E, Oitzl MS, Joels M. Brain corticosteroid receptor balance in health and disease. Endocr Rev 1998; 19: 269–301.
Dickerson SS, Kemeny ME. Acute stressors and cortisol responses: a theoretical integration and synthesis of laboratory research. Psychol Bull 2004; 130: 355–391.
Fink G (ed.). Encyclopedia of stress. 2nd revised edition. San Diego: Academic Press; 2007.
Heim C, Ehlert U, Hellhammer DH. The potential role of hypocortisolism in the pathophysiology of stress-related bodily disorders. Psychoneuroendocrinology 2000; 25: 1–35.
Het S, Ramlow G, Wolf OT. A meta-analytic review of the effects of acute cortisol administration on human memory. Psychoneuroendocrinology 2005; 30: 771–784.
Holsboer F. Psychiatric implications of altered limbic-hypothalamic-pituitary-adrenocortical activity. Eur Arch Psychiatry Neurol Sci 1989; 238: 302–322.
Karlamangla AS, Singer BH, Seeman TE. Reduction in allostatic load in older adults is associated with lower all-cause mortality risk: MacArthur studies of successful aging. Psychosom Med 2006; 68: 500–507.
Kirschbaum C, Hellhammer DH. Hypothalamus-Hypophysen-Nebennierenrindenachse. In: Kirschbaum C, Hellhammer DH (Hrsg.). Enzyklopädie der Psychologie, Psychoendokrinologie und Psychoimmunologie. Göttingen: Hogrefe; 1999, 2: 79–140.
Kirschbaum C, Kudielka BM, Wolf TO, Rohleder N. Endokrinologie und Immunologie des höheren Lebensalters. In: Filipp S-H, Staudinger UM (Hrsg.). Enzyklopädie der Psychologie, Themenbereich C Theorie und Forschung, Serie V Entwicklungspsychologie, Band 6 Entwicklungspsychologie des mittleren und höheren Erwachsenenalters. Göttingen: Hogrefe; 2005: 5, 173–208.
Kudielka BM, Kirschbaum C. Sex differences in HPA axis responses to stress: a review. Biol Psychol 2005; 69: 113–132.
Kudielka BM, Schommer NC, Hellhammer DH, Kirschbaum C. Acute HPA axis responses, heart rate, and mood changes to psychosocial stress (TSST) in humans at different times of day. Psychoneuroendocrinology 2004; 29: 983–992.
Kudielka BM, von Känel R, Preckel D, Zgraggen L, Mischler K, Fischer JE. Exhaustion is associated with reduced habituation of free cortisol responses to repeated acute psychosocial stress. Biol Psychol 2006; 72: 147–153.
Lazarus RS, Folkman S. Stress, appraisal, and coping. New York: Springer; 1984.
Levine S, Ursin H. What is stress? In: Brown MR, Koob GF, Rivier C (eds.). Stress – Neurobiology and Neuroendocrinology. New York: Marcel Dekker; 1991: 1, 3–21.
Mason JW. A review of psychoendocrine research on the pituitary-adrenal cortical system. Psychosom Med 1968a; 30: Suppl: 576–607.
Mason JW. A review of psychoendocrine research on the sympathetic-adrenal medullary system. Psychosom Med 1968b; 30: Suppl: 631–653.
Mason JW. A re-evaluation of the concept of "non-specifity" in stress theory. Journal of Psychiatric Research 1971; 8: 323–333.
McEwen BS. Steroid hormone actions on the brain: when is the genome involved? Horm Behav 1994; 28: 396–405.
McEwen BS. Protective and damaging effects of stress mediators. N Engl J Med 1998a; 338: 171–179.
McEwen BS. Stress, adaptation, and disease. Allostasis and allostatic load. Ann NY Acad Sci 1998b; 840: 33–44.
McEwen BS, Seeman T. Protective and damaging effects of mediators of stress. Elaborating and testing the concepts of allostasis and allostatic load. Ann NY Acad Sci 1999; 896: 30–47.
McEwen BS, Stellar E. Stress and the individual. Mechanisms leading to disease. Arch Intern Med 1993; 153: 2093–2101.
Mendel CM. The free hormone hypothesis: a physiologically based mathematical model. Endocr Rev 1989; 10: 232–274.
Raison CL, Miller AH. When not enough is too much: the role of insufficient glucocorticoid signaling in the pathophysiology of stress-related disorders. Am J Psychiatry 2003; 160: 1554–1565.
Rose RM. Overview of endocrinology of stress. In: Brown GM, Koslow SH, Reichlin S (eds.). Neuroendocrinology and psychiatric disorder. New York: Raven Press; 1984: 7, 95–122.
Schommer NC, Hellhammer DH, Kirschbaum C. Dissociation between reactivity of the hypothalamus-pituitary-adrenal axis and the sympathetic-adrenal-medullary system to repeated psychosocial stress. Psychosom Med 2003; 65: 450–460.
Selye H. A syndrome produced by diverse nocuous agents. Nature 1936: 32.
Selye H. The stress concept: Past, present, and future. In: Cooper CL (ed.). Stress Research. New York: McGraw Hill; 1983: 1, 1–20.
Stene M, Panagiotis N, Tuck ML, Sowers JR, Mayes D, Berg G. Plasma norepinephrine levels are influenced by sodium intake, glucocorticoid administration, and circadian changes in normal man. J Clin Endocrinol Metab 1980; 51: 1340–1345.
Sterling P, Eyer J. Allostasis: A new paradigm to explain arousal pathology. In: Fisher S, Reason HS (eds.). Handbook of life stress, cognition and health. New York: Wiley; 1988: 34, 629–649.
Weitzman ED, Fukushima D, Nogeire C, Roffwarg H, Gallagher TF, Hellman L. Twenty-four hour pattern of the episodic secretion of cortisol in normal subjects. J Clin Endocrinol Metab 1971; 33: 14–22.
Wilhelm I, Born J, Kudielka BM, Schlotz W, Wüst S. Is the cortisol awakening rise a response to awakening? Psychoneuroendocrinology 2007; 32: 358–366.
Windle RJ, Wood SA, Shanks N, Lightman SL, Ingram CD. Ultradian rhythm of basal corticosterone release in the female rat: dynamic interaction with the response to acute stress. Endocrinology 1998; 139: 443–450.

8 Chronischer Stress und stressbezogene Erkrankungen

Eva Fries und Clemens Kirschbaum

8.1 Chronischer Stress aus psychoneuroendokriner Perspektive: Grundlagen

Der Begriff „Stress" ist in aller Munde und tagtäglich erleben die meisten Menschen Stress in Reaktion auf verschiedenste Situationen und Anforderungen – die Stressoren. Typische Stressoren aus dem alltäglichen Leben sind beispielsweise Zeitdruck, eine Vielzahl von verschiedenen Aufgaben, die alle gleichzeitig erledigt werden müssen, ein unangenehmes Gespräch mit dem Vorgesetzten oder eine Präsentation vor Kollegen. Diese und unzählige andere Situationen versetzen unseren Organismus in einen Stresszustand, der aus psychoneuroendokriner Perspektive als eine Anpassungsreaktion verstanden werden kann. Diese Anpassungsreaktion hat als Ziel, den Organismus möglichst optimal den Anforderungen durch den Stressor anzupassen und somit ein optimales Funktionieren des Organismus in seiner Umwelt zu gewährleisten. Auf physiologischer Ebene wird diese Anpassungsreaktion durch Veränderungen in verschiedenen endokrinen und neuronalen Systemen ermöglicht. Von zentraler Bedeutung für die Stress- bzw. Anpassungsreaktion sind hier vor allem das Locus-coeruleus-(LC-)/Noradrenalin-System mit dem sympathischen Nervensystem (SNS, als Teil des autonomen Nervensystems) und die Hypothalamus-Hypophysen-Nebennierenrinden-Achse (HHNA); beide Systeme wurden schon ausführlich im vorherigen Kapitel dargestellt.

In Abhängigkeit von den Eigenschaften des Stimulus kommt es bei Konfrontation mit dem Stressor zu einer Aktivierung des LC-/Noradrenalin-Systems sowie des SNS und auch der HHNA, was mit einer gesteigerten Ausschüttung der Katecholamine Adrenalin und Noradrenalin aus dem Nebennierenmark und einer gesteigerten Ausschüttung von Glucocorticoiden, beim Menschen vor allem Cortisol, aus den Nebennierenrinden einhergeht. Dabei werden diese Systeme bei Konfrontation mit verschiedenen Stressoren nicht immer gleichermaßen stark aktiviert. Vielmehr hängt die Aktivierung entscheidend von Eigenschaften des Stimulus ab: Eine Aktivierung der HHNA ist vor allem dann zu beobachten, wenn die Situation oder der Stimulus (also der Stressor) durch die Charakteristika der Neuigkeit, Unvorhersehbarkeit, Unkontrollierbarkeit gekennzeichnet ist und das Individuum eine Bedrohung der eigenen Person antizipiert (Mason 1968, Ursin 1998). Dies kennzeichnet vor allem sozial-evaluative Situationen, die eine potenzielle Bedrohung der eigenen Person nach sich ziehen könnten (Dickerson u. Kemeny 2004). Eine Aktivierung des LC-/Noradrenalin-Systems und des SNS ist dagegen vor allem mit der Auseinandersetzung mit dem Stressor, aktiver Bewältigung (coping) und der Kampf-Flucht-Reaktion (fight or flight response) assoziiert (Henry 1992, Peters et al. 1998).

Bei akuter Konfrontation mit dem Stressor sind die Anpassungs- bzw. Stressreaktionen der biologischen Systeme hoch adaptiv, denn sie zielen darauf ab, den Organismus optimal den veränderten Umweltbedingungen anzupassen. So kommt es – vermittelt über eine genau koordinierte und aufeinander abgestimmte Aktivierung des LC-/Noradrenalin-Systems sowie des SNS und der HHNA mit der Ausschüttung der entsprechenden Hormone Adrenalin, Noradrenalin, Cortisol, ACTH und auch CRH – bei Konfrontation mit einem Stressor u. a.

- zur Erhöhung der Puls- und Atemfrequenz,
- zu einer Steigerung des Blutdrucks und des Herzzeitvolumens,
- zu einer erhöhten Sensitivität der Blutdruckrezeptoren und einer erhöhten Gefäßkontraktilität,
- zu einer Umverteilung der Durchblutung zugunsten der quergestreiften Muskulatur, des Myokards und des Gehirns sowie
- zu einer Erhöhung der Verfügbarkeit von Glukose, Aminosäuren und freien Fettsäuren im Blut.

Gleichzeitig wirken vor allem Glucocorticoide im Knochen- und Bindegewebe antiproliferativ, hemmen die Kollagen- und Glykosaminoglykansynthese und den Knochenneubau. Auch reproduktive Funktionen werden im Rahmen der Anpassungsreaktion unterdrückt. Auf psychischer Ebene wird durch die Aktivierung des LC-/Noradrenalin-Systems und der HHNA eine erhöhte Wachsamkeit sowie eine stärker fokussierte Aufmerksamkeit und, in Abhängigkeit vom Stressor, oft auch das Gefühl der Angst vermittelt. Es wird also deutlich, dass in der akuten Stresssituation zahlreiche Veränderungen auftreten. Dabei werden für die Bewältigung der akuten Stresssituation überlebenswichtige Funktionen unterstützt (z. B. Atmung, Durchblutung, Energieversorgung), während die Aktivität eher zweitrangiger Funktionen (z. B. Reproduktion, Knochenneubau) zurückgefahren wird. Alle diese Anpassungsreaktionen zielen darauf, den Organismus möglichst optimal den Anforderungen durch den Stressor anzupassen (z. B. Miller u. O'Callaghan 2002).

Auch wenn diese physiologischen Prozesse der akuten Stressreaktion zunächst adaptiv sind, kann eine zu häufige, zu lange oder inadäquate Aktivierung der physiologischen Stressreaktion, z. B. in Zeiten von andauernder oder chronischer Stressbelastung, negative Folgen für den Organismus haben. So berichten einige Personen in Zeiten von chronischem Stress vermehrt über körperliche und/oder psychische Symptome. Prominente Symptome, die dabei immer wieder mit chronischem Stresserleben in Zusammenhang gebracht werden, sind beispielsweise Herz-Kreislauf-Erkrankungen (Strike u. Steptoe 2004), Übergewicht und Insulinresistenz bzw. Diabetes Typ II (Kyrou et al. 2006), verlangsamte Wundheilung (Christian et al. 2006), Erschöpfung und Burnout (Weber u. Jaekel-Reinhard 2000) oder Depression (Bale 2006). Zudem berichten Personen, die andauerndem Stress ausgesetzt sind, häufiger über Atemwegserkrankungen nach viraler Exposition oder verstärkte Symptome bei allergischen oder Autoimmunerkrankungen (Miller et al. 2007).

Diese negativen Folgen (körperliche und/oder psychische Symptome) der andauernden oder chronischen Stressbelastung werden auch als allostatische Last (allostatic load) bezeichnet (z. B. McEwen 2000). Es wird davon ausgegangen, dass allostatische Last für den Organismus infolge verschiedener Szenarien entstehen kann:

- So kann allostatische Last entstehen, wenn der Organismus wiederkehrend und häufig mit verschiedenartigen Stressoren konfrontiert wird, die eine hochfrequente Aktivierung der physiologischen Stressreaktion hervorrufen (repeated hits). Bezogen auf eine Aktivierung der HHNA kann dies beispielsweise im Rahmen einer beruflichen Tätigkeit auftreten, bei der jemand wiederholt für die eigene Person relevanten Situationen mit stark sozial-evaluativer Komponente ausgesetzt ist – Charakteristika, die eine starke HHNA-Aktivierung induzieren.
- Allostatische Last kann auch dann für den Organismus resultieren, wenn sich der Organismus trotz wiederholter Konfrontation mit einem bestimmten Stressor nicht an den Stressor gewöhnt – also keine Habituation eintritt. In diesem Fall reagiert der Organismus bei wiederholter Konfrontation mit demselben Stressor immer wieder mit einer deutlich ausgeprägten Stressreaktion, es findet keine Anpassung an die Situation statt (lack of adaptation).
- Des Weiteren kann sich allostatische Last für den Organismus entwickeln, wenn die Stressreaktion im Verhältnis zur Stressexposition übermäßig lange andauert. Dies kann beispielsweise dann auftreten, wenn Regulationsmechanismen die physiologische Stressreaktion nicht mehr adäquat beenden. Bezogen auf die HHNA ist eine verlängerte Stressreaktion beispielsweise zu beobachten, wenn die Sensitivität der negativen Feedbackregulation der HHNA durch Glucocorticoide reduziert ist. Nachfolgend ist der Organismus dann besonders lange den Effekten einer Aktivierung der physiologischen Stressreaktion ausgesetzt (prolonged response).
- Schließlich resultiert allostatische Last auch dann, wenn bei Konfrontation mit einem Stressor keine angemessene physiologische Stressreaktion auftritt. Angesichts der zunächst adaptiven Funktion einer Aktivierung der physiologischen Stressreaktion, also z. B. der zahlreichen Effekte von Glucocorticoiden, wird der Organismus im Falle einer unangemessenen Stressreaktion nicht optimal den veränderten Anforderungen durch den Stressor angepasst (inadequate response). Auch dies hat dann negative Konsequenzen für den Organismus.

Wie chronischer Stress mit allostatischer Last, also mit verschiedenen körperlichen und/oder psychischen Symptomen zusammenhängt, und über welche Mechanismen dieser Zusammenhang vermittelt wird, ist zentraler Forschungsgegenstand der Psychoneuroendokrinologie. Als vermittelnder Faktor zwischen chronischem Stress und verschiedenen Symptomen steht hier die HHNA im Fokus der Forschung. Die Fokussierung auf die HHNA geht zum einen auf die zentrale Bedeutung der HHNA für die akute und auch die chronische Stressreaktion zurück. Zum anderen sind bei den verschiedenen „stressbezogenen" physischen und psychischen Symptomen Dysregulationen dieser Hormonachse mit einer Über- bzw. Unterproduktion der entsprechenden Hormone (CRH, ACTH, Cortisol) beschrieben worden. So kann in Zusammenhang mit chronischem Stress bei einigen Personen eine Hyperaktivität der HHNA, bei anderen Personen eine Hypoaktivität dieser endokrinen Achse beobachtet werden.

Warum eine Person eine Hyper-, eine andere Person eine Hypoaktivität der HHNA in Zeiten von chronischem Stress entwickelt, ist bis heute nicht vollständig geklärt. Es ist aber anzunehmen, dass dies durch eine Vielzahl von Faktoren beeinflusst wird. Beispielsweise spielen genetische Variationen bzw. Sequenzvariationen des Erbguts (Polymorphismen) eine bedeutende Rolle für die Funktion der HHNA (Wüst et al. 2004). Andererseits wird die Aktivität der HHNA auch durch Lebenseinflüsse, z. B. in der frühesten Kindheit, geprägt. So kann mütterlicher Stress während der Schwangerschaft die HHNA-Aktivität des Kindes langfristig programmieren (Übersicht bei Seckl 2004). Auch wirken Aspekte der Eltern-Kind-Bindung oder traumatische Lebenserfahrungen in der frühen Kindheit auf die Funktionalität der HHNA – dies zeigen erste tierexperimentelle Untersuchungen (Meaney 2001). Humanstudien deuten darauf hin, dass beispielsweise traumatische Lebenserfahrungen, wie sexueller Missbrauch oder körperliche Misshandlung, in der frühen Kindheit die HHNA-Aktivität langfristig beeinflussen (Heim u. Nemeroff 1999). Dabei sind die genetischen und die Umweltfaktoren nicht nur allein bedeutsam für die Funktion der HHNA, sondern vor allem die Interaktion zwischen genetischer Disposition und Umweltfaktoren scheint für die Funktionsweise der HHNA bedeutsam zu sein. Auch hier zeigen tierexperimentelle Untersuchungen, dass beispielsweise das Vorhandensein der kurzen Variante eines bestimmten Polymorphismus im serotonergen Neurotransmittersystem (Serotonin-Transporter-Polymorphismus, 5-HTTLPR) erst dann mit einer erhöhten Stressreaktivität und einer erhöhten Aktivität der HHNA im Erwachsenenalter assoziiert ist, wenn die betroffenen Tiere in der Kindheit nicht in Kontakt mit ihrer Mutter, sondern nur in Kontakt mit Gleichaltrigen aufwuchsen. Wuchsen die Kinder unter günstigen Bedingungen mit mütterlicher Pflege auf, so hatte das Vorhandensein der kurzen Variante des Polymorphismus keine Bedeutung für die Stressreaktivität (Barr et al. 2004). Diese Ergebnisse verdeutlichen, dass die genetische Ausstattung eines Individuums alleine nicht zwingend für die Stressreaktivität der HHNA bedeutsam ist, sondern erst in Zusammenspiel mit Umwelteinflüssen zum Tragen kommt. Insgesamt wird deutlich, dass viele verschiedene Faktoren beeinflussen, ob und welche Veränderungen der HHNA bei einem Individuum als Folge von chronischem Stress auftreten.

Aufgrund der zentralen Rolle der HHNA bei einer Vielzahl von stressbezogenen Erkrankungen wird in diesem Kapitel vorwiegend auf dieses System fokussiert. Nachfolgend werden zunächst Veränderungen der HHNA, eine Hyperaktivität oder eine Hypoaktivität, in Zusammenhang mit chronischem Stress dargestellt. Im Anschluss daran werden jeweils bekannte Veränderungen der HHNA bei verschiedenen Symptomen bzw. Symptomkomplexen aufgeführt und es wird diskutiert, welche Rolle die Veränderungen der HHNA-Aktivität für die jeweilige Symptomatik haben könnten.

8.2 Studien- und Forschungsergebnisse: Veränderungen der HHNA in Zusammenhang mit chronischem Stress

Wie im vorangegangenen Kapitel und zuvor zusammenfassend dargestellt ist die HHNA ein endokrines System, welches in Reaktion auf eine Vielzahl von Stressoren aktiviert wird. Im Falle von chronischem Stress und einer wiederholten bzw. dauerhaften Aktivierung der HHNA können Veränderungen dieses Systems beobachtet werden, die in einer relativ überdauernden Hyperaktivität oder Hypoaktivität der HHNA resultieren.

8.2.1 Hyperaktive Hypothalamus-Hypophysen-Nebennierenrinden-Achse

Ist ein Individuum chronischem Stress und wiederholter Konfrontation mit einem oder verschiedenen Stressoren ausgesetzt, kann dies eine dauerhafte Aktivierung der HHNA bzw. eine Hyperaktivität dieser Achse bedingen. Eine hyperaktive HHNA ist dabei gekennzeichnet durch

- eine erhöhte Sekretion von CRH aus neuroendokrinen Zellen des Hypothalamus, von ACTH aus der Hypophyse und/oder eine erhöhte Sekretion von Cortisol aus den Nebennierenrinden,
- eine verminderte Feedbacksensitivität für die Signale von Cortisol,
- eine erhöhte Verfügbarkeit des freien Cortisols (z. B. aufgrund reduzierter Bindung von Cortisol an Transportproteine) und/oder
- verstärkte Effekte eines oder mehrerer Hormone auf das Zielgewebe.

Treten eine oder mehrere dieser Veränderungen auf, spricht man von einer hyperaktiven HHNA. Dabei kann die Hyperaktivität der HHNA unter basalen Bedingungen beobachtet werden, d. h., im Tagesverlauf sind deutlich erhöhte Hormonkonzentrationen zu beobachten, und/oder eine Hyperaktivität der HHNA im stimulierten Zustand, beispielsweise in einer akuten Stresssituation. Oft wird die Hyperaktivität der HHNA auch als Hypercortisolismus beschrieben; diese Bezeichnung kann jedoch irreführend sein, da eine hyperaktive HHNA nicht zwingend durch erhöhte Cortisolspiegel gekennzeichnet ist.

Schon in der ersten Hälfte des 20. Jahrhunderts berichtete Hans Selye über eine erhöhte Cortisolausschüttung bei chronischer Belastung im Rahmen des allgemeinen Adaptationssyndroms (Selye 1998). Mit dem allgemeinen Adaptationssyndrom umschrieb Selye eine unspezifische, stereotype Reaktion des Organismus auf jegliche Art von Stressoren, d. h., jeder Organismus reagiere in einer vergleichbaren Weise auf verschiedenste Stressoren. In einer ersten Alarmphase treten schnelle regulatorische Anpassungsreaktionen auf; dauert der Stressor weiter an, geht der Organismus in eine Widerstandsphase über, in der die Anpassung an den Stressor erhöht wird. Das Fortdauern der Konfrontation mit dem Stressor resultiert für den Organismus letztlich in der Erschöpfungsphase, in der Energiereserven aufgebraucht sind und der Tod eintreten kann. Die Annahme Selyes zur Unspezifität der Stressreaktion ging auf Beobachtungen zurück, im deren Rahmen er unabhängig vom Stressor charakteristische Veränderungen bei körperlicher Schädigung (z. B. Krankheit) oder Belastung (z. B. chronischer Stress) beschrieb: eine Vergrößerung der Nebennierenrinde, eine Schrumpfung des Thymus und des lymphatischen Gewebes sowie Geschwüre in Magen und Zwölffingerdarm. Auch wenn dieses allgemeine Modell der Stressreaktion, vor allem aufgrund seiner Annahmen zur Unspezifität der Stressreaktion, nicht aufrechterhalten werden konnte, wurde in den nachfolgenden Jahren eine erhöhte Cortisolausschüttung in Zusammenhang mit andauerndem Stress immer wieder beschrieben. So wurde dieses Phänomen der erhöhten Cortisolausschüttung beispielsweise bei Menschen beobachtet, die nach dem Tod eines nahen Angehörigen trauerten, über längere Zeit arbeitslos waren oder eine schwerwiegende, durch Menschen verursachte Katastrophe erlebten (Übersicht z. B. bei Miller et al. 2007).

Wie im vorangegangenen Abschnitt dargestellt kann eine zu häufige oder zu lange Aktivierung der HHNA negative Konsequenzen (allostatische Last) für den Organismus mit sich bringen. Was dies im Einzelnen für verschiedene Symptome und Störungsbilder, z. B. das metabolische Syndrom, verlangsamte Wundheilung, Depression oder kognitive Beeinträchtigungen, bedeutet und über welche Mechanismen diese Zusammenhänge vermittelt werden, wird in Kap. 8.3 dargestellt.

8.2.2 Hypoaktive Hypothalamus-Hypophysen-Nebennierenrinden Achse

Während einige Personen bei Konfrontation mit andauernder und wiederkehrender Stressbelastung eine Hyperaktivität der HHNA entwickeln, weisen andere Personen nach Perioden von chronischem Stress eine hypoaktive HHNA auf. Diese Hypoaktivität der HHNA kann auftreten infolge (Heim et al. 2000):

- einer reduzierten Biosynthese bzw. Freisetzung des entsprechenden Hormons auf einer oder mehreren Ebenen der HHNA (CRH aus neuroendokrinen Zellen des Hypothalamus, ACTH aus der Hypophyse, Cortisol aus den Nebennierenrinden) mit einer reduzierten Stimulation der nachfolgenden Ebene der HHNA,
- einer erhöhten Sekretion eines Hormons mit der nachfolgenden Herunterregulation entsprechender Bindungsstellen,
- einer erhöhten Sensitivität für die Feedbacksignale durch Cortisol,
- einer reduzierten Verfügbarkeit des freien Cortisols (z. B. aufgrund verstärkter Bindung von Cortisol an Transportproteine) und/oder
- reduzierter Effekte von Cortisol auf das Zielgewebe (relative Cortisolresistenz).

Vergleichbar zur Hyperaktivität der HHNA kann die Hypoaktivität unter basalen Bedingungen, d. h. im Tagesverlauf, und/oder unter stimulierten Bedingungen, z. B. bei Konfrontation mit einem Stressor, auftreten.

Warum einige Personen in Zusammenhang mit chronischem Stress eine hyperaktive, andere Personen eine hypoaktive HHNA entwickeln, ist bis heute nicht geklärt. Wie einleitend dargestellt beeinflussen verschiedene genetische und Umweltfaktoren allein und in Interaktion die Funktionalität der HHNA und somit möglicherweise entsprechende Dysfunktionen. Zudem kann angenommen werden, dass bei einigen Personen die Dauer der Stressbelastung entscheidend für die Funktionalität der HHNA ist – demnach wäre bei Konfrontation mit chronischem Stress zunächst eine Hyperaktivität der HHNA zu beobachten, die dann nach einiger Zeit in eine Hypoaktivität der HHNA übergeht (Fries et al. 2005, Hellhammer u. Wade 1993). Erste Tierstudien unterstützen diese Überlegungen zur zeitlich distinkten Veränderung der HHNA-Funktionalität in Reaktion auf chronischen Stress: In einer Untersuchungsreihe verabreichten Houshyar und Kollegen (2001a, 2001b, 2003) Ratten über längere Zeit täglich Morphin, wobei die zunehmende Morphinabhängigkeit der Tiere als chronischer Stress betrachtet wurde (Houshyar et al. 2003). Nach Absetzen der Morphinbehandlung war bei den Tieren zunächst eine deutliche Hyperaktivität der HHNA mit erhöhten ACTH- und Corticosteronspiegeln (analog zum humanen Cortisol) zu beobachten. Nach einigen Tagen nahm die Aktivität der HHNA jedoch immer weiter ab, sodass 8 Tage nach Beginn des Entzugs eine Hypoaktivität der HHNA zu beobachten war (Houshyar et al. 2001a, Houshyar et al. 2001b, Houshyar et al. 2003). Diese tierexperimentellen Befunde werden durch eine kürzlich veröffentlichte Metaanalyse unterstützt, die in einer Zusammenschau von über 100 Humanstudien beschrieb, dass zu Beginn der Konfrontation mit einem zeitlich andauernden Stressor eine intiale Aktivierung der HHNA mit erhöhten ACTH- und Cortisolspiegeln zu beobachten ist. Mit anhaltender Dauer der chronischen Stressorexposition ist dann eine reduzierte Aktivität der HHNA zu beobachten, wobei Cortisolspiegel unter das normale Niveau absinken (Miller et al. 2007). Als mögliche „Ursache" für die Veränderung der HHNA-Hyperaktivität in einen Zustand der HHNA-Hypoaktivität werden die selbstregulierenden Fähigkeiten des Organismus diskutiert. Es wird hier überlegt, dass vom Organismus Anpassungsleistungen vorgenommen werden, um den negativen Folgen langfristig deutlich erhöhter Cortisolspiegel entgegenzuwirken. Im Falle der hypoaktiven HHNA kann spekuliert werden, dass eine Überanpassung stattfindet, die nicht in einer normalen, sondern in einer zu niedrigen HHNA-Aktivität resultiert (vgl. Fries et al. 2005).

Übereinstimmend mit diesem Modell zur Entwicklung einer HHNA-Hypoaktivität ist bei einer Vielzahl von Patienten mit stressbezogenen Erkrankungen zu beobachten, dass dem Auftreten entsprechender Symptome (z.B. Schmerzen, Müdigkeit, Infektanfälligkeit) Zeiten mit massiver, andauernder Stressbelastung durch z.B. Arbeitsstress, Erkrankungen oder sozialen Stress vorausgingen (Buskila et al. 1998, Van den Eede et al. 2007). Störungsbilder, bei denen wiederholt eine hypoaktive HHNA beschrieben wurde, sind beispielsweise chronisches Erschöpfungssyndrom (chronic fatigue syndrome, CFS), posttraumatische Belastungsstörung (PTBS), chronische Unterbauchbeschwerden, Fibromyalgie, Reizdarm, Rückenschmerzen, Burnout oder atypische Depression (Fries et al. 2005, Heim et al. 2000). Auch wenn bei den verschiedenen Störungen unterschiedliche Symptome im Vordergrund stehen, sind alle diese Erkrankungen in mehr oder weniger starkem Ausmaß durch Symptome wie Schmerz, Erschöpfung und/oder erhöhte Stressintoleranz – die hypocortisoläme Symptomtriade – gekennzeichnet (Fries et al. 2005).

Die Schmerzsymptomatik steht u.a. bei Fibromyalgie, einer chronischen Schmerzerkrankung, im Vordergrund. Patienten mit Fibromyalgie leiden unter weitverbreiteten Schmerzen in der Muskulatur und den Sehnenansätzen. Zudem weisen diese Patienten eine gesteigerte Schmerzempfindlichkeit, auch schon bei leichter, normalerweise nicht schmerzhafter Berührung auf. Chronische, stark beeinträchtigende körperliche und psychische Erschöpfung sind die Kernsymptome bei CFS. Eine erhöhte Stresssensitivität (Stressintoleranz) ist bei der PTBS im Vordergrund, die sich nach einem Ereignis entwickelt, welches für die eigene oder eine andere Person tatsächlich oder potenziell den Tod, eine ernsthafte Verletzung oder eine Gefahr der körperlichen Versehrtheit beinhaltete – eine traumatische Situation, die einen massiven Stressor darstellt. Symptome der PTBS, die über einen Monat andauern, sind typischerweise das anhaltende Wiedererleben des traumatischen Ereignisses, die andauernde Vermeidung von Reizen, die mit dem Trauma assoziiert sind, oder eine Abflachung der allgemeinen Reagibilität sowie ein allgemein erhöhtes Erregungsniveau.

Obwohl es sich bei Fibromyalgie, CFS und PTBS um verschiedene diagnostische Entitäten handelt, kann eine beträchtliche Überlappung zwischen den einzelnen Störungsbildern beobachtet werden. Besonders häufig wurde dabei die Überlappung von Schmerz und Erschöpfungssyndromen beschrieben (Clauw u. Chrousos 1997, Clauw u. Crofford 2003). Auch berichteten verschiedene Studien einen starken Zusammenhang zwischen dem Erlebnis eines traumatischen Ereignisses (ein potenzieller Auslöser der PTBS) und Schmerz- sowie Erschöpfungssymptomatik (Asmundson et al. 2002). Dabei wurde berichtet, dass Kriegsveteranen neben der Symptomatik der PTBS auch Symptome wie Erschöpfung, Gelenk- und Muskelschmerzen aufweisen. Umgekehrt zeigen Patienten mit chronischen Unterbauchbeschwerden, Fibromyalgie und anderen Schmerzsyndromen im Vergleich zur gesunden Allgemeinbevölkerung eine höhere Lebenszeitprävalenz traumatischer Ereignisse, wie z.B. sexueller oder körperlicher Missbrauch (Übersicht bei Fries et al. 2005).

Die deutliche Überlappung von Symptomen bei Patienten mit chronischer Schmerzsymptomatik und Erschöpfungssyndromen sowie die erhöhte Prävalenz dieser Störungen bei Patienten mit PTBS legen nahe, dass es auch überlappende physiologische Grundlagen für die Symptomatik der hypocortisolämen Symptomtriade mit Schmerz, Erschöpfung und Stressintoleranz gibt. Die Hypoaktivität der HHNA stellt hier vermutlich einen zentralen zugrunde liegenden Mechanismus dar.

Zusammenfassend kann also neben einer zu häufigen oder zu langen Aktivierung der HHNA auch eine inadäquate Aktivierung der HHNA negative Konsequenzen (allostatische Last) für den Organismus mit sich bringen. Die Bedeutung einer Hypoaktivität der HHNA für Erschöpfungssymptome im Rahmen des chronischen Erschöpfungssyndroms wird in Kap. 8.3 kurz dargestellt. Physiologische Grundlagen der Schmerzsymptomatik, die ebenfalls häufig mit einer Hypoaktivität der HHNA assoziiert wird, werden gesondert in einem weiteren Kapitel dieses Buches erläutert.

8.3 Veränderungen der HHNA bei verschiedenen Symptomen und Störungsbildern

8.3.1 Metabolisches Syndrom

Verschiedene Befunde deuten auf einen Zusammenhang zwischen erhöhten Cortisolspiegeln infolge einer Hyperaktivität der HHNA und verschiedenen physiologischen Auffälligkeiten, die unter dem Begriff des „metabolischen Syndroms" zusammengefasst werden, hin. Zu den physiologischen Auffälligkeiten des metabolischen Syndroms werden u. a. Insulinresistenz, Hyperinsulinämie (erhöhte Insulinwerte im Blut), Hyperglykämie (erhöhte Glucosespiegel im Blut), Hyperlipidämie (erhöhte Blutfettwerte), Bluthochdruck oder viszerale Adipositas (Fettablagerung an den viszeralen Organen) gezählt (Wolkowitz et al. 2001).

Zum Verständnis des Zusammenhangs zwischen erhöhten Glucocorticoidspiegeln und diesen physiologischen Auffälligkeiten im Rahmen des metabolischen Syndroms trägt das Wissen über die Effekte der Cortisolausschüttung in der akuten Stresssituation bei. Wird Cortisol in der akuten Stresssituation aus den Nebennierenrinden freigesetzt, hat es umfangreiche Effekte auf den Metabolismus. Diese Effekte sind vorwiegend katabol, wodurch möglichst viel Energie aus verschiedenen Energieressourcen aktiviert wird. Ziel der Energiemobilisierung ist, den erhöhten Energiebedarf des Organismus, der aus der Konfrontation und der Auseinandersetzung mit dem Stressor resultiert, zu decken. Im Einzelnen erhöhen Glucocorticoide (u. a. Cortisol) die Gluconeogenese, d. h. die Neubildung von Glucose, und die Glycogenolyse, also den Abbau von Glykogen zu Glucose u. a. Gleichzeitig hemmen Glucocorticoide die Glucoseaufnahme in peripheres Gewebe und erhöhen zusammen mit den zuvor genannten Effekten die Glucosekonzentrationen im Blut. Zusätzlich wirken Glucocorticoide auf den Lipidmetabolismus und erhöhen die Zirkulation von Triglyceriden und freien Fettsäuren im Blut. Durch Wirkung auf die Proteolyse, also den Abbau von Proteinen in verschiedenen Geweben wie beispielsweise den Muskeln, Knochen und der Haut, wird zudem die Verfügbarkeit von Aminosäuren erhöht (Hatz 1998). Gemeinsam haben diese Effekte von Glucocorticoiden das Ziel, die Energieverfügbarkeit für den Organismus in der akuten Stresssituation zu erhöhen. Dies ist in der akuten Stresssituation hoch adaptiv.

Dauert die Stressexposition allerdings an, wenn der Stress chronisch wird, und geht damit eine dauerhaft erhöhte Aktivität der HHNA mit einer erhöhten Cortisolausschüttung einher, begünstigt dies u. a. viszerale/intraabdominale Adipositas, eine deutliche Fettansammlung im Bauchraum. Gleichzeitig begünstigt eine chronische Überaktivität der HHNA die Insulinresistenz, also eine verminderte Sensitivität der Körperzellen für die Effekte von Insulin. Dabei stellt die Insulinresistenz einen deutlichen Risikofaktor für die Entwicklung von Diabetes mellitus Typ II dar. Des Weiteren fördert eine chronische Überaktivität der HHNA über zuvor beschriebene Effekte von Glucocorticoiden die Abnahme der fettarmen Körpermasse (vor allem in Muskeln und den Knochen). Neben den direkten metabolischen Effekten von Glucocorticoiden kommt es zu weiteren nachteiligen Effekten von chronischem Stress, die auf die Interaktion der HHNA mit anderen wichtigen Hormonachsen zurückgehen. So hemmen Komponenten der HHNA verschiedene Hormone, welche Reproduktionsfunktionen steuern. Gleichzeitig werden bei einer Aktivierung der HHNA verschiedene Hormone gehemmt, die das Wachstum regulieren (Wachstumshormon, GH; Insulin-like growth factor-1, IGF-1), und zudem verschiedene Hormone der Schilddrüsenachse. Auch über letztere Effekte wirken Glucocorticoide somit nachteilig auf Kohlenhydrat-, Eiweiß- und Fettstoffwechsel sowie auf Wachstum und körperliche Entwicklung (Kyrou et al. 2006).

Neben den Effekten von Glucocorticoiden, hier vor allem Cortisol, auf den Metabolismus und verschiedene physiologische Systeme begünstigen Glucocorticoide auch über Effekte auf das zentralnervöse Nervensystem das metabolische Syndrom. Während in der akuten Stresssituation der Appetit und die Nahrungsaufnahme reduziert sind, wirken dauerhaft erhöhte Cortisolspiegel stimulierend auf die Aufnahme von Glucose, Kohlenhydraten sowie Fett über die Nahrung („comfort food") und begünstigen hierüber viszerale Adipositas. Interessanterweise werden in Zeiten von chronischem Stress dann Signale von abdominalen Fettdepots in das zentrale Nervensystem gesendet, worüber die Aktivität des zentralnervösen LC-/Noradrenalin-Systems und von CRH im Hypothalamus gehemmt wird (Dallman et al. 2003). Dies könnte bedingen, dass Menschen in Zeiten von chronischem Stress zu „comfort food" greifen, welches dann auf zentralnervöser Ebene die physiologische Stressreaktion dämpft.

Zusammenfassend kann festgehalten werden, dass chronischer Stress über die Effekte von dauerhaft erhöhten Cortisolspiegeln vor allem auf den Glucose- und Lipidmetabolismus sowie auf die Nahrungsaufnahme die Entstehung des metabolischen Syndroms begünstigen.

8.3.2 Verlangsamte Wundheilung

In der Vergangenheit zeigten verschiedene Studien, dass chronischer Stress sich auch auf die Fähigkeit der menschlichen Haut zur Wundheilung auswirkt und diese verlangsamt. Auch hier scheint eine Hyperaktivität der HHNA eine zentrale Rolle in der Vermittlung zwischen chronischem Stress und langsamer Wundheilung zu spielen.

Grundsätzlich läuft die Wundheilung der menschlichen Haut in aufeinander aufbauenden Phasen ab: In einer ersten Phase finden am Ort der Hautschädigung inflammatorische, also entzündliche Prozesse statt und eine Beendigung der Blutung durch ein Zusammenspiel von Gefäßkonstriktion und -retraktion, Thrombozytenaggregation und Blutgerinnung. In einer zweiten proliferativen Phase wandern dann keratinbildende Zellen der Haut, Fibroblasten und Endothelzellen, an die geschädigte Hautstelle und vermehren sich hier, sodass es zur Hautneubildung an der Wunde kommt. In einer letzten Phase findet dann eine Wiederherstellung der extrazellulären Struktur und Funktion des Gewebes statt. Die Entzündungsreaktion in der ersten Phase der Wundheilung ist essenziell, da diese die Wunde stabilisiert und über die Wunde potenziell eindringende Mikroorganismen abwehrt (Christian et al. 2006).

Verschiedene Studien zeigten nun, dass die Wundheilung bei Personen mit chronischer Stressbelastung, die beispielsweise durch die Pflege eines nahen Angehörigen mit Alzheimer entsteht, langsamer voranschreitet als bei Personen ohne eine solche Belastung (Kiecolt-Glaser et al. 1995). Interessanterweise lässt sich das Phänomen der verlangsamten Wundheilung auch bei weniger massiver Stressbelastung beobachten. So zeigten z. B. auch Studenten in Phasen der Vorbereitung auf eine Prüfung im Vergleich zu einer Ferienphase eine deutlich verlangsamte Wundheilung. Dabei geht die verlangsamte Wundheilung bei chronisch gestressten Personen mit einer reduzierten Zytokinproduktion (u. a. IL-1, TNF-α, verschiedene Mediatoren des Immunsystems) und somit reduzierten inflammatorischen Prozessen am Ort der Hautverletzung einher (Marucha et al. 1998).

Berücksichtigt man unter Punkt 8.2.1 gemachte Ausführungen zu einer erhöhten HHNA-Aktivität in Perioden von chronischem Stress, so können erhöhte Cortisolspiegel als Folge von chronischem Stress einen bedeutsamen Faktor darstellen, der die Effekte von chronischem Stress auf die verlangsamte Wundheilung vermittelt. Dies geht auf suppressive Effekte von Cortisol auf proinflammatorische, entzündungsfördernde Immunparameter zurück (Hatz 1998): Sind die zirkulierenden Cortisolspiegel im Organismus aufgrund chronischer Stressbelastung dauerhaft erhöht, wirkt Cortisol verstärkt hemmend auf proinflammatorische Immunparameter und verlangsamt hierüber u. a. den Prozess der Wundheilung (Christian et al. 2006). Die zentrale Rolle von Cortisol für den Fortgang der Wundheilung wird durch tierexperimentelle Studien unterstützt, in denen chronisch gestresste Tiere mit Glucocorticoidantagonisten (Substanzen, welche die Effekte endogener Glucocorticoide blockieren) behandelt wurden. Interessanterweise war die Wundheilung dann bei diesen chronisch gestressten Tieren, die mit Glucocorticoidantagonisten behandelt wurden, vergleichbar zu ungestressten Tieren (Padgett et al. 1998). Dies verdeutlicht, dass die Effekte von chronischem Stress auf die Wundheilung entscheidend über erhöhte Cortisolspiegel vermittelt werden.

8.3.3 Depression

Eine Hyperaktivität der HHNA mit erhöhtem Cortisolspiegel wird nicht nur bei physiologischen Symptomen und Störungsbildern beobachtet, sondern auch bei verschiedenen psychischen Störungen. Vor allem bei Patienten mit Major Depression vom melancholischen Subtyp konnte konsistent in verschiedenen Studien eine Hyperaktivität der HHNA beobachtet werden (Strohle u. Holsboer 2003). Patienten mit melancholischer Depression sind gekennzeichnet durch eine ängstliche Stimmung, negative Zukunftserwartungen, Interessenverlust an bisher beliebten Tätigkeiten, ein verändertes Aktivitätsniveau bis hin zur Agitiertheit, Schlaflosigkeit sowie reduzierten Appetit und Gewichtsverlust.

Bezogen auf die HHNA wurde bei depressiven Patienten u. a. eine größere Anzahl sekretorischer Impulse in der ACTH-Freisetzung beschrieben, eine verstärkte Cortisolausschüttung sowie eine reduzierte Feedbacksensitivität der HHNA – zusammenfassend also eine Hyperaktivität der endokrinen Achse (Strohle u. Holsboer 2003). Vor allem aber erhöhten CRH-Konzentrationen im zentralen Nervensystem wird eine zentrale Rolle bei den Symptomen der melancholischen Depression zugeschrieben. Neben der Bedeutung hypothalamischen CRHs für die endokrine Stressreaktion (CRH induziert die ACTH-Sekretion aus dem Hypophysenvorderlappen), sind CRH-haltige Neuronen in zahlreichen anderen Hirngebieten zu finden, wo CRH mit dem LC-/Noradrenalin-System sowie dem SNS interagiert und hierüber nicht nur die autonome Stressreaktion (u. a. mit der Ausschüttung der Katecholamine Adrenalin und Noradrenalin), sondern auch zentralnervöse Aspekte der Stressreaktion wie Aufmerksamkeit, Erregungsniveau und Wachsamkeit beeinflusst. Zusätzlich zu seiner Bedeutung in der Koordination der Stressreaktion hemmt CRH eine Reihe von neurovegetativen Funktionen wie Nahrungsaufnahme, sexuelle Aktivität, Reproduktion oder Wachstum. Wird CRH im zentralen Nervensystem vermehrt ausgeschüttet, werden diese Funktionen gehemmt. Außerdem ist CRH ganz entscheidend in die Entstehung von Angst und Furcht involviert (Dunn u. Berridge 1990). Somit können erhöhte CRH-Spiegel verschiedene Symptome der Depression verursachen bzw. zumindest begünstigen.

Interessanterweise konnte bei Major Depression beobachtet werden, dass die Normalisierung der HHNA-Aktivität, also ein Übergang der Hyperaktivität zu einer normalen Aktivität, im Rahmen der pharmakologischen antidepressiven Behandlung mit der Symptomreduktion und dem Behandlungserfolg einhergeht. Zudem haben die Patienten, bei denen die Normalisierung der HHNA-Aktivität zu beobachten ist, eine bessere Remissionsrate, d. h. ein deutlicheres Nachlassen der Krankheitssymptome. Sie müssen nicht so lange stationär behandelt werden und zeigen auch eine langfristigere Verbesserung der Symptomatik (Appelhof et al. 2006, Ising et al. 2006, Zobel et al. 2001). Interessanterweise zeigt sich in allen zuvor genannten Studien, dass neben dem Status der HHNA keine anderen Variablen, wie beispielsweise bestehende Komorbidität oder der Schweregrad der Depressivität, zu Beginn der Behandlung einen Beitrag zur Aufklärung des Behandlungsausgangs leisten. Die zentrale Rolle der HHNA in der Vorhersage des Behandlungserfolges deutet darauf hin, dass die Symptomatik der Depression tatsächlich ursächlich mit der veränderten HHNA-Aktivität assoziiert ist und nicht die Dysregulation der HHNA-Aktivität Folge der depressiven Symptomatik ist.

Vom melancholischen Subtyp der Depression ist der atypische Subtyp abzugrenzen. Diese Abgrenzung baut nicht nur auf der zu beobachtenden Symptomatik auf, sondern möglicherweise auch auf den zugrunde liegenden physiologischen Prozessen. So sind Patienten mit atypischer im Gegensatz zu solchen mit melancholischer Depression gekennzeichnet durch ein reduziertes Aktivitätsniveau mit Lethargie, Müdigkeit, Schläfrigkeit und Appetitsteigerung mit Gewichtszunahme. Interessanterweise wird als zugrunde liegender Mechanismus für die atypische Depression eine Hypoaktivität der HHNA diskutiert. Eine ausführliche Übersicht zur Abgrenzung von melancholischer versus atypischer Depression findet sich bei Gold und Chrousos (2002).

8.3.4 Kognitive Beeinträchtigungen

Neben der möglichen Bedeutung einer hyperaktiven HHNA für körperliche und/oder psychische Symptome wird auch ein Zusammenhang zwischen dauerhaft erhöhten Cortisolspiegeln und morphologischen Veränderungen im zentralen Nervensystem diskutiert. So konnten beispielsweise bei Tieren, die chronischem Stress ausgesetzt waren, eine Beeinträchtigung der Funktionsweise und auch Zelltod von Nervenzellen in verschiedenen Gehirnregionen beobachtet werden. Solche durch erhöhte Cortisolspiegel bedingten Veränderungen der Nervenzellen sind vor allem im Hippokampus zu beobachten, einer Gehirnregion mit einer besonders hohen Dichte an Mineralo- und Glucocorticoidrezeptoren, den Bindungsstellen für Cortisol. Interessanterweise ist diese Gehirnregion zentral in die Regulation der HHNA-Aktivität involviert, sodass eine Beeinträchtigung der neuronalen Funktionen hier mit einer erhöhten Aktivität der HHNA und einer reduzierten Sensitivität für die negativen Feedbacksignale von Cortisol assoziiert ist (Wolkowitz et al. 2001).

Neben den direkten neurotoxischen Effekten von Cortisol, über welche die beeinträchtigte Funktionsweise von Nervenzellen vermittelt wird, zeigen neuere Befunde, dass erhöhte Cortisolspiegel die Expression von BDNF (brain-derived neurotrophic factor) im Gehirn reduzieren. Durch diesen Prozess wird die Zellproliferation, d. h. die Zellvermehrung, in verschiedenen Gehirnregionen, vor allem im Hippokampus, gehemmt. Es wird angenommen, dass hierüber auch eine reduzierte Kontrolle der HHNA durch den Hippokampus bedingt wird (Wolkowitz et al. 2001). Interessanterweise konnte gezeigt werden, dass über Jahre stark ansteigende Cortisolspiegel, also eine zunehmende Hyperaktivität der HHNA, bei älteren Personen im Vergleich zu älteren Personen mit leicht ansteigendem bzw. abnehmendem Cortisolspiegel über die Zeit mit einer 14%igen Reduktion des hippokampalen Volumens einhergingen. Gleichzeitig war eine deutliche Beeinträchtigung verschiedener Gedächtnisleistungen zu beobachten. Dabei waren vor allem deklarative Gedächtnisfähigkeiten beeinträchtigt – eben solche Aspekte des Gedächtnisses, die sich auf das bewusste Erinnern von Tatsachen und Ereignissen beziehen (Lupien et al. 2005). Auch Studien an jüngeren Personen zeigen, dass chronisch erhöhte Glucocorticoidspiegel hippokampusabhängige Gedächtnisfunktionen beeinträchtigen (Lupien u. Lepage 2001).

Zusammengefasst verdeutlichen die zuvor dargestellten Befunde, dass dauerhaft erhöhte Cortisolspiegel, vermutlich vermittelt über neurotoxische Effekte (und wie in der zuvor dargestellten Studie von Lupien et al. [2005] einer damit einhergehenden Reduktion des hippokampalen Volumens), negative Konsequenzen für kognitive Funktionen bedingen können.

8.3.5 Erschöpfungssymptomatik

Im Gegensatz zu zuvor dargestellten Symptomen scheint eine ausgeprägte Erschöpfungssymptomatik durch chronischen Stress mit einer reduzierten Aktivität der HHNA assoziiert zu sein. Dabei sind Erschöpfungssymptome im Rahmen verschiedener Störungsbilder zu beobachten, so beispielsweise im Rahmen des chronischen Erschöpfungssyndroms (chronic fatigue syndrome, CFS), Burnout oder vitaler Erschöpfung (vital exhaustion).

Auch wenn keine diagnostischen Kriterien für das chronische Erschöpfungssyndrom (CFS) in die renommierten Diagnosesysteme aufgenommen sind, existiert ein internationaler Konsens über die Diagnosekriterien, der in zahlreichen Forschungsprojekten berücksichtigt wird. Demnach ist CFS gekennzeichnet durch chronische, stark beeinträchtigende Erschöpfung, die 6 oder mehr Monate andauert. Dabei geht die Erschöpfung nicht auf exzessive Aktivität zurück, verbessert sich nicht wesentlich durch Erholungsphasen, verschlechtert sich nach körperlicher Aktivität und tritt zusammen mit weiteren Symptomen wie Schlafstörungen, Konzentrationsproblemen und/oder Schmerzen in Muskeln und Gelenken auf. CFS wird dann diagnostiziert, wenn keine erkennbaren medizinischen oder psychiatrischen Ursachen die ausgeprägte Erschöpfung bedingen (Fukuda et al. 1994).

Zahlreiche Studien belegen Veränderungen der HHNA-Aktivität bei Patienten mit CFS. Dabei zeigt die Mehrzahl der Studien über den Tag erniedrigte basale Cortisolspiegel und erniedrigte bzw. normale ACTH-Konzentrationen im Blut von Patienten mit CFS. Messungen von CRH in der Cerebrospinalflüssigkeit, also der Flüssigkeit, die Gehirn und Rückenmark umgibt, ergaben normale Werte bei Patienten mit CFS. Zusätzlich ist eine erhöhte Feedbacksensitivität der HHNA bei Patienten mit CFS beobachtet worden. Bei Stimulation durch verschiedene Stressoren reagiert die endokrine Achse nur vermindert, sodass die Cortisolausschüttung in Reaktion auf einen Stressor bei Patienten mit CFS nur mäßig ansteigt (Cleare 2003, van den Eede et al. 2007). Interessanterweise zeigt sich eine ausgeprägte Erschöpfungssymptomatik auch bei anderen Zuständen, die durch niedrige zirkulierende Cortisolkonzentrationen gekennzeichnet sind, so etwa Morbus Addison, bilaterale Adrenalektomie oder Glucocorticoidentzug nach lang andauernder Therapie (Cleare 2003). Zusammenfassend weisen diese Befunde auf einen möglichen Zusammenhang zwischen reduziertem Cortisolspiegel und der Erschöpfungssymptomatik hin.

Da in den zuvor genannten Studien vorwiegend Patienten mit CFS untersucht wurden, die schon seit Jahren unter der Erschöpfungssymptomatik litten, können aus genannten Studien keine Rückschlüsse gezogen werden, ob die Veränderungen der HHNA-Aktivität der Symptomatik vorangingen und diese ursächlich bedingten oder ob sie erst im Laufe der Erkrankung auftraten und hier möglicherweise zumindest die Aufrechterhaltung der Symptomatik begünstigen. Zur Klärung der Frage, ob Veränderungen der HHNA-Aktivität der Symptomatik vorausgehen, wurden Personen untersucht, die bisher keine Erschöpfungssymptomatik zeigten, jedoch ein hohes Risiko aufwiesen, eine solche Symptomatik zu entwickeln. Dieses erhöhte Risiko für CFS ist beispielsweise nach Infektion mit dem Epstein-Barr-Virus zu beobachten: Bis zu 22% der Patienten entwickeln hiernach Erschöpfungssymptome und 9% CFS nach den strengen diagnostischen Kriterien. Allerdings geht eine virale Infektion nicht zwingend der Entwicklung der Erschöpfungssymptomatik voraus. Zudem werden auch andere immunologische, endokrine und psychische Faktoren als bedeutsam in der Ätiologie von CFS diskutiert (Cleare 2003). Verglich man nun die Personen, die 6 Monate nach der Virusinfektion eine Erschöpfungssymptomatik oder CFS entwickeln, mit Personen, die 6 Monate nach der Virusinfektion unbeeinträchtigt waren, so unterschieden sich beide Gruppen nicht hinsichtlich verschiedener Parameter der HHNA zum Zeitpunkt der Infektion und auch nicht zum Zeitpunkt der Erschöpfungssymptomatik voneinander (Cleare 2004). Diese Ergebnisse deuten darauf hin, dass die Veränderungen in der HHNA-Aktivität anscheinend nicht der ersten Phase der Entstehung der Erschöpfungssymptomatik vorausgehen, sondern erst im Krankheitsverlauf auftreten.

Haben sich Erschöpfungssymptome einmal manifestiert, scheint die Hypoaktivität der HHNA dann aber an der Aufrechterhaltung und Chronifizierung der Symptome mitzuwirken. So zeigen verschiedene Studien, dass eine Normalisierung der beobachteten niedrigen Cortisolspiegel bei CFS durch pharmakologische Gabe von Glucocorticoiden (also synthetisch hergestelltem Cortisol) mit einer Symptomreduktion einhergeht (Cleare et al. 1999, McKenzie et al. 1998). Auch konnte nach kognitiv-behavioraler Psychotherapie sowohl eine Verbesserung der Erschöpfungssymptomatik als auch eine Normalisierung der HHNA-Aktivität beobachtet werden (Cleare 2003). Über welche genauen Mechanismen die Hypoaktivität der HHNA mit der Erschöpfungssymptomatik assoziiert ist, ist bis heute jedoch noch nicht geklärt.

Zusammenfassung

Die vorangegangenen Ausführungen verdeutlichen, dass chronische und wiederkehrende Belastung nicht nur mit dem subjektiven Gefühl des „Gestresstseins" einhergehen, sondern auch auf physiologischer Ebene mit entsprechenden Veränderungen assoziiert sind. Dabei fokussiert das vorliegende Kapitel vor allem auf die HHNA, eine wichtige endokrine Hormonachse, die entscheidend daran beteiligt ist, den Organismus den veränderten Anforderungen durch einen Stressor anzupassen. Akut sind die durch die HHNA induzierten physiologischen Veränderungen dabei hoch adaptiv, denn sie ermöglichen ein möglichst optimales Funktionieren des Organismus in der akuten Stresssituation. Dauert die Stressbelastung jedoch an, d. h. wird der Stress chronisch, so können charakteristische Veränderungen der HHNA beobachtet werden, die auch mit verschiedenen körperlichen und/ oder psychischen Symptomen einhergehen. In der Psychoneuroendokrinologie wird in diesem Zusammenhang auch von „allostatischer Last" gesprochen, die resultiert, wenn
- die Stressreaktion zu häufig hervorgerufen wird (repeated hits),
- der Organismus bei wiederholter Konfrontation mit einem Stressor sich nicht an diesen gewöhnt, d. h. nicht habituiert (lack of adaptation),
- die Stressreaktion zu lange andauert (prolonged response) oder
- die Stressantwort bei Konfrontation mit einem Stressor unangemessen schwach ausfällt (inadequate response).

Im vorliegenden Kapitel wurden hierzu charakteristische Veränderungen der HHNA-Aktivität vorgestellt (Hyperaktivität bzw. Hypoaktivität), die jeweils mit distinkten Symptomkomplexen (allostatischer Last) assoziiert sind. So wird eine hyperaktive HHNA u. a. mit dem metabolischen Syndrom, verlangsamter Wundheilung, Depression oder kognitiven Beeinträchtigungen in Verbindung gebracht, während eine hypoaktive HHNA wiederholt bei Erschöpfungssymptomen beschrieben wurde. Dabei stellen die dargestellten Symptome nur eine Auswahl und keine vollständige Liste der mit HHNA-Veränderungen assoziierten Symptome dar.

Erst langsam versteht die psychoneuroendokrine Forschung die zugrunde liegenden Mechanismen, welche Effekte von chronischem Stress über Veränderungen der HHNA-Aktivität mit verschiedenen Symptomen vermitteln. Daher ist es zum heutigen Zeitpunkt noch nicht möglich, spezifische Maßnahmen zur Prävention entsprechender stressbezogener Erkrankungen bzw. zur Rehabilitation bei entsprechenden Symptomen zu nennen. Erste pharmakologische Ansätze existieren, im Rahmen derer beispielsweise CRH-Antagonisten in der Therapie von melancholischer Depression und anderen durch eine hyperaktive HHNA gekennzeichnete Störungsbilder eingesetzt werden (Holsboer 1999). Jedoch scheinen auch routinemäßig eingesetzte Antidepressiva die HHNA-Aktivität zu normalisieren und somit zum Therapieerfolg beizutragen (Barden 2004). Auch gibt es erste Studien, in denen synthetische Glucocorticoide in der Therapie von Symptomen der hypocortisolämen Symptomtriade eingesetzt werden. Die Befunde scheinen vielversprechend, da die Normalisierung reduzierter Cortisolspiegel im Rahmen ausgeprägter Erschöpfungs- (Cleare et al. 1999, McKenzie et al. 1998) oder Schmerzsymptomatik (Salerno u. Hermann 2006) mit einer deutlichen Symptomreduktion einherzugehen scheint. Weiterführende Studien müssen jedoch die Kosten und Nutzen entsprechender Therapieansätze weiter klären.

Bezogen auf psychotherapeutische Interventionen zur Stressbewältigung existieren bis heute kaum Untersuchungen, welche spezifische Veränderungen entsprechender physiologischer Parameter durch distinkte Interventionsaspekte beschreiben. Auch hier ist weitere Forschung notwendig, die ein präziseres Einsetzen von psychotherapeutischen Maßnahmen ermöglicht.

Diskussions- und Übungsfragen

- Beschreiben Sie, in welchen Formen der „allostatischen Last" chronischer Stress resultieren kann.
- Welche Rolle spielt die Hypothalamus-Hypophysen-Nebennierenrinden-Achse bei Depressionen?
- Wie wirkt chronischer Stress auf körperliche Prozesse?

Multiple-Choice-Fragen

1 Welche der nachfolgenden Aussagen ist/sind richtig?
  a. Chronischer Stress resultiert bei allen Individuen gleichermaßen in Veränderungen biologischer Systeme.
  b. Vor allem die genetische Ausstattung eines Individuums bestimmt, ob chronischer Stress in Beeinträchtigungen der körperlichen und/oder psychischen Gesundheit resultiert.
  c. Genetische Faktoren in Interaktion mit individuellen Lebenserfahrungen beeinflussen, ob ein Individuum in Zeiten von chronischem Stress körperliche und/oder psychische Beschwerden erlebt.

2 Welche der nachfolgenden Aussagen ist/sind richtig?
  a. Chronischer Stress resultiert immer in einer Hyperaktivität der Hypothalamus-Hypophysen-Nebennierenrinden-Achse (HHNA).
  b. Chronischer Stress resultiert immer in einer Hypoaktivität der HHNA.
  c. Bei einigen Individuen ist chronischer Stress mit einer Hyperaktivität, bei anderen Personen mit einer Hypoaktivität der HHNA assoziiert.

3 Welche der nachfolgenden Aussagen ist/sind richtig?
  a. Das metabolische Syndrom ist gekennzeichnet durch verlangsamten Metabolismus und reduzierte Glucoseverfügbarkeit.
  b. Das metabolische Syndrom ist gekennzeichnet durch Insulinresistenz, viszerale Adipositas, Bluthochdruck und Hyperlipidämie.
  c. Das metabolische Syndrom ist gekennzeichnet durch eine reduzierte Aktivität der Hypothalamus-Hypophysen-Nebennierenrinden-Achse.

4 Welche der nachfolgenden Aussagen ist/sind richtig?
  a. Depression ist generell durch eine hyperaktive HHNA gekennzeichnet.
  b. Bezüglich der Symptomatik und potenziell zugrunde liegender biologischer Parameter müssen bei der Depression verschiedene Subtypen unterschieden werden.
  c. Bei der melancholischen Depression ist im Verlaufe einer erfolgreichen Behandlung ein Anstieg der HHNA-Aktivität zu beobachten.

5 Welche der nachfolgenden Aussagen ist/sind richtig?
  a. Einer ausgeprägten Erschöpfungssymptomatik geht eindeutig eine hypoaktive HHNA-Aktivität voran.
  b. Bisherige Studien zeigten, dass eine Veränderung der HHNA-Aktivität in der Auslösung der Erschöpfungssymptomatik wohl eher eine untergeordnete Rolle spielt.
  c. Eine Hyperaktivität der HHNA ist bei der Aufrechterhaltung und Chronifizierung der Erschöpfungssymptomatik von Bedeutung.

Literatur

Appelhof BC, Huyser J, Verweij M, Brouwer JP, van Dyck R, Fliers E, et al. Glucocorticoids and relapse of major depression (dexamethasone/corticotropin-releasing hormone test in relation to relapse of major depression). Biol Psychiatry 2006; 59: 696–701.

Asmundson GJ, Coons MJ, Taylor S, Katz J. PTSD and the experience of pain: research and clinical implications of shared vulnerability and mutual maintenance models. Can J Psychiatry 2002; 47: 930–937.

Bale TL. Stress sensitivity and the development of affective disorders. Horm Behav 2006; 50: 529–533.

Barden N. Implication of the hypothalamic-pituitary-adrenal axis in the physiopathology of depression. J Psychiatry Neurosci 2004; 29: 185–193.

Barr CS, Newman TK, Shannon C, Parker C, Dvoskin RL, Becker ML, et al. Rearing condition and rh5-HTTLPR interact to influence limbic-hypothalamic-pituary-adrenal axis response to stress in infant macaques. Biol Psychiatry 2004; 55: 733–738.

Christian LM, Graham JE, Padgett DA, Glaser R, Kiecolt-Glaser JK. Stress and wound healing. Neuroimmunomodulation 2006; 13: 337–346.

Clauw DJ, Chrousos GP. Chronic pain and fatigue syndromes: overlapping clinical and neuroendocrine features and potential pathogenic mechanisms. Neuroimmunomodulation 1997; 4: 134–153.

Clauw DJ, Crofford LJ. Chronic widespread pain and fibromyalgia: what we know, and what we need to know. Best Pract Res Clin Rheumatol 2003; 17: 685–701.

Cleare AJ. The neuroendocrinology of chronic fatigue syndrome. Endocr Rev 2003; 24: 236–252.

Cleare AJ. The HPA axis and the genesis of chronic fatigue syndrome. Trends Endocrinol Metab 2004; 15: 55–59.

Cleare AJ, Heap E, Malhi GS, Wessely S, O'Keane V, Miell J. Low-dose hydrocortisone in chronic fatigue syndrome: a randomised crossover trial. Lancet 1999; 353: 455–458.

Dallman MF, Pecoraro N, Akana SF, La Fleur SE, Gomez F, Houshyar H, et al. Chronic stress and obesity: a new view of "comfort food". Proc Natl Acad Sci USA 2003; 100: 11696–11701.

Dickerson SS, Kemeny ME. Acute stressors and cortisol responses: a theoretical integration and synthesis of laboratory research. Psychol Bull 2004; 130: 355–391.

Dunn AJ, Berridge CW. Physiological and behavioral responses to corticotropin-releasing factor administration: is CRF a mediator of anxiety or stress responses? Brain Res Rev 1990; 15: 71–100.

Fries E, Hesse J, Hellhammer J, Hellhammer DH. A new view on hypocortisolism. Psychoneuroendocrinology 2005; 30: 1010–1016.

Fukuda K, Strauss SE, Hickie I, Sharpe MC, Dobbins JG, Kaomaroff A. The chronic fatigue syndrome: a comprehensive approach to its definition and study. International chronic fatigue syndrome study group. Ann Intern Med 1994; 121: 953–959.

Gold PW, Chrousos GP. Organization of the stress system and its dysregulation in melancholic and atypical depression: high vs. low CRH/NE states. Molecular Psychiatry 2002; 7: 254–275.

Hatz HJ. Glucocorticoide: Immunologische Grundlagen, Pharmakologie und Therapierichtlinien. Stuttgart: Wissenschaftliche Verlagsgesellschaft; 1998.

Heim C, Ehlert U, Hellhammer DH. The potential role of hypocortisolism in the pathophysiology of stress-related bodily disorders. Psychoneuroendocrinology 2000; 25: 1–35.

Heim C, Nemeroff CB. The impact of early adverse experience on brain systems involved in the pathophysiology of anxiety and affective disorders. Biological Psychiatry 1999; 46: 1509–1522.

Hellhammer DH, Wade S. Endocrine correlates of stress vulnerability. Psychother Psychosom 1993; 60: 8–17.

Henry JP. Biological basis of the stress response. Integr Physiol Behav Sci 1992; 27: 66–83.

Holsboer F. The rationale for corticotropin-releasing hormone receptor (CRH-R) antagonists to treat depression and anxiety. J Psychiatr Res 1999; 33: 181–214.

Houshyar H, Cooper ZD, Woods JH. Paradoxical effects of chronic morphine treatment on the temperature and pituitary-adrenal responses to acute restraint stress: a chronic stress paradigm. J Neuroendocrinol 2001a; 13: 862–874.

Houshyar H, Galigniana MD, Pratt WB, Woods JH. Differential responsivity of the hypothalamic-pituitary-adrenal axis to glucocorticoid negative-feedback and corticotropin releasing hormone in rats undergoing morphine withdrawal: possible mechanisms involved in facilitated and attenuated stress responses. J Neuroendocrinol 2001b; 13: 875–886.

Houshyar H, Gomez F, Manalo S, Bhargava A, Dallman MF. Intermittent morphine administration induces dependence and is a chronic stressor in rats. Neuropsychopharmacology 2003; 28: 1960–1972.

Ising M, Horstmann S, Kloiber S, Lucae S, Binder EB, Kern N, et al. Combined Dexamethasone/Corticotropin Releasing Hormone Test Predicts Treatment Response in Major Depression – A potential Biomarker? Biol Psychiatry 2006.

Kiecolt-Glaser JK, Marucha PT, Malarkey WB, Mercado AM, Glaser R. Slowing of wound healing by psychological stress. Lancet 1995; 346: 1194–1196.

Kyrou I, Chrousos GP, Tsigos C. Stress, visceral obesity, and metabolic complications. Ann N Y Acad Sci 2006; 1083: 77–110.

Lupien SJ, Fiocco A, Wan N, Maheu F, Lord C, Schramek T, et al. Stress hormones and human memory function across the lifespan. Psychoneuroendocrinology 2005; 30: 225–242.

Lupien SJ, Lepage M. Stress, memory, and the hippocampus: can't live with it, can't live without it. Behav Brain Res 2001; 127: 137–158.

Marucha PT, Kiecolt-Glaser JK, Favagehi M. Mucosal wound healing is impaired by examination stress. Psychosom Med 1998; 60: 362–365.

Mason JW. A review of psychoendocrine research on the pituitary-adrenal cortical system. Psychosom Med 1968; 30: 576–607.

McEwen BS. Allostasis and allostatic load. In: Fink G (ed.). Encyclopedia of Stress. San Diego: Academic Press; 2000: 145–150.

McKenzie R, O'Fallon A, Dale J, Demitrack M, Sharma G, Deloria M, et al. Low-dose hydrocortisone for treatment of chronic fatigue syndrome: a randomized controlled trial. Jama 1998; 280: 1061–1066.

Meaney MJ. Maternal care, gene expression, and the transmission of individual differences in stress reactivity across generations. Annual Review of Neuroscience 2001; 24: 1161–1192.

Miller DB, O'Callaghan JP. Neuroendocrine aspects of the response to stress. Metabolism 2002; 51: 5–10.

Miller GE, Chen E, Zhou ES. If it goes up, must it come down? Chronic stress and the hypothalamic-pituitary-adrenocortical axis in humans. Psychol Bull 2007; 133: 25–45.

Padgett DA, Marucha PT, Sheridan JF. Restraint stress slows cutaneous wound healing in mice. Brain Behav Immun 1998; 12: 64–73.

Peters ML, Godaert GL, Ballieux RE, van Vliet M, Willemsen JJ, Sweep FC, et al. Cardiovascular and endocrine responses to experimental stress: effects of mental effort and controllability. Psychoneuroendocrinology 1998; 23: 1–17.

Salerno A, Hermann R. Efficacy and safety of steroid use for postoperative pain relief. Update and review of the medical literature. J Bone Joint Surg Am 2006; 88: 1361–1372.

Seckl JR. Prenatal glucocorticoids and long-term programming. Eur J Endocrinol 2004; 151 Suppl 3: U49–62.

Selye H. A syndrome produced by diverse nocuous agents. 1936. J Neuropsychiatry Clin Neurosci 1998; 10: 230–231.

Strike PC, Steptoe A. Psychosocial factors in the development of coronary artery disease. Prog Cardiovasc Dis 2004; 46: 337–347.

Strohle A, Holsboer F. Stress responsive neurohormones in depression and anxiety. Pharmacopsychiatry 2003; 36 Suppl 3: S207–214.

Ursin H. The psychology in psychoneuroendocrinology. Psychoneuroendocrinology 1998; 23: 555–570.

van den Eede F, Moorkens G, van Houdenhove B, Cosyns P, Claes SJ. Hypothalamic-pituitary-adrenal axis function in chronic fatigue syndrome. Neuropsychobiology 2007; 55: 112–120.

Weber A, Jaekel-Reinhard A. Burnout syndrome: a disease of modern societies? Occup Med (Lond) 2000; 50: 512–517.

Wolkowitz OM, Epel ES, Reus VI. Stress hormone-related psychopathology: pathophysiological and treatment implications. World J Biol Psychiatry 2001; 2: 115–143.

Wüst S, Federenko IS, van Rossum EF, Koper JW, Kumsta R, Entringer S, et al. A psychobiological perspective on genetic determinants of hypothalamus-pituitary-adrenal axis activity. Ann N Y Acad Sci 2004; 1032: 52–62.

Zobel AW, Nickel T, Sonntag A, Uhr M, Holsboer F, Ising M. Cortisol response in the combined dexamethasone/CRH test as predictor of relapse in patients with remitted depression. A prospective study. J Psychiatr Res 2001; 35: 83–94.

9 Bedeutung sozialer Stressoren in der Hämostase und für koronare Herzerkrankungen

Petra H. Wirtz, Roland von Känel

In diesem Kapitel geht es um die Bedeutung sozialer Stressoren in der Hämostase und für koronare Herzerkrankungen. Zunächst beschreiben wir Blutstillung und Blutgerinnung sowie Fibrinolyse als zugrunde liegende Prozesse der Hämostase. Dann gehen wir auf Zusammenhänge zwischen Hämostase und kardiovaskulärem Risiko ein. Als Nächstes folgt ein kurzer Überblick über Arteriosklerose und koronare Herzerkrankung, gefolgt von einer ausführlicheren Darstellung von Risikofaktoren für koronare Herzerkrankung. Hierbei unterscheiden wir zwischen klassischen, intermediär biologischen sowie psychologischen Risikofaktoren. Abschließend berichten wir über Zusammenhänge zwischen sozialen Stressoren und Hämostase sowie koronarer Herzerkrankung. Wir unterscheiden dabei zwischen akutem psychosozialen Stress und chronischen sozialen Stressoren.

9.1 Hämostase

9.1.1 Blutstillung und Blutgerinnung

Unter Hämostase (haima = Blut, stasis = Stillstand) versteht man einen Prozess, der darauf abzielt, Blut innerhalb eines verletzten Blutgefäßes zurückzuhalten. Man unterscheidet dabei zwischen primärer und sekundärer Hämostase. Bei der primären Hämostase geht es um Blutstillung, bei der sekundären Hämostase um Blutgerinnung.

Blutstillung

Kommt es zu einer Verletzung von kleineren Blutgefäßen, so stoppt die dadurch ausgelöste Blutung bei gesunden Menschen nach 1–3 Minuten spontan durch folgende Prozesse:

Zunächst kommt es unmittelbar nach der Verletzung zu einer Verengung der beschädigten Blutgefäße durch Kontraktion der glatten Gefäßwandmuskulatur (*Vasokonstriktion*). Diese Vasokonstriktion wird ausgelöst durch vasokonstriktive Parakrine (Hormone, die direkt auf Nachbarzellen am Ausschüttungsort wirken), welche das verletzte Endothelium freisetzt. Infolge der Vasokonstriktion vermindert sich kurzfristig der Blutfluss und damit der Druck innerhalb des Blutgefäßes. In einem zweiten Schritt wird das verletzte Gefäß durch einen *Thrombozytenpfropf* (Thrombus) mechanisch verschlossen und die Blutung damit gestillt. Folgende Prozesse liegen der Bildung des Thrombozytenpfropfs zugrunde.

Thrombozytenadhäsion

Thrombozyten (Synonym: Blutplättchen) heften sich an die freigelegten subendothelialen Bindegewebs-(Kollagen-)Fasern der Wundränder nach Verletzung des Gefäßendothels (innerste Schicht der Gefäßwand). Diese *Thrombozytenadhäsion* wird durch das Glykoprotein von-Willebrand-Faktor (vWF) vermittelt, welches in subendothelialen Strukturen, in Thrombozyten und in gebundener Form im Blutplasma vorkommt. Der vWF bindet die Thrombozyten über einen spezifischen Rezeptor der Thrombozytenmembran an die freigelegten subendothelialen Strukturen. Diese Bindung wird dadurch verstärkt, dass Thrombozyten zusätzlich über Rezeptoren für subendotheliale Matrixproteine wie Kollagen verfügen (Colman et al. 2001, Loscalzo u. Schafer 1998, Silverthorn 2007, Weiss u. Jelkmann 2000).

Umformung und Aggregation der Thrombozyten

Bei der Adhäsion kommt es zu einer Aktivierung der Thrombozyten. Diese verformen sich daraufhin durch Kontraktion ihrer Aktin/Myosin-Filamente (*Thrombozytenverformung*). Sie nehmen Kugelform an und bilden stachelförmige Ausbuchtungen. Infolgedessen können sie besser aneinanderhaften und es kommt zur *Thrombozytenaggregation*. Dabei bewirken Thrombozytenagonisten wie Adenosindiphosphat (ADP), Kollagen, Thrombin, Adrenalin und Serotonin Konformitätsänderungen bestimmter Rezeptoren an der Thrombozytenoberfläche. Das Glykoprotein Fibrinogen bindet an diese Rezeptoren und verknüpft die Thrombozyten. Über verschiedene Schritte aggregieren die Thrombozyten zunehmend, lösen ihre Struktur auf und entleeren ihre Granula. Aus Letzteren werden weitere Substanzen freigesetzt, die Thrombozyten aktivieren (z.B. ADP), Thrombozyten aggregieren (z.B. Thrombospondin) und vasokonstriktorisch wirken (z.B. Serotonin). Bis hierher ist die Thrombozytenaggregation reversibel. Das große Glykoprotein Thrombospondin stabilisiert nun die Fibrinogenbrücken zwischen den vernetzten Thrombozyten und bewirkt dadurch eine irreversible Aggregation. Die vasokonstriktorische Wirkung der freigesetzten Substanzen verengt die verletzten Gefäße weiter und die an den Kollagenfasern anhaftenden irreversibel aggregierten Blutplättchen verstopfen sie schließlich. Damit sich die Plättchenaggregation nicht auf das umgebende gesunde Gewebe ausbreitet, setzt das intakte Endothel kontinuierlich den Plättchenantagonisten Prostazyklin frei. Außerdem verhindern die glatten Gefäßwände aufgrund ihrer negativ geladenen Oberflächen eine Anhaftung von Thrombozyten (Colman et al. 2001, Loscalzo u. Schafer 1998, Silverthorn 2007, Weiss u. Jelkmann 2000).

Blutgerinnung

Sobald die Bildung des Thrombozytenpfropfs (weißer Thrombus) abgeschlossen ist, nimmt die Vasokonstriktion im Verletzungsbereich ab. In diesem Stadium könnte der Verschlusspropf noch durch den Blutfluss weggespült werden, womit es zu einer erneuten Blutung käme. Der parallel mit der Blutstillung anlaufende Prozess der Blutgerinnung (sekundäre Hämostase) verhindert ein solches Szenario. Infolge der fortgeschrittenen Fibringerinnung wird der Thrombozytenpfropf umgewandelt in ein stabileres Blutgerinnsel (roter Thrombus, enthält eingewobene Erythrozyten) und es kommt zum endgültigen Verschluss der Gefäße.

Der Prozess der Blutgerinnung ist eine sehr komplexe Kaskade von Reaktionen, bei denen das lösliche Plasmaprotein Fibrinogen in ein faseriges Netzwerk von unlöslichen Fibrinmolekülen umgewandelt wird (**Abb. 9.1**). An diesen Einzelreaktionen sind mehrere Gerinnungsfaktoren beteiligt.

Extrinsischer und intrinsischer Pfad der Blutgerinnung

Die Blutgerinnung kann auf zwei verschiedenen Wegen ausgelöst werden. Man spricht vom *extrinsischen Pfad*, wenn der Aktivierung der Gerinnungskaskade eine Verletzung von Gefäß- oder Bindegewebszellen zugrunde liegt. Aus Gewebezellen freigesetzte Lipoproteine wie etwa Gewebethromboplastin verbinden sich mit Gerinnungsfaktor VII und aktivieren diesen. Der aktivierte Gerinnungsfaktor aktiviert nun unter Anwesenheit von Kalziumionen den Gerinnungsfaktor X, welcher dann als Prothrombinaktivator wirkt. Beim *intrinsischen Pfad*

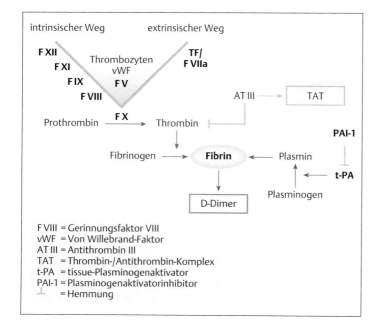

Abb. 9.1 Schema der Blutgerinnung und der Fibrinolyse

lösen Gerinnungsfaktoren aus dem Plasma den Prozess aus, ohne dass eine Verletzung vorliegt. So wird der intrinsische Mechanismus etwa dadurch gestartet, dass Gerinnungsfaktor XII mit negativ geladenen Oberflächen wie Kollagen in Berührung kommt oder durch andere Substanzen wie Kininogen, Kallikrein, Thrombin oder Trypsin aktiviert wird. Die Aktivierung von Gerinnungsfaktor XII führt zur Aktivierung der Gerinnungsfaktoren XI und IX und es kommt in weiteren Schritten wie beim extrinsischen Pfad zur Aktivierung von Gerinnungsfaktor X. Diese Reaktion wird durch Gerinnungsfaktor VIII, welcher seinerseits durch mittlerweile gebildetes Thrombin aktiviert wird, stark beschleunigt (Colman et al. 2001, Loscalzo u. Schafer 1998, Silverthorn 2007, Weiss u. Jelkmann 2000).

Gemeinsamer Pfad

Unabhängig davon, ob die Gerinnungskaskade extrinsisch oder intrinsisch initiiert wurde, läuft sie ab dem Zeitpunkt der Aktivierung von Gerinnungsfaktor X für beide Pfade gleichermaßen weiter. Das Proenzym *Prothrombin* liegt im Plasma in inaktivem Zustand vor. Der aktivierte Prothrombinaktivator Faktor X spaltet proteolytisch aus Prothrombin das enzymatisch aktive *Thrombin* ab. Thrombin spaltet nun Fibrinogen auf. *Fibrinogen* ist ein dimeres Plasmaeiweiß, bestehend aus zwei Untereinheiten mit je drei Polypeptidketten (alpha, beta, gamma). Thrombin spaltet aus einem Fibrinogenmolekül zwei vasokonstriktorisch wirkenden Fibrinopeptide (A und B, bestehend aus je zwei alpha- bzw. beta-Ketten) ab, sodass zwei *Fibrinmonomere* zurückbleiben. Diese Fibrinfasern vernetzen sich miteinander und mit dem Thrombozytenpropf, sodass sie eine Art Filz bilden. Der durch Thrombin in Gegenwart von Kalziumionen aktivierte Gerinnungsfaktor XIII, welcher im Plasma und in den Thrombozyten vorkommt, stabilisiert nun das Fasernetz aus Fibrin. Es entsteht der endgültige Thrombus, der sich nach der Gerinnung weiter verfestigt und zusammenzieht (stabiler Thrombus) (Colman et al. 2001, Loscalzo u. Schafer 1998, Silverthorn 2007, Weiss u. Jelkmann 2000).

9.1.2 Fibrinolyse

Wenn der Thrombus seine Aufgaben beim Wundverschluss erfüllt hat, muss das Fibringerinnsel im Laufe der Wundheilung aufgelöst werden. Diesen Prozess bezeichnet man als Fibrinolyse. Im intakten Organismus besteht ein funktionelles Gleichgewicht zwischen ständig ablaufender Blutgerinnung und damit Fibrinbildung auf der einen Seite und der ebenfalls ständig ablaufenden Fibrinolyse auf der anderen Seite. Erst eine zusätzliche Gerinnungsaktivierung über eine Verletzung führt dazu, dass am Ort der Verletzung die Fibrinbildung zunächst überwiegt.

Prinzip

Das Grundprinzip der Fibrinolyse besteht darin, dass das inaktive Plasmaeiweiß *Plasminogen* in seine aktive Form *Plasmin* umgewandelt wird. Das aktive Plasmin seinerseits baut Fibrin ab und führt somit zur Auflösung des Blutgerinnsels. Plasmin ist eine Serinprotease mit hoher Affinität für Fibrin. Es spaltet von Fibrin lösliche Peptide ab, welche die Wirkung von Thrombin (und damit die weitere Bildung von Fibrin) hemmen. Ein wichtiges Fibrinabbauprodukt ist das *D-Dimer*, welches als Hyperkoagulabilitätsmarker gilt. Außerdem spaltet Plasmin Fibrinogen, Prothrombin und die Gerinnungsfaktoren V, VIII, IX, XI und XII. Daher bewirkt Plasmin nicht nur die Auflösung von Blutgerinnseln, sondern hemmt auch die Blutgerinnung an sich (Colman et al. 2001, Loscalzo u. Schafer 1998, Silverthorn 2007, Weiss u. Jelkmann 2000).

Aktivierung der Fibrinolyse

Eine Reihe von Faktoren aktiviert die Umwandlung von Plasminogen zu Plasmin und initiiert dadurch die Fibrinolyse (**Abb. 9.1**). Der aus dem Gewebe und Endothelzellen stammende Plasminogenaktivator (t-PA, *tissue-type Plasminogenaktivator*) wandelt Plasminogen direkt in Plasmin um. Dieser Gewebsplasminogenaktivator wird seinerseits durch Plasminogenaktivator-Inhibitoren gehemmt; der wichtigste unter ihnen ist der *Plasminogenaktivator-Inhibitor-1* (PAI-1). Weitere wirksame Aktivatoren sind die im Urin vorkommende *Urokinase* (u-PA) und *Blutaktivatoren* wie der Gerinnungsfaktor XIIa. Die Blutaktivatoren werden nur wirksam bei Vorhandensein von *Proaktivatoren* wie etwa dem Präkallikrein, welche aus Blutzellen infolge von Gewebeschäden freigesetzt werden. (Colman et al. 2001, Loscalzo u. Schafer 1998, Silverthorn 2007, Weiss u. Jelkmann 2000).

Kontrolle der Fibrinolyse und der Blutgerinnung durch körpereigene Hemmfaktoren

Das Plasma enthält mehrere Inhibitoren, die dafür sorgen, dass die Aktivität der fibrinbildenden und fibrinolytischen Enzyme gezügelt wird. Für die Hemmung der Gerinnung ist das *Antithrombin III* (ATIII) von besonderer Bedeutung. Antithrombin III hemmt die Bildung und Wirkung von Thrombin, indem es Prothrombin sowie die Gerinnungsfaktoren IX, X, XI, XII und Kallikrein hemmt. Außerdem bindet Antithrombin III an Thrombin, sodass ein Thrombin-Antithrombin-Komplex (TAT) entsteht – Thrombin wird dadurch inaktiviert. Durch diese Inhibition bzw. Inaktivierung von Thrombin kann Fibrinogen nicht mehr aufgespalten werden und die Vernetzung von Fibrinfasern bleibt aus. *Heparin* aktiviert Antithrombin III in starkem Maße. Weitere Plasmainhibitoren sind das *Protein C* (hemmt die Gerinnungsfaktoren Va und VIIIa), *alpha1-Antitrypsin* (hemmt Prothrombin und Plasmin) und der *C1-Inaktivator* (hemmt die Gerinnungsfaktoren XIa und XIIa sowie Kallikrein). *Alpha2-Antiplasmin* hemmt die Aktivität von Plasmin und damit den Fibrinabbau (Colman et al. 2001, Loscalzo u. Schafer 1998, Silverthorn 2007, Weiss u. Jelkmann 2000).

9.1.3 Hämostase und für koronare Herzerkrankungen

Hyperkoagulabilität

Ein hyperkoagulabler Zustand, d.h. ein Zustand erhöhter Gerinnung, kann verursacht werden durch zu viel Gerinnung und/oder zu wenig Fibrinolyse. Als Hyperkoagulabilitätsmarker bzw. als Aktivierungsprodukte der Gerinnungskaskade gilt neben dem TAT auch das D-Dimer. Hohe Plasmaspiegel dieser beiden Marker deuten darauf hin, dass im Blut vermehrt Thrombin bzw. Fibrin gebildet wurde. In epidemiologischen Studien wurde ein hyperkoagulabler Zustand wiederholt mit koronaren Ereignissen assoziiert (von Känel 2003).

Hämostatische Risikofaktoren

Verschiedene prokoagulatorische und antifibrinolytische Parameter sowie Hyperkoagulabilitätsmarker wurden bisher als intermediäre biologische Risikofaktoren für ein akutes koronares Ereignis wie beispielsweise einen akuten Herzinfarkt identifiziert. Als unabhängige Risikofaktoren, d.h. als Risikofaktoren nach Kontrolle von anderen bekannten Risikofaktoren, gelten erhöhte Werte von Fibrinogen (Danesh et al. 2005), des von-Willebrand-Faktors (vWF) (Danesh et al. 2004), der Konzentration des mit PAI-1 komplexierten und inaktivierten Gewebsplasminogenaktivators (t-PA Antigen) (Lowe et al. 2004) und des D-Dimers (Danesh et al. 2001). Diese Parameter konnten unabhängig von anderen Risikofaktoren ein kardiovaskuläres Ereignis zu einem späteren Zeitpunkt sowohl bei gesunden Personen als auch bei Koronarpatienten vorhersagen. Als weitere Risikofaktoren gelten neben der erhöhten Thrombozytenaktivität (Thaulow et al. 1991) erhöhte Spiegel für die Gerinnungsfaktoren VII (Meade et al. 1986) und VIII (Meade et al. 1980) und PAI-1 (Hamsten et al. 1987).

Pathophysiologischer Mechanismus

Ein hyperkoagulabler Zustand hat negative Langzeitfolgen für die normale Funktionsfähigkeit der Blutgefäße bei gesunden, noch nicht erkrankten Personen (von Känel et al. 2001). Man nimmt an, dass bei Koronarpatienten ein hyperkoagulabler Zustand zum einen die Ausbildung eines koronaren Thrombus nach Ruptur einer arteriosklerotischen Plaque (vgl. 9.3.1) begünstigt (Virmani et al. 2000). Zum anderen wird bei initial Gesunden eine Hyperkoagulabilität zum chronischen Fortschreiten einer Arteriosklerose („Verkalkung") der Herzkranzgefäße führen, da Fibrin sich graduell in arteriosklerotischen Plaques ablagert (Davies 1996, Falk u. Fernandez-Ortiz 1995). Insofern könnte ein prokoagulantes Milieu eine bedeutsame Rolle spielen bei der jahrzehntelangen Entwicklung einer koronaren Herzkrankheit und der klinischen Manifestation von akuten koronaren Ereignissen wie einer instabilen Angina pectoris, akutem Herzinfarkt oder plötzlichem Herztod. Wie später ausführlicher dargestellt wird (vgl. Kap. 9.3), können psychosoziale Faktoren einen substanziellen Beitrag der rund 50% nicht durch etablierte kardiovaskuläre Risikofaktoren bedingten koronaren Ereignisse erklären. Die Beeinflussung der Hämostase in Richtung erhöhter Gerinnungsneigung wird als ein plausibler Mechanismus diskutiert, über den psychosoziale Faktoren zu einer koronaren Herzerkrankung beitragen könnten.

9.2 Koronare Herzerkrankung (KHK)

Die klinischen Manifestationen der koronaren Herzerkrankung (KHK) können zum einen symptomorientiert sein (z.B. Brustschmerzen, Atemnot, Müdigkeit). Zum anderen können sie die Form akuter koronarer Syndrome annehmen wie akuter Herzinfarkt (syn.: Myokardinfarkt) oder plötzlicher Herztod. Akute koronare Syndrome werden in der Regel dann beobachtet, wenn eine zugrunde liegende koronare arteriosklerotische Erkrankung vorliegt. Im Folgenden wird daher kurz auf den Prozess der Arteriosklerose eingegangen, dann folgt eine genauere Darstellung der koronaren Herzerkrankung sowie akuter koronarer Syndrome und weiterer arteriosklerotischer Gefäßerkrankungen. Bei der darauffolgenden Beschreibung der bekanntesten Risikofaktoren der koronaren Herzerkrankung wird unterschieden zwischen klassischen, biologischen und psychologischen Risikofaktoren.

9.2.1 Arteriosklerose und koronare Herzerkrankung

Der Prozess der Arteriosklerose liegt der koronaren Herzerkrankung zugrunde. Unter Arteriosklerose wird eine Vielzahl chronischer Umbauvorgänge im arteriellen Gefäßbereich verstanden, die zu einem Elastizitätsverlust der Gefäße und zu einer Einengung des Gefäßvolumens führen. Wörtlich übersetzt bedeutet Arteriosklerose „bindegewebige Verhärtung der Schlagadern".

Arteriosklerose als chronisch-inflammatorische Erkrankung

Arteriosklerose gilt als eine chronisch-entzündliche Erkrankung (Ross 1999). Der Zusammenhang zwischen Arteriosklerose und Entzündung ist seit fast 70 Jahren bekannt. Ursprünglich wurde davon ausgegangen, dass Entzündungszellen in und um Infarktregionen Bestandteile eines bereits einsetzenden Heilungsvorgangs sind. Mit der Zeit hat man jedoch erkannt, dass die Infiltration mit Entzündungszellen eher zu Ausweitung und Verschlimmerung der Arteriosklerose beiträgt. Der Entzündungsprozess gilt heutzutage sogar als Kernkomponente der arteriosklerotischen Krankheitsprozesse (Ross 1999).

Entstehung

Zahlreiche pathophysiologische Beobachtungen bei Menschen und Tieren führten zur Formulierung der „response-to-injury"-Hypothese der Arteriosklerose (Ross u. Glomset 1973). Das bedeutet, das graduelle Fortschreiten arteriosklerotischer Gefäßumbauvorgänge ist als Antwort auf eine Verletzung der arteriellen Gefäßwand zu verstehen. In der neuesten Version dieser Hypothese wird davon ausgegangen, dass eine Dysfunktion des Endothels den ersten Schritt im arteriosklerotischen Krankheitsprozess darstellt. Davon ausgehend wird der arteriosklerotische Prozess in vier Phasen unterteilt:
- Dysfunktion des Endothels (Phase 1)
- Bildung von Fettsträngen („fatty streaks", Phase 2)
- Formation fortgeschrittener komplizierter Läsionen (Phase 3) und
- instabiler faseriger Plaques (Phase 4) (Ross 1999)

Diese Phasen können einander überlappen und Läsionstypen verschiedener Phasen können bei derselben Person gleichzeitig vorkommen. Jede arteriosklerotische Phase stellt ein unterschiedlich fortgeschrittenes Stadium des chronisch-entzündlichen Prozesses in der Arterie dar. Bei fehlender Behandlung schreitet die Arteriosklerose voran zu fortgeschrittenen komplizierten Läsionen.

Koronare Herzerkrankung – Begriffsbeschreibung

Die koronare Herzerkrankung (KHK) oder ischämische Herzkrankheit ist die häufigste Manifestation der Arteriosklerose. Der Begriff koronare Herzerkrankung umfasst alle stenosierenden Erkrankungen der Koronargefäße, die zu einer unzureichenden Blutversorgung des Herzens führen. Sie ist ein multifaktorielles Krankheitsbild, das die Herzkranzarterien isoliert oder diffus befällt und unterschiedlich schnell progredient verläuft. Infolge blutflusslimitierender Koronarstenosen kommt es zu einem Ungleichgewicht zwischen Sauerstoffangebot und -bedarf (Koronarinsuffizienz). In der Folge tritt ein Sauerstoffmangel im Herzmuskelgewebe auf, eine Ischämie. Schweregrad und Dauer der Ischämie bestimmen die Manifestationen der KHK in Form von stabiler oder instabiler Angina pectoris, stummer Myokardischämie, ischämisch bedingter Herzinsuffizienz, Herzrhythmusstörungen und akutem Myokardinfarkt (Braunwald et al. 2004).

Häufige klinische Manifestationen der koronaren Herzerkrankung

Angina pectoris

Das Leitsymptom der KHK ist die Angina pectoris. Dabei handelt es sich typischerweise um dumpfe, drückende, einschnürende und häufig brennende Schmerzen, die hinter dem Brustbein (retrosternal) lokalisiert sind. Von den Betroffenen wird der Schmerz häufig als „Engegefühl in der Brust" beschrieben. Die Schmerzen können in den linken oder seltener in beide Arme ausstrahlen. Außerdem können Atemnot (Dyspnoe), Blutdruckabfall (Hypotonie), eine Erhöhung der Herzfrequenz (Tachykardie), vermehrte Schweißproduktion und Todesangst auftreten. Darüber hinaus können die Schmerzen ein atypisches Bild zeigen (*atypische Angina pectoris*), d. h., sie können einen anderen Schmerzcharakter sowie eine andere Schmerzlokalisation haben und sie können in andere Körperregionen (Hals, Unterkiefer, Oberbauch, Rücken) oder überhaupt nicht ausstrahlen (Braunwald et al. 2004).

Es gibt verschiedene Formen der Angina pectoris. Die *stabile Angina pectoris* ist das führende Symptom der chronischen KHK. Dabei handelt es sich um wiederholende, kurzzeitige Schmerzanfälle mit der oben beschriebenen Symptomatik, die bei körperlicher Belastung auftreten. Dabei verbraucht der Herzmuskel mehr Sauerstoff als die sklerotischen Koronararterien zuführen können. Die stabile Angina pectoris tritt im Anfangsstadium vor allem bei Belastung auf und wird daher als „Belastungsangina" bezeichnet. Nach Ende der körperlichen Belastung sind die Patienten nach wenigen Minuten wieder beschwerdefrei. Andere Auslöser einer stabilen Angina pectoris sind psychische Erregung, Kälte und ausgiebige Mahlzeiten. Die *instabile Angina pectoris* kann im Rahmen eines akuten Koronarsyndroms auftreten. Dabei gilt jede erstmalig aufgetretene Angina pectoris bei zuvor asymptomatischen Patienten als instabile Angina pectoris. Als instabile Angina pectoris wird außerdem eine Symptomatik bezeichnet, die in Ruhe auftritt („Ruheangina"), sowie eine Symptomatik, die in Stärke, Dauer und/oder Frequenz zunimmt („Crescendo-Angina") (Braunwald et al. 2004).

Herzinfarkt

Ein Herzinfarkt liegt vor, wenn es infolge einer kritischen Verminderung oder anhaltenden Unterbrechung der Blut- und Sauerstoffversorgung zu einer vollständigen oder partiellen Nekrose (Absterben) von Myokardgewebe kommt. Im Gegensatz zum Angina-pectoris-Anfall kommt es beim Herzinfarkt immer zum kompletten Gewebsuntergang eines Teils des Herzmuskels. Ein Herzinfarkt setzt somit eine irreversible Schädigung der Herzmuskelfasern voraus. Ein Herzinfarkt wird häufig ausgelöst durch Blutgerinnsel in einer arteriosklerotisch veränderten Engstelle eines Herzkranzgefäßes. Leitsymptom des Herzinfarktes ist ein plötzlich auftretender, mehr als 20 Minuten anhaltender und meist starker Schmerz im Brustbereich, der in die Schultern, Arme, Unterkiefer und Oberbauch ausstrahlen kann. Er wird oft von Schweißausbrüchen, Übelkeit und eventuell Erbrechen begleitet. Allerdings treten bei etwa 25 % aller Herzinfarkte nur geringe oder keine Beschwerden auf. In der Akutphase eines Herzinfarktes treten häufig gefährliche Herzrhythmusstörungen auf. Auch kleinere Infarkte führen nicht selten über Kammerflimmern zum Sekundenherztod (Braunwald et al. 2004).

9.2.2 Risikofaktoren der koronaren Herzerkrankung

Unter arteriosklerotischen Risikofaktoren versteht man spezifische Bedingungen, die sich als statistisch relevant für das Auftreten von Komplikationen arteriosklerotischer Gefäßerkrankungen gezeigt haben. Man unterscheidet zwischen klassischen, intermediären biologischen und psychologischen Risikofaktoren.

Klassische Risikofaktoren

Zu den klassischen Risikofaktoren gehören Risikofaktoren, deren Zusammenhang mit Arteriosklerose bereits seit mehreren Jahrzehnten bekannt ist. Hierzu gehören Alter, männliches Geschlecht, genetische Belastung sowie Besonderheiten im Fettstoffwechsel. Als klassische Risikofaktoren erster Ordnung sind für die Bundesrepublik Deutschland allgemein anerkannt: Bluthochdruck (arterielle Hypertonie), Übergewicht, Nikotinkonsum, erhöhte Blutfettwerte (Hypercholesterinämie: erhöhte Konzentration des Gesamtcholesterins und besonders des LDL-Cholesterins), Diabetes mellitus sowie eine familiäre Belastung im Hinblick auf Herzinfarkt. Je höher die Ausprägung im jeweiligen Risikofaktor, desto höher das Risiko für Arteriosklerose und damit für koronare Herzerkrankung. Als weiterer Risikofaktor gilt körperliche Inaktivität (Calle et al. 1999, Middeke 2005).

Intermediäre biologische Risikofaktoren

Zu den intermediären biologischen Risikofaktoren werden solche primär biologischen Faktoren gezählt, die den Prozess der Arteriosklerose fördern. Dazu gehören die unter 9.1.3 aufgeführten *hämostatischen Risikofaktoren* Fibrinogen, von-Willebrand-Faktor (vWF), t-PA-Antigen, D-Dimer, Thrombozytenaktivität, PAI-1, die Gerinnungsfaktoren VII und VIII sowie die bei den klassischen Risikofaktoren genannten Blutfette.

Blutfette

Blutfette sind wichtige Energieträger. Das Blutfett Cholesterin ist einer der Grundbausteine des Organismus im Fettstoffwechsel. Um das nicht wasserlösliche Cholesterin im Blut transportieren zu können, sind Lipoproteine als Transportvehikel erforderlich. Aufgrund ihrer unterschiedlichen Dichte lassen sich verschiedene Arten von Lipidproteinen klassifizieren, Lipoproteine mit niedriger (LDL, low density cholesterol) und hoher Dichte (HDL, high density cholesterol). Üblicherweise werden das Gesamtcholesterin, die Konzentration der Blutfette aus der Gruppe der Triglyceride, sowie die beiden Hauptunterfraktionen des Gesamtcholesterins, das LDL- und HDL-Cholesterin, unterschieden. LDL ist dabei assoziiert mit einer Schädigung des Gefäßsystems, HDL hingegen unterstützt die Wiederherstellung des beschädigten Endothels. Arteriosklerotische Gefäßveränderungen stehen in annähernd linearem Verhältnis zu erhöhten Cholesterinkonzentrationen im Serum. Aus epidemiologischen Studien geht hervor, dass das Risiko, an Arteriosklerose zu erkranken, mit abnehmenden Serumcholesterinkonzentrationen sinkt. Die Bedeutung von Cholesterol als Risikofaktor wurde jedoch erst in Interventionsstudien unterstrichen: Eine Senkung erhöhter Cholesterinwerte reduzierte das Ausmaß arteriosklerotischer Gefäßveränderungen. Eine Senkung des Gesamtcholesterins um 1% bewirkt bereits eine Senkung der Herzinfarktrate um 2%. Angestrebt werden bei Gesunden ein Gesamtcholesterin unter 200 mg/dl bzw. ein LDL unter 160 mg/dl und ein HDL über 35 mg/dl. Vor allem erhöhte und/oder veränderte (z.B. durch Oxidierung) Spiegel des Lipoproteins LDL-Cholesterol scheinen am Anfang einer endothelialen Dysfunktion und damit im Zusammenhang mit einer Entstehung von Arteriosklerose zu stehen (Ascherio et al. 1999, Griendling et al. 1997, Heyl 1996, Kita et al. 2001, Morel et al. 1983, Navab et al. 1996, Schaefer et al. 1998).

Entzündungsaktivität

Weitere wichtige intermediäre biologische Risikofaktoren sind erhöhte Plasmaspiegel von Entzündungsmarkern. Als unabhängige kardiovaskuläre Risikofaktoren gelten vor allem erhöhte basale Spiegel der Zytokine *Interleukin-(IL-)6* (Harris et al. 1999, Ridker et al. 2000) und *Tumornekrosefaktor-(TNF-)alpha* (Ridker et al. 2000) sowie des in der Leber gebildeten Akutphaseproteins *C-reaktives Protein* (CRP) (Harris et al. 1999, Koenig et al. 1999, Ridker 2001). Zytokine sind lösliche Moleküle, über die Immunzellen miteinander kommunizieren. Die Zytokine TNF-alpha und IL-6 werden vor allem durch aktivierte Monozyten in Reaktion auf eine Reihe von Signalen produziert. Die Zytokinfreisetzung scheint dabei eine zentrale Rolle im arteriosklerotischen Prozess zu spielen (vgl. 9.1.3.3.1). TNF-alpha ist stark assoziiert mit endothelialer Dysfunktion. Es induziert die Expression von *Adhäsionsmolekülen* in Endothelzellen, welche ihrerseits die Einwanderung von Entzündungszellen in die Arterienwand begünstigen. Weiterhin erhöht TNF-alpha die Bindung von LDL ans Endothelium und an glatte Muskelzellen und steigert die Transkription des LDL-Rezeptorgens. Darüber hinaus vermittelt TNF-alpha T-Zell-Aktivierung und Schaumzellbildung. Bei fortgeschrittenen arteriosklerotischen Läsionen ist TNF-alpha beteiligt an der Bildung der fibrösen Kappe. IL-6 wird in arteriosklerotischen Läsionen freigesetzt von Makrophagen und glatten Muskelzellen. Besonders in arteriosklerotischen Kappen- und Schulterregionen finden sich erhöhte IL-6-Spiegel, möglicherweise infolge der Ausschüttung von TNF-alpha. IL-6 fördert den arteriosklerotischen Prozess durch metabolische, endotheliale und hämostatische Mechanismen: Es erhöht die basale Glukoseaufnahme, ändert die Insulinsensitivität und erhöht die Lipidaufnahme durch Makrophagen. Außerdem scheint IL-6 die endotheliale Expression von Chemokinen (chemotaktisch wirkende, d. h. eine Wanderbewegung anderer Zellen auslösende Zytokine) und Adhäsionsmolekülen sowie die Akutphasenreaktion der Leber zu induzieren. Die *Akutphasenreaktion* ihrerseits steht im Zusammenhang mit erhöhten Spiegeln des Risikofaktors Fibrinogen sowie mit erhöhter Blutviskosität, Blutplättchenanzahl und -aktivität. Im Rahmen der Akutphasenreaktion der Leber wird CRP freigesetzt. In Reaktion auf inflammatorische Stimuli kann der CRP-Spiegel um das Hundertfache ansteigen. Vor allem IL-6 und zu einem geringeren Ausmaß TNF-alpha und IL-1beta induzieren die Ausschüttung von CRP durch Hepatozyten. CRP akkumuliert in makrophagenreichen Regionen von sich entwickelnden arteriosklerotischen Läsionen. Es stimuliert seinerseits die Ausschüttung proinflammatorischer Zytokine durch Makrophagen, induziert die Expression von endothelialen Adhäsionsmolekülen und stimuliert sowohl Neutrophilenaggregation wie auch Gerinnungsaktivität (Plutzky 2001, Ross 1999, Yudkin et al. 2000).

Bakterielle und virale Infektion

Die Rolle chronischer Infektion beim Fortschreiten koronarer Herzerkrankung wird gestützt durch seroepidemiologische Studien, welche bei Patienten mit koronarer Herzerkrankung erhöhte Spiegel von Antikörpern (Antikörpertiter) gegenüber verschiedenen Pathogenen nachweisen konnten. So wurden bei KHK-Patienten vor allem erhöhte Antikörpertiter des Bakteriums Chlamydiae pneumoniae und des Herpesvirus (HRV) berichtet. Die Pathogene fanden sich dabei häufig in arteriosklerotischen Plaques. Erhöhte Spiegel dieser Antikörper erwiesen sich als Prädiktoren zukünftiger adverser koronarer Ereignisse bei Herzinfarktpatienten (Ross 1999). Es wird vermutet, dass diese Mikroorganismen Leukozyten aktivieren und/oder Veränderungen in Endothelzellen und glatten Muskelzellen hervorrufen (Kop et al.

2001, Ross 1999). Jedoch ist es bislang nicht gelungen, arteriosklerotische Läsionen durch Injektion dieser Mikroorganismen zu induzieren. Daher ist deren Rolle in der Ätiologie koronarer Herzerkrankung nicht genau geklärt.

Homocysteinämie

Homocystein ist eine schwefelhaltige Aminosäure, die als Zwischenprodukt im Stoffwechsel der Aminosäure Methionin entsteht. Erhöhte Homocysteinkonzentrationen (Hyperhomocysteinämie) gelten als unabhängiger Risikofaktor für arteriosklerotische Gefäßerkrankungen. Dieser Zusammenhang lässt sich zum einen über direkte toxische Effekte des Homocysteins auf Endothelzellen erklären. Zum anderen stimuliert Homocystein eine Vielzahl von gefäßschädigenden Faktoren: Neben der proliferationsfördernden Wirkung auf glatte Muskelzellen steigert Homocystein über vielfätige Mechanismen die Gerinnungsaktivität und erhöht die Kollagenproduktion bei gleichzeitiger Degeneration elastischer Fasern. Außerdem fördert Homocystein die oxidative Modifikation von Lipiden und Lipoproteinen. Ursachen erhöhter Homocysteinkonzentrationen können neben angeborenen Defekten bestimmter Enzyme auch zu geringe Konzentrationen von Vitamin B6, B12 sowie von Folsäure sein. Die Homocysteinkonzentration steigt mit zunehmendem Alter und nachlassender Nierenfunktion und findet sich vor der Menopause seltener bei Frauen. Die negativen Effekte erhöhter Homocysteinkonzentrationen können recht einfach durch Substitution von Vitamin B6 und Folsäure neutralisiert werden (Ross 1999, Welch u. Loscalzo 1998).

Hämokonzentration

Erhöhte Spiegel von Hämatokrit und Hämoglobin wurden als unabhängige Risikofaktoren für koronare Herzerkrankung identifiziert. Hämatokrit bezeichnet den Anteil der zellulären Bestandteile am Volumen des Blutes und Hämoglobin ist der rote Blutfarbstoff in den roten Blutkörperchen. Beide Maße sind Indikatoren für die Zähflüssigkeit (Viskosität) und damit die Konzentriertheit des Blutes (Hämokonzentration). Aufgrund der verlangsamten Blutfließgeschwindigkeit werden die Endothelzellen der Arterienwände (vor allem an Stellen mit geringem Druck) länger arterioskleroseförderden Substanzen wie Fetten, Gerinnungsparametern oder Immunzellen ausgesetzt. Insofern können eine endotheliale Dysfunktion und eine Gerinnselbildung begünstigt werden (Allen u. Patterson 1995).

Psychologische Risikofaktoren

Psychologische Faktoren spielen eine wichtige Rolle bei der Entstehung und beim Fortschreiten koronarer Herzerkrankung. Kop und Kollegen unterscheiden zwischen akuten, episodischen und chronischen psychologischen Risikofaktoren (Kop 1999, Kop u. Cohen 2001). Diese Klassifikation basiert auf der Dauer des Risikofaktors und der zeitlichen Nähe des Auftretens koronarer Syndrome. *Chronische psychologische Risikofaktoren* (z. B. stabile Persönlichkeitszüge wie Feindseligkeit) steigern das graduelle Fortschreiten der koronaren Herzerkrankung und begünstigen dabei vor allem das Auftreten von Läsionen der Phasen 1 und 2 des arteriosklerotischen Prozesses. *Episodische psychologische Risikofaktoren* (z. B. psychologische Faktoren wie Depression oder vitale Erschöpfung) haben eine Dauer von mehreren Monaten bis hin zu 2 Jahren und neigen zum Wiederauftreten. *Akute psychologische Risikofaktoren* (z. B. akute Stresssituationen, welche starke negative Emotionen auslösen) können kardiale Ereignisse (akute koronare Syndrome) innerhalb von 1–2 Stunden triggern. Im Folgenden werden wichtige chronische, episodische und akute psychologische Risikofaktoren beschrieben. Die physiologischen Mechanismen, über welche psychosoziale Risikofaktoren zum Fortschreiten einer koronaren Herzerkrankung beitragen können, werden später genauer ausgeführt (vgl. Kap. 9.3).

Chronische psychologische Risikofaktoren

Zu den chronischen Risikofaktoren gehören stabile Persönlichkeitsattribute wie etwa *Feindseligkeit* oder *Ärgerneigung*, d. h. die Disposition, Ärger zu empfinden. Feindseligkeit ist charakterisiert durch zynisches Misstrauen, aggressive Reaktionsweisen und eine allgemein negative Einstellung. Als weiterer chronischer Risikofaktor gilt die *Typ-D-Persönlichkeit*. Hierbei handelt es sich um die Tendenz, negative Gefühle zu empfinden (negative Affektivität) und diese in sozialen Interaktionen nicht ausdrücken zu können (soziale Inhibition). Eine Person mit starker Typ-D-Ausprägung regt sich beispielsweise oft über unwichtige Dinge auf, macht sich oft Sorgen oder sieht die Dinge pessimistisch (negative Affektivität) und fühlt sich im Umgang mit anderen oft gehemmt oder ist vom Wesen her verschlossen (soziale Inhibition). Die Tendenz, sich selbst ohne Rücksicht auf die eigenen Ressourcen zu verausgaben (*Overcommitment*, vgl. Kap. 10) sowie ein *niedriger sozioökonomischer Status* gelten als weitere chronische Risikofaktoren für koronare

Herzerkrankung. Ein niedriger sozioökonomischer Zustand wird auch als chronischer sozialer Stressor verstanden (Denollet 1996, Denollet 2005, Rozanski et al. 2005, Rozanski et al. 1999, Siegrist 2002).

Episodische psychologische Risikofaktoren

Zu den episodischen psychologischen Risikofaktoren werden Depression und Angststörungen sowie verwandte Syndrome gezählt. Bei Koronarpatienten ist die Prävalenz einer majoren *Depression* etwa 3-fach höher als in der Normalbevölkerung. Epidemiologische Studien belegen einen prospektiven Zusammenhang zwischen dem Auftauchen depressiver Episoden und der Inzidenz kardialer Ereignisse. Dabei scheint ein Aspekt der Depression, die *Hoffnungslosigkeit*, eine besonders negative Rolle zu spielen. Das Vorliegen einer (häufig atypischen) Depression ist vor allem dann ein starker Risikofaktor, wenn eine kardiovaskuläre Erkrankung bereits vorliegt. In großen populationsbasierten Studien an über 34000 Männern zeigte sich, dass die Häufigkeit kardiovaskulärer Mortalität mit zunehmender *Angstausprägung* ansteigt. Prospektive Zusammenhänge mit koronarer Herzerkrankung haben sich vor allem für Panikstörung und „Worry", eine Unterkategorie der generalisierten Angststörung, gezeigt. „Worry" ist die anhaltende Tendenz, sich Sorgen zu machen (Lett et al. 2004, Rozanski et al. 1999). Eine weitere Gruppe episodischer Risikofaktoren lässt sich unter dem Oberbegriff „chronische psychosoziale Stressbelastung" zusammenfassen. Hierzu gehört zum einen das Konzept der vitalen Erschöpfung, welches Überschneidungen aufweist mit depressiven Symptomen, zum anderen länger anhaltender Arbeitsstress sowie niedrige soziale Unterstützung. *Vitale Erschöpfung* ist ein Zustand, der charakterisiert ist durch ungewöhnliche Müdigkeit und Energielosigkeit, erhöhte Irritabilität und Gefühle der Demoralisierung. Appels und Kollegen hatten diesen Zustand erstmals Ende der 1980er-Jahre bei Herzinfarktpatienten beobachtet. Darauffolgende prospektive Studien an Gesunden und Koronarpatienten fanden, dass vitale Erschöpfung einen unabhängigen Risikofaktor für das erstmalige Auftreten eines Herzinfarktes sowie für einen Reinfarkt darstellt (Appels 2004). *Arbeitsstress* gilt als weiterer episodischer psychologischer Risikofaktor. In verschiedenen epidemiologischen Längsschnittstudien wurde nachgewiesen, dass Personen, die hohem Arbeitsstress ausgesetzt sind, ein um 50 bis 100% höheres relatives Risiko haben, eine koronare Herzerkrankung zu erleiden, als Personen, die frei sind von beruflicher Belastung (Siegrist 2007). In Kapitel 10 wird auf diese Zusammenhänge genauer eingegangen. *Niedrige soziale Unterstützung* und *soziale Isolation* als extremste Form niedriger sozialer Unterstützung steigern das relative Risiko, eine Herzerkrankung zu erleiden, um das 2- bis 3-fache unabhängig von bekannten anderen Risikofaktoren (Lett et al. 2005, Rozanski et al. 2005, Rozanski et al. 1999). Dies wird hauptsächlich darauf zurückgeführt, dass der gesundheitsförderliche und stressprotektive Effekt, den eine ausreichende soziale Unterstützung mit sich bringt, ausbleibt (Lepore 1998). Einen weiteren episodischen psychologischen Risikofaktor stellen *negative Interaktionen in engen Beziehungen* dar. Bei Vorliegen solch negativer Aspekte erhöht sich das Risiko eines kardiovaskulären Ereignisses nach Kontrolle soziodemografischer und biologischer Faktoren sowie sozialer Unterstützung um das 1,3-Fache (de Vogli et al. 2007).

Akute psychologische Risikofaktoren

Akute emotionale Erfahrungen können akute koronare Syndrome triggern. Ein Trigger wird dabei definiert als ein Stimulus oder eine Aktivität, die akute physiologische oder pathophysiologische Veränderungen induziert, welche direkt zum Auftreten von akuter kardiovaskulärer Erkrankung führen. Die meisten Studien berichten von emotionalen Triggern etwa 1–2 Stunden vor dem Auftreten von akuten koronaren Syndromen bei Personen mit einer bereits vorliegenden koronaren Herzerkrankung. Populationsbasierte Studien konnten eine solche Triggerwirkung beobachten bei traumatisierenden akuten Ereignissen wie Erdbeben, kriegerischen oder terroristischen Attacken, Industrieunfällen, aber auch bei emotionsintensiven Ereignissen, die nicht mit einer existenziellen Bedrohung einhergehen, wie etwa Sportveranstaltungen. Ob ein solches Ereignis bei einer Person als Trigger wirkt, hängt dabei ab von den *individuellen emotionalen Erfahrungen*, die damit verbunden sind. Je stärker die empfundene Emotion, desto höher die Wahrscheinlichkeit einer Triggerwirkung bei vulnerablen Personen. Eine Triggerwirkung scheint vor allem dann gegeben zu sein, wenn eine Person akuten Ärger, akuten Stress oder eine akute Depression erlebt in Reaktion auf das auslösende Ereignis. *Akuter Ärger* erhöht das relative Risiko für einen Patienten mit koronarer Herzerkrankung, innerhalb der nächsten 1–2 Stunden einen akuten Herzinfarkt zu erleiden, um das 2,3-fache. Dieses Risiko ist unabhängig von Alter, Geschlecht, anderen kardiovaskulären Risikofaktoren oder von Medikamenteneinnahme. Mit zunehmendem sozioökonomischem Status sinkt dieses Risiko um die Hälfte. *Akuter Stress* (vgl. Kap. 6 und 7) ist mit 2,7- bis 6fachen Erhöhungen des Herzinfarktrisikos innerhalb der nachfolgenden 24–48 Stunden assoziiert. Eine physiologische Hyperreaktivität auf Stress, besonders des kardiovaskulären Systems, scheint dabei einen ganz besonders starken Risikofaktor für koronare Herzerkrankung darzustellen, sowohl bei Gesunden als auch bei Risikopersonen wie Hypertonikern. Kardiovaskuläre Hyperreaktivität gilt als Konsequenz einer Überreaktivität des sympathischen Nervensystems, welche oft begleitet wird von einer erhöhten Aktivierung der HHNA. Eine Hyperreaktivität dieser Systeme kann indirekt über Auswirkungen auf intermediäre biologische Risikofaktoren das Risiko für koronare Herzerkrankung und koronare Ereignisse erhöhen. Eine *akute Depression* bzw. eine akute depressive Verstimmung erhöht bei Patienten das relative Risiko eines akuten koronaren Ereignisses innerhalb von 2 Stunden um das 4,3- bis 5-fache (Bhattacharyya u. Steptoe 2007, Rozanski et al. 2005, Strike et al. 2006, Wirtz et al. 2006).

Psychologische Risikofaktoren steigern das Risiko für koronare Herzerkrankung nicht nur über direkte pathophysiologische Auswirkungen (vgl. Kap. 8 und 9.3), sondern auch indirekt, indem sie einen ungesunden Lebensstil fördern und die Compliance des Patienten mit kardialer Therapie beeinträchtigen. Die INTERHEART-Studie hat in 52 Ländern 15 152 Herzinfarktpatienten mit 14 820 Kontrollpersonen verglichen und gefunden, dass psychosoziale Faktoren das Risiko für einen erstmaligen Herzinfarkt bei Frauen um das 3,5-fache und bei Männern um das 2,5-fache erhöhen. Dabei scheint es so zu sein, dass verschiedene psychosoziale Faktoren beim selben Patienten sowohl miteinander auftreten können als auch zusammen mit klassischen und intermediären biologischen Risikofaktoren (Rozanski et al. 1999, Yusuf et al. 2004).

9.3 Soziale Stressoren, Hämostase und koronare Herzerkrankung

Im Folgenden werden Zusammenhänge zwischen akuten und chronischen sozialen Stressoren, hämostatischen Parametern und koronarer Herzerkrankung berichtet (**Tab. 9.1**). Zunächst wird der jeweilige Stressor beschrieben. Dann erfolgt die Darstellung der Auswirkungen des Stressors bzw. der gefundenen Zusammenhänge im Hinblick auf Hämostaseparameter sowie auf intermediäre biologische Risikofaktoren für koronare Herzerkrankung. Es wird dabei unterschieden zwischen gesunden Personen, Personen mit erhöhtem Risiko für koronare Herzerkrankung sowie Patienten mit manifester koronarer Herzerkrankung.

9.3.1 Akuter psychosozialer Stress

Nach Lazarus wird Stress definiert als eine Interaktion zwischen Person und Situation. Vereinfacht ausgedrückt wird Stress bei einer Person dann ausgelöst, wenn sie eine Situation als bedrohlich bzw. herausfordernd erlebt (Erstbewertung). Gleichzeitig muss die Person der Meinung sein, nicht über ausreichende Ressourcen zu verfügen, um die Situation bewältigen zu können (Zweitbewertung) (Lazarus u. Folkman 1984). Eine Situation löst bei den meisten Personen dann eine Aktivierung der Stresssysteme aus, wenn sie neu, mehrdeutig, in ihrem Verlauf unvorhersehbar, unkontrollierbar und von persönlicher Bedeutung ist. In der biologisch-psychologischen Forschung wird akuter Stress mittels standardisierter Stresstests evoziert, die einzelne oder mehrere dieser Situationsmerkmale enthalten (vgl. Kap. 6 und 7). Zu den potentesten psychosozialen Stressoren gehört der „Trier Social Stress Test" (TSST), der eine Kombination aus öffentlicher Rede und Kopfrechenaufgaben enthält. Beim TSST handelt es sich um ein fingiertes Bewerbungsgespräch, bei dem eine Person vor laufender Videokamera in Anwesenheit von Publikum frei sprechen und anschließend Zahlen subtrahieren muss. Andere akute psychologische Stressoren enthalten entweder nur öffentliche Rede oder nur Kopfrechnen, häufig unter Zeitdruck, oder beinhalten kognitive Aufgaben (z. B. der „Stroop-Word-Color-Interference" Test oder der „Mirror Trace" Test, vgl. Kap. 6 und 7). Es gelten jedoch nur solche Stressoren als soziale Stressoren, welche zur Stressauslösung andere Personen direkt (z. B. als Zuschauer) und/oder indirekt involvieren (z. B. über antizipierte Bewertung durch andere Personen) (Dickerson u. Kemeny 2004, Kirschbaum 1999).

Auswirkungen von akutem psychosozialem Stress auf die Hämostase

Befunde bei Gesunden

Akuter sozialer Stress führt bei gesunden Personen zu einer gleichzeitigen Aktivierung der Blutgerinnung und der Fibrinolyse. Dies zeigt sich in einem Anstieg von Molekülen im Blutplasma, die zum einen prokoagulatorische und zum anderen profibrinolytische Eigenschaften haben. So wurden Anstiege in den prokoagulatorischen Parametern Fibrinogen, in den Gerinnungsfaktoren FVII:C, FVIII:C und FXII:C, in der Blutplättchenanzahl, in der Sekretion verschiedener Blutplättchenprodukte wie dem von-Willebrand-Faktor und in der Plättchenaggregation beobachtet. Dies suggeriert,

9.3 Soziale Stressoren, Hämostase und koronare Herzerkrankung

Tab. 9.1 Veränderungen in der Hämostase und anderen intermediären biologischen Risikofaktoren für koronare Herzerkrankung

Intermediäre biologische Risikofaktoren	Parameter	Akuter Stress	Chronischer Stress				Pflege chronisch kranker Angehöriger
			Niedriger sozioökonomischer Status	Niedrige soziale Unterstützung	Vitale Erschöpfung	Arbeitsstress	
Gerinnung und Fibrinolyse	Thrombozytenaktivität	↑	↑			↑/_	
	von-Willebrand-Faktor	↑	↑				
	Fibrinogen	↑	↑	↑	↑	↑/_	
	Gerinnungsfaktor VII	↑	↑	—	↑	↑/_	
	Gerinnungsfaktor VIII	↑					
	Gerinnungsfaktor XII	↑					
	Gewebs-Plasminogenaktivator	↑				→	
	Plasminogenaktivatorinhibitor-1	—			↑	↑	
	Thrombin/Antithrombin-III-Komplex	↑					
	D-Dimer	↑/_		↑			↑
Lipide	ungünstiges Lipidprofil	↑/_	↑				
	Cholesterin	↑/_		↑		↑/_	
	Triglyceride	↑/_					
	LDL-Cholesterin	↑/_				↑/_	
	HDL-Cholesterin	↓/_			→		
Entzündungsaktivität	CRP	↑			↑	↑/_	
	Tumornekrosefaktor-alpha	—					
	Interleukin-6	↑		↑	↑		↑
	Interleukin-1beta	↑			↑		
Weitere	Hämokonzentration	↑	↑				
	Homocystein					↑	

↑ = Anstieg; ↓ = Abfall; _ = keine Veränderung

dass akuter Stress sowohl den intrinsischen (z. B. FXII:C) als auch den extrinsischen Pfad (FVII:C) der Gerinnung wie auch die finalen Stadien des gemeinsamen Pfades (Fibrinogen) aktiviert. Außerdem führt akuter psychosozialer Stress zu Anstiegen in profibrinolytischen Parametern wie t-PA. Obwohl sowohl Gerinnung als auch Fibrinolyse innerhalb von Minuten gleich stark um je etwa 200% aktiviert werden, hebt sich die gleichzeitige Aktivierung beider Systeme nicht auf. Es resultiert vielmehr ein hyperkoagulabler Zustand, welcher sich in einem Anstieg des TAT und des D-Dimers zeigt. Interessanterweise scheint es in Reaktion auf denselben Stressor, anders als bei Stressantworten des sympathischen Nervensystems und der Hypothalamus-Nebennierenrinden-Achse, nicht zu einer Adaptation der Stressantwort im Gerinnungssystem zu kommen: Die dreifache Applikation eines Stressors (TSST) innerhalb eines einwöchigen Intervalls führte nicht zu verminderten Antworten in hämostatischen Parametern. Bei gesunden Personen erscheinen die stressinduzierten Veränderungen verhältnismäßig harmlos, vor allem deshalb, weil sie schnell reversibel sind und oft schon 20 Minuten nach Ende des Stressors ihr Ausgangsniveau erreichen (Thrall et al. 2007, von Känel 2007, von Känel et al. 2001).

Befunde bei Risikopersonen

Hingegen gibt es Hinweise darauf, dass Personen mit erhöhtem Risiko für koronare Herzerkrankung (klassische Risikofaktoren) höhere Werte in hämostatischen Parametern vor und nach Stress zeigen. Mit zunehmendem Alter konnten höhere Plasmaspiegel der Parameter Fibrinogen, FVII:C und D-Dimer vor und nach TSST-Stress sowie höhere D-Dimer-Anstiege in Reaktion auf Stress beobachtet werden (Wirtz et al. 2008). Dies deutet darauf hin, dass akuter psychosozialer Stress bei älteren Personen die Vulnerabilität für erhöhte Hyperkoagulabilität ansteigen lässt. Männer mittleren Alters mit diastolischer Hypertonie (diastolischer Blutdruck ≥ 90 mmHg) zeigten im Vergleich zu Gesunden und Personen mit ausschließlich systolischer Hypertonie (systolischer Blutdruck ≥ 140 mmHg) in Reaktion auf Stress erhöhte Plasmaspiegel in den Parametern FVII:C, FVIII:C und D-Dimer. Dieser Effekt erklärte sich sowohl durch erhöhte Anstiege unmittelbar nach Stress als auch über eine verzögerte Erholungszeit. Die Ausgangswerte waren zum Teil nach 60 Minuten noch nicht erreicht (Wirtz et al. 2007). Mit zunehmender Höhe scheint Blutdruck dabei die Stressreaktivität von D-Dimer, Fibrinogen, FVII:C und FVIII:C zu steigern. Diese Wirkung erfolgt entweder über den Blutdruck direkt oder über den Blutdruck im Zusammenspiel mit Stresshormonen (Wirtz et al. 2006). Bei Personen mit manifester koronarer Herzkrankung ist die Befundlage nicht ganz eindeutig. Eine Studie fand in Reaktion auf öffentliche Rede bei Koronarpatienten im Vergleich zu gesunden Kontrollen keine stressinduzierten Veränderungen in der Aktivität von Blutplättchen (Markovitz et al. 1996). Eine andere Studie hingegen fand in Reaktion auf öffentliche Rede erhöhte Plättchenaktivität bei solchen Herzinfarktpatienten, die über einen emotionalen Trigger innerhalb von zwei Stunden vor dem Infarkt berichteten. Bei Patienten ohne emotionalen Trigger hingegen fanden sich keine stressinduzierten Veränderungen in der Plättchenaktivität (Strike et al. 2006). Weiterhin gibt es Hinweise auf längere Erholungszeiten von stressinduzierten Blutplättchenveränderungen sowie auf eine relativ verminderte stressinduzierte Aktivierung der Fibrinolyse bei Koronarpatienten. Insofern könnte es bei Koronarpatienten zu einer stärkeren Gerinnungsneigung nach Stress kommen (von Känel 2003, von Känel 2007).

Neuroendokrine Mechanismen

Unter akutem Stress vermittelt das sympathische Nervensystem (SNS) die Freisetzung der Katecholamine Adrenalin und Noradrenalin in die Blutbahn. Eine Reihe von Humanstudien, in denen Adrenalin und Noradrenalin entweder einzeln oder in Kombination mit oder ohne vorherige Blockade adrenerger Rezeptoren infundiert wurden, zeigen, dass Katecholamine hämostatische Aktivität über verschiedene Mechanismen regulieren. So führen Katecholamine über eine Stimulierung von beta2-adrenergen vaskulären Rezeptoren zu einer Freisetzung von im Endothelium gespeicherten FVIII, VWF und t-PA in die Zirkulation. Dies erfolgt innerhalb von Minuten und ist dosisabhängig. Eine größere Ansprechbarkeit (Sensitivität) beta2-adrenerger Rezeptoren auf Lymphozyten ist assoziiert mit größerer Thrombinbildung in Reaktion auf akuten Stress. Katecholamine stimulieren auch die Freisetzung von FVIII in der Leber und beeinflussen womöglich die Beseitigung (Clearance) von zirkulierendem t-PA in der Leber. Weiterhin werden Plättchen über ihre alpha2-adrenergen Rezeptoren aktiviert bei gleichzeitiger Inhibition katecholamininduzierter Plättchenaktivierung über beta2-adrenerge Rezeptoren auf den Plättchen (von Känel 2007).

Auswirkungen von akutem psychosozialem Stress auf ausgewählte intermediäre biologische Risikofaktoren

Lipide und Stresshämokonzentration

Eine Vielzahl von Studien über mehrere Jahrzehnte hinweg hat gezeigt, dass akute Stressoren inklusive akuter sozialer Stressoren zu deutlich erhöhten Plasma- und Serumwerten von Cholesterin und seinen Transportproteinen führen (Niaura et al. 1992). Man glaubte, über diese Lipidveränderungen einen Mechanismus entdeckt zu haben, wie akuter Stress zur Entstehung und zum Voranschreiten von koronarer Herzerkrankung beiträgt. Bei zunehmender Untersuchung der zugrunde liegenden Mechanismen zeigte sich jedoch, dass die Veränderungen in den Lipidwerten lediglich Begleiterscheinungen eines anderen Phänomens waren, der Stresshämokonzentration. Dies bedeutet, dass in Reaktion auf Stress Blutplasma in den intervaskulären Raum diffundiert, sodass das Blut im Blutgefäß weniger Plasma enthält und so dickflüssiger und damit konzentrierter wird. Bei vulnerablen Personen könnte Stresshämokonzentration daher das Risiko für koronare Ereignisse erhöhen (Allen u. Patterson 1995). Erhöhte Lipidspiegel wären demnach nicht das Ergebnis einer erhöhten Fettsynthese, sondern vielmehr verminderter Plasmaspiegel. Ab Mitte der 1990er-Jahre wurden stressinduzierte Lipidveränderungen daher korrigiert für Hämokonzentration. Es zeigte sich, dass nur hochpotente Stressoren, welche höchste Stressantworten des sympathischen Nervensystems und der HHNA induzieren, zu hämokonzentrationsunabhängigen Anstiegen in Blutfetten führen (Stoney et al. 1999, Stoney et al. 1988). Eine Erklärung für diese Beobachtung könnten metabolische Effekte von Katecholaminen sein. Katecholamine können Lipolyse induzieren und so zur Resynthese von Triglyceriden und zur Produktion von LDL beitragen. Vor allem Anstiege in Noradrenalin sind assoziiert mit erhöhten Plasmaspiegeln von Blutfetten. Es gibt Hinweise darauf, dass Personen mit erhöhtem Risiko für koronare Herzerkrankungen erhöhte Blutfettreaktivität auf einen potenten akuten psychosozialen Stressor zeigen bei Korrektur für Hämokonzentration. In einer Studie mit 22 Hypertonikern und 23 Normotonikern kontrollierten wir auf Hämokonzentration und fanden in Reaktion auf TSST-Stress nur bei den Hypertonikern erhöhte Cholesterin-, LDL- und Triglyceridspiegel (Wirtz et al. 2009). Diese Veränderungen standen in Zusammenhang mit erhöhten Noradrenalinantworten auf Stress. Bei allen Probanden sanken die HDL-Spiegel in Reaktion auf den Stressor ab. Ähnliche Ergebnisse wurden bei noch nicht erkrankten Männern mit einer familiären Disposition für koronare Herzerkrankung gefunden. Auch hier fanden sich nach Korrektur für Hämokonzentration erhöhte Stressantworten in Cholesterin und LDL (Stoney u. Hughes 1999). Bei Koronarpatienten ist die Befundlage noch nicht geklärt. Bislang wurde erst in einer Studie Lipidstressreaktivität untersucht bei gleichzeitiger Kontrolle von Hämokonzentration. In dieser Studie wurden in Reaktion auf einen sehr moderaten Stressor zwischen Koronarpatienten und Kontrollen keine Unterschiede gefunden (Bacon et al. 2004).

Entzündungsaktivität

In einer Metaanalyse von 30 Studien mit insgesamt 1749 Teilnehmern untersuchten Steptoe und Mitarbeiter Messungen von basalen unstimulierten (in vivo) und stimulierten (in vitro) Plasmaspiegeln der Entzündungsparameter IL-6, IL-1beta, TNF-alpha und CRP nach akutem psychologischem Stress. Im Hinblick auf unstimulierte basale Werte fanden sie robuste Stressanstiege in IL-6 und IL-1beta, moderate Anstiege in CRP, jedoch keine durchgehend beobachtbaren Anstiege in TNF-alpha. Die stressinduzierten Anstiege in den Entzündungsparametern waren dabei für die Zytokine am höchsten 75–120 Minuten nach Stress, während CRP schon in einigen Studien nach 30 Minuten höchste Stressantworten zeigte. Da basale unstimulierte Plasmaspiegel besonders von IL-1beta sehr niedrige und daher schwer messbare Spiegel aufweisen, wird die Zytokinfreisetzung oft mit Mitogenen wie Lipopolysaccharid (LPS) stimuliert. LPS ist ein Zellwandbestandteil gramnegativer Bakterien und simuliert eine Bakterieninfektion. Es kommt in der Folge zu erhöhter Zytokinausschüttung. Eine solche Stimulation wird in Humanstudien in vitro durchgeführt, d. h., man nimmt Blut ab, versetzt es mit LPS und inkubiert das stimulierte Blut für einige Stunden in einem Brutschrank. Anschließend werden aus dem Plasmaüberstand die ausgeschütteten Entzündungsparameter bestimmt. Steptoe und Mitarbeiter fanden stressinduzierte Anstiege in stimuliertem IL-1beta, nicht aber in IL-6 oder TNF-alpha (Steptoe et al. 2007). Dabei sinkt die stimulierte Zytokinfreisetzung unmittelbar nach Stress relativ stark (für TNF-alpha etwa 30%) und steigt erst anschließend an (Wirtz et al. 2006). Neben erhöhten Zytokin- und Akutphasenproteinspiegeln führt akuter psychosozialer Stress zu einem unmittelbaren Anstieg endothelialer Adhäsionsmoleküle im Plasma (von Känel et al. 2007). Die Befundlage zur Entzündungsstressreaktivität von Personen mit erhöhtem Risiko für koronare Herzerkrankung oder Koronarpatienten ist noch weitestgehend ungeklärt. Im Hinblick auf Geschlechtsunterschiede in der Stressreaktivität unstimulierter Zytokinfreisetzung wurden bislang 2 Studien mit allerdings kontroversen Ergebnissen durchgeführt. Eine Studie mit männlichen Hypertonikern fand Hinweise auf erhöhte Adhäsionsmolekülexpression nach Redestress bei Hypertonikern im Vergleich zu normotensiven Kontrollpersonen. Eine Studie an männlichen Koronarpatienten fand in Reaktion auf moderaten psychischen Stress zwar stressinduzierte Anstiege in CRP, jedoch unterschieden sich die Patienten nicht von der Kontrollgruppe (Steptoe, Hamer, Chida 2007).

9.3.2 Chronische soziale Stressoren

Niedriger sozioökonomischer Status

Ein niedriger sozioökonomischer Status gilt als chronischer psychosozialer Stressor und setzt sich zusammen aus Faktoren wie Beschäftigungszustand, vorliegenden ökonomischen Ressourcen, Ausbildung und sozialem Status. Ein niedriger sozioökonomischer Status steht oft im Zusammenhang mit finanziellen Engpässen, schlechteren Wohn- und Arbeitsbedingungen, weniger Arbeitssicherheit, geringerem Entscheidungsspielraum und ist meist begleitet von schlechterem Gesundheitsverhalten (Rozanski et al. 2005).

Hämostase

Es gibt deutliche Hinweise darauf, dass ein niedriger sozioökonomischer Status assoziiert ist mit hohen vWF, Fibrinogen und FVII-Plasmaspiegeln sowie mit erhöhter Blutplättchenaktivierung. In Reaktion auf Stress ist die Erholungszeit prothrombotischer Variablen bei niedrigem sozioökonomischem Status verlängert. Die fibrinolytische Aktivität scheint dabei unverändert bis leicht erhöht zu sein. Ein Großteil dieser Zusammenhänge ist dabei über ungünstiges Gesundheitsverhalten (z. B. Rauchen, Übergewicht) bei niedrigem sozioökonomischem Status vermittelt (Brydon et al. 2006, Strike u. Steptoe 2004, von Känel et al. 2001).

Intermediäre biologische Risikofaktoren

Ein niedriger sozioökonomischer Status ist assoziiert mit höheren CRP- und „heat shock protein 60"-(Hsp60-)Plasmawerten. Hsp60 ist ein Protein, welches durch Aktivierung des vaskulären Endothels sowie glatter Muskelzellen und Makrophagen die Arteriosklerose fördert. Weiterhin gibt es Zusammenhänge zu erhöhter Plasmaviskosität und Störungen des Lipidstoffwechsels bis hin zu atherogenetischen Lipidprofilen. In Reaktion auf Stress scheinen Personen mit niedrigem sozioökonomischem Status im Hinblick auf inflammatorische Aktivität weniger gut adaptieren zu können. Während die IL-6-Stressreaktivität von Personen mit hohem sozioökonomischem Status sich nach 75 Minuten stabilisiert hatte, zeigten Personen mit niedrigem sozioökonomischem Status auch nach 2 Stunden noch ansteigende Werte (Brydon et al. 2004, Strike u. Steptoe 2004).

Niedrige soziale Unterstützung/ soziale Isolation

Soziale Unterstützung ist ein kontextspezifischer interpersonaler Prozess, der auf reziprokem Austausch von Informationen, aktiver Hilfe, Rat, positiver Bestätigung und Empathie beruht. Man unterscheidet häufig zwischen emotionaler und instrumenteller Unterstützung. Emotionale Unterstützung bezieht sich auf Gesten zur Reduktion negativer Gefühlszustände wie Stress. Instrumentelle Unterstützung meint die aktive Bereitstellung von Gütern, Diensten oder Hilfe. Soziale Isolation ist dabei die extremste Form niedriger sozialer Unterstützung bis hin zum Ausbleiben von sozialer Unterstützung.

Hämostase

Im Hinblick auf Zusammenhänge zwischen sozialer Unterstützung und Hämostase gibt es Hinweise auf eine erhöhte Gerinnungsneigung mit abnehmenden Werten für soziale Unterstützung. Je niedriger die Werte für soziale Unterstützung (erfasst über soziale Integration, soziale Isolation und soziales Netzwerk), desto höhere Fibrinogenspiegel wurden in mehreren Studien berichtet, auch wenn für andere koronare Risikofaktoren kontrolliert wurde. In einer kürzlich durchgeführten Studie fanden wir mit abnehmender sozialer Unterstützung zusätzlich erhöhte D-Dimer, nicht aber FVII:C-Werte. Wir beobachteten außerdem vor und nach TSST-Stress erhöhte D-Dimer- und Fibrinogenspiegel mit abnehmenden Werten für soziale Unterstützung (Wirtz et al. derzeit im Druck).

Intermediäre biologische Risikofaktoren

Bei gesunden älteren Personen war niedrige soziale Unterstützung assoziiert mit höheren Cholesterinwerten unabhängig von etablierten kardiovaskulären Risikofaktoren. Eine andere Studie zeigte, dass der Verlust eines Arbeitsplatzes nach 1–2 Jahren nur bei den Männern erhöhte Cholesterinspiegel nach sich zog, die keine soziale Unterstützung wahrnahmen (Niaura et al. 1992). In 3 Studien wurden mit abnehmender sozialer Unterstützung zunehmende basale IL-6-Plasmaspiegel beobachtet (Uchino 2006).

Vitale Erschöpfung

Das Konzept vitaler Erschöpfung kommt aus der Kardiologie. Appels und Mitarbeiter haben bei Koronarpatienten in der Zeit vor einem akuten koronaren Ereignis einen mentalen Zustand beobachtet, den sie als vitale Erschöpfung bezeichneten. Vitale Erschöpfung ist charakterisiert durch ungewöhnliche Müdigkeit und Energielosigkeit, erhöhte Irritabilität und Gefühle der Demoralisierung. Vitale Erschöpfung korreliert dabei mit Kopfschmerzen, chronischer Ermüdung, gastrointestinalen Beschwerden, Muskelspannungen, Hypertonie und Schlafstörungen. Außerdem gibt es konzeptuelle Überlappungen mit Depression und Burnout (Wirtz 2002).

Hämostase

Erschöpfte Individuen zeigen eine verminderte fibrinolytische Aktivität, indem die PAI-1-Plasmaspiegel sowohl am Morgen als auch im Tagesverlauf gegenüber nicht erschöpften Personen erhöht sind. Dabei scheinen Personen mit dem 5G/5G-Genotyp des PAI-1-4G/5G-Gen-Polymorphismus besonders gefährdet zu sein (von Känel 2003). Bei erschöpften Lehrern wurden erhöhte Fibrinogenspiegel (Kudielka et al., in press) und bei erschöpften Frauen mit einer KHK erhöhte FVII-Spiegel im Plasma (von Känel et al., in press) gefunden.

Intermediäre biologische Risikofaktoren

Bei gesunden Fabrikarbeitern mittleren Alters stand vitale Erschöpfung im Zusammenhang mit erhöhten basalen CRP- und TNF-alpha-Spiegeln sowie verminderter Hemmbarkeit inflammatorischer Aktivität von Monozyten nach Kontrolle etablierter kardiovaskulärer Risikofaktoren (Wirtz et al. 2003). Bei erschöpften Koronarpatienten fanden Appels und Mitarbeiter neben erhöhten basalen IL-1beta-, IL-6- und TNF-alpha-Werten erhöhte Antikörpertiter gegen Chlamydiae pneumoniae und Cytomegalovirus. Es ist jedoch nach wie vor ungeklärt, ob vitale Erschöpfung diese inflammatorischen Veränderungen evoziert oder ob vitale Erschöpfung infolge erhöhter Inflammation entsteht (Appels et al. 2000). Bislang gibt es nur wenige Befunde zum Zusammenhang zwischen vitaler Erschöpfung und Lipiden. Eine Studie berichtet über abnehmende HDL- und Apolipoprotein-A1-Spiegel mit zunehmender vitaler Erschöpfung nach Korrektur für Alter, BMI, körperliche Aktivität und Alkoholkonsum bei gesunden Frauen (Koertge et al. 2003).

Arbeitsstress

Arbeitsstress wird gemäß dem Modell beruflicher Gratifikationskrisen von Siegrist verstanden als ein Ungleichgewicht zwischen erbrachter Leistung und wahrgenommener Belohnung (Gratifikation). Dieses Ungleichgewicht wird „Effort-Reward-Imbalance" (ERI) genannt. Die Gratifikationen beziehen sich dabei nicht nur auf monetäre Anreize, sondern schließen Aufstiegschancen, Arbeitsplatzsicherheit sowie wahrgenommene Wertschätzung und Anerkennung für das Geleistete mit ein. Eine individuelle Neigung zu Überengagement ohne Rücksicht auf eigene Ressourcen (Overcommitment) kann dieses Ungleichgewicht steigern (Siegrist 1996). Ein anderes Modell für Arbeitsstress ist das Anforderungs-Kontroll-Modell von Karasek (Karasek u. Theorell 1990). Arbeitsstress entsteht nach diesem Modell dann, wenn das Aufgabenprofil hohe Anforderungen beinhaltet, etwa in Form von Zeitdruck, und gleichzeitig wenig Spielraum lässt für Kontrolle und eigene Entscheidungen. Stress am Arbeitsplatz birgt bei Männern gegenüber Frauen ein höheres koronares Risiko.

Hämostase

Arbeitsstress wurde in einigen Studien in Zusammenhang gebracht mit erhöhter Gerinnungsaktivität (Plättchenaggregation, Fibrinogen und FVII), aber die Befundlage ist nicht konsistent. Hingegen ergaben sich klare Zusammenhänge zwischen Arbeitsstress und verminderter fibrinolytischer Aktivität (verminderte t-PA-Aktivität und erhöhter PAI-1): Eine abgeschwächte Fibrinolyse wurde dabei bei Arbeitnehmern gezeigt, die unter hohen Anforderungen durch die Arbeit (job demands) litten oder sich durch ein Überengagement (Overcommitment) bei der Arbeit verausgabten (Brydon et al. 2006, von Känel 2003, von Känel et al. 2001).

Intermediäre biologische Risikofaktoren

Es gibt Hinweise darauf, dass mit abnehmendem Entscheidungsspielraum Cholesterin, Triglyceride und Homocystein steigen. Zunehmender Arbeitsstress, erfasst als Kombination hoher Anforderungen bei gleichzeitig niedrigem Entscheidungsspielraum, steht im Zusammenhang mit erhöhten Homocystein-, nicht aber Blutfettkonzentrationen (Kang et al. 2005). Mit zunehmendem Arbeitsstress (ERI) und mit zunehmendem Overcommitment wurden erhöhte Cholesterin- und LDL-Spiegel berichtet (van Vegchel et al. 2005). In Reaktion auf akuten Stress beobachteten Steptoe und Mitarbeiter erhöhte CRP-Spiegel mit zunehmendem Arbeitsstress (ERI), während sich die basalen CRP-Werte nicht unterschieden.

Dauerhafte Pflege eines kranken Angehörigen (Caregiving)

Ein häufig verwendetes Paradigma für chronischen Stress ist die Pflege eines kranken Angehörigen. Die pflegende Person (Caregiver) ist dabei durch die Pflegetätigkeit chronischem psychosozialem Stress ausgesetzt. Caregiving ist insofern eine belastende Aufgabe, als es in großem Ausmaß zeitliche, körperliche und auch emotionale Ressourcen fordert. Diese Belastung ist besonders stark bei Caregivern von Patienten mit einer Alzheimer-Demenz. Daher werden Caregiver von Alzheimer-Patienten im Zusammenhang mit chronischem Stress in der Literatur häufig untersucht.

Hämostase

Alzheimer-Caregiver zeigten signifikant höhere D-Dimer-Werte als gleichaltrige und gleichgeschlechtliche nicht pflegende Kontrollpersonen, kontrolliert für etablierte kardiovaskuläre Risikofaktoren und Medikamenteneinnahme. Die D-Dimer-Werte steigen dabei mit der Anzahl negativer Lebensereignisse (von Känel 2007).

Intermediäre biologische Risikofaktoren

Es gibt Hinweise auf erhöhte IL-6-Plasmaspiegel bei Alzheimer-Caregivern (von Känel et al. 2006). Eine prospektive Studie fand bei Caregivern von Demenzpatienten im Vergleich zu Kontrollen 4-fach erhöhte Anstiege in IL-6 über einen Zeitraum von 6 Jahren (Kiecolt-Glaser et al. 2003). Ältere Caregiver von Behinderten hatten höhere Antikörpertiter des Cytomegalovirus als jüngere Caregiver und die Caregiver insgesamt wiesen eine höhere Anzahl zytotoxischer T-Zellen auf. Diese Zellanzahl stieg mit zunehmendem Stressniveau (Pariante et al. 1997).

Negative Aspekte naher Beziehungen/ Partnerschaftskonflikte

Nahe interpersonelle Beziehungen haben nicht immer nur gesundheitsförderliche Konsequenzen, vielmehr scheint die Qualität der Beziehungen entscheidend zu sein. Eine Studie von Orth-Gomer und Mitarbeitern konnte nachweisen, dass Partnerschaftskonflikte in der Ehe und damit eine schlechte Ehequalität als wichtiger prognostischer Faktor akute koronare Ereignisse bei Frauen vorhersagen. Eine aktuelle prospektive Studie an über 9000 britischen Staatsangestellten beider Geschlechter fand über einen Zeitraum von über 12 Jahren ein 1,3-fach erhöhtes Risiko für koronare Ereignisse bei solchen Personen, die in nahen Beziehungen überwiegend über negativen interpersonellen Austausch und Konflikte berichteten. Kontrolliert wurde für soziodemografische Charakteristiken, biologische Faktoren und soziale Unterstützung. Wenn zusätzlich für negative Affektivität und Depression kontrolliert wurde, wurden die Zusammenhänge schwächer, blieben jedoch weiterhin signifikant (de Vogli et al. 2007). Die zugrunde liegenden Mechanismen sind noch nicht ausreichend geklärt. Insgesamt scheint bei Frauen das Herzinfarktrisiko durch Stress in der Partnerschaft stärker anzusteigen als bei Männern.

Zusammenfassung

Neben den etablierten Risikofaktoren für konorare Herzerkrankungen wurden in den letzten 30 Jahren mehrere akute, episodische und chronische psychosoziale Stressoren identifiziert, die teilweise unabhängig von und teilweise in Interaktion mit etablierten Risikofaktoren zu einer Arteriosklerose und schließlich einem Herzinfarkt beitragen können. Die beteiligten psychobiologischen Mechanismen charakterisieren ein arteriosklerotisches Risikoprofil mit u. a. erhöhter Gerinnungsneigung des Blutes, erhöhter entzündlicher Aktivität, erhöhten Blutfetten und einer Hämokonzentration. Hinsichtlich der Veränderungen im hämostatischen System führen sowohl akuter als auch chronischer psychosozialer Stress zu einer Beschleunigung der Gerinnung. Andererseits wird die unter akutem Stress aktivierte Fibrinolyse bei chronischem Stress heruntergefahren. Entgegen der bei Gesunden beobachteten physiologischen Erhöhung der Gerinnungsneigung des Blutes unter akutem Stress kommt es bei Patienten mit einer Arteriosklerose zu einer übermäßigen und klinisch potenziell bedeutsamen Hyperkoagulabilität, welche zu einem Herzinfarkt beitragen könnte.

Diskussions- und Übungsfragen

- Welche Kombination von Faktoren sind gemäß den in diesem Kapitel vorgestellten Modellen zu Stress am Arbeitsplatz als Risikofaktoren für eine Herzkrankheit identifiziert worden?
- Wie können psychosoziale Stressoren eingeteilt werden? Geben Sie jeweils ein Beispiel.

Multiple-Choice-Fragen

1 Bei gesunden Individuen provoziert akuter psychosozialer Stress die folgenden biologischen Veränderungen im Blutplasma:
  a. Anstieg des von-Willebrand-Faktors
  b. Verminderung der Aktivität des tissue-Plasminogenaktivators
  c. Anstieg freier Fettsäuren
  d. Anstieg von Tumornekrosefaktor alpha

2 Folgende psychosoziale Risikofaktoren für eine koronare Herzerkrankung gelten heute als etabliert:
  a. niedriger sozialer Support
  b. Typ-A-Verhalten
  c. Ärgerbereitschaft
  d. Höhere Schulbildung

3 Welche Veränderung im hämostatischen System ist charakteristisch für chronischen psychosozialen Stress?
  a. Vermindertes Fibrinogen
  b. Erhöhter Thrombin-Anti-Thrombin-III-(TAT-) Komplex
  c. Vermindertes D-Dimer
  d. Erhöhter Plasminogenaktivator-Inhibitor-1
  e. Verminderter Gerinnungsfaktor VII

Literaturverzeichnis

Allen MT, Patterson SM. Hemoconcentration and stress: a review of physiological mechanisms and relevance for cardiovascular disease risk. Biol Psychol 1995; 41: 1–27.

Appels A. Exhaustion and coronary heart disease: the history of a scientific quest. Patient Educ Couns 2004; 55: 223–229.

Appels A, Bar FW, Bar J, Bruggeman C, de Baets M. Inflammation, depressive symptomtology, and coronary artery disease. Psychosom Med 2000; 62: 601–605.

Ascherio A, Katan MB, Zock PL, Stampfer MJ, Willett WC. Trans fatty acids and coronary heart disease. N Engl J Med 1999; 340: 1994–1998.

Bacon SL, Ring C, Lip GY, Carroll D. Increases in lipids and immune cells in response to exercise and mental stress in patients with suspected coronary artery disease: effects of adjustment for shifts in plasma volume. Biol Psychol 2004; 65: 237–250.

Bhattacharyya MR, Steptoe A. Emotional triggers of acute coronary syndromes: strength of evidence, biological processes, and clinical implications. Prog Cardiovasc Dis 2007; 49: 353–365.

Braunwald E, Zipes DP, Libby P. Braunwald's Heart Disease. A Textbook of Cardiovascular Medicine. 7th ed. Saunders W.B.; 2004.

Brydon L, Edwards S, Mohamed-Ali V, Steptoe A. Socioeconomic status and stress-induced increases in interleukin-6. Brain Behav Immun 2004; 18: 281–290.

Brydon L, Magid K, Steptoe A. Platelets, coronary heart disease, and stress. Brain Behav Immun 2006; 20: 113–119.

Bundesamt S. Todesursachen in Deutschland. Statistisches Bundesamt der Bundesrepublik Deutschland 2005.

Calle EE, Thun MJ, Petrelli JM, Rodriguez C, Heath CW, Jr. Body-mass index and mortality in a prospective cohort of U.S. adults. N Engl J Med 1999; 341: 1097–1105.

Colman RW, Hirsh J, Marder VJ, Clowes AW, George JN. Hemostasis and Thrombosis. Basic Principles and Clinical Practice. 4th ed. Philadelphia: Lippincott Williams & Wilkins; 2001.

Danesh J, Lewington S, Thompson SG, Lowe GD, Collins R, Kostis JB, et al. Plasma fibrinogen level and the risk of major cardiovascular diseases and nonvascular mortality: an individual participant meta-analysis. Jama 2005; 294: 1799–1809.

Danesh J, Wheeler JG, Hirschfield GM, Eda S, Eiriksdottir G, Rumley A, et al. C-reactive protein and other circulating markers of inflammation in the prediction of coronary heart disease. N Engl J Med 2004; 350: 1387–1397.

Danesh J, Whincup P, Walker M, Lennon L, Thomson A, Appleby P, et al. Fibrin D-dimer and coronary heart disease: prospective study and meta-analysis. Circulation 2001; 103: 2323–2327.

Davies MJ. A macro and micro view of coronary vascular insult in ischemic heart disease. Circulation 1990; 82: II38–46.

Davies MJ. The contribution of thrombosis to the clinical expression of coronary atherosclerosis. Thromb Res 1996; 82: 1–32.

De Vogli R, Chandola T, Marmot MG. Negative aspects of close relationships and heart disease. Arch Intern Med 2007; 167: 1951–1957.

Denollet J, Sys SU, Stroobant N, Rombouts H, Gillebert TC, Brutsaert DL: Personality as independent predictor of long-term mortality in patients with coronary heart disease. Lancet 1996; 347(8999): 417–421.

Denollet J. DS14: standard assessment of negative affectivity, social inhibition, and Type D personality. Psychosom Med 2005; 67: 89–97.

Dickerson SS, Kemeny ME. Acute stressors and cortisol responses: a theoretical integration and synthesis of laboratory research. Psychol Bull 2004; 130: 355–391.

Falk E, Fernandez-Ortiz A. Role of thrombosis in atherosclerosis and its complications. Am J Cardiol 1995; 75: 3B–11B.

Glagov S, Weisenberg E, Zarins CK, Stankunavicius R, Kolettis GJ. Compensatory enlargement of human atherosclerotic coronary arteries. N Engl J Med 1987; 316: 1371–1375.

Griendling KK, Alexander RW. Oxidative stress and cardiovascular disease. Circulation 1997; 96: 3264–3265.

Hamsten A, de Faire U, Walldius G, Dahlen G, Szamosi A, Landou C, et al. Plasminogen activator inhibitor in plasma: risk factor for recurrent myocardial infarction. Lancet 1987; 2: 3–9.

Harris TB, Ferrucci L, Tracy RP, Corti MC, Wacholder S, Ettinger WH, Jr., et al. Associations of elevated interleukin-6 and C-reactive protein levels with mortality in the elderly. Am J Med 1999; 106: 506–512.

Heyl U. Ebenen und Kriterien der Evaluation primärpräventiver Interventionen und ihre Bedeutung für das Cholesterinproblem. Zeitschrift für Kardiologie 1996; 85: 166–170.

Kang MJ, Lee YM, Yoon SH, Kim JH, Ock SW, Jung KH, et al. Identification of genes affecting lycopene accumulation in Escherichia coli using a shot-gun method. Biotechnol Bioeng 2005; 91: 636–642.

Karasek R, Theorell T. Healthy Work. Stress, Productivity, and the Reconstruction of Working Life. New York: Basic Books; 1990.

Kiecolt-Glaser JK, Preacher KJ, MacCallum RC, Atkinson C, Malarkey WB, Glaser R. Chronic stress and age-related increases in the proinflammatory cytokine IL-6. Proc Natl Acad Sci USA 2003; 100: 9090–9095.

Kirschbaum CH, D.H. Hypothalamus-Hypophysen-Nebennierenrindenachse. In: Kirschbaum CH, D.H. (Hrsg.). Enzyklopädie der Psychologie, Psychoendokrinologie und Psychoimmunologie. Göttingen: Hogrefe; 1999: 79–140.

Kita T, Kume N, Minami M, Hayashida K, Murayama T, Sano H, et al. Role of oxidized LDL in atherosclerosis. Ann N Y Acad Sci 2001; 947: 199–205; discussion 205–206.

Koenig W, Sund M, Frohlich M, Fischer HG, Lowel H, Doring A, et al. C-Reactive protein, a sensitive marker of inflammation, predicts future risk of coronary heart disease in initially healthy middle-aged men: results from the MONICA (Monitoring Trends and Determinants in Cardiovascular Disease) Augsburg Cohort Study, 1984 to 1992. Circulation 1999; 99: 237–242.

Koertge JC, Ahnve S, Schenck-Gustafsson K, Orth-Gomer K, Wamala SP. Vital exhaustion in relation to lifestyle and lipid profile in healthy women. Int J Behav Med 2003; 10: 44–55.

Kop WJ. Chronic and acute psychological risk factors for clinical manifestations of coronary artery disease. Psychosom Med 1999; 61: 476-87.

Kop WJ, Cohen N. Psychological Risk Factors and Immune System Involvement in Cardiovascular Disease. In: Ader R, Felten DL, Cohen N (eds.). Psychoneuroimmunology. San Diego: Academic Press; 2001: 525–544.

Kudielka BM, Bellingrath S, von Känel R. Circulating fibrinogen but not D-dimer level is associated with vital exhaustion in school teachers. Stress, 2008; 11(4): 250–8.

Lazarus RS, Folkman S. Stress, appraisal, and coping. New York: Springer Publishing Company; 1984.

Lepore SJ. Problems and prospects for the social support-reactivity hypothesis. Ann Behav Med 1998; 20: 257–269.

Lett HS, Blumenthal JA, Babyak MA, Sherwood A, Strauman T, Robins C, et al. Depression as a risk factor for coronary artery disease: evidence, mechanisms, and treatment. Psychosom Med 2004; 66: 305–315.

Lett HS, Blumenthal JA, Babyak MA, Strauman TJ, Robins C, Sherwood A. Social support and coronary heart disease: epidemiologic evidence and implications for treatment. Psychosom Med 2005; 67: 869–878.

Libby P, Geng YJ, Sukhova GK, Simon DI, Lee RT. Molecular determinants of atherosclerotic plaque vulnerability. Ann N Y Acad Sci 1997; 811: 134–142; discussion 142–145.

Loscalzo J, Schafer AI. Thrombosis and Hemorrhage. 2nd ed. Baltimore, MD: Williams & Wilkins; 1998.

Lowe GD, Danesh J, Lewington S, Walker M, Lennon L, Thomson A, et al. Tissue plasminogen activator antigen and coronary heart disease. Prospective study and meta-analysis. Eur Heart J 2004; 25: 252–259.

Markovitz JH, Matthews KA, Kiss J, Smitherman TC. Effects of hostility on platelet reactivity to psychological stress in coronary heart disease patients and in healthy controls. Psychosom Med 1996; 58: 143–149.

Meade TW, Mellows S, Brozovic M, Miller GJ, Chakrabarti RR, North WR, et al. Haemostatic function and ischaemic heart disease: principal results of the Northwick Park Heart Study. Lancet 1986; 2: 533–537.

Meade TW, North WR, Chakrabarti R, Stirling Y, Haines AP, Thompson SG, et al. Haemostatic function and cardiovascular death: early results of a prospective study. Lancet 1980; 1: 1050–1054.

Middeke M. Arterielle Hypertonie. Stuttgart: Thieme; 2005.

Morel DW, Hessler JR, Chisolm GM. Low density lipoprotein cytotoxicity induced by free radical peroxidation of lipid. J Lipid Res 1983; 24: 1070–1076.

Navab M, Berliner JA, Watson AD, Hama SY, Territo MC, Lusis AJ, et al. The Yin and Yang of oxidation in the development of the fatty streak. A review based on the 1994 George Lyman Duff Memorial Lecture. Arterioscler Thromb Vasc Biol 1996; 16: 831–842.

Niaura R, Stoney CM, Herbert PN. Lipids in psychological research: the last decade. Biol Psychol 1992; 34: 1–43.

Pariante CM, Carpiniello B, Orru MG, Sitzia R, Piras A, Farci AM, et al. Chronic caregiving stress alters peripheral blood immune parameters: the role of age and severity of stress. Psychother Psychosom 1997; 66: 199–207.

Plutzky J. Inflammatory pathways in atherosclerosis and acute coronary syndromes. Am J Cardiol 2001; 88: 10K–15K.

Ridker PM. High-sensitivity C-reactive protein: potential adjunct for global risk assessment in the primary prevention of cardiovascular disease. Circulation 2001; 103: 1813–1818.

Ridker PM, Rifai N, Pfeffer M, Sacks F, Lepage S, Braunwald E. Elevation of tumor necrosis factor-alpha and increased risk of recurrent coronary events after myocardial infarction. Circulation 2000; 101: 2149–2153.

Ridker PM, Rifai N, Stampfer MJ, Hennekens CH. Plasma concentration of interleukin-6 and the risk of future myocardial infarction among apparently healthy men. Circulation 2000; 101: 1767–1772.

Ross R. Atherosclerosis – an inflammatory disease. N Engl J Med 1999; 340: 115–126.

Ross R, Glomset JA. Atherosclerosis and the arterial smooth muscle cell: Proliferation of smooth muscle is a key event in the genesis of the lesions of atherosclerosis. Science 1973; 180: 1332–1339.

Rozanski A, Blumenthal JA, Davidson KW, Saab PG, Kubzansky L. The epidemiology, pathophysiology, and management of psychosocial risk factors in cardiac practice: the emerging field of behavioral cardiology. J Am Coll Cardiol 2005; 45: 637–651.

Rozanski A, Blumenthal JA, Kaplan J. Impact of psychological factors on the pathogenesis of cardiovascular disease and implications for therapy. Circulation 1999; 99: 2192–2217.
Schaefer JR, Herzum M. Arteriosklerose und koronare Herzerkrankungen – Stärken und Lücken im klassischen Risikofaktorenkonzept. Herz 1998; 23: 153–162.
Shah PK. Pathophysiology of plaque rupture and the concept of plaque stabilization. Cardiol Clin 1996; 14: 17–29.
Siegrist J. Adverse health effects of high-effort/low-reward conditions. J Occup Health Psychol 1996; 1: 27–41.
Siegrist J. Effort-reward imbalance at work and health. In: Perrewé PL, Ganster DC (eds.). Historical and current perspectives on stress and health. New York: JAI Elsevier; 2002: 261–292.
Siegrist J. Ungleiche Gesundheitschancen in modernen Gesellschaften. Heidelberg: Universitätsverlag Winter; 2007.
Silverthorn DU. Platelets and Coagulation. In: Silverthorn DU (ed.). Human Physiology. 4th ed. San Francisco: Pearson Education; 2007: 547–555.
Steptoe A, Hamer M, Chida Y. The effects of acute psychological stress on circulating inflammatory factors in humans: A review and meta-analysis. Brain Behav Immun 2007; 21: 901–912.
Stoney CM, Bausserman L, Niaura R, Marcus B, Flynn M. Lipid reactivity to stress: II. Biological and behavioral influences. Health Psychol 1999; 18: 251–261.
Stoney CM, Hughes JW. Lipid reactivity among men with a parental history of myocardial infarction. Psychophysiology 1999; 36: 484–490.
Stoney CM, Matthews KA, McDonald RH, Johnson CA. Sex differences in lipid, lipoprotein, cardiovascular, and neuroendocrine responses to acute stress. Psychophysiology 1988; 25: 645–656.
Strike PC, Magid K, Whitehead DL, Brydon L, Bhattacharyya MR, Steptoe A. Pathophysiological processes underlying emotional triggering of acute cardiac events. Proc Natl Acad Sci USA 2006; 103: 4322–4327.
Strike PC, Steptoe A. Psychosocial factors in the development of coronary artery disease. Prog Cardiovasc Dis 2004; 46: 337–347.
Thaulow E, Erikssen J, Sandvik L, Stormorken H, Cohn PF. Blood platelet count and function are related to total and cardiovascular death in apparently healthy men. Circulation 1991; 84: 613–617.
Thrall G, Lane D, Carroll D, Lip GY. A systematic review of the effects of acute psychological stress and physical activity on haemorheology, coagulation, fibrinolysis and platelet reactivity: Implications for the pathogenesis of acute coronary syndromes. Thromb Res; 2007.
Uchino BN. Social support and health: a review of physiological processes potentially underlying links to disease outcomes. J Behav Med 2006; 29: 377–387.
van Vegchel N, de Jonge J, Bosma H, Schaufeli W. Reviewing the effort-reward imbalance model: drawing up the balance of 45 empirical studies. Soc Sci Med 2005; 60: 1117–1131.
Virmani R, Kolodgie FD, Burke AP, Farb A, Schwartz SM. Lessons from sudden coronary death: a comprehensive morphological classification scheme for atherosclerotic lesions. Arterioscler Thromb Vasc Biol 2000; 20: 1262–1275.
von Känel R. Changes in blood coagulation in stress and depression – from evolution to gene regulation. Ther Umsch 2003; 60: 682–688.
von Känel R. Hemostasis and Stress. In: Fink G (Hrsg.). Encyclopedia of Stress. 2nd ed. Oxford: Elsevier Academic Press; 2007: 300–305.
von Känel R, Dimsdale JE, Mills PJ, Ancoli-Israel S, Patterson TL, Mausbach BT, et al. Effect of Alzheimer caregiving stress and age on frailty markers interleukin-6, C-reactive protein, and D-dimer. J Gerontol A Biol Sci Med Sci 2006; 61: 963–969.
von Känel R, Mausbach BT, Kudielka BM, Orth-Gomér K. Relation of morning serum cortisol to prothrombotic activity in women with stable coronary artery disease. J Thromb Thrombolysis, 2008 Apr; 25(2): 165–72.
von Känel R, Mills PJ, Fainman C, Dimsdale JE. Effects of psychological stress and psychiatric disorders on blood coagulation and fibrinolysis: a biobehavioral pathway to coronary artery disease? Psychosom Med 2001; 63: 531–544.
von Känel R, Preckel D, Kudielka BM, Fischer JE. Responsiveness and habituation of soluble ICAM-1 to acute psychosocial stress in men: determinants and effect of stress-hemoconcentration. Physiol Res 2007; 56: 627–639.
Weiss C, Jelkmann W. Blutstillung und -gerinnung. In: Schmidt RF, Thews G, Lang F, Hrsg. Physiologie des Menschen. 28. Aufl. Heidelberg: Springer; 2000: 427–435.
Welch GN, Loscalzo J. Homocysteine and atherothrombosis. N Engl J Med 1998; 338: 1042–1050.
Wirtz P. Smoking, vital exhaustion and glucocorticoid sensitivity of proinflammatory cytokine release. Göttingen: Cuvillier; 2002.
Wirtz PH, Ehlert U, Baertschi S, von Känel R (2009). Changes in plasma lipids with psychosocial stress are related to hypertension status and the norepinephrine stress response. Metabolism Clinical and Experimental 58: 30–37.
Wirtz PH, Ehlert U, Emini L, Rudisuli K, Groessbauer S, Gaab J, et al. Anticipatory cognitive stress appraisal and the acute procoagulant stress response in men. Psychosom Med 2006; 68: 851–858.
Wirtz PH, Ehlert U, Emini L, Rudisuli K, Groessbauer S, Mausbach BT, et al. The role of stress hormones in the relationship between resting blood pressure and coagulation activity. J Hypertens 2006; 24: 2409–2416.
Wirtz PH, Ehlert U, Emini L, Rudisuli K, Groessbauer S, von Känel R. Procoagulant stress reactivity and recovery in apparently healthy men with systolic and diastolic hypertension. J Psychosom Res 2007; 63: 51–58.
Wirtz PH, Redwine LS, Baertschi C, Spillmann M, Ehlert U, R VK. Coagulation activity before and after acute psychosocial stress increases with age. Psychosom Med, in press.
Wirtz PH, Redwine LS, Ehlert U, von Känel R (in press). Independent association between lower level of social support and higher coagulation activitiy before and after acute psychosocial stress. Psychosomatic Medicine.
Wirtz PH, von Känel R, Mohiyeddini C, Emini L, Ruedisueli K, Groessbauer S, et al. Low social support and poor emotional regulation are associated with increased stress hormone reactivity to mental stress in systemic hypertension. J Clin Endocrinol Metab 2006; 91: 3857–3865.
Wirtz PH, von Känel R, Schnorpfeil P, Ehlert U, Frey K, Fischer JE. Reduced Glucocorticoid Sensitivity of Monocyte Interleukin-6 Production in Male Industrial Employees who are Vitally Exhausted. Psychosom Med 2003; 65: 672–678.
Yudkin JS, Kumari M, Humphries SE, Mohamed-Ali V. Inflammation, obesity, stress and coronary heart disease: is interleukin-6 the link? Atherosclerosis 2000; 148: 209–214.
Yusuf S, Hawken S, Ounpuu S, Dans T, Avezum A, Lanas F, et al. Effect of potentially modifiable risk factors associated with myocardial infarction in 52 countries (the INTERHEART study): case-control study. Lancet 2004; 364: 937–952.

10 Soziale Gratifikationskrisen und chronische Erkrankungen

Johannes Siegrist

10.1 Theoretische und methodische Grundlagen

10.1.1 Sozialanthropologischer Hintergrund

Unsere Gesundheit und unser Wohlbefinden werden in stärkerem Maß, als dies uns allgemein bewusst ist, von einer ausgeprägten psychosozialen Balance bestimmt. „Psychosoziale Balance" bedeutet, dass Menschen wesentliche Bedürfnisse ihrer Lebensgestaltung mit ihrer sozialen Umwelt in Einklang zu bringen vermögen. Obwohl es in der Wissenschaft keinen Konsens bezüglich einer universellen Wertigkeit einzelner menschlicher Bedürfnisse gibt, spricht vieles dafür, den nachfolgend genannten Bedürfnissen eine besonders hohe Priorität einzuräumen:

1. dem Bedürfnis nach physischem Wohlbefinden, d.h. der Sicherung der physischen Existenz jenseits eines dauerhaften Mangelzustandes
2. dem Bedürfnis nach Autonomie, d.h. der Selbstverwirklichung (Identitätserfahrung) im Medium langfristig angelegter Handlungspläne
3. dem Bedürfnis nach Zugehörigkeit zu bzw. Einbindung in eine Gemeinschaft (sozialer und/oder spiritueller und/oder – neuerdings – virtueller Art)
4. dem Bedürfnis nach sozialer Anerkennung, d.h. dem Wunsch, für die eigene Person und ihr Handeln Bestätigung in Form positiver Rückmeldung durch signifikante andere Personen zu erhalten.

Die Chance, eine zuverlässige gesundheitsfördernde psychosoziale Balance zu erfahren, hängt wesentlich von zwei Bedingungen ab: zum einen von den Fähigkeiten, die genannten Bedürfnisse zu realisieren (Bildung und Intelligenz, Leistungsvermögen, soziale Kompetenzen, gesundheitsförderliche Lebensweise etc.), zum anderen von der gesellschaftlichen Opportunitätsstruktur, d.h. den Angeboten, welche eine Gesellschaft in Form wichtiger sozialer Rollen (vor allem Partnerschaft, Familie, Beruf) sowie in Form sozialer Netzwerke und sozialer Institutionen für die individuelle Bedürfniserfüllung zur Verfügung stellt (vgl. Kap. 1).

Der Begriff „psychosoziale Balance" zielt somit auf das Beziehungsgeflecht zwischen der einzelnen Person und ihrer unmittelbaren sozialen Umwelt, mit welcher sie als Trägerin unterschiedlicher sozialer Rollen interagiert. Ist dieses Beziehungsgeflecht nachhaltig gestört, dann gefährdet sozioemotionaler Dauerstress die menschliche Gesundheit (s. u.). Kann es sich dagegen verfestigen und vertiefen, dann sind salutogene, gesundheitsfördernde Wirkungen zu erwarten. Obwohl alle genannten Bedürfnisse sich wechselseitig ergänzen, ist das Zusammenspiel des Verlangens nach Autonomie und des Verlangens nach sozialer Wertschätzung für die unterstellten Auswirkungen auf die Gesundheit besonders kritisch. Dies hängt mit der Tatsache zusammen, dass hier die Produktion von persönlichem Nutzen mit der Produktion von sozialem Nutzen zusammenfällt und dadurch besonders nachhaltige Wirkungen zu erzeugen vermag. Autonomieentwicklung ist in modernen Gesellschaften besonders stark an Leistungserbringung gebunden, die ihrerseits vorwiegend in der Berufsarbeit realisiert wird. Soziale Wertschätzung wiederum wird in der Regel nicht zum Nulltarif vergeben, sondern ist an die Tatsache gebunden, dass Menschen über bestimmte Eigenschaften oder Fähigkeiten verfügen bzw. bestimmte Leistungen erbringen, die andere Menschen dazu bewegen, Anerkennung auszudrücken.

An diesem Punkt setzt das eigene wissenschaftliche Erkenntnisinteresse an. Unsere Hypothese lautet, dass eine psychosoziale Balance von Leistung und Belohnung im rollengebundenen sozialen Austausch der Gesundheit und dem Wohlbefinden zuträglich ist, während die nachhaltige Störung dieser Balance Dauerstress mit gesundheitsschädigenden Folgen hervorruft. Dies ist die Kernidee des im nächsten Abschnitt erörterten und durch – nachfolgend in Auswahl dargestellte – Forschungsergebnisse empirisch gestützten Modells sozialer Gratifikationskrisen.

10.1.2 Das theoretische Modell und seine Messung

Das in mehrjährigen Forschungen in unserer Arbeitsgruppe entwickelte und getestete Modell sozialer Gratifikationskrisen geht von der Universalität einer sozialen Norm aus, der Norm der Reziprozität. Sie besagt, dass eine Person A, die gegenüber einer Person B eine Leistung erbringt, welche für diese von Nutzen ist, erwarten kann, von B hierfür eine gleichwertige Gegenleistung zu erhalten (Gouldner 1960). Ob soziale Anerkennung hierbei in Form von Geld, Ehre, Zuneigung oder der Zuteilung anderer begehrter Güter erfolgt, ist nachrangig gegenüber der Tatsache, dass die Reziprozitätserwartung im kooperativen Austausch erfüllt wird. Obwohl diese basale Wechselseitigkeit in verschiedenen sozialen Rollen bedeutsam ist (s.u.), haben wir die vertragliche Beziehung zwischen Leistung und Belohnung in der Erwerbsarbeit als Grundlage unserer Forschung gewählt und dementsprechend „berufliche Gratifikationskrisen" ins Zentrum gestellt. Ein wesentlicher Grund hierfür bestand in der Zentralität der Erwerbsrolle, d.h. der in diesem Zusammenhang besonders lang andauernden und häufig intensiven Leistungserbringung und den im Gegenzug hierfür erhaltenen, für die Lebensführung wichtigen Belohnungen (Siegrist 1996).

Die in **Abb. 10.1** enthaltene grafische Darstellung fasst die wesentlichen Aussagen des Modells zusammen. Danach wird postuliert, dass die Norm sozialer Reziprozität im arbeitsvertraglich geregelten Tausch von Leistung und Belohnung unter bestimmten Bedingungen verletzt wird, indem hohe geleistete Verausgabung bei der Arbeit nicht mit entsprechenden Gratifikationen belohnt wird. Gratifikationen umfassen Geld, Wertschätzung und Anerkennung, Aufstieg und Arbeitsplatzsicherheit. Verletzte soziale Reziprozität im Erwerbsleben, die auch wiederkehrend bzw. über einen längeren Zeitraum erfahren wird, ist besonders häufig unter 3 im Modell spezifizierten Bedingungen zu erwarten: erstens überall dort, wo Erwerbspersonen keine Arbeitsplatzalternativen besitzen, sei es aufgrund von Qualifikationsdefiziten, geringer Mobilität, fortgeschrittenem Lebensalter oder Tätigkeit in einer Branche ohne wirtschaftliche Zukunft. Zweitens werden hohen „Kosten" bei niedrigem „Gewinn" teilweise aus strategischen Gründen in Kauf genommen, indem man sich von erbrachten Vorleistungen bessere Chancen des beruflichen Fortkommens zu einem späteren Zeitpunkt verspricht. Drittens kann eine ungünstige Kosten-Nutzen-Relation im Erwerbsleben durch eine bestimmte Motivation der arbeitenden Person zustande kommen, die durch ein exzessives Leistungsstreben und eine damit einhergehende unrealistische Einschätzung von Anforderung und Belohnung gekennzeichnet ist. Diese Motivation wird anhand des Konstrukts übersteigerter beruflicher Verausgabungsneigung gemessen. Exzessives berufliches Engagement führt nach anfänglichen Erfolgen zu Enttäuschung und Er-

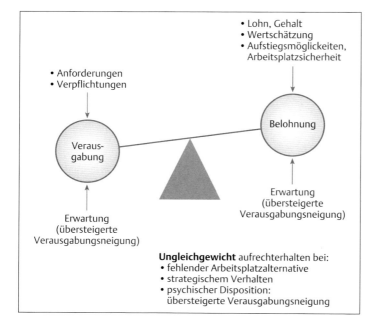

Abb. 10.1 Modell sozialer Gratifikationskrisen (Erwerbsleben) (Abbildung in Anlehnung an Siegrist 1996)

schöpfung, da (zu) hohe Kosten des Einsatzes nicht angemessen honoriert werden.

Das Modell beruflicher Gratifikationskrisen enthält somit zwei extrinsische (situative) Komponenten in Form von außen geforderter Verausgabung und von außen gewährter bzw. in Aussicht gestellter Gratifikation und überdies eine intrinsische (personale, durch übersteigerte Verausgabungsneigung definierte) Komponente. Dabei wird postuliert, dass eine ungünstige Relation zwischen (hoher) geforderter Verausgabung und (niedrigen) Gratifikationen sozioemotionalen Dauerstress auslöst, dass diese Reaktionen aber auch langfristig bei Personen mit exzessivem Leistungsstreben zu erwarten ist, selbst wenn die extrinsischen Modellkomponenten nicht ausgeprägt sind. Besonders starke gesundheitsschädigende Reaktionen werden allerdings erwartet, wenn beide Bedingungen, extrinsische und intrinsische Komponenten, bei einer Person zusammentreffen. Zu den langfristigen Folgen von sozioemotionalem Dauerstress, der durch die im Modell definierten Bedingungen hervorgerufen wird, zählen ein erhöhtes Risiko, vom Ausbruch einer stressassoziierten Erkrankung betroffen zu sein, Motivationskrisen sowie eine gesteigerte Bereitschaft zu sozial abweichendem Verhalten. Nachfolgend werden die stressassoziierten Krankheiten ins Zentrum gestellt (zu den stresstheoretischen Grundlagen vgl. Kap. 6–9), in erster Linie Herz-Kreislauf-Erkrankungen, depressive Störungen, muskuloskelettale Beschwerden und Suchterkrankungen.

Zur Messung des Modells beruflicher Gratifikationskrisen wurde ein standardisiertes Messinstrument entwickelt, das 23 Likert-skalierte Items enthält und das in Form eines strukturierten Interviews oder einer schriftlichen Befragung angewandt werden kann (Rödel et al. 2004). Es enthält zwei Skalen zur Messung der extrinsischen Komponenten „geforderte Verausgabung" (effort, 6 Items) und „Belohnung" (reward, 11 Items) sowie eine Skala zur Messung der intrinsischen „Verausgabungsneigung" (overcommitment, 6 Items). Das zentrale stresstheoretische Konstrukt „Gratifikationskrise" wird üblicherweise anhand eines Quotienten aus den Summenwerten der beiden extrinsischen Modellkomponenten gebildet, wobei die unterschiedliche Itemzahl berücksichtigt wird. Danach zeigt ein Wert des Quotienten über 1,0 eine gratifikationskritische Situation an. Es sind daneben jedoch auch alternative Auswertungsstrategien entwickelt worden. Über sie sowie über die psychometrischen Eigenschaften der Skalen und die in verschiedenen Sprachen verfügbaren Fragebogenversionen liegen weiterführende Informationen vor (www.uni-duesseldorf.de/medicalsociology).

Wie bereits erwähnt hat das theoretische Modell einen Geltungsbereich, der über die bisher im Zentrum stehende Erwerbsarbeit hinausreicht, da die Norm sozialer Reziprozität auch für andere, formell oder informell geregelte Tauschbeziehungen in Form sozialer Rollen bedeutsam ist. In verschiedenen Arbeiten haben wir gezeigt, dass dies für die Partnerschafts- und Eltern-Kind-Beziehung, für Beziehungen zu besonders nahestehenden Personen und für außer- bzw. nachberufliche Aktivitäten wie Ehrenamt, Nachbarschaftshilfe und Pflege erkrankter Angehöriger zutrifft. Hier gehen Erfahrungen sozialer Gratifikationskrisen mit verringertem Wohlbefinden und ungünstigerer Gesundheit einher (Knesebeck u. Siegrist 2004, Chandola et al. 2007, Wahrendorf et al. 2006). Die ausgewählten nachfolgenden empirischen Befunde beziehen sich jedoch auf den beruflichen Bereich, da hierzu die wissenschaftliche Evidenz besonders umfangreich und beweiskräftig ist.

10.2 Wissenschaftliche Evidenz

10.2.1 Prospektive epidemiologische Studien

Zur Überprüfung des Zusammenhangs zwischen beruflichen Gratifikationskrisen und erhöhten Erkrankungsrisiken stehen verschiedene Forschungsansätze zur Verfügung. So kann man zunächst in Querschnittsstudien klären, ob solche Zusammenhänge tatsächlich vorhanden sind. Ferner können in experimentellen Untersuchungen gratifikationskritische Bedingungen hergestellt und die unmittelbaren Stressreaktionen analysiert werden. Höhere externe Validität haben Studien, welche im beruflichen Alltag die Stressbelastung erfassen und diese mit körperlichen Reaktionen in Beziehung setzen, die anhand ambulanter Registriermethoden kontinuierlich erfasst werden (z.B. Blutdruck, Herzfrequenz) (vgl. Kap. 10.2.2).

Besonders aussagekräftig sind jedoch prospektive epidemiologische Studien bei initial gesunden Beschäftigten, deren berufliche Stressbelastung zu Beginn bzw. im Zeitverlauf erfasst wird (Exposition) und bei denen neu eintretende stressassoziierte Krankheitsereignisse in Abhängigkeit von dieser Exposition untersucht werden. Anhand relativer Risiken bei Exponierten im Vergleich zu Nichtexponierten lässt sich damit die gesundheitliche Gefährdung infolge beruflicher Gratifikationskrisen quantitativ abschätzen, wobei der Einfluss wichtiger Störquellen, vor allem der bekannten Risikofaktoren entsprechender Krankheiten, in multivariaten

Verfahren statistisch kontrolliert wird. Eine weitere Evidenzquelle ergibt sich in Form von Interventionsstudien, in denen berufliche Stressexposition gezielt vermindert wird, um nachfolgend mögliche Auswirkungen auf die Gesundheit zu untersuchen. Dieser zuletzt genannte Studientyp ist bisher in diesem Gebiet eher selten realisiert worden, vor allem weil nach klassischen wissenschaftlichen Kriterien durchgeführte Interventionen auf Betriebsebene schwer zu realisieren sind. Einige Beispiele werden jedoch im abschließenden Abschnitt dargestellt.

Der nachfolgende Überblick beschränkt sich im Wesentlichen auf Erkenntnisse zum Einfluss beruflicher Gratifikationskrisen auf Erkrankungsrisiken, die anhand prospektiver epidemiologischer Studien gewonnen worden sind, da mit diesem Studiendesign am ehesten beweiskräftige Aussagen erwartet werden können. Bisher sind mehr als ein Dutzend solcher prospektiven Studien bei unterschiedlichen Berufsgruppen und in verschiedenen Ländern durchgeführt worden. Zu den untersuchten Berufen zählen u. a. Metallarbeiter, Busfahrer, Regierungsbeamte, Angestellte und Arbeiter in öffentlichen und privatwirtschaftlichen Unternehmen sowie medizinisches und pflegerisches Personal in Krankenhäusern. Die Untersuchungen wurden in Großbritannien, Finnland, Frankreich, Belgien, Deutschland und den USA durchgeführt. Untersuchte stressassoziierte Gesundheitsrisiken sind koronare Herzkrankheiten bzw. kardiovaskuläre Ereignisse, Depressionen, Typ-II-Diabetes, Alkoholabhängigkeit, muskuloskelettale Beschwerden, Angststörungen, eingeschränktes Funktionsvermögen sowie schlechte subjektive Gesundheit. Einschränkend muss betont werden, dass in manchen dieser umfangreichen, teilweise über viele Jahre laufenden Studien nicht die Originalfassung des Fragebogens zur Messung beruflicher Gratifikationskrisen verwendet wurde, sondern dass Näherungsmaße aus verfügbaren Untersuchungsfragen gebildet wurden. Die relativen Risiken, die in diesen Studien anhand multivariater logistischer Regressionsanalysen ermittelt wurden, geben an, um wie viel die Wahrscheinlichkeit eines Krankheitsereignisses bei Exponierten im Vergleich zu Nichtexponierten erhöht ist. So besagt beispielsweise ein relatives Risiko von 2,0, dass hier eine Risikoverdoppelung aufgrund beruflicher Gratifikationskrisen vorliegt.

In der internationalen Forschung ist es üblich, ein relatives Risiko von 2,0 als deutlichen, relevanten Hinweis auf eine möglicherweise kausale Beziehung zu werten, sofern die Konfidenzintervalle der Schätzung statistisch signifikant sind. Je höher das relative Risiko ist, desto stärker ist die empirische Evidenz für diese Annahme.

Der nachfolgende Überblick stellt die wichtigsten bisher vorliegenden Ergebnisse aus prospektiven epidemiologischen Studien zum Einfluss beruflicher Gratifikationskrisen auf Erkrankungsrisiken dar (s. **Tab. 10.1**). Wie man sieht, zeigen sich in den meisten Fällen signifikant erhöhte Erkrankungsrisiken bei entsprechend belasteten Beschäftigten. Da die Ergebnisse an teilweise umfangreichen Kollektiven in verschiedenen europäischen Ländern gewonnen worden sind, kann man von einem robusten Zusammenhang sprechen. Untersuchte Gesundheitsrisiken sind koronare Herzkrankheiten, Depressionen, Typ-II-Diabetes, Alkoholabhängigkeit, Angststörungen sowie schlechte subjektive Gesundheit. Allerdings sind in einigen dieser teilweise über viele Jahre laufenden Studien nicht die originalen Fragen zur Messung beruflicher Gratifikationskrisen, sondern vielmehr Annäherungsmaße aus verfügbaren Untersuchungsfragen verwendet worden.

Es ist wichtig, an dieser Stelle festzuhalten, dass bei diesen Resultaten der Einfluss relevanter Störgrößen, vor allem etablierter biomedizinischer Risikofaktoren (z. B. erhöhte Blutfett- und Blutdruckwerte, Übergewicht, Zigarettenkonsum, Bewegungsarmut bei kardiovaskulären Krankheiten) statistisch kontrolliert worden ist. Zusammenfassend lässt sich festhalten, dass mit diesen epidemiologischen Ergebnissen eine solide empirische Evidenz zum Zusammenhang zwischen chronischer beruflicher Stressbelastung in Form beruflicher Gratifikationskrisen und erhöhter Gesundheitsgefährdung besteht (Siegrist 2008).

10.2.2 Experimentelle und ambulante Monitoringstudien

Experimente haben den Vorteil strikter Kontrolle von Versuchsbedingungen und Reaktionen sowie der planmäßigen Beeinflussung einzelner Variablen, wodurch das Aufdecken kausaler Verknüpfungen erleichtert wird. Dies geschieht um den Preis einer oft geringen externen Validität, die künstlichen Versuchsanordnungen eigen ist. Von dieser Einschränkung sind ambulante Monitoringstudien nicht betroffen, da in ihnen physiologische Reaktionen in Alltagssituationen, beispielsweise am Arbeitsplatz, kontinuierlich erfasst werden, allerdings mit dem Nachteil, dass zusätzliche, nicht gemessene Einflussfaktoren die Ergebnisse möglicherweise verzerren. Wenn jedoch beide Verfahren zur Testung eines theoretischen Modells eingesetzt werden, so ergibt sich aus dem Zusammenspielen der ermittelten Erkenntnisse ein zuverlässiges Bild.

Tab. 10.1 Berufliche Gratifikationskrisen und Erkrankungsrisiken: Überblick über Ergebnisse aus prospektiven epidemiologischen Studien.

Erstautor (Jahr)	Stichprobenumfang (Prozent Frauen)	Land	Krankheit	Relatives Risiko (odds ratio [OR], hazard ratio [HR])	
Siegrist 1990	416 (0)	Deutschland	Neumanifestation der KHK	OR 4.5	
Lynch 1997a	2297 (0)	Finnland	Neumanifestation der KHK	HR 2.3	
Bosma 1998	10308 (33)	Großbritannien	Neumanifestation der KHK, inkl. Angina Pectoris	OR 2.2	
Kuper 2002	10308 (33)	Großbritannien	Neumanifestation der KHK	HR 1.3 (1.8*)	
Kivimäki 2002	812 (32)	Finnland	Herz-Kreislauf-Mortalität	HR 2.3	
Kumari 2004	8067 (30)	Großbritannien	Neumanifestation T2-Diabetes	OR 1.6 m	OR 0.9 # w
Stansfeld 1999	10308 (33)	Großbritannien	Mittelschwere psychische Störung (v. a. Depression)	OR 2.6 m	OR 1.6 w
Kuper 2002	6918 (33)	Großbritannien	Schlechte subjektive Gesundheit (SF36)	physisch OR 1.4 psychisch OR 2.3	
Stansfeld 1998	10308 (33)	Großbritannien	Schlechte subjektive Gesundheit (SF36)	physisch OR 1.4 m psychisch OR 1.8 m	OR 1.4 m OR 1.8 m
Niedhammer 2004	6286 (30)	Frankreich	Schlechte subjektive Gesundheit (SF36)	OR 1.8 m	OR 2.2 w
Head 2004	8280 (31)	Großbritannien	Alkoholabhängigkeit	OR 1.9 m	OR 1.2 # w
Godin 2005	1986 (46)	Belgien	(a) Depressive Beschwerden (b) Angststörungen	(a) OR 2.8 m (b) OR 2.3 m	(a) OR 4.6 w (b) OR 4.5 w
Kivimäki 2007	(a) 18066 (78) (b) 4833 (89)	Finnland	Depression	(a) OR 1.9** (b) OR 1.5**	

* Gratifikationskrisen in Kombination mit geringem sozialem Rückhalt bei der Arbeit
** Bei zusätzlicher Berücksichtigung des Einflusses von „organisatorischer Ungerechtigkeit" verringern sich die Risiken geringfügig
\# statistisch nicht signifikant
Abkürzungen: KHK: koronare Herzkrankheit; SF36: short form 36-Gesundheitsfragebogen

Quelle: In Anlehnung an Siegrist 2008 (dort befinden sich auch die Angaben zu den entsprechenden Publikationen der Studienergebnisse)

In beiden Studientypen, dem Experiment und der ambulanten Monitoringuntersuchung, wurden unter psychomentaler Stressbelastung deutliche Anstiege von Herzfrequenz und Blutdruck und eine verringerte Variabilität der Herzfrequenz bei denjenigen Personen beobachtet, die von beruflichen Gratifikationskrisen betroffen waren (Steptoe 2006, Vrijkotte et al. 2000). Eine verringerte Herzfrequenzvariabilität wird aufgrund der Tatsache erwartet, dass Stress zu einer gestörten Balance zwischen sympathischem und parasympathischem Nervensystem führt, die sich auf diese Weise manifestiert. Auch wenn die während des Arbeitstages dokumentierten mittleren systolischen Blutdruckdifferenzen zwischen psychosozial belasteten und nicht belasteten Beschäftigten nur selten mehr als 10 mmHg betragen, darf nicht unterschätzt werden, welchen Beitrag diese über Jahre erfahrenen Druckanstiege zur funktionalen und letztlich strukturellen Schädigung des Herz-Kreislauf-Systems beitragen.

Eine zweite Gruppe von Studien untersuchte die Ausscheidung von Stresshormonen oder von körpereigenen Entzündungsmarkern unter psychomentaler Belastung. Als führendes Stresshormon wurde vorzugsweise Cortisol erfasst, das neuerdings zuverlässig anhand von Speichelproben gemessen werden kann. Für die genannten Parameter wurden unter gratifikationskritischen Erfahrungen veränderte, vom normalen Verlauf deutlich unterschiedene Ausscheidungsmuster festgestellt (Steptoe 2006). Eine aktuelle Weiterentwicklung dieser Forschungsrichtung besteht darin, veränderte Aktivierungsmuster im Gehirnbelohnungssystem anhand funktioneller Kernspintomographie experimentell zu untersuchen. Bisher liegt erst eine einzige das hier diskutierte Modell überprüfende Studie vor (Siegrist et al. 2005).

Die vorhandenen Ergebnisse lassen sich dahin gehend zusammenfassen, dass sie die epidemiologisch ermittelten Befunde im Sinn unterstellter psychobiologischer Bindeglieder bzw. vermittelnder Mechanismen untermauern. In besonderer Weise trifft dies für funktionelle und strukturelle Schädigungen des kardiovaskulären Systems zu.

10.3 Praktische Folgerungen für Prävention und Rehabilitation

Mit dem Modell sozialer (und insbesondere beruflicher) Gratifikationskrisen haben wir eine vergleichsweise weitverbreitete Konstellation wiederkehrender sozioemotionaler Stressbelastung identifiziert, die langfristig zu einem vermehrten Auftreten bestimmter körperlicher und psychischer Krankheiten führt. Immerhin sind nach bisher vorliegenden Ergebnissen zwischen 10 und 25 % aller Beschäftigten von dieser Form beruflicher Stressbelastung betroffen, einer Belastung, die energieraubende Anpassungsleistungen erfordert und die häufig mit negativen Emotionen und einer reduzierten Motivationslage einhergeht.

Für ärztliche wie nichtärztliche Heilberufe ist es nicht einfach, zu erkennen, wer unter einer beruflichen Gratifikationskrise leidet. Ein wichtiger Grund hierfür liegt darin, dass berufliche Enttäuschungen, abgesehen von schweren Krisen wie Kündigung oder verweigerte Beförderung, in den jahrelangen Alltagsroutinen oft verschwimmen und in ihrer Stresswirkung nicht mehr bewusst wahrgenommen werden. Daher ist es wichtig, über das oben beschriebene Messverfahren zur Erfassung von Gratifikationskrisen hinaus auf Hinweise zu achten, ob belastete berufstätige Personen in gesteigerter Weise empfindlich und vermehrt erschöpft sind. Einfühlsam gestellte Fragen zu Empfindlichkeitsstörungen im Kontext beruflicher Leistung, beruflicher Ziele, Erfolge und Misserfolge können daher einen wertvollen Zugang zu professionell angeleiteten Lösungsversuchen bieten. Was kann getan werden, um in der präventiven, therapeutischen und rehabilitativen Arbeit die Folgen sozialer Gratifikationskrisen abzumildern und die psychosoziale Balance zu stärken?

Ein wichtiger Schritt besteht darin, den Betroffenen die von ihnen oft als diffuses Unbehagen erlebte Situation bewusst zu machen und sie zu befähigen, damit assoziierte Emotionen und körperliche Reaktionen wahrzunehmen. Auf dieser Basis können sodann Maßnahmen der Stressbewältigung eingeübt werden, die von unspezifischen Entspannungsübungen bis zu gezielt eingesetzten Techniken der Stressbewältigung reichen (vgl. Kap. 11 und 17). Im Zusammenhang mit den genannten beruflichen Gratifikationskrisen ist vor allem wichtig, den Betroffenen ihre übersteigerte berufliche Verausgabungsneigung bewusst zu machen und sie darin zu schulen, Anforderungssituationen und persönliches Leistungsvermögen realistischer einzuschätzen, sich selbst klarere Grenzen zu setzen sowie mehr Distanz zu den auf sie einströmenden Anforderungen zu gewinnen und konsequent auf ihren Erholungsbedarf zu achten. In manchen Situationen hilft dieser Ansatz jedoch nicht weiter, vor allem dann nicht, wenn Dauerstress als Folge interpersoneller Beziehungskonflikte auftritt, sei es im privaten oder beruflichen Kontext. Hier sind von geschulten Experten Verfahren der Paar- oder Familientherapie bzw. der Schulung von Führungsverhalten in Organisationen anzuwenden.

Einen weiterführenden, speziell auf eine Verringerung beruflicher Belastungen zielenden Ansatz der primären und sekundären Prävention stellen Maßnahmen der betrieblichen und überbetrieblichen Gesundheitsförderung dar, die sich an dem theoretischen Modell orientieren. Hierbei handelt es sich allerdings um strukturelle Verfahrensweisen der Organisations- und Personalentwicklung, die über das Handlungsspektrum von Heilberufen, mit Ausnahme des betriebsärztlichen Dienstes, weit hinausreichen. Entsprechende Maßnahmen, die sich aus dem Modell der beruflichen Gratifikationskrisen ableiten lassen, umfassen in erster Linie Regelungen, die die Fairness zwischen Leistung und Gegenleistung in formaler, d.h. vertraglicher Sicht wie auch auf informeller Ebene sicherstellen. Hierzu zählen eine an der individuellen Leistung orientierte, auch besondere Erschwernisse und berufsbiografische Investitionen berücksichtigende, angemessene Bezahlung sowie der Ausbau von Bonussystemen und anderen Formen der Gewinnbeteiligung. Erste Ergebnisse einer entsprechenden Interventionsstudie bei Krankenhauspersonal verweisen auf günstige gesundheitliche Effekte entsprechender Maßnahmen (Bourbonnais et al. 2006). Ebenso wird eine Stärkung nichtmonetärer Gratifikationen erforderlich, beispielsweise in Form der Förderung eines innerbetrieblichen „Achtungsmarktes" bzw. einer inner- und überbetrieblichen Anerkennungskultur. Honorierung von Betriebstreue und qualifikationsgerechte Aufstiegsmöglichkeiten sind schließlich ebenso von Bedeutung wie die Zusicherung von Beschäftigungsgarantien, soweit die wirtschaftliche Stabilität im Unternehmen gegeben ist. Weitere nichtmonetäre Belohnungsanreize können in einer den individuellen Bedürfnissen entsprechenden Arbeitszeitgestaltung sowie – bei Großunternehmen – in einem Angebot betriebsinterner Dienstleistungen (z.B. Betriebssport, Betriebskindergarten) bestehen (Geißler et al. 2007).

Einige der genannten Maßnahmen lassen sich auch auf außerberufliche Gratifikationskrisen übertragen. Ziel aller Bemühungen muss stets sein, das Beziehungsgeflecht zwischen gefährdeten oder erkrankten Personen und ihrer engeren sozialen Umwelt durch positive Erfahrungen von Selbstwirksamkeit und Selbstwertgefühl in einem Anerkennung gewährenden Umfeld so zu beeinflussen, dass eine gesundheitsfördernde psychosoziale Balance (wieder-)hergestellt und gefestigt werden kann.

Zusammenfassung

In diesem Beitrag wurde gezeigt, dass psychosoziale Belastungen in Form sozialer Gratifikationskrisen einen wichtigen, neu entdeckten Risikofaktor für verschiedene stressassoziierte Erkrankungen darstellen. Insbesondere im Erwerbsleben sind gesundheitsgefährdende Folgen von hoher Verausgabung im Verein mit unangemessenen materiellen und nicht materiellen Belohnungen bedeutsam. Die wissenschaftlichen Erkenntnisse aus umfangreichen epidemiologischen Studien sowie ergänzenden Beiträgen aus der Grundlagenforschung bieten eine sichere Basis für die Entwicklung und Umsetzung praktischer Maßnahmen. Ziel solcher Maßnahmen der Prävention, Therapie und Rehabilitation sind eine verbesserte Stressbewältigung sowie ein Abbau gesundheitsgefährdender Bedingungen der Leistungserbringung, insbesondere im Arbeitsleben.

Diskussions- und Übungsfragen

- Warum ist eine Balance von Leistung und Belohnung in zentralen gesellschaftlichen Rollen wie der Berufsrolle für die Gesundheit der Betroffenen wichtig?
- Unter welchen Bedingungen werden berufliche Gratifikationskrisen über einen längeren Zeitraum aufrechterhalten bzw. in Kauf genommen?
- In welchen außer- bzw. nachberuflichen Leistungssituationen sind Personen ebenfalls verstärkt sozialen Gratifikationskrisen ausgesetzt?
- Welche stressassoziierten Krankheiten treten als Folge einer Exposition gegenüber beruflichen Gratifikationskrisen bei den Betroffenen häufiger auf?
- Wie können berufliche Gratifikationskrisen in umfangreichen (epidemiologischen) Studien gemessen werden?
- Anhand welcher Studientypen lassen sich die unterstellten psychobiologischen Prozesse der Stresswirkung am besten untersuchen?
- Welche Maßnahmen stehen zur Verfügung, um die negativen gesundheitlichen Auswirkungen sozialer Gratifikationskrisen zu verhindern oder zumindest abzumildern?

Multiple-Choice-Fragen

1. In einem Betrieb werden Beschäftigte bezüglich ihres Gesundheitszustands und ihrer Arbeitsbelastung untersucht bzw. befragt. Sodann werden in einem definierten Zeitraum neu auftretende Krankheitsereignisse registriert und mit den zu Beginn ermittelten Arbeitsbelastungen in Beziehung gesetzt.
   Auf welchen der nachfolgend genannten Studientypen *trifft* diese Beschreibung *zu*?
   a. epidemiologische Fall-Kontroll-Studie
   b. retrospektive epidemiologische Studie
   c. epidemiologische Querschnittsstudie
   d. epidemiologische Interventionsstudie
   e. prospektive epidemiologische Studie

2. Das Modell beruflicher Gratifikationskrisen enthält mehrere nachfolgend genannte Komponenten. Welche Komponente *gehört nicht* zu diesem Modell?
   a. berufliche Verausgabungsneigung
   b. Kontrollspielraum der Tätigkeit
   c. berufliche Aufstiegschancen
   d. Anerkennung erbrachter Leistungen
   e. Anforderungen der Tätigkeit

3. „Eine Person A, die gegenüber einer Person B eine Leistung erbringt, welche für diese von Nutzen ist, kann erwarten, von B hierfür eine gleichwertige Gegenleistung zu erhalten."
   Auf welche der nachfolgend genannten Normen *trifft* diese Definition *zu*?
   a. Norm sozialer Interaktion
   b. Norm sozialer Symmetrie
   c. Norm sozialer Reziprozität
   d. Norm sozialen Rückhalts
   e. Norm sozialer Kohäsion

4. In prospektiven epidemiologischen Studien wurde nachgewiesen, dass Beschäftigte, die unter ausgeprägten beruflichen Gratifikationskrisen leiden, ein signifikant erhöhtes Risiko besitzen, in den nachfolgenden Jahren an stressassoziierten Gesundheitsstörungen zu erkranken.
   Für welche der nachfolgend genannten Krankheiten ist ein solcher Nachweis bisher *nicht* geführt worden?
   a. Herz-Kreislauf-Krankheiten
   b. depressive Störungen
   c. muskuloskelettale Beschwerden
   d. Krebskrankheiten
   e. Suchterkrankungen

5. In einem Betrieb werden die Arbeitszeiten der Beschäftigten weitreichend individuell gestaltet, um auf diese Weise berufliche Belastungen zu verringern und die Gesundheit der Beschäftigten zu fördern.
   Welchem der nachfolgend genannten Interventionstypen ist diese Maßnahme zuzuordnen?
   a. Maßnahme der individuellen primären Prävention
   b. Maßnahme der individuellen sekundären Prävention
   c. Maßnahme der strukturellen primären Prävention
   d. Maßnahme der strukturellen sekundären Prävention
   e. Maßnahme der überbetrieblichen Prävention

Literatur

Bourbonnais R, Brisson C, Vinet A, Vézina M, Lower A. Development and implementation of a participative intervention to improve the psychosocial work environment and mental health in an acute care hospital. Occupational and Environmental Medicine 2006; 63: 326–334.

Chandola T, Marmot M, Siegrist J. Failed reciprocity in close social relationships and health: Findings from the Whitehall II study. Journal of Psychosomatic Research 2007; 63: 403–411.

Geißler H, Bökenheide T, Schlünkes H, Geißler-Gruber B. Faktor Anerkennung. Betriebliche Erfahrungen mit wertschätzenden Dialogen. Frankfurt: Campus; 2007.

Gouldner A. The norm of reciprocity: A preliminary statement. American Sociological Review 1960; 28: 176–177.

Knesebeck O, Siegrist J. Mangelnde Reziprozität in engen sozialen Beziehungen, Depressivität und eingeschränkte subjektive Gesundheit. Sozial- und Präventivmedizin 2004; 49: 336–343.

Rödel A, Siegrist J, Hessel A, Brähler E. Fragebogen zur Messung beruflicher Gratifikationskrisen. Zeitschrift für differentielle und diagnostische Psychologie 2004; 25: 227–238.

Siegrist J. Soziale Krisen und Gesundheit. Göttingen: Hogrefe; 1996.

Siegrist J. Soziale Anerkennung und gesundheitliche Ungleichheit. In: Bauer U, Bittlingmayer UH, Richter M (Hrsg.). Health Inequalities. Determinanten und Mechanismen gesundheitlicher Ungleichheit. Wiesbaden: VS Verlag für Sozialwissenschaften; 2008: 220–235.

Siegrist J, Menrath I, Stöcker T, Klein M, Kellermann T, Shah NJ, Zilles K, Schneider F. Differential brain activation according to chronic social reward frustration. NeuroReport 2005; 17: 1899–1903.

Steptoe A. Psychobiological processes linking socio-economic position with health. In: Siegrist J, Marmot M (eds). Social inequalities in health: new evidence and policy implications. Oxford: Oxford University Press; 2006: 101–126.

Vrijkotte TGM, van Doornen LJP, de Geus EJC. Effect of work stress on ambulatory blood pressure, heart rate, and heart rate variability. Hypertension 2000; 35: 880–886.

Wahrendorf M, Knesebeck O, Siegrist J. Social productivity and well-being of older people: baseline results from the SHARE study. European Journal of Ageing 2006; 3: 67–73.

11 Erholung und Stressmanagement

Jürgen Beckmann, Stephanie M. Fröhlich

11.1 Definition von Erholung und Stress

Die wissenschaftliche Forschung hat sich in den letzten Jahren verstärkt dem Thema Erholung gewidmet. Ältere Arbeiten bezogen sich immer nur auf Regeneration. Erholung ist aber mehr als das reine Wiederauffüllen psychophysiologischer Leistungsressourcen. Erholung integriert die verschiedenen physiologischen, subjektiven als auch proaktiven (selbst initiierten) handlungsorientierten Komponenten. Dies schließt Regeneration ein (Kellmann u. Kallus 1999). Allmer (1996) beschreibt in seinem Modell Erholung als dreiphasigen Prozess zwischen zwei Belastungssituationen. Jede Phase hat ein anderes Ziel: Das Ziel der ersten Phase, der Distanzierung, ist es, Abstand von vorherigen Belastungssituationen zu gewinnen, die Aufmerksamkeit auf die nächste Phase zu lenken und somit für eine Erholung unter optimalen Bedingungen bereit zu sein.

Die darauf folgende Regenerationsphase hat die Restitution der verbrauchten Energien, die Entspannung der Muskulatur, die Reorganisation der Gedanken und die Wiederherstellung des emotionalen Gleichgewichts zum Ziel. Das Aktivierungsniveau hat sich verändert.

In der dritten Phase, der Orientierung, soll eine Vorbereitung auf die nächsten Belastungssituationen erfolgen, um einen plötzlichen Wechsel von der Regenerationsphase zur nächsten Belastungssituation zu vermeiden.

Die genannten Ziele sind phasenspezifisch umzusetzen, um eine optimale Erholung zu erreichen.

In diesem Kapitel soll gezeigt werden, dass Erholung ein wesentlicher Prozess bei der Bewältigung von Stress und seinen Folgen ist.

Stress wird in verschiedenen Forschungstraditionen unterschiedlich definiert:
- als jeder auf den Organismus wirkender Reiz,
- als Verarbeitungssystem einschließlich physiologischer und psychologischer Reaktionen und
- als Stressreaktion selbst, z. B. der Anstieg von Blutdruck.

Nach Strelau (1988) handelt es sich bei einem Stresszustand um ein Ungleichgewicht zwischen (externen oder innerorganismischen) Anforderungen und der Kapazität des Individuums zu ihrer Bewältigung (vgl. dazu auch Kap. 6 und 7 in diesem Band). Jeder Reiz, der den Organismus erreicht, löst eine Reaktion aus, nach Selye (1936) handelt es sich zunächst um eine generelle, unspezifische Anpassungsreaktion. Entscheidend ist, ob und wie der Organismus mit diesen Reizen umgehen kann. Gibt es keine Bewältigungsmöglichkeiten oder kommen mehrere Stressoren zusammen, so erfolgt der Eintritt in die Erschöpfungsphase. Für die Stressbewältigung gelten also zwei Kernelemente: die Bewältigungskompetenz und die Beanspruchungs-Erholungs-Bilanz.

Die Stressreaktionen hängen davon ab, wie ein oder mehrere Stressreize körperlich, gedanklich und verhaltensbezogen verarbeitet werden. In diesem Zusammenhang erscheint es auch sinnvoll, zwischen der objektiven Belastung durch Stressoren und der subjektiv erlebten Beanspruchung zu unterscheiden. So wird verständlich, dass ein und derselbe Stressor bei zwei Personen mit unterschiedlichen individuellen Voraussetzungen ganz unterschiedliche Wirkungen und Folgen zeigen kann. Dies findet in Stressbewältigungsmodellen Berücksichtigung. Eine Stressreaktion kann durch inhaltlich völlig verschiedene Bedingungen ausgelöst werden wie etwa eine Prüfung, eine Trennung oder eine als ungerecht empfundene Beurteilung durch einen Vorgesetzten oder einen verlegten Haustürschlüssel. Weitere Beispiele für Stressoren sind (vgl. Kaluza 1996):
- physikalische Stressoren (Lärm, Hitze, Kälte …)
- Leistungsstressoren (Überforderung, Unterforderung, Prüfungen …)
- soziale Stressoren (Konkurrenz, Isolation, zwischenmenschliche Konflikte, Trennung …)
- körperliche Stressoren (Verletzung, Schmerz, Hunger, Behinderung …)

Ärzte und Pflegeberufe gelten als Risikogruppe für besonders starke berufsbedingte Belastungen. Pflegende geben fast doppelt so hohe körperliche und psychische Beschwerden an wie der Bevölkerungsdurchschnitt und die Krankheitsquote ist bei Pflegekräften mit 4,8 % höher als bei anderen Berufen (vgl. Willig u. Kommerell 2001, Brown u. Reimer 1995).

Mangelnde Stressbewältigungskompetenz und/oder unzureichende Erholung zwischen Belastungen führen leicht in einen Teufelskreis. So kann eine wahrgenommene Überforderung am Arbeitsplatz „ich kann das alles gar nicht schaffen, was ich erledigen müsste" zu Somatisierung führen (Kopfschmerz, Magenschmerzen). Diese erzeugen wiederkehrende Gedanken und Ängste: „Das geht immer so. Jetzt schaffe ich es erst recht nicht. Ich werde noch meinen Job verlieren." Dies erhöht den Stress. Die Muskelanspannung erhöht sich, Schmerzen werden verstärkt. Dauern Überforderung und die damit verbundenen negativen Gefühle über einen längeren Zeitraum an, kann auch ein Burnout-Syndrom die Folge sein.

Unter einem Burnout- oder auch Erschöpfungssyndrom versteht man einen Zustand psychisch-seelischer Erschöpfung. Er entsteht aufgrund lang andauernder Überforderung und anhaltender negativer Gefühle. Burnout kann auch das Resultat wiederholter emotionaler Belastungen im Zusammenhang mit einem intensiven Einsatz für andere Menschen sein (Willig u. Kommerell 2001).

Man kann den Ablauf des Ausbrennprozesses (nach Brown u. Reimer, 1995) folgendermaßen beschreiben (wobei die Phasen nicht in einer vorgegebenen Reihenfolge ablaufen müssen):
- Begeisterung und Enthusiasmus zu Beginn der Berufskarriere
- Frustration aufgrund bürokratischer Hemmnisse oder überholter Strukturen
- persönliche Enttäuschungen
- Überforderungssituationen
- Schuldgefühle wegen persönlichem Versagen
- erneute Enttäuschungen trotz vermehrter Anstrengungen
- Abneigung gegen Arbeit (Patienten, Mitarbeiter, Vorgesetzte)
- Infragestellung der Berufswahl
- Hilflosigkeit, Hoffnungslosigkeit, Resignation
- Erschöpfung, Apathie

Der Zustand des Ausgebranntseins kann sich in vielerlei Formen zeigen:
Flucht in Traumwelt
- Zynismus
- Sarkasmus
- psychosomatische Störungen und Krankheiten
- Fehlzeiten
- Unfälle
- Selbstbeschuldigungen
- private Probleme
- plötzliche Kündigung (vgl. Willig u. Kommerell 2001).

11.2 Stressbewältigung (Bewältigungskompetenz)

Liegt ein subjektiv wahrgenommenes Ungleichgewicht zwischen situativen Anforderungen und Reaktionskapazitäten vor, so aktiviert die Person die ihr zur Verfügung stehenden Strategien, um der antizipierten Bedrohung zu entgehen, den eingetretenen Schaden/Verlust zu überwinden bzw. die Herausforderung zu meistern. Diese Strategien werden unter dem Begriff der Bewältigung = Coping zusammengefasst (vgl. Kaluza 1996).

Um mit Stressoren umzugehen und die erlebte Beanspruchung bewältigbar zu machen, werden verschiedene Bewältigungsstrategien angesprochen. Wesentlich erscheint es zunächst einmal, den Prozess des Umgehens mit Stressoren zu verstehen. Das bekannteste theoretische Modell dafür stammt von Lazarus und Launier (1978). In deren transaktionalem Stressmodell sind die Einschätzungen der Stresssituation durch das betroffene Individuum die entscheidenden vermittelnden Variablen. Hier geht es zunächst um die Ereigniseinschätzung: „Was steht auf dem Spiel?" und ein Abgleich mit den eigenen Ressourcen: „Welche Bewältigungsmöglichkeiten habe ich?" Im Laufe des Bewältigungsprozesses wird die Rückmeldung über die Angemessenheit der Bewältigungshandlungen verarbeitet und es kommt zu einer Neueinschätzung der Belastungssituation und der Bewältigungsmöglichkeiten. Nimmt man wahr, dass die eigenen Bewältigungsmöglichkeiten nicht ausreichen, oder glaubt man, nicht über angemessene Fertigkeiten zu verfügen, um die Situation zu bewältigen, oder sieht man sich bei einer Häufung von Stressoren am Ende seiner Kräfte, wird die Stresssituation zur Bedrohung und damit Stress zu einer hohen, negativen Beanspruchung.

Im Gegensatz zu dem eher individualistisch-kognitiven Stressbewältigungsmodell von Lazarus und Launier (1978) sieht das Modell der Ressourcenerhaltung von Hobfoll (1998) die Veränderung und Erhaltung im Kontext von Umwelt und sozialen Prozessen als wesentlich für die Stressbewältigung an. Nach diesem Modell sind Stressoren Umweltereignisse, die Ressourcen bedrohen oder zu deren Verlust führen. Es werden vier Arten von Ressourcen benannt:
- Objektressourcen
- Bedingungsressourcen
- Persönliche Ressourcen
- Energieressourcen

Es wird deutlich, dass Überlappung zwischen den Modellen bestehen. Der Erholungsaspekt rückt im Ressourcenerhaltungsmodell jedoch stärker ins Blickfeld.

Folglich geht es bei der Stressbewältigung im Wesentlichen um drei Bereiche, an denen man Ansetzen kann:
- die Einschätzung der Situation
- die Vermittlung von Bewältigungskompetenzen
- die Wiederherstellung von energetischen (physischen und mentalen) Ressourcen, also Erholung.

Alle drei Bereiche sind natürlich eng miteinander verknüpft. So ist bereits die Einschätzung der Situation verbunden mit einem Erregungsmanagement. Hat eine Person beispielsweise gelernt, sich auch in stressbelasteten Situationen zu entspannen, erhöht sich die Reizschwelle für Stressreize, Akkumulierung kann verhindert werden. Wieland und Schönpflug (1980) untersuchten Störungen des Erholungsvorgangs durch Lärm bei Personen mit geringer Entspannungskompetenz. Personen, die ein Entspannungstraining absolviert hatten, zeigten sich subjektiv weniger angespannt und weniger vom Lärm belästigt als Personen, die diese Erholungskompetenzen nicht erworben hatten. Infolge eines entspannteren Umgangs mit der Stresssituation wird weiterhin die Situationseinschätzung und die Einschätzung der Bewältigungsmöglichkeiten weniger von subkortikalen Angstreaktionen dominiert, die u. U. kreative Bewältigungsmöglichkeiten blockieren. Klassischerweise werden an Bewältigungsfertigkeiten insbesondere Zeit- und Erregungsmanagement (Entspannung) vermittelt. Es gibt verschiedene umfassende psychotherapeutische Programme wie z. B. das Stressimpfungstraining von Meichenbaum (2003) oder das Programm „Gelassen und sicher im Stress" von Kaluza (1996, 2004).

In dem Konzept von Perrez und Reicherts (1992) werden drei Formen von Bewältigungsverhalten unterschieden:
- situationsorientiertes Bewältigen, das eine aktive Einflussnahme auf die Situation einschließt (Flucht, Rückzug, Passivität)
- evaluationsorientiertes Bewältigen im Sinne einer Zieländerung oder einer Sinngebung des Geschehens und ein Umbewerten der Situation (z. B. Herausforderung statt Bedrohung)
- repräsentationsorientiertes Bewältigen, bei dem Verhaltensweisen einbezogen werden, die entweder informationssuchend oder -unterdrückend wirken.

Eine ähnliche Unterscheidung ist die Differenzierung des Bewältigungsbemühens auf die Ziele der

- Veränderung der stressbezogenen Person-Umwelt-Beziehung (problemorientierte oder instrumentelle Bewältigung) und der
- Regulierung der physiologischen, kognitiv-emotionalen und verhaltensmäßigen Reaktionen (Kaluza 1996, Lazarus u. Launier 1981).

Beispiele für problemorientierte Bewältigungsformen:
- Arbeitsaufgaben delegieren
- persönliche Zeitplanung verändern
- Fortbildungsveranstaltungen besuchen
- „Nein sagen"
- eigene Perfektionsansprüche relativieren
- nach Unterstützung suchen
- Klärungsgespräche führen
- Arbeitsaufgaben gezielt strukturieren
- persönliche/berufliche Prioritäten definieren

Beispiele für reaktionsorientierte Bewältigungsformen:
- die Durchführung von Entspannungsübungen
- Ablenkungsversuche (z. B. Fernsehen)
- Bagatellisierung („Das ist doch alles halb so schlimm")
- körperliche Aktivität
- schreien, schimpfen, weinen
- Selbstvorwürfe („ich verdiene es nicht besser")
- sich auf die Lippen beißen, den Ärger hinunterschlucken
- einem Hobby nachgehen
- Freundschaften pflegen

Um speziell einem Burnout-Syndrom im Beruf entgegen zu wirken, sollte man mindestens folgende Ebenen betrachten (vgl. Willig u. Kommerell 2001):

Individuelle Ebene: Was kann ich für mich und durch mich tun?
- Selbstbelohnung: da man den Erfolg des eigenen Engagements nicht immer direkt sieht, muss man sich auch mal selbst auf die Schulter klopfen können.
- „Zweites Bein": Es gibt noch andere Interessen als den Beruf, sowohl im familiären Bereich wie auch in Form eines Hobbys.
- Entspannung: bewusst abschalten können.
- Herausforderungen suchen: sich immer wieder neu bewähren und beweisen.
- Sabbatjahr: nach mehreren Berufsjahren längere Zeit etwas ganz anderes machen (Erziehungsjahr, studieren, reisen, lesen, am Haus bauen).

Arbeitsplatzgestaltung: die Arbeitsbedingungen im überschaubaren Bereich optimieren.

- Wechsel an eine andere Arbeitsstätte, in ein neues Team, eine andere Arbeit.
- Berufliche Weiterbildung am gleichen Arbeitsplatz oder für den Wechsel in eine andere Position.
- Supervision: regelmäßige Gespräche über die Arbeit und das Team.
- Neue Herausforderung annehmen: Höherqualifizierung in Leitungsposition oder spezielle Tätigkeit.

Institutionelle, berufsorganisatorische Ebene: Verbesserung der übergeordneten Bedingungen, welche zum Teil durch Berufsvertretungen oder Personalrat ausgehandelt werden.
- Supervision (in der Krankenpflege) verbindlich machen: regelmäßige Reflexion in einer Gruppe.
- Weiterbildung (in der Krankenpflege) verbindlich machen: institutsinterne oder -externe Fortbildung.
- Arbeitszeitgestaltung: gleitende Arbeitszeiten einführen.
- Arbeitseffektivität verbessern.
- Informationsfluss verbessern, auf der Station wie im gesamten Krankenhaus.
- Partizipation (Teilhabe an Entscheidungen) institutionalisieren.
- Zeitdruck abbauen.
- Personalmangel reduzieren.

Gerade im Arbeitsleben, aber auch im Gesundheitsbereich wird versucht, das Entstehen einer hohen Stressbelastung zu verhindern. Nach Hacker und Richter (1998) gibt es zwei Präventionsmöglichkeiten: Verhältnisprävention und Verhaltensprävention.

Verhältnisprävention: Hier wird versucht, Freiheitsgrade für eine individuelle Zielstellung bei der Aufgabenrealisierung zu schaffen. Ferner hat sich gezeigt, dass soziale Unterstützung wesentlich ist und daher das entsprechende Netz zu stärken ist.

Verhaltensprävention: Hier geht es vor allem um den Aufbau individueller Fertigkeiten. Dazu zählen etwa eine fachliche Aus- und Weiterbildung im Berufsleben. Allgemein wird im Sinne des Zeitmanagements die Planung von Zeitreserven optimiert. Für eine Stressreduktion kann auch die Suche nach Kooperations- und Kommunikationspartnern maßgeblich sein. Ferner sind der Erwerb von Methoden der Erregungs- und Angstkontrolle, ein Bewusstmachen und die Korrektur individueller Wertehierarchien ein wesentlicher Ansatzpunkt. Schließlich wird auch von Hacker und Richter (1998) eine „richtige Erholung" als Element der Verhaltensprävention genannt. In diesem Zusammenhang wird der Erholungswert von Bewegung und Sportaktivitäten hervorgehoben. Dieser beruht auf der Kompensationsfunktion, Ablenkungsfunktion, Deaktivierungsfunktion sowie Aktionsfunktion von Bewegung und Sport.

Um eine bessere Bewältigungskompetenz zu erreichen, müssen sowohl Verhältnis- als auch Verhaltensänderungen angestrebt werden. Entscheidend dabei sind die Einsicht in die Problemlage und das Bilden einer Änderungsintention. Darauf wird in Kap. 11.4.2 näher eingegangen.

11.3 Probleme in der Beanspruchungs- und Erholungsbilanz

Hinsichtlich der Stressbearbeitung durch Erholung gibt es zwei wesentliche Problemfälle:

Mangelnde Erholungsintention: In diesem Fall glaubt die Person, sie brauche keine oder viel weniger Erholung, als eigentlich erforderlich wäre. Häufig erfolgt auch die Aussage, man habe keine Zeit dafür. Mangelhafte Erholung ist beispielsweise die Folge von zu kurzen Pausen, in denen die Voraussetzungen für optimale Erholung nicht erfüllt werden.

Gestörte Erholung: Oft wird eine verminderte Erholungswirkung als gestörte Erholung bezeichnet (Kallus u. Erdmann 1994, Kallus u. Krauth 1995). Hierbei wird auch zwischen mangelhafter und gestörter Erholung unterschieden. Zur gestörten Erholung kann es kommen, wenn optimale Voraussetzungen für adäquate Erholung vorliegen, die Person aber durch andere Umstände gestört wird (z. B. Lärm, emotionale Diskussion zwischen Familienmitgliedern) (Kallus u. Krauth 1995).

Für physiologische Systeme wie die periphere Durchblutung schildern Kallus und Erdmann (1994) instabile Verläufe innerhalb einer Messwiederholungsanordnung, die auf Interferenzen von Belastungen und Erholungsvorgängen hinweisen und eine erhöhte Empfindlichkeit der Probanden in der Poststressphase aufzeigen. Auch HHN-Achse und Gerinnungsfaktoren werden beeinflusst (vgl. Kap. 7 und 8). Kallus und Krauth (1995) berichten von einer erhöhten Empfindlichkeit gegenüber Störungen, Ärger und ärgerlichen Ereignissen in der Erholungsphase zwischen Belastungen. Demzufolge können geringfügige Auslenkungen aus der Normallage in diesen Phasen große Wirkungen hervorrufen, die sich auf die Leistungsfähigkeit auswirken.

11.4 Praktische Folgerungen: Verhaltensprävention zur besseren Erholung und Stressbewältigung

11.4.1 Hinweise zur Erholungsoptimierung

Wie mehrfach ausgeführt ist eine ausgewogene Erholungs-Beanspruchungs-Bilanz wesentlich im Stressbewältigungsprozess. Im therapeutischen Bereich kann man jedoch nicht einfach Standarderholungsmaßnahmen vermitteln. Vielmehr muss man beachten, dass Erholung personenspezifisch und von individuellen Bewertungen abhängig ist. Menschen haben verschiedene Erholungsstrategien und -bedürfnisse. Daraus folgt für die praktische Arbeit: Erholungsaktivitäten können nicht einfach für alle Mitglieder einer Therapiegruppe vorgegeben werden, sondern müssen individuell abgestimmt werden. Nach ein und derselben Aktivität ist der eine Patient sehr entspannt, wohingegen ein anderer sich nicht im Geringsten erholt fühlt.

Erholung braucht also individuelle Freiräume. Sie muss für jeden Patienten individuell geplant werden. Im Rahmen einer Therapie ist es daher sehr wichtig, mit den Patienten gemeinsam ihre persönlichen optimalen Erholungsstrategien zu erarbeiten. Dabei gilt es zu berücksichtigen, dass jede Person über mehrere Alternativen verfügen sollte, denn manchmal ist die bevorzugte Erholungsstrategie nicht einsetzbar oder aufgrund externer oder interner Umstände nicht effektiv umsetzbar.

Schlaf ist die allgemeinste und gleichzeitig bedeutsamste passive Erholungsmaßnahme. Schlafstörungen führen zu erhöhtem Stress. Für guten Schlaf zu sorgen ist daher eine der wichtigsten Erholungsmaßnahmen. Passive Erholung schließt jedoch auch Anwendungen wie Massagen, heiße und kalte Bäder, Dampfbäder und Sauna ein. Diese Erholungsmaßnahmen wirken durch physiologische physikalische Reize (Hitze, Kälte, Druck), die den Blutfluss, die Atemfrequenz und den Muskeltonus beeinflussen. Doch, es sei noch einmal gesagt, nicht jeder findet etwa einen Saunagang entspannend. Zusammengefasst beinhaltet passive Erholung automatisierte psychologische und biologische Prozesse, um den Ausgangszustand wiederherzustellen.

Erholung ist jedoch auch ein proaktiver, selbst initiierter Prozess, um die psychologischen und physiologischen Ressourcen wiederherzustellen. In Erholungsperioden nach starken körperlichen Belastungen ist leichte körperliche Betätigung der absoluten Ruhe überlegen, da hierdurch eine höhere Blutströmungsgeschwindigkeit aufrechterhalten wird. So kann in kürzerer Zeit mehr Laktat aus den Muskeln abtransportiert werden. Auf einem niedrigeren Beanspruchungsniveau mit vollständiger Ruhe verläuft der Laktatabbau langsamer.

Eine weitere wesentliche Erholungsmaßnahme kann aktive Entspannung sein. Die Anwendung von Entspannungsverfahren, z. B. progressive Muskelentspannung oder autogenes Training, unterstützt und beschleunigt die körperliche und mentale Regeneration. Entspannung kann auch die Schmerzwahrnehmung reduzieren. Langfristig und regelmäßig durchgeführte Entspannungsmaßnahmen erhöhen die Wahrnehmungsschwellen für Stressreize und sorgen für affektive Indifferenz (Petermann u. Vaitl 2004).

Neben der hochgradigen Individualität kommt hier ein weiterer wichtiger Aspekt von Erholung ins Spiel: Erholung braucht Zeit. Dabei hängt die Zeit, die für eine ausreichende Erholung benötigt wird, von den vorausgehenden Aktivitäten und der Dauer der Beanspruchung ab. Auch deshalb ist die Vermittlung eines guten Zeitmanagements eine wesentliche Maßnahme im Rahmen der Verbesserung der Stressbewältigungskompetenz.

11.4.2 Verhaltensänderung

Wie schon angesprochen, beruhen unzureichende Stressbewältigung und unzureichende Erholung in der Regel auf unangemessenen Verhaltensstilen, die es zu ändern gilt. Nachhaltige Verhaltensänderungen sind schwierig zu erreichen. Mit dem transtheoretische Modell liegt ein differenziertes, therapietaugliches Prozessmodell der Verhaltensänderung vor (Prochaska 1979, Prochaska u. diClemente 1984). Die Veränderungen sind intendiert (und nicht etwa alterungs- oder reifungsbedingt) und die Entscheidungsprozesse mit ihren kognitiven, affektiven und verhaltensbezogenen Aspekten stehen im Mittelpunkt. Biologische und soziale Einflüsse auf das Verhalten werden als externe Einflüsse angesehen, deren Wirkung durch die subjektive Wahrnehmung und Informationsverarbeitung modifiziert wird.

Die Kernstücke des TTM sind ein Stufenmodell für Veränderungsprozesse (stages of change), Strategien der Verhaltensänderung (processes of change) sowie die Variablen der individuell wahrgenommenen Vor- und Nachteile einer Verhaltensänderung und die Selbstwirksamkeitserwartung bzw. deren Gegenspieler, die situative Versuchung.

Das Stufenmodell umfasst in der Regel die sechs Stufen Absichtslosigkeit, Absichtsbildung,

Vorbereitung, Handlung, Aufrechterhaltung und Stabilisierung. Nach Prochaska, diClemente und Norcross (1992) sind das Durchlaufen aller Stufen und das Umsetzen der in diesen Stufen relevanten Verhaltensprozesse essenziell für eine erfolgreiche Veränderung des Problemverhaltens, da ansonsten das Risiko für Rückfälle in ungünstige Verhaltensgewohnheiten deutlich erhöht ist (Keller et al. 1999).

Stufen im transtheoretischen Modell

Absichtslosigkeit: Im Stadium der Absichtslosigkeit besteht keine Intention zur Veränderung des relevanten Problemverhaltens in absehbarer Zeit (in der Regel in den nächsten 6 Monaten). Informationen bezüglich des Problemverhaltens werden ignoriert und eine bewusste Auseinandersetzung mit der Thematik wird vermieden. Dies kann in einem Mangel an Problembewusstsein und/oder in einem Mangel an relevanter Information begründet sein. Diese Stufe wird als die stabilste aller Stufen im Rahmen des Modells verstanden. Die Wahrscheinlichkeit, in die nächste Stufe zu gelangen, ist ohne aktive Intervention relativ gering (Grimley et al. 1994).

Absichtsbildung: Durch eine bewusste Auseinandersetzung mit dem Risikoverhalten werden Absichten zur Verhaltensveränderung in absehbarer Zeit geäußert, jedoch wird nicht entschlossen danach gehandelt. Ambivalenz bei den Betroffenen herrscht vor, die Vor- und Nachteile der Verhaltensänderung halten sich die Waage. Wie die Stufe der Absichtslosigkeit ist auch die Stufe der Absichtsbildung sehr stabil. Personen können sehr lange in ihr verharren, ohne dass ein weiteres Fortschreiten im Veränderungsprozess erkennbar wird.

Handlung: In dieser Stufe wird aktiv und beobachtbar gehandelt, um das Problemverhalten zu verändern. Mit Entschlossenheit und Engagement wurde das Zielkriterium bereits erreicht und seit mehr als einem Tag, aber weniger als sechs Monate beibehalten. Diese Stufe ist die aktivste Phase im Verhaltensänderungsprozess und birgt das größte Rückfallrisiko.

Aufrechterhaltung: Wenn das Zielverhalten seit mehr als sechs Monaten zuverlässig gezeigt wird, ist die Stufe der Aufrechterhaltung erreicht. Das geänderte Verhalten wird konsolidiert und aktive Maßnahmen zur Rückfallprophylaxe werden ausgeübt.

Stabilisierung: Für einige Verhaltensweisen hat sich die Einführung einer sechsten Stufe bewährt, die durch eine absolute Zuversicht gekennzeichnet ist, das Zielverhalten beizubehalten und keinesfalls rückfällig zu werden.

Strategien im transtheoretischen Modell

Es gibt eine Reihe von Strategien, durch deren Anwendung Personen von einer Stufe in die nächste Stufe voranschreiten können. Diese Strategien sind auf den ersten drei Stufen verstärkt kognitiv-affektiver Art, wohingegen die Strategien der höheren Stufen meist verhaltensorientiert ausgerichtet sind (Tab. 11.1).

Die Kernannahmen des transtheoretischen Modells konnten in den letzten Jahren durch empirische Forschung vielfach belegt werden. Zahlreiche Studien belegen auch die Anwendbarkeit des Modells in verschiedenen Anwendungsbereichen in denen eine Verhaltensänderung angestrebt wird.

Tab. 11.1. Strategien im transtheoretischen Modell

Strategie	Bedeutung	Hilfreiche Intervention
Kognitiv-affektiv		
Steigerung des Problembewusstseins	Bewussteres Wahrnehmen der Gründe, der Konsequenzen und der möglichen Veränderungswege	Gezielte Rückmeldung zum Problemverhalten, Aufklärung, Konfrontation, Anbieten alternativer Interpretationen, Informationsvermittlung über unterschiedliche Kommunikationskanäle
Emotionales Erleben	Herstellen eines emotionalen Bezuges und der persönlichen Betroffenheit, emotionale Konsequenzen einer Verhaltensänderung werden erlebt	Psychodrama, Rollenspiele, das Erleben von Trauer und Verlust, ein klares Formulieren der persönlichen Betroffenheit, Medieneinsätze, die emotionale Aspekte in den Vordergrund rücken

Tab. 11.1. Fortsetzung

Strategie	Bedeutung	Hilfreiche Intervention
Kognitiv-affektiv		
Neubewertung der persönlichen Umwelt	Bewusstes Wahrnehmen von emotionalen und kognitiven Konsequenzen des Problemverhaltens bzw. des Zielverhaltens für die persönliche Umwelt. Inwieweit stellt man ein positives oder negatives Modell für die persönliche Umgebung dar?	Fördern von Empathie, Führen von Tagebüchern, Protokollen, Fördern der Kommunikation mit Personen des unmittelbaren Umfeldes
Selbstneubewertung	Beschreibt das bewusste Wahrnehmen von emotionalen und kognitiven Konsequenzen des eigenen Problemverhaltens bzw. des Zielverhaltens für die eigene Person, d. h. das „self-image", das mit Problem- und Zielverhalten einhergeht	Analyse der persönlichen Wertvorstellungen, Orientierung an Modellpersonen, die das Zielverhalten erreicht haben, oder durch Vorstellungsübungen, in denen ein alternatives Rollenbild eingeführt wird
Wahrnehmen förderlicher Umweltbedingungen	Aktives Wahrnehmen und Bewusstmachen von Umweltbedingungen, die die Veränderung des Problemverhaltens erleichtern	Aktives Wahrnehmen sich ändernder sozialer Normen, Wahrnehmen von Bedingungen oder Personen, die das Zielverhalten begünstigen
Verhaltensorientiert		
Selbstverpflichtung	Überzeugung, dass eine Veränderung möglich ist, und Verpflichtung, diese Veränderung umzusetzen	Öffentliches Bekunden der Änderungsabsicht, Verbinden der Absicht mit bestimmten Ankerpunkten, Vorhandensein mehrerer Handlungsalternativen aus denen bewusst gewählt werden kann
Kontrolle der Umwelt	Entfernen von Auslösern für das Problemverhalten und/oder das Bereitstellen von Anreizen für ein günstiges Alternativverhalten	Vermeiden bestimmter Orte, Personen, aktives Umgestalten der eigenen Umwelt
Gegenkonditionierung	Ersetzen ungünstiger Verhaltensweisen durch günstigeres Verhalten	Einsetzen positiver Strategien um negative Konsequenzen auszubalancieren
Nutzen hilfreicher Beziehungen	Aktives Bitten um bzw. Einfordern von konkreter sozialer Unterstützung, aber auch die Fähigkeit, Hilfe annehmen zu können und Unterstützung durch vertrauensvolle Beziehungen zu erfahren	Kommunikationsübungen, Rollenspiele, Übungen zum Aufbau von Beziehungen, Einrichten regelmäßiger Kontakte, aktives Einbinden von Freunden
(Selbst-)Verstärkung	Bewusstes Einsetzen von Belohnungen für Schritte	Materielle und immaterielle Verstärker, sich selbst loben

Zusammenfassung

Dieses Kapitel beschäftigt sich mit Erholung und Stressmanagement. Erholung wird dabei als wesentlicher Prozess bei der Bewältigung und Prävention von Stress und seinen Folgen verstanden. Nach einer definitorischen Beschreibung der beiden Hauptthematiken werden verschiedene Modelle zur Bewältigung des Ungleichgewichts zwischen objektiven und subjektiven Anforderungen und Fähigkeiten des Individuums vorgestellt sowie Probleme bei der Stressbewältigung und Erholung benannt. Um Stress erfolgreich z. B. durch optimale Erholung bewältigen zu können, müssen aber zunächst einmal eine Einsicht in die Problemlage und die Bereitschaft zur Verhaltensänderung vorhanden sein. Dass diese Basis gerade im therapeutischen Kontext nicht selbstverständlich ist, wird abschließend im transtheoretischen Modell zur Verhaltensänderung berücksichtigt.

Diskussions- und Übungsfragen

- Wieso kann ein und derselbe Stressor bei zwei Personen unterschiedliche Auswirkungen haben?
- Welche Stressoren, Stressreaktionen, stressverschärfenden Gedanken und Stressbewältigungstechniken kennen Sie aus eigener Erfahrung?
- Warum ist nach starker körperlicher Belastung eine Erholungsphase mit leichter körperlicher Betätigung besser als absolute Ruhe?
- Wie unterscheiden sich verschiedene Definitionen von Stress?

Multiple-Choice-Fragen

1 Welche Ressourcen benennt Hobfoll (1998) in seinem Modell?
1. Objektressourcen
2. Bedingungsressourcen
3. Persönliche Ressourcen
4. Energieressourcen
   - a. nur 3 ist richtig
   - b. alle vier sind richtig
   - c. 1, 3 und 4 sind richtig
   - d. nur 3 und 4 sind richtig

2 Das Stressmodell von Lazarus und Launier (1978) heißt
1. transtheoretisch
2. transmodal
3. transzendental
4. transaktional
   - a. 1 ist richtig
   - b. 2 ist richtig
   - c. 3 ist richtig
   - d. 4 ist richtig

3 Welche Phasen gehören zum Erholungsmodell von Allmer (1996)?
1. Distanzierung
2. Orientierung
3. Isolierung
4. Regeneration
   - a. nur 1, 2 und 3 sind richtig
   - b. alle vier sind richtig
   - c. 1, 2 und 4 sind richtig
   - d. 2, 3 und 4 sind richtig

4 Was versteht man unter „gestörter Erholung"?
1. verminderte Erholungswirkung durch externe Umstände bei ansonsten optimalen Voraussetzungen
2. verminderte Erholungswirkung, weil die Person sich selbst zu wenig Zeit dafür nimmt
3. 3. Es kommt nicht zur Erholung, weil die Person selbst sie nicht für notwendig erachtet
   - a. Nur 1 ist richtig
   - b. Nur 2 und 3 sind richtig
   - c. Alle drei sind richtig

Literatur

Allmer H. Erholung und Gesundheit. Göttingen: Hogrefe; 1996.

Brown C, Reimer C. Psychohygiene im Krankenhaus. Gießen: Focusverlag; 1995.

Kaluza G. Gelassen und sicher im Stress. Berlin: Springer; 1996.

Grimley D, Prochaska JO, Velicer WF, Blais LM, diClemente CC. The transtheoretical model of change. In: Brinthaupt TM, Lipka RP (eds.). Changing the self: Philosophies, techniques, and experiences. Albany, NY: State University of New York Press; 1994: 201–227.

Hacker W, Richter P. Psychische Fehlbeanspruchung. Berlin: Springer; 1984.

Hobfoll SE. Stress, culture, and community. The psychology and philosophy of stress. New York: Plenum; 1998.

Kallus KW, Erdmann G. Zur Wechselbeziehung zwischen Ausgangszustand, Belastung und Erholung. In: Wieland-Eckelmann R, Allmer H, Kallus KW, Otto J (Hrsg.). Erholungsforschung. Weinheim: PVU; 1994: 46–67.

Kallus KW, Krauth J. Nichtparametrische Verfahren zum Nachweis emotionaler Reaktionen. In: Debus G, Erdmann G, Kallus KW (Hrsg.). Biopsychologie von Stress und emotionalen Reaktionen. Göttingen: Hogrefe; 1995: 23–43.

Kaluza G. Stressbewältigung. Trainingsmanual zur psychologischen Gesundheitsförderung. 3. Aufl. Berlin: Springer; 2004.

Keller S, Basler H-D. Stufen der Verhaltensänderung für gesunde Ernährung – Probleme und mögliche Lösungen. In: Keller S (Hrsg.). Motivation zur Verhaltensänderung – Das Transtheoretische Modell in Forschung und Praxis. Freiburg: Lambertus; 1999: 159–174.

Kellmann M, Kallus KW. Mood, recovery-stress state, and regeneration. In: Lehmann M, Foster C, Gastmann U, Keizer H, Steinacker JM (eds.). Overload, fatigue, performance incompetence, and regeneration in sport. New York: Plenum; 1999: 101–117.

Lazarus RS, Launier R. Stress-related transactions between person and environment. In: Plutchik R, Lewis M (eds.). Perspectives in international psychology. New York: Plenum; 1978: 287–327.

Meichenbaum D. Intervention bei Stress. Anwendungen und Wirkung des Stressimpfungstrainings. 2. Aufl. Bern: Huber; 2003.

Perrez M, Reicherts M. Stress, coping, and health. A situation-behavior approach. Seattle: Hogrefe & Huber; 1992.

Petermann F, Vaitl D. Entspannungsverfahren – eine Einführung. In: Vaitl D, Petermann F (Hrsg.). Entspannungsverfahren – Das Praxishandbuch. 3. Aufl. Weinheim: Beltz; 2004: 1–17.

Prochaska JO. Systems of Psychotherapy: A transtheoretical analysis. Homewood, IL: Dorsey Press; 1979.

Prochaska JO, diClemente CC. The transtheoretical approach: Crossing the traditional boundaries of therapy. Homewood, IL: Dorsey Press; 1984.

Prochaska JO, diClemente CC, Norcross JC. In search of how people change: Applications to addictive behaviors. American Psychologist 1992; 47: 1102–1114.

Strelau J. Tempermental dimensions as co-determinants of resistance to stress. In: Janisse MP (eds.). Individual differences, stress, and health psychology. New York, NY: Springer; 1988: 146–169.

Selye H. A syndrome produced by diverse nocuous agents. Nature. 1936; 138: 32.

Willig W, Kommerell T (Hrsg.). Psychologie, Sozialmedizin, Rehabilitation. Balingen: Selbstverlag Willig, 2001.

Schmerz

Grundlagen, psychosoziale Bedingungen und Behandlung

12	Physiologische und pathophysiologische Grundlagen von Schmerz	167
13	Soziokulturelle Aspekte und kulturhistorische Grundlagen des Schmerzes	175
14	Psychologische Grundlagen und Schmerzmodelle	187
15	Psychobiologische Mechanismen der Schmerzchronifizierung	201
16	Psychologische Schmerzdiagnostik	213
17	Grundlagen schmerzpsychologischer Behandlungsverfahren	223
18	Behandlung chronischer Rücken- und Kopfschmerzen: Techniken und Verfahren in der Praxis	235

12 Physiologische und pathophysiologische Grundlagen von Schmerz

Till Sprenger, Christian L. Seifert, Thomas R. Tölle

12.1 Begriffsdefinitionen und Grundlagen

Das folgende Kapitel befasst sich mit den Grundlagen der Schmerzverarbeitung bzw. Schmerzwahrnehmung. Die beteiligten Fasersysteme, Areale des zentralen Nervensystems sowie Aktivierungs- und Übertragungsmechanismen werden erläutert. Ferner werden grundlegende Mechanismen der Schmerzchronifizierung und Schmerzhemmung erörtert.

Ziel ist es, durch Erläuterung der psychologischen und biologischen Einflussfaktoren ein Verständnis für die komplexe Sinneswahrnehmung „Schmerz" herzustellen. Dies soll helfen, auch Mechanismen therapeutischer Interventionen, die chronischen Schmerzen entgegenwirken, besser zu verstehen.

Schmerz ist ein adaptiver Vorgang, der Gefahr für den Körper signalisiert und protektive Reaktionen auslöst. Bei chronischen Schmerzzuständen verliert der Schmerz seine Warnfunktion und kann zu einem eigenständigen Krankheitsbild werden. Obwohl Schmerz für lange Zeit ausschließlich als sensorisches Phänomen oder als Epiphänomen einer medizinischen Grunderkrankung betrachtet wurde, hat sich diese Ansicht im Lauf der letzten 40 Jahre verändert. Es wurde erkannt, dass Schmerz eine psychobiologische Erfahrung ist, die sowohl sensorische wie auch emotionale Komponenten beinhaltet. Therapieansätze chronischer Schmerzen können somit nur dann erfolgreich sein, wenn beide Anteile berücksichtigt und in ein umfassendes Therapiekonzept einbezogen werden.

Aufgrund dieser Überlegungen muss man den physiologischen Prozess der Übertragung eines schmerzhaften Reizes von der Peripherie in das Gehirn unterscheiden von der Erfahrung „Schmerz". Schmerz ist multidimensional und wird von psychologischen, sozialen und kulturellen Einflüssen geformt. Die Internationale Gesellschaft zum Studium des Schmerzes (IASP) hat diesem Wandel von einem biomedizinischen zu einem psychobiologischen oder verhaltensmedizinischem Modell Rechnung getragen, indem sie Schmerz als „unangenehme sensorische und emotionale Erfahrung" charakterisiert, die „mit tatsächlicher oder potentieller Gewebeschädigung zusammenhängt oder in den Worten einer solchen Schädigung beschrieben wird" (Merskey u. Bogduk 1994).

Hinsichtlich des multidimensionalen Phänomens Schmerz können die folgenden Komponenten differenziert werden:
- Motorische Schmerzkomponente: Schutzreflex und Schonhaltung
- Vegetative (= autonome) Schmerzkomponente: z. B. Blutdruckanstieg und Schwitzen
- Sensorische Schmerzkomponente: Verarbeitung des schmerzhaften Reizes hinsichtlich Lokalisation, Intensität und Art des Reizes
- Affektive Schmerzkomponente: meist negativ belegte schmerzassoziierte Emotionen
- Kognitive Schmerzkomponente: Bewertung des Schmerzes im Kontext früherer Schmerzerfahrungen.

So spielen psychologische Faktoren für das Schmerzerleben eine ebenso wichtige Rolle wie physiologische Variablen. Auch die strenge Unterscheidung in körperlich und psychisch ist nicht sinnvoll, weil psychologische und somatische Faktoren in der Schmerzentstehung immer interagieren.

Als Nozizeption (nocere = schaden) werden objektiv messbare neuronale Aktivitäten bezeichnet, die für die Aufnahme, Weiterleitung und die zentrale Prozessierung von Schmerzreizen verantwortlich sind (Schmidt et al. 2005). Die Nozizeption läuft auf mehreren Ebenen ab und kann in einen peripheren (peripheres Nervensystem) und einen zentralen Abschnitt (Rückenmark und Gehirn) unterteilt werden. Es darf hierbei nicht vergessen werden, dass Nozizeption prinzipiell auch im Zustand der Bewusstlosigkeit möglich ist, da Impulse aus der Haut z. B. zu vegetativen Reaktionen wie Blutdruckanstieg führen können. Entscheidend für das Schmerzerleben ist jedoch die bewusste Verarbeitung des wachen Menschen mit allen Facetten der persönlichen Lebenserfahrung und Vorerfahrung mit Schmerzen. Das an das Bewusstsein gekoppelte Schmerzerleben ist daher nach landläufiger Meinung eine besondere Eigenschaft des Menschen, während dem Tier lediglich eine Nozizeption zugestanden wird.

12.2 Überblick über Studien- und Forschungsergebnisse

12.2.1 Das periphere nozizeptive System

Nozizeptoren

Primärer Ausgangspunkt der peripheren Schmerzverarbeitung sind freie Nervenendigungen im Gewebe, die Nozizeptoren. Nozizeptoren sind von der Peripherie zum ZNS laufende Nervenzellen (afferente Nervenzellen) und können ein relativ breites Spektrum an Reizen aufnehmen. Ein Nozizeptor ist eine pseudounipolare Nervenzelle, deren Zellkörper im Hinterwurzelganglion liegt. Vom Zellkörper der Nozizeptoren geht ein Fortsatz aus, der sich in zwei Äste teilt: einen langen Dendriten (= freie Nervenendigung mit Leitung von der Peripherie, z. B. der Haut zum Nervenzellkörper) und ein kurzes Axon (Leitung von der Nervenzelle im Hinterwurzelganglion zum Rückenmark und von dort zum Gehirn). Die Nozizeptoren als „Sensoren" des peripheren schmerzverarbeitenden Systems reagieren auf stattgehabte oder drohende Gewebeschädigung. Die meisten Nozizeptoren im peripheren Gewebe sind polymodaler Natur, d. h., sie sind sowohl durch schmerzhafte mechanische Reize (z. B. starker Druck oder Quetschung) als auch schmerzhafte thermische (Temperatur > 43 °C) und chemische Reize aktivierbar. Entsprechend dem Durchmesser ihrer Fortsätze und ihrer spezifischen Empfindlichkeit gegenüber unterschiedlichen Stimuli können die Nozizeptoren in 3 Hauptgruppen unterteilt werden:
1. A-(delta-)mechano-Nozizeptoren sind markhaltige Nozizeptoren, die vorzugsweise durch starke, vor allem spitze Reize aktiviert werden.
2. A-(delta-)polymodale Nozizeptoren reagieren zusätzlich auf Temperaturveränderungen und chemische Reize.
3. C-polymodale Nozizeptoren sind marklos und durch alle drei Reizentitäten (spitze Reize, Hitze und chemische Reize) aktivierbar.

Aktivierte Nozizeptoren generieren ein elektrisches neuronales Signal (Transduktion), aus dem ein fortgeleitetes Aktionspotenzial entsteht, das über dünne Schmerzfasern und via Hinterwurzelganglion zum Hinterhorn des Rückenmarks weitergeleitet und dort über Synapsen zum nachfolgenden Neuron umgeschaltet wird (Transmission). Von diesem Neuron wird die Information dann in das zentrale Nervensystem zur weiteren Verarbeitung übermittelt.

Durch Lokalanästhetika kann die Funktion der Nozizeptoren bzw. afferenten Fasern vorübergehend blockiert werden. In dem anästhesierten Areal können dann nozizeptive Impulse nicht mehr zum zentralen Nervensystem fortgeleitet und somit nicht verspürt bzw. bewusst wahrgenommen werden.

Transduktionsmechanismen

Nozizeptoren können durch eine große Anzahl von Reizen erregt werden. Diese können einerseits durch die mechanische oder thermische Reizung an den Nozizeptor herangetragen werden oder sie entstehen z. B. durch Gewebsbotenstoffe (z. B. Bradykinin, Histamin, Zytokine, Wasserstoffionen), die im Rahmen von Entzündungsreaktionen in der Umgebung des Nozizeptors freigesetzt werden. Durch diese Mechanismen werden die Nozizeptoren aktiviert und sensitiviert, sofern die Konzentration der Gewebsbotenstoffe oder schädigenden Reize eine kritische (Erregungs-)Schwelle überschreitet.

Der Terminus Transduktion beschreibt die Umwandlung eines physikalischen (z. B. starker Druck) oder chemischen Signals (= Gewebsbotenstofffreisetzung) in ein elektrisches Signal (**Abb. 12.1**). Dieser Mechanismus der elektrischen Fortleitung der Information stellt die einzige Möglichkeit dar, eine Verbindung der Peripherie mit dem Zentralnervensystem aufzubauen. Es existieren mehrere Übertragungsmechanismen zur Umwandlung eines nozizeptiven Reizes in ein neuronales elektrisches Signal (Aktionspotenzial). Die Ausschüttung von Botenstoffen in den synaptischen Spalt führt zur Kopplung der Botenstoffe an Rezeptoren auf der nachgeschalteten Nervenzellmembran. Dies löst den Einstrom von Ionen und die neuerliche Generierung eines Aktionspotenzials aus. Alternativ wird durch die Aktivierung eines Rezeptors eine intrazelluläre Maschinerie (Signalkaskade) in Gang gesetzt, die dann ebenfalls über biochemische Zwischenschritte zu einer Aktivitätszunahme der Nervenzelle führt. Hitze, Protonen, Capsaicin und Serotonin öffnen beispielsweise die beschriebenen Ionenkanäle, Bradykinin und Prostaglandine induzieren die genannten Signalkaskaden (Messlinger 2002).

Während die o. g. Gewebsbotenstoffe im gesunden Gewebe eine relativ hohe Konzentration erreichen müssen, um Nozizeptoren zu erregen, reichen unter krankhaften Verhältnissen, z. B. bei Entzündungsprozessen an der Haut im Rahmen eines Sonnenbrandes, bereits geringe Gewebsbotenstoffkonzentrationen zur Nozizeptorerregung aus. Diesen Zustand nennt man *periphere Sensivierung*. Die pe-

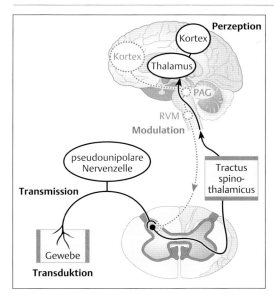

Abb. 12.1 System der Schmerzwahrnehmung (vom Nozizeptor bis zum Großhirn). Schwarz: afferenter (zuführender) Schenkel der Schmerzverarbeitung von der Körperperipherie bis zum Gehirn. Grau gestrichelt: deszendierender (absteigender) Schenkel der Schmerzmodulation, der von der Hirnrinde (Cortex) über Hirnstammkerngebiete (periaquäduktales Grau [= PAG]) und rostroventrale Medulla (= RVM) auf Hinterhornebene projiziert und dort die Weiterleitung von Schmerzimpulsen hemmen kann. Zur weiteren Erklärung der Begriffe Transduktion, Transmission, Perzeption und Modulation s. Text.

riphere Sensitivierung führt damit zur Verstärkung der Schmerzwahrnehmung. Auch normalerweise nicht schmerzhafte Reize können so als schmerzhaft wahrgenommen werden.

Darüber hinaus gibt es einige Nozizeptoren („schlafende Nozizeptoren"), die unter physiologischen (gesunden) Bedingungen nicht durch Schmerzreize erregt werden. Erst pathologische Verhältnisse, wie sie z. B. im Rahmen von Entzündungsprozessen oder Verletzungen im Gewebe entstehen, führen zu einer Aktivierung und damit starken Entladungstätigkeit dieser „schlafenden Nozizeptoren" (Perl 1996).

A-delta- und C-Fasern (Transmission)

Die Weiterleitung des nozizeptiven Signals (Aktionspotenzial) erfolgt über dünn myelinisierte A-delta-Fasern (Dicke 2–5 μm) und nichtmyelinisierte C-Fasern zum Rückenmark. A-delta-Fasern sind mit einer Leitungsgeschwindigkeit von ca. 20 m/s für den schnellen „ersten" Schmerz verantwortlich, während die länger anhaltende, dumpfere „zweite" Schmerz über langsam leitende, dünne C-Fasern mit einer Geschwindigkeit von unter 2 m/s läuft (Treede et al. 1995). Die Unterteilung in eine erste und eine zweite Schmerzkomponente ist in den unterschiedlichen Leitungsgeschwindigkeiten der A-delta- und C-Fasern begründet (Bromm u. Treede 1987).

12.2.2 Zentrale Schmerzverarbeitung

Zentrale Fortleitung von Schmerzimpulsen

Die somatosensorischen Afferenzen aus A-delta- und C-Fasern treten über die Hinterwurzel in das Rückenmark ein. Der Zellkörper dieser primär afferenten Neurone liegt dabei wie bereits erwähnt im Hinterwurzelganglion der Spinalnerven. Jedes dieser Hinterwurzelganglien hat zwei Äste. Der längere Ast erstreckt sich in die Peripherie, der kürzere Ast zum ZNS (vgl. Kap. 12.1.1). Das Hinterhorn des Rückenmarks bildet dabei die Kopplungsstelle zwischen peripherem und zentralem Nervensystem.

Die graue Substanz (= Gebiet im Zentralnervensystem, das überwiegend aus Nervenzellkörpern besteht) im Hinterhorn des Rückenmarks wird in 10 Schichten (Laminae) eingeteilt. Diese werden nach dem Neuroanatom, der sie zuerst beschrieb, als Rexed Laminae bezeichnet (Rexed 1952). Die primären afferenten, schmerzleitenden A-delta- und C-Fasernneurone werden in Lamina I und V–VIII des dorsalen Hinterhorns auf die sekundären (zentralnervösen) Neurone verschaltet. In der oberflächlichen Schicht des Hinterhorns (Lamina I nach Rexed) findet man spezifische nozizeptive Neurone, die synaptische Kontakte ausschließlich mit nozizeptiven Fasern ausbilden. In tieferen Schichten (vor allem Lamina V) liegen vorwiegend multimodale (unspezifische) Neurone, deren Dendritenbäume sich in die Substantia gelatinosa (Lamina II und III) erstrecken, wo afferente Fasern verschiedener Sinnesmodalitäten (z. B. mechanorezeptive und nozizeptive Afferenzen) synaptisch aufgeschaltet sind. Diese Neurone reagieren daher sowohl auf nichtschmerzhafte (z. B. Berührung) als auch auf schmerzhafte Reize. Die Axone dieser Neurone ziehen im Vorderseitenstrang (Tractus spinothalamicus) zum Gehirn.

Subkortikale und kortikale Schmerzverarbeitung (Schmerzperzeption)

Die Axone der aufsteigenden Hinterhornneurone kreuzen im entsprechenden Rückenmarksegment auf die Gegenseite und laufen im Vorderseitenstrang zum Gehirn. Ein Teil der Axone schließt sich im Hirnstamm dem Lemniscus medialis an und zieht mit diesem zum Thalamus, der die Informationen filtert und selektiv an weiterverarbeitende Strukturen des Großhirns weiterleitet. Im Großhirn ist ein komplexes Netzwerk von Hirnarealen an der Schmerzverarbeitung beteiligt (**Abb. 12.2**). Innerhalb dieses Schmerznetzwerks unterscheidet man im Gehirn zwischen einem lateralen und einem medialen Schmerzsystem. Das laterale Schmerzsystem stellt dabei ein neuronales Netzwerk dar, in dem sensorische Schmerzanteile wie der Ort, die Intensität und die Qualität des Schmerzes vermittelt werden. Zum lateralen Schmerzsystem gehören auf der Ebene des Thalamus die lateralen Kerngruppen, die dann zum primären und sekundär-sensorischen Kortex projizieren (SI und SII). SI und SII sind somatotop aufgebaut, d. h., spezifische Regionen des Kortex sind verantwortlich für unterschiedliche Körperregionen. Die Repräsentationen von Hand, Fingern, Gesicht und Lippen sind besonders ausgedehnt.

Die affektive Schmerzkomponente wird im medialen Schmerzsystem verarbeitet. Hierzu gehören die medial gelegenen thalamischen Kerngebiete, der cinguläre Kortex sowie der präfrontale Kortex. In diesen Regionen findet eine Integration von Affekt, Kognition und motorischer Reaktion statt.

Die Inselregion nimmt in dem Konzept eines lateralen (sensorischen) und medialen (emotionalen) Schmerzsystems eine intermediäre Position ein. Sie erhält somatischen und viszeralen afferenten (=zuführenden) Zustrom aus dem lateralen System und projiziert ihrerseits in das limbische System und kann damit zur emotionalen Tönung von Schmerzreizen beitragen (Tölle u. Gündel 2005).

Auch das Kleinhirn und die Basalganglien sind an der Schmerzverarbeitung beteiligt. Die Funktion dieser Hirnregionen ist dabei allerdings bislang nur wenig untersucht worden. Wahrscheinlich sind Kleinhirn und Basalganglien an der Verarbeitung der motorischen Komponente von Schmerzen beteiligt, d. h. an der Initiierung und Ausführung motorischer Reaktionen auf nozizeptive Reize.

Prinzipiell kann eine Schädigung (Läsion) oder gestörte Funktion (Dysfunktion) in jedem Abschnitt des schmerzverarbeitenden Systems von der Peripherie (Nozizeptor) bis zum Kortex zu einer gestörten bzw. sogar aufgehobenen Schmerzwahrnehmung im betroffenen Körperareal führen. Neben dieser „Minussymptomatik" kann jedoch ebenfalls eine „Plussymptomatik" mit Spontanschmerzen und/oder evozierten Schmerzen entstehen. Bei solchen evozierten Schmerzen kann eine normalerweise schmerzlose Berührung dann z. B. starke Brennschmerzen hervorrufen (Allodynie). Die Plussymptomatik entsteht durch eine pathologische „Übererregbarkeit" des schmerzverarbeitenden Systems. An der Entstehung sind die

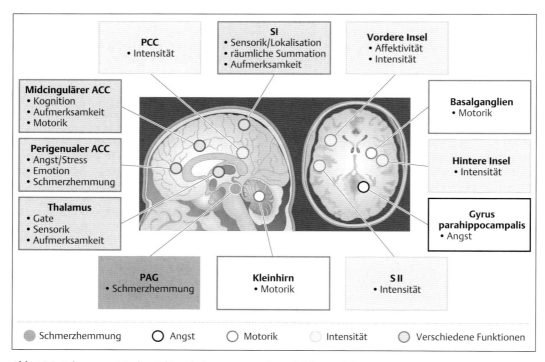

Abb. 12.2 Schmerzmatrix des Gehirns (schmerzprozessierende Hirnareale)

im Folgenden geschilderten Mechanismen der funktionellen und strukturellen Plastizität beteiligt.

12.2.3 Funktionelle und strukturelle Plastizität der Schmerzverarbeitung

Unter neuronaler Plastizität versteht man die Fähigkeit des menschlichen Gehirns, die funktionelle und strukturelle Organisation an veränderte Bedingungen zu adaptieren. Dies ist im Laufe des Alterungsprozesses oder durch auftretende Störungen im Nervensystem nötig. Aber auch bei anderen Funktionen des Gehirns wie z. B. bei Lernvorgängen müssen funktionelle Veränderungen vollzogen werden, die zum Erhalt und der Verarbeitung neuen Wissens beitragen. Die Chronifizierung von Schmerzen beruht in diesem Zusammenhang nach heutiger Ansicht im Wesentlichen auf neuronalen „Lernprozessen". Es gilt als gesichert, dass das Schmerzempfinden nicht auf einem starren Übertragungssystem beruht, sondern ein dynamischer Prozess ist, in den die Auswirkungen früherer Erfahrungen und Erlebnisse einfließen („Schmerzgedächtnis").

Tierexperimentelle Untersuchungen haben gezeigt, dass bereits durch eine kurz dauernde schmerzhafte Reizung eine funktionelle und strukturelle neuronale Plastizität von Neuronen im zentralen Nervensystem ausgelöst werden kann. Die funktionelle Plastizität zeigt sich in einer raschen adaptiven Antwort im Sekunden- bis Minutenbereich und erfolgt unter Rückgriff auf die bereits vorhandenen Botenstoffe, Rezeptoren und Signalkaskaden, d. h. quasi auf die Grundausstattung der Zelle. Ebenfalls sehr frühzeitig nach Setzen einer Schädigung beginnt die strukturelle Plastizität, die im Verlauf von Stunden und Tagen tiefer greifende Veränderungen induziert (Hunt et al. 1987). Diese Vorgänge sind durch Veränderungen beim Umschreiben der DNA von Genen in RNA (transkriptionale Vorgänge) geprägt und führen zu Änderungen der molekularen Ausstattung der Zelle bis hin zum Aussprossen von neuen Nervenzellfortsätzen (Dendriten) (Tölle et al. 1995).

Ab einem gewissen Zeitpunkt führen die Mechanismen der funktionellen und strukturellen Plastizität kooperativ zu der Verstärkung der Signalübertragung. Dies wird als *zentrale Sensitivierung* bezeichnet. Sensitivierungsvorgänge können somit sowohl im peripheren als auch zentralen Nervensystem entstehen. Zu einem späteren Zeitpunkt werden die Phänomene der zentralen Sensitivierung möglicherweise vollständig von strukturellen Veränderungen aufrechterhalten. In der Begrifflichkeit des „Schmerzgedächtnisses" könnte von einem Übergang vom „Kurzzeitgedächtnis" zum „Langzeitgedächtnis" gesprochen werden (Sprenger et al. 2004). Diese funktionellen und strukturellen Veränderungen in Nervenzellen des zentralen Nervensystems sind an der Aufrechterhaltung chronischer Schmerzzustände beteiligt.

Neben der Bedeutung medikamentöser Therapieansätze zur Beeinflussung solcher neuroplastischer Veränderungen dürfen die Möglichkeiten einer physikalischen und psychologischen Therapie für die Auslöschung bereits etablierter pathologischer Entladungsmuster nicht unterschätzt werden. Durch das Angebot physiologischer Entladungsmuster, die sich an spinalen Neuronen z. B. aus der schmerzfreien Durchbewegung einer Extremität im Rahmen der Physiotherapie mit der Aktivierung afferenter Fasern aus Muskeln und Gelenken einstellen, entsteht über das neuerliche Anstoßen der Signalkaskade möglicherweise die Chance zur neuroadaptiven „Rückentwicklung" zu ursprünglichen, physiologischen Verhältnissen. Daraus wird klar, dass die Physiotherapie bei schmerzhaften Erkrankungen immer im nichtschmerzhaften Bewegungsbereich durchgeführt werden sollte, da sonst die Gefahr besteht, neuroplastische Veränderungen aufrechtzuerhalten und zu verstärken.

12.3 Praktische Folgerungen für Rehabilitation und Prävention

12.3.1 Schmerzmodulation (Schmerzhemmung)

Das schmerzhemmende System hat sich evolutionsbiologisch aus der Notwendigkeit entwickelt, bei akuten Traumen, z. B. Schwerstverletzungen wie Extremitätenamputation, die Schmerzwahrnehmung auszuschalten, damit andere für das Überleben wichtigere Wahrnehmungsinhalte aufgenommen werden konnten, z. B. Fluchtwege.

Das periaquäduktale Grau (PAG), ein mit Opioidrezeptoren dicht besetztes Areal im Mittelhirn (Gutstein et al. 1998), stellt eine essenzielle Schaltstelle des Schmerzhemmsystems dar und steht unter Kontrolle von frontalen Großhirngebieten (cingulo-frontaler Kortex) (Valet et al. 2004). Das PAG kontrolliert die absteigende (vom Gehirn zum Rückenmark) Schmerzhemmung über endogene (körpereigene) Opioidpeptide. Ausgehend vom periaquäduktalen Grau finden sich Projektionsbahnen zu Kerngebieten in der Formatio reticularis (einem diffusen Neuronennetzwerk im Hirnstamm), dem Locus coeruleus als Teil der Formatio reticularis, der einen hohen Anteil des ZNS-eigenen Noradrenalins enthält, sowie zu den Raphe-Kernen, die mittellinienah in der Brücke (Pons) lokalisiert sind und einen hohen Anteil des ZNS-eigenen Neurotransmitters Serotonin (5-HT) enthalten. Die über die Aktivierung des Schmerzhemmsystems induzierte Ausschüttung der beiden Botenstoffe Noradrenalin und Serotonin führt über alpha-adrenerge und 5-HT-Rezeptoren zu einer Hemmung der Schmerzafferenzen vor allem auf der Ebene der Hinterhornzellen im Rückenmark.

12.3.2 Praktische Bedeutung der Schmerzhemmung

Der im vorigen Abschnitt erwähnte Mechanismus ist ein theoretischer Ansatzpunkt für den Einsatz serotonerger und noradrenerger Antidepressiva als medikamentöse Therapie bei chronischen Schmerzerkrankungen (z. B. beim neuropathischen Schmerz) (Yoshimura u. Furue 2006), da diese Medikamente die synaptische Wiederaufnahme der Botenstoffe Serotonin und Noradrenalin in die präsynaptische Nervenzelle hemmen und so zu einer Erhöhung der Botenstoffkonzentrationen im synaptischen Spalt führen.

Eine therapeutische Schmerzmodulation bei chronischen Schmerzen ist jedoch nicht nur durch pharmakologische Strategien möglich. Auch durch nichtmedikamentöse Verfahren kann das körpereigene Schmerzmodulationssystem zur Schmerztherapie genutzt werden. Verfahren wie die Akupunktur, Hypnose, aber auch Ablenkungs- und Entspannungsstrategien (z. B. autogenes Training) führen nach heutigem Verständnis zu einer Aktivierung der körpereigenen Schmerzhemmung und somit zu einer biologisch erklärbaren Schmerzhemmung.

Zusammenfassung

Schmerz ist eine komplexe psychobiologische Erfahrung, die sowohl sensorische als auch emotionale Komponenten hat. Daneben können motorische, vegetative und kognitive Komponenten abgegrenzt werden.

Bei Einwirken eines schmerzhaften Reizes wird dieser über Nozizeptoren detektiert und die Information über dünne A-delta bzw. C-Fasern an das Hinterhorn des Rückenmarks weitergeleitet. Dort findet eine Umschaltung auf das 2. sensible Neuron statt. Vom Hinterhorn werden die Impulse dann über den Tractus spinothalamicus zum Thalamus (3. Neuron) und anderen Hirnarealen weitergeleitet. Im Gehirn ist nicht ein einzelnes „Schmerzzentrum" für die Verarbeitung und das Bewusstwerden von Schmerzen verantwortlich, sondern ein komplexes Netzwerk von Hirnarealen vermittelt die Wahrnehmung „Schmerz". Beteiligt sind hierbei neben dem Thalamus unter anderem der primär und sekundär somatosensorische Kortex, die Insel, der anteriore Gyrus cinguli und das Kleinhirn.

Treten Schmerzreize wiederholt auf, so kann dies zu Veränderungen sowohl im Bereich des Nozizeptors (periphere Sensivierung) als auch im zentralen Nervensystem (zentrale Sensivierung) führen. Bei den zentralnervösen Veränderungen spricht man auch von einer funktionellen und strukturellen Plastizität. Während Erstere sehr schnell eintritt und prinzipiell entsprechend kurzfristiger reversibel ist, handelt es sich bei der strukturellen Plastizität um Veränderungen der Grundausstattung der Nervenzellen (z. B. verändertes Ablesen von Genen) und somit um langsamer eintretende, aber auch länger anhaltende Veränderungen.

Neben dem schmerzverarbeitenden System, das der Wahrnehmung von schmerzhaften Reizen dient, verfügt der Körper auch über ein damit verknüpftes, sehr potentes endogenes Schmerzmodulations- bzw. Schmerzhemmsystem, welches die Perzeption von Schmerzen verändern kann. Dies kann dazu führen, dass ein physikalisch identischer Schmerzreiz beim gleichen Individuum kontextabhängig subjektiv unterschiedlich wahrgenommen wird. Auf neuroanatomischer Ebene spielen bei der Schmerzmodulation vor allem der cingulo-frontale Kortex und Hirnstammareale wie das PAG eine wichtige Rolle. Das körpereigene Schmerzhemmsystem kann und sollte im Rahmen der Schmerztherapie ausgenutzt werden und kann z. B. durch Ablenkungsstrategien stimuliert werden.

Diskussions- und Übungsfragen

- Skizzieren Sie die grundlegende Anatomie des schmerzverarbeitenden Systems und diskutieren Sie anhand der Begriffe periphere Sensivierung und zentrale Sensivierung wie eine anhaltende nozizeptive Reizung zu Veränderungen im Nervensystem und möglicherweise chronischen Schmerzen führen kann.
- Diskutieren Sie, durch welche körpereigenen Mechanismen die Schmerzwahrnehmung modifiziert werden kann und wie dies therapeutisch bei Schmerzpatienten genutzt werden kann.

Multiple-Choice-Fragen

1. **Welche Aussage trifft *nicht* zu?**
   a. Nozizeptoren sind „Sensoren" zur Wahrnehmung schmerzhafter Reize.
   b. Man unterscheidet markhaltige von marklosen Nozizeptoren.
   c. Nozizeptoren generieren ein elektrisches neuronales Signal, welches in Richtung Zentralnervensystem fortgeleitet wird.
   d. Botenstoffe spielen in der Schmerzverarbeitung keine Rolle, da es sich um elektrische Signale handelt, die durch die Nozizeptoren fortgeleitet werden.
   e. Im Rahmen von Entzündungsprozessen können Gewebsbotenstoffe wie Histamin am Nozizeptor freigesetzt werden und diesen aktivieren.

2. **Welche Aussage zu den an der Schmerverarbeitung beteiligten Nervenfasern trifft *nicht* zu?**
   a. Schmerzhafte Reize können über A-beta-Fasern vermittelt und wahrgenommen werden.
   b. Schmerzhafte Reize können über A-delta-Fasern vermittelt und wahrgenommen werden.
   c. Schmerzhafte Reize können über C-Fasern vermittelt und wahrgenommen werden.
   d. A-delta-Fasern sind für den „ersten" schnellen Schmerz verantwortlich.
   e. A-delta-Fasern haben einen Durchmesser von ca. 2–5 µm.

3. **Welche Aussage zur Schmerzverarbeitung im zentralen Nervensystem trifft zu?**
   a. Schmerzen werden im Gehirn ausschließlich im somatosensorischen Kortex, dem „Schmerzzentrum" verarbeitet.
   b. Auf Rückenmarksebene ist vor allem die Rexed Lamina X für die Schmerzverarbeitung von Bedeutung.
   c. Die Repräsentationen von Hand, Fingern, Gesicht und Lippen im primär somatosensorischen Kortex sind besonders klein.
   d. Ein Teil der von sensorischen Hinterhornneuronen aufsteigenden und an der Schmerzverarbeitung beteiligten Axone schließt sich dem Lemniscus lateralis an.
   e. Im Gehirn unterscheidet man ein mediales von einem lateralen Schmerzsystem.

4. **Die funktionelle Plastizität des zentralen Nervensystems:**
   a. ist durch Veränderungen im Bereich der Gene gekennzeichnet.
   b. kann zu einer verstärkten Schmerzwahrnehmung führen.
   c. beruht auf einer Sensitivierung der Nozizeptoren.
   d. tritt erst viele Jahre nach einer schmerzhaften Stimulation ein.
   e. ist für die Schmerzverarbeitung ohne Bedeutung, da der schmerzverarbeitende Anteil des Nervensystems ein starres, unveränderbares Netzwerk darstellt.

5. **Welche Aussage zur körpereigenen Schmerzmodulation bzw. Schmerzhemmung trifft zu?**
   a. Opioide spielen keine Rolle, da diese Substanzen nur von exogen als Medikament bzw. Droge (z. B. Morphium) zugeführt werden können.
   b. Die körpereigene Schmerzhemmung wird ausschließlich über GABA-erge Neurone gesteuert.
   c. Bei chronischen Schmerzen ist die Aktivierung der körpereigenen Schmerzhemmung ein Wirkmechanismus nichtmedikamentöser Therapieverfahren (z. B. von Ablenkungsstrategien).
   d. Nach heutigem Kenntnisstand ist das periaquäduktale Grau nicht an der körpereigenen Schmerzmodulation beteiligt.
   e. Der Locus coeruleus enthält den höchsten Anteil des ZNS-eigenen Acetylcholins.

Literatur

Bromm B, Treede RD. Pain related cerebral potentials: late and ultralate components. Int J Neurosci 1987; 33: 15–23.

Gutstein HB, Mansour A, Watson SJ, Akil H, Fields HL. Mu and kappa opioid receptors in periaqueductal gray and rostral ventromedial medulla. Neuroreport 1998; 9: 1777–1781.

Hunt SP, Pini A, Evan G. Induction of c-fos-like protein in spinal cord neurons following sensory stimulation. Nature 1987; 328: 632–634.

Messlinger K. Physiologie und Pathophysiologie der Schmerzentstehung. Manuelle Med 2002; 40: 13–21.

Perl ER. Cutaneous polymodal receptors: characteristics and plasticity. Prog Brain Res 1996; 113: 21–37.

Ploner M, Schnitzler A. Cortic al representation of pain. Nervenarzt 2004; 75: 962–969.

Rexed B. The cytoarchitectonic organization of the spinal cord in the cat. J Comp Neurol 1952; 96: 414–495.

Schmidt RF, Lang F, Thews G. Physiologie des Menschen. Heidelberg: Springer; 2005.

Sprenger T, Berthele A, Tölle TR. Das Schmerzgedächtnis: Der Chronifizierung früh entgegentreten. Der Neurologe und Psychiater 2004; 11: 26–29.

Tölle TR, Gündel H. How physical pain may interact with psychological pain: Evidence for a mutual neurobiological basis of emotions and pain. Narrative, Pain and Suffering. Seattle: IASP Press; 2005: 87–112.

Tölle TR, Schadrack J, Castro-Lopes J, Zieglgänsberger W. Immediate-early genes in nociception. In: Tölle TR, Schadrack J, Zieglgänsberger W (Hrsg.). Immediate-early genes in the central nervous system. Heidelberg: Springer; 1995: 51–77.

Treede RD, Meyer RA, Raja SN, Campbell JN. Evidence for two different heat transduction mechanisms in nociceptive primary afferents innervating monkey skin. J Physiol 1995; 483 (Pt 3): 747–758.

Valet M, Sprenger T, Boecker H, Willoch F, Rummeny E, Conrad B, Erhard P, Tolle TR. Distraction modulates connectivity of the cingulo-frontal cortex and the midbrain during pain – an fMRI analysis. Pain. 2004; 109: 399–408.

Yoshimura M, Furue H. Mechanisms for the anti-nociceptive actions of the descending noradrenergic and serotonergic systems in the spinal cord. J Pharmacol Sci 2006; 101: 107–117.

13 Soziokulturelle Aspekte und kulturhistorische Grundlagen des Schmerzes

H. Christof Müller-Busch

13.1 Einleitung und kulturhistorische Grundlagen

Bei einer phänomenologischen Betrachtung des akuten Schmerzgeschehens lassen sich verschiedene Ebenen erkennen: Schmerz hat in der Form gesteigerten Bewusstseins einerseits Wahrnehmungscharakter, andererseits hat er im Schmerzverhalten (Abwehrbewegungen, Vermeidungsverhalten, Hilfesuche) einen Willensaspekt. Im wesentlichen ist Schmerz jedoch ein Gefühlsprozess, der dadurch zum Ausdruck kommt, dass der subjektiv empfundene Schmerz sich zwar der objektiven Beschreibung entzieht, aber durchaus durch die Erfahrung der mit dem Schmerz verbundenen Veränderungen nachempfunden und gemessen werden kann: verstärktes Fühlen, das sich so sehr an die Körperlichkeit bindet, dass es zu Veränderungen der Atmung, des Kreislaufs, zur Destabilisierung bis zum Schock kommen kann.

Die Komplexität des Phänomens Schmerz kann nur verstanden werden, wenn der Begriff Schmerz nicht nur auf die pathophysiologischen Mechanismen, die durch die Reizung von Nozizeptoren hervorgerufen werden, reduziert wird. Schmerz ist eine besondere Form der Kommunikation, sowohl mit dem eigenen Körper als auch mit dem sozialen Umfeld, in dem sich ein Mensch mit oder durch Schmerzen befindet. Bei einer phänomenologischen Herangehensweise ist es wichtig, 4 Ebenen zu unterscheiden:
1. eine sensorisch-physiologische Ebene
2. die Wahrnehmungsebene
3. die Verhaltensebene und
4. die Ebene der existenziellen Erfahrung

Um das Wesen und vielleicht auch den Sinn des Schmerzes zu verstehen, geht es also darum, nicht nur die verschiedenen Ebenen des Schmerzes zu unterscheiden, sondern diese Ebenen auch zu kultur- bzw. geisteswissenschaftlichen Erkenntnissen in Beziehung zu setzen (**Abb. 13.1**).

In den berühmten „Passions de l'âme" beschrieb Descartes 1646, wie kleine Feuerpartikel als Reize über die Erregung von Sensoren in Schmerzbahnen weitergeleitet werden, um am Ende im Gehirn als schmerzhafte Empfindung wahrgenommen zu werden. Er begründete damit ein weitgehend mechanistisches Schmerzverständnis, das auch in der heutigen Zeit die naturwissenschaftliche Forschung, aber auch die Behandlungsmethoden des Schmerzes wesentlich bestimmt. Mit subtilen Methoden sind in den letzten 150 Jahren große Fortschritte in der Aufklärung nozizeptiver Strukturen sowie zellulärer und molekularer Erregungs- und Regulationsvorgänge gemacht worden. Die moderne Gate-Control-Theorie und das biopsychosoziale Modell des chronischen Schmerzes haben für viele Schmerzphänomene wertvolle Erkenntnisse (z.B. den Phantomschmerz), aber auch individualisierte Behandlungsmethoden, die die physisch-seelisch-

---

chronischer Schmerz als „Bewusstseinsphänomen"

sensorisch-physiologische Ebene:
Nozizeptorschmerz, neuropathischer Schmerz
(Lokalisation, Stimulatoren,
Dauer und Reizbedingungen,
Intensität, Qualität, Rhythmus und Zeitverhalten)

Wahrnehmungsebene:
kognitive und affektiv-emotionale Faktoren
(Schmerz als Gefühl in seiner Beziehung zu anderen
emotionalen Qualitäten, Kontrollüberzeugungen,
Coping, Lernprozesse

Verhaltensebene:
kommunikative Dimension
(Schmerztoleranz, Adaptation, Habituation,
interpersonale Interaktion, Schlaf-Wach-Verhalten)

existenzielle Erfahrung:
spezifische Individualität
(historische und soziokulturelle Aspekte, Familienstruktur, ethnischer bzw. religiöser Hintergrund)

Abb. 13.1 Verstehensebenen des chronischen Schmerzes

geistige Dimension des Menschen berücksichtigen, gebracht. Gerade durch die Forschungsergebnisse der letzten 25 Jahre – vor allem auf dem Gebiet der zerebralen Neuromodulation, neuronaler Lernvorgänge, des „wind up" oder des „cerebral binding" – wurde deutlich, dass Schmerz nicht nur durch Nozizeptorerregung und Erregungsverarbeitung erklärt werden kann. In der individuellen Bewusstseinsmanifestation des Schmerzes kommen kognitive, emotionale und kommunikative Dimensionen zum Ausdruck, die auf eine existenzielle Bedeutung dieses Bewusstseinsphänomens verweisen. Man kann sich ihnen nur nähern, wenn das naturwissenschaftlich orientierte Erklärungsmodell durch eine die historische und kulturelle Entwicklung des Menschen berücksichtigende Methodik erweitert wird.

13.2 Sinndeutungen des Schmerzes

Die Bewertung und Deutung der Schmerzerfahrung hat die Menschen zu allen Zeiten beschäftigt. Dämonisch-magische Vorstellungen über das Eindringen übernatürlicher Kräfte, die den Schmerz auslösen, finden sich in unserem Sprachgebrauch, z. B. im Wort Hexenschuss bzw. in vielen den Schmerz beschreibenden Begriffen wie stechend, bohrend, wahnsinnig etc. Während Homer vom „bellenden Wachhund der Gesundheit" sprach, nannte Demokrit ihn des „Wohlbefindens Verscheucher" und hat damit die negative Qualität des Phänomens hervorgehoben. Für Demokrit, Platon und auch Aristoteles waren Schmerz wie auch andere Empfindungen Eigenschaften der im Herz lokalisierten Seele, wobei Aristoteles den Schmerz ebenso wie die Freude erstmals als Wahrnehmungsphänomen kennzeichnete, ihn aber von den 5 anderen Sinnesqualitäten deutlich abgrenzte. Bei Augustinus bekam Schmerz eine zentrale Bedeutung im kreatürlichen Sein, er nannte ihn „Ausdruck des Lebendigen im Allgemeinen". Thomas von Aquin kann als der Begründer der sicherlich heute noch in vielen Bereichen zu findenden, im Laufe der Geschichte mystifizierten Auffassung einer christlichen Leidensethik und der Sinnhaftigkeit des Schmerzes auf dem Weg zur geistigen Welt angesehen werden (Müller-Busch 1997). Die abendländische Herangehensweise an den Schmerz wurde stark von der christlichen Leidensethik bestimmt. Brodniewicz (1994) hat z. B. darauf hingewiesen, dass sich in den Konzepten der modernen analytischen und verhaltenstherapeutischen Psychotherapie Parallelen zu den Anweisungen Thomas von Aquins zum Umgang mit Affekten finden. In den Ländern des asiatischen Raums beherrsche stärker die regulative bzw. dynamische Funktion des Schmerzes im Rahmen polarer Beziehungen die therapeutische Herangehensweise. Dies manifestiert sich nicht nur in unterschiedlichen nosologischen Kriterien in der Schmerzdiagnostik, sondern auch in andersartigen Herangehensweisen, wobei die große Tradition der Akupunktur wohl das bekannteste Beispiel ist.

Die Grundlagen für die modernen, physiologisch und psychologisch orientierten Schmerztheorien, die eine somatische und psychische Ebene unterscheiden, wurden im 17. Jahrhundert vor allem von Descartes (1596–1650) und Spinoza (1632–1677) sowie den englischen Empirikern, besonders Locke (1632–1704), Berkeley (1685–1753) und Hume (1711–1776) gebildet. Die von Locke in der Auseinandersetzung mit Descartes entwickelte Assoziationstheorie, nach der alle Tätigkeiten der Seele durch besondere Reflexionen wahrgenommen werden können, hat die wissenschaftliche Behandlung des Themas „Schmerz" ebenso bestimmt wie Descartes' und Spinozas mechanistische Affektenlehre. Descartes' Trennung von erkennendem Subjekt und beobachtetem Objekt hat eine neue Epoche wissenschaftlicher Erkenntnisbemühungen eingeleitet, die durch ein rational-analytisches Herangehen an das Problem der Schmerzempfindung gekennzeichnet ist. Die meisten Einzelaussagen Descartes' zum Schmerz konnten nicht durch empirische Untersuchungen bestätigt werden. Gleichwohl hat der „cartesianische Dualismus" – d. h. die methodische Trennung des Leibes, der Körperwelt („res extensio") von Seele und Bewusstsein („res cogitans"), die im mit einer Maschine verglichenen menschlichen Organismus in komplexer Wechselwirkung zueinander stehen – für die Vorstellung von Schmerz als Alarmsignal für körperliche oder seelische Fehlfunktionen die entscheidende theoretische Grundlage gebildet. Die mechanistische Trennung von physischem Schmerz und psychischem Leiden in der Folge von Descartes hat zwar das Verständnis über die positive funktionelle Bedeutung des Schmerzes für pathologische körperliche Vorgänge erleichtert. Sie führte aber auch zur Auffassung von Schmerz als Ausdruck einer individuellen körperlichen – und reparaturbedürftigen – Funktionsstörung, welche die Einstellung und Herangehensweise an den Schmerz weitgehend bestimmt hat (Toellner 1971). Illich (1981) und andere haben darauf hingewiesen, dass die modernen iatrotechnischen, pharmakochemischen und psychotherapeutischen Möglichkeiten zu einer eher passiven Einstellung des zivilisierten Menschen gegenüber dem Schmerz geführt haben, sodass die Menschen zunehmend verlernt haben, mit Schmerzen als existenzieller Erfahrung und bewusstseinsmäßigem Bestandteil des Lebens umzugehen.

Neben Lernprozessen, der unterschiedlichen kulturellen Sozialisation, familiären Determinanten und frühen Schmerzerfahrungen im Umgang mit Schmerz spielen sicherlich auch religiöse Paradigmen eine Rolle, durch die die individuelle Schmerzerfahrung bewertet und gedeutet wird. Sowohl in der christlichen als auch in der jüdischen Glaubenslehre gelten Schmerz und Leid als Folge des Sündenfalls. So finden wir heute noch häufig die Auffassung, dass Schmerz als Strafe empfunden wird. Im Islam ist die Haltung zum Schmerz viel stärker von der Vorstellung bestimmt, dass dieser als schicksalhafte Erfahrung im Vertrauen auf die Gnade Allahs in Geduld und Ausdauer angenommen werden kann. In der buddhistischen Weltanschauung bekommt die 4-fache Wahrheit des Schmerzes, die in der Meditation erkannt werden kann, einen Schulungscharakter auf dem Weg zu Erlösung und Erleuchtung. In der chinesisch-konfuzianischen Tradition wird Schmerz dem Leben zugehörig als Störung energetischer Prozesse angesehen. Der Mensch steht im Zentrum einer kosmischen Ordnung, Schmerz ist weniger göttliches Schicksal, sondern Wesensmerkmal einer sich in polaren Beziehungen regulierenden Existenz.

13.3   Schmerz und Sprache

Das Sprechen über den Schmerz bedeutet, sich über individuelle Erfahrungen, aber auch über ein in besonderem Maße kulturbestimmtes Konstrukt zu verständigen Das heißt, wir müssen uns semantisch, eventuell sogar semiotisch darüber einigen, was wir unter Schmerz verstehen. Da Schmerz in einem hohen Maße eine subjektive Erfahrung ist, über das nur derjenige reden kann, der diese Erfahrung auch hatte, ist die Verständigung darüber immer wieder von den durch Erziehung, Vorerfahrungen, Familie und kulturellem Hintergrund bestimmten Ausdrucksmöglichkeiten abhängig. Es ist ein Unterschied, ob z. B. ein naturwissenschaftlich orientierter Physiologe, ein Philosoph, ein Musiker, ein katholischer Theologe, ein tibetischer Mönch, ein Künstler, ein türkischer Mitbewohner, eine seit Jahren unter chronischen Beschwerden leidende Witwe oder ein kleiner Junge über Schmerzen sprechen. Bei der Benutzung des Wortes Schmerz handelt es sich nach Sternbach und Degenaar um einen linguistischen Parallelismus, mit dem Phänomene beschrieben werden, die auch unterschiedliche präwissenschaftlichen Perspektiven einbeziehen (Degenaar 1979).

Die Definition des Schmerzes der International Association of Pain (IASP) stützt sich in einem hohen Maße auf die Annahme einer direkten Verbindung bzw. Übereinstimmung zwischen der Erlebensdimension des Schmerzes und der Fähigkeit zu verbaler Schmerzexpressivität. Der Psychiater Merskey (1991) wies in diesem Zusammenhang darauf hin, dass jedes Individuum den Gebrauch und die Bedeutung des Wortes Schmerz durch eigene in frühen Lebensperioden gemachte Verletzungen und Erfahrungen erlernt hat und versteht. Auch wenn wir neben den verbalen auch averbale Formen der Schmerzmanifestation unterscheiden können, weist die Anzahl der verbalen Möglichkeiten, Schmerz bzw. die Qualitäten des Schmerzes zum Ausdruck zu bringen, große kulturelle Unterschiede auf. So umfasst das Repertoire der Schmerzsprache in den indoeuropäischen Kulturen nach einer Untersuchung von Lehrt (1983) mehrere Tausend Wörter, während es nach Bagchi (1987) im Hebräischen, Arabischen, in einigen afrikanischen Sprachen, im Japanischen, Koreanischen und Chinesischen nur ganz wenige Verben gibt, um Schmerz auszudrücken. Bei einigen afrikanischen Volksstämmen gibt es nach Schiefenhövel (1980) für Schmerz sogar gar keinen Begriff, während bei den Eipos Neuguineas im selben Wort, das Schmerz kennzeichnet, auch Möglichkeiten der Linderung enthalten sind. So bedeutet z. B. „foana" nicht nur heller Schmerz, sondern auch „Blasen" oder „Bestreichen". Im Chinesischen kann das für Schmerz häufig gebräuchliche Wort „teng" lediglich durch mäßig oder stark ergänzt werden. Ots (1987) sieht einen Zusammenhang zwischen den geringen linguistischen Ausdrucksmöglichkeiten für Schmerzen im Gegensatz zu anderen Beschwerden und der in China – z. B. im Vergleich zu Blähungen, Fülle, Druck und Schwindel – sehr viel seltener geäußerten Beschwerde Schmerz.

13.4   Kommunikation über Schmerzen

In kaum einem Bereich der Medizin spielt die verbale Kommunikation eine so fundamentale Rolle wie in der Algesiologie. Das gilt in besonderem Maße für die Diagnostik, Bewertung und adäquate Behandlungsweise des chronischen Schmerzes. Fehlinterpretationen von Körpersignalen – d. h. Störungen der intrapersonalen Kommunikation, aber auch Störungen der interpersonalen Kommunikation – spielen für den Prozess der Schmerzchronifizierung eine wichtige Rolle. Die „Sprache" des Schmerzes als Teil der subjektiven Realität des eigenen Körpers wird nicht oder nicht richtig verstanden, weder in seiner Bedeutung für den eigenen Körper noch als Leiden im sozialen Kontext. Wenn z. B. ein kurdischer Patient erklärt „Mein Körper ist ein Wüstensturm", um

Unwohlsein und Bauchschmerzen zu beschreiben, so wird offensichtlich, dass wir seine Erfahrungen nicht einmal annäherungsweise nachvollziehen können, obwohl z. B. in seinem Heimatdorf jeder versteht, was er meint. Sowohl bei akuten als auch bei chronischen Schmerzen scheint die Fähigkeit zur verbalen Expressivität ein wichtiger Prädiktor für die Prognose einer differenzierten bzw. spezifischen Therapie zu sein. Allerdings finden wir trotz der vielen Möglichkeiten, Schmerzen zu beschreiben, häufig eine deutlich verminderte Fähigkeit, das Schmerzerleben sprachlich zu vermitteln. Gerade die bei Patienten mit chronischen Schmerzen häufig zu findende Alexithymie ist ja ein Hinweis dafür, wie stark diese Menschen in ihrer schmerzbestimmten Kommunikationsfähigkeit eingeschränkt sind und wie unverstanden sie sich fühlen. „Chronische Schmerzen stellen einen radikalen Angriff auf die Sprache und die zwischenmenschliche Kommunikation dar. Es gibt einfach nichts mehr zu sagen." (Morris 1994)

Viktor v. Weizsäcker (1950) weist darauf hin, dass in der Begegnung mit schmerzkranken Menschen immer auch die eigenen schmerzhaften Selbsterfahrungen bzw. das eigene pathische Verständnis einbezogen ist. Im „therapeutischen Gestaltkreis" sind wir in einer dialektischen Interaktion nicht nur Objekt eines hilfesuchenden Subjekts, sondern, indem wir agieren und reagieren, auch Subjekt, wobei die Art und Weise unserer Wahrnehmung, die unsere diagnostische und therapeutische Orientierung bestimmt, immer auch von den paradigmatischen Voraussetzungen beeinflusst wird, mit denen uns selbst das Phänomen Schmerz zum Problem geworden ist (Kuhn 1973).

13.5 Schmerz als Kommunikationsphänomen

Die Schlussfolgerung Bunges und Ardillas (1990), „das Erlebnis Schmerz sprachlich nicht mehr zu definieren, da nur das Haben des Bewusstseinsinhaltes selbst eine umfassende Bestimmung erlaubt", ist sicherlich zu verkürzt, auch wenn damit als wichtiger Aspekt zum Ausdruck gebracht wird, dass das Verstehen und die Verständigung über den Schmerz nur reduktionistisch durch Beschränkung auf seine einzelnen Komponenten bestimmt werden. Die über die sprachliche Ebene hinauswirkende kommunikative Bedeutung des Phänomens Schmerz findet in den letzten Jahren zunehmend Beachtung. Schmerz ist in einem hohen Maße ein kommunikatives Phänomen – sowohl zum eigenen Körper als auch zur Umwelt. Er kann, muss sich aber nicht im Bewusstsein manifestieren. Die Pädiater Anand und Craig plädierten deshalb in einem 1996 erschienenen Editorial der Zeitschrift *Pain* für eine Neudefinition des Begriffes Schmerz, der sowohl seine funktionelle als auch die kommunikative Bedeutung stärker berücksichtigt. Schmerz kann als adaptative ontogenetische Reaktionsform lebender Organismen angesehen werden, die ihre Empfindungsfähigkeit nach einer Verletzung von Gewebestrukturen anzeigt. Die Bedeutung des Schmerzes manifestiert sich auf unterschiedlichen Entwicklungsstufen durch spezifische kommunikative Signale. Die Manifestation von Schmerz in frühen Entwicklungsstufen offenbart vor allem seine mögliche biologische Funktion. Es lässt sich im Laufe der menschlichen Entwicklung – also dann, wenn sich Schmerz nicht nur als Abwehr- oder Fluchtreflex manifestiert, sondern eine Bewusstseinsqualität erhält – die besonders beim chronischen Schmerz deutlich werdende existenzielle Dimension nur erfassen, wenn wir nicht nur die Erlebens- und Signalqualität dieses Phänomens zu erkennen versuchen, sondern auch den Bedeutungshorizont des Schmerzes für das Leben des Patienten verstehen lernen.

13.6 Bedeutungsaspekte des Schmerzes

Wenn wir von Schmerz sprechen, kommen immer auch Bedeutungszusammenhänge zum Ausdruck, die auf kulturell unterschiedliche etymologische Bezüge verweisen, mit denen das Wort „Schmerz" in den verschiedensten Lebenszusammenhängen gebraucht wird. Der Bedeutungswandel, den das Wort Schmerz durchgemacht hat, wird besonders offensichtlich, wenn der Begriff Schmerz als Synonym in der Begegnung unterschiedlicher Fachgebiete z. B. im Rahmen gemeinsamer neurophysiologischer, philosophischer, psychologisch-literarischer oder religiös-theologischer Diskussionen gebraucht wird. Schon in Sätzen wie „Ich habe Schmerzen" oder „Ich empfinde Schmerzen über etwas" kommen ganz unterschiedliche Bedeutungen des Wortes Schmerz zum Ausdruck. Der Theologe Niemann (1993) hat darauf hingewiesen, dass es in der deutschen Sprache wohl kaum ein Synonym gibt, das die Zusammenhänge von körperlicher Empfindung, begleitenden Affekten, individuellen Vorstellungen und Fantasien sowie sozialen Konflikten so selbstverständlich voraussetzt wie der Begriff Schmerz. Mit Schmerz wird ein Phänomen bezeichnet, das in seiner individuellen und existenziellen Bewusstseins- und Bedeutungsdimension letztlich genauso wenig kommunizierbar ist wie Freude, Glück, Lust,

Schönheit und Wohlbefinden und nur in Analogie zu eigener sinnlicher Erfahrung verstanden werden kann (Janzen 1968).

Die Wurzel des neuhochdeutschen Wortes Schmerz geht zurück auf das lateinische *mordere* (beißen) und das griechische *smerdnos*, das am ehesten mit grässlich zu übersetzen ist. Das indogermanische *smerd* (reiben) wandelte sich im mittelhochdeutschen Sprachgebrauch in den *smerze*. und findet im Englischen eine Entsprechung in dem Wort smart, das auch scharf und beißend bedeutet. Janzen wies darauf hin, dass erst ab dem 16. Jahrhundert das Wort *schmertz* in der Schriftsprache verwendet wurde, während zuvor noch Begriffe wie *not* oder *seer* üblich waren, wobei sich allerdings auch heute noch in einigen nördlichen Landstrichen Deutschlands im Plattdeutschen Begriffe wie *Liefsehr* (Bauchschmerzen) und *Koppsehr* (Kopfschmerzen) gehalten haben. Während sich das Wort Schmerz vor allem im Norden Deutschlands und Mitteldeutschland durchsetzte, wurden in Bayern, Württemberg und Österreich lange Zeit die Wörter Pein und Weh zur Kennzeichnung körperlicher Schmerzen verwendet. Das englische *pain* geht wie Pein zurück auf das griechische *ponos* (Last, Buße) und das lateinische *poena* (Strafe), das althochdeutsche *pina* wurde im mittelhochdeutschen *pine* und häufig mit Bestrafung für irdische Sünden in Beziehung gesetzt (Leiss 1983). Das auch im deutschen gebräuchliche Weh, verwandt mit *wei* und *au* (neuhochdeutsch *auweh*) gilt als onomapoetische Urschöpfung, um schmerzhafte Empfindungen zum Ausdruck zu bringen. Unser deutsches weh ist verwandt mit dem Im Sanskrit verwendeten *Wedana*. Janzen hält es für möglich, dass aus solchen unbestimmten Natur- oder Empfindungslauten im Laufe der Sprachentwicklung Verben und Wörter gebildet wurden wie Ächzen oder Wehen (**Abb. 13.2**).

Auch das Wort Leiden hat unterschiedliche etymologische Bezüge, so einerseits *leit* (das Schändliche, Widerwärtige) und *liden* (Fahren, Leiten). So sprechen wir ja auch immer von mitleiden, aber nie von mitschmerzen.

Während bei uns Schmerz häufig im Zusammenhang mit Strafe, Last, Verletzung gesehen wird – häufig finden sich in den Schmerzäußerungen moralische Wertungen, z. B. verdiente, unverdiente Schmerzen, leichte, furchtbare, unerträgliche, schlimme Schmerzen –, verweist das ebenfalls im Sanskrit gebräuchliche *Kasta* auf das Wort *castigar* (züchtigen). Das in der französischen Sprache verwendete Wort *douleur* oder *dolor* im Spanischen und Italienischen bzw. das im Portugiesischen gebräuchliche *dor* geht zurück auf das lateinische *dolor*, mit dem neben Schmerz auch Reue, Betrübnis und Trauer zum Ausdruck gebracht wurde, das aber ursprünglich mehr Zerreißen und Behauen bedeutet haben soll (Kluge 1975). Das im Persischen für Schmerz gebräuchliche *Dard* bedeutet Gift und Gegengift gleichzeitig. Es ist neben Liebe und Tod eines der bedeutsamsten und in vielfältigen Bedeutungszusammenhängen verwendete Wort, das auf Qualen des Körpers, der Seele, des Herzens und des Geistes verweist. Im Russischen wird zwischen Schmerz und Kranksein nicht getrennt: das Wort *bolet* wird gleichzeitig für „Ich habe Kopfschmerzen" und „mein Kopf ist krank" verwendet, während im Deutschen kaum jemand sagen würde „mein Kopf ist krank", wenn er Kopfschmerzen hat (Müller-Busch 2007).

Sicherlich kommen in verbalen Schmerzäußerungen in einer besonderen Weise sensorisch-kognitive, affektive und evaluative Komponenten zum Ausdruck, die auf kulturelle Determinanten verweisen. Sowohl die primären als auch sekundären bzw. sensorisch-kognitiven und affektiv-evaluativen Schmerzbegriffe enthalten eine Vielzahl von ätiologischen Vorstellungen und emotionalen Inhalten. Wie ist es aber mit anderen Reaktionen vokaler und nonvokaler Art und besonders den sozialen und funktionalen Schmerzantworten, die die Verhaltensebene berühren?

13.7 Kulturelle Unterschiede in Schmerzgestik und Schmerzverhalten

Der Schrei scheint die ursprünglichste und natürlichste vokale Form zu sein, um Schmerzen auszudrücken. Schreien ist aber nicht nur eine Reaktion auf Schmerz, sondern auch bei drohender Gefahr und auch bei Lust oder als Erleichterung nach intensivem emotionalem Stress. Schreien ist wie Sprache eine Äußerung der Seele. Wir kennen das Schreien der Kinder, das Schreien der Gebärenden und den

---

Schmerz - Leid - Weh - Pein - Qual
(etymologische Beziehungen)

mordere - smerdnos - smart - smerze - ser
ponos - poena - pena
pina - pine - peine - pain - pien
algos - algema - algesis
leit - liden - leiden - irlidan
dolor - douleur - dolorous - doi - doll
kasta - castigar - dard - wedana - wehtag - weh

Abb. 13.2 Etymologische Wurzeln der Wörter Schmerz, Qual und Pein

Lebensschrei des Neugeborenen, das Schreien der Gefolterten, den Schmerzensschrei beim Verlust geliebter Menschen, den Entsetzensschrei, aber natürlich auch den Glücks- und Siegesschrei. Lautäußerungen auf Schmerzreize sind in den verschiedenen Sprachen unterschiedlich und mit einfachen vokalischen Phonationen und immer mit Ausatmung verbunden: au, aie, ow, oy, uuh, ii. Im Schmerz impliziert das Schreien eigentlich immer einen Hilferuf, der allerdings in verschiedenen Kulturen unterschiedlich verstanden und gedeutet wird bzw. unterschiedliche Umgangsweisen mit Schmerzen signalisiert. Aber auch das Schreien – ebenso wie übrigens auch die Mimik auf Schmerzreize – scheint kulturell unterschiedlich determiniert zu sein. So berichtete z. B. Fordyce (1982), dass die Reaktion von Eskimos auf extrem schmerzhafte Traumen wie das Abreißen eines Armes eine eher an Lachen erinnernde Äußerung sei. Und auch bei den Initiationsriten, die z. B. Schievenhövel (1980) in seinen Beobachtungen bei den Eipos Neuguineas beschrieb, ist das Schreien geradezu verpönt. Die Mimik bei Initiationsriten ist häufiger von Stolz geprägt als von Schmerz – zumindest ab einer bestimmten Entwicklungsstufe, auf der dem Schmerz bewusst begegnet werden kann. Ein weiteres Beispiel ist auch die bei einigen primitiven Volksstämmen beobachtete rituelle Couvade, bei der werdende Väter die Beschwernisse einer Schwangerschaft bis zu den Geburtsschmerzen der Gebärenden imitieren bzw. „übernehmen", und auch nach den Anstrengungen der Geburt das Wochenbett hüten, damit die Frau bis zuletzt arbeiten und auch unmittelbar nach der Geburt schon bald wieder ihrer gewöhnlichen Tätigkeit nachgehen kann.

Schreien scheint nicht die primäre Reaktion auf Schmerz zu sein, sondern eher der Versuch, andere darauf aufmerksam zu machen. Analysieren wir einmal phänomenologisch unsere eigenen Reaktionen bei akuten Schmerzen, z. B. bei einer Schnittverletzung, so ist der Moment des Empfindens – die Schrecksekunde – allerdings nicht von Schrei und der damit verbundenen Ausatmung begleitet, sondern es ist mehr ein ersticktes Innehalten, ein Luftanhalten und Verstummen, ein Insichzusammenziehen, eine Stille, die erst dann, wenn wir uns der dimensionellen Bedeutung einer Verletzung bewusst werden, vom Schrei abgelöst wird. Ist also Schweigen zunächst die natürliche Sprache der Schmerzempfindung?

Schreien nach Hilfe – weshalb auch immer – wird im Laufe der menschlichen Entwicklung häufig genug nicht verstanden oder zumindest nicht gehört. So ist es auch nicht verwunderlich, dass Sprachlosigkeit bzw. resignatives Schweigen bei Patienten mit chronischen Schmerzen eine häufig zu findende Begleiterscheinung ist. Die Unzulänglichkeit der Sprache angesichts des andauernden Leidens bzw. die Erfahrung, nicht verstanden zu werden, führt nicht nur zu Frustration und Entfremdung, sondern auch dazu, sich in eine defensive Isolation zurückzuziehen.

13.8 Kulturelle Unterschiede im Umgang mit Schmerzen

Die Auffassung von der Bedeutung des Schmerzes als Strafe bzw. als Läuterungskraft beeinflusst in vielen Kulturkreisen das Verhalten gegenüber Ärzten – es führt natürlich auch dazu, dass man sich heimlich durch Volksmedizin oder magische Kräfte Erleichterung sucht. So vertrauen z. B. in Mexiko und anderen Ländern Lateinamerikas die Patienten zunächst auf die Volksmedizin, ehe sie im medizinischen System Hilfe suchen, während bei uns die Hinwendung zur alternativen oder Volksmedizin dann erfolgt, wenn Ärzte nicht ausreichend helfen können (Müller-Busch 1996). Ein bekanntes Beispiel ist das Besprechen der postzosterischen Neuralgie. Zu erwähnen ist in diesem Zusammenhang natürlich auch, dass die Schmerzkommunikation zwischen Ärzten und Patienten ebenfalls kulturspezifisch geprägt ist. Das häufig zu beobachtende Abwehrverhalten gegenüber Patienten mit chronischen Schmerzen – besonders wenn zwischen Arzt und Patient nur eine geringe Normkongruenz vorhanden ist – führt nicht nur zur Flucht in die Volksmedizin, es offenbart auch die Schwierigkeiten der Medizin, mit einem so allgemeinen und doch immer auch ganz besonders individuellen Phänomen umzugehen. Das führt dann sogar angesichts der Dramatik und Theatralik in der Schmerzdarstellung von Patienten aus dem Mittelmeerraum zur Einführung neuer spezifischer Schmerzdiagnosen, die dem gegenseitigen Verständnis wenig dienen, aber die eigenen Grenzen und Hilflosigkeit deutlich werden lassen, z. B. anatolischer Kopfschmerz, Mamamia-Syndrom, Morbus Bosporus und Türkenbauch. Illing (1997) hat dies xenophobische Reaktionsbereitschaft genannt, weil wir es nicht gelernt haben „ohne Angst verschieden zu sein" (Adorno 1951). Eine der wenigen Untersuchungen zu krosskulturellen Unterschieden im Schmerzverhalten stammt von Scholz et al. (1997), die japanische und deutsche Frauen mit rheumatoider Arthritis mit Schmerztagebüchern befragten und dabei fanden, dass die Bereitschaft, Medikamente einzunehmen, bei japanischen Frauen deutlich größer ist als bei deutschen Frauen, während Letztere eher psychologische Behandlungsformen bevorzugten.

13.9 Kulturelle Unterschiede der Schmerzverarbeitung

Bei einer soziokulturellen Betrachtung des Phänomens Schmerz müssen wir deutlich zwischen Nozizeption und Schmerz unterscheiden, wobei auch die Reaktion auf Nozizeptorenreizung von häufig unbewussten Beurteilungsdeterminanten bestimmt zu werden scheint, die von zahlreichen individuellen, situativen, aber auch kulturellen Einflüssen abhängig ist (**Abb. 13.3**). Die Schwelle, wann z. B. ein Hitzereiz mit variabler Wirkdauer und Temperatur als warm, unangenehm oder schmerzhaft empfunden wird, hängt entscheidend davon ab, welche Vorerfahrungen Testpersonen haben. Gerade diese Vorerfahrungen sind immer auch durch die kulturelle Sozialisation bestimmt, aber auch dadurch, wie wir uns semantisch über das Bewusstseinsphänomen Schmerz verständigt haben. Während z. B. bei Menschen ohne große Vorerfahrung (z. B. Kleinkinder) Temperaturreize ab einer bestimmten Höhe und Wirkdauer zu einem relativ konstanten Abwehrverhalten führen, können bei der Pyrovasie (also dem in einem suggestiv erzeugten Trancezustand über glühende Holzkohle mit nackten Fußsohlen erfolgenden Feuerlauf) durchaus Temperaturen bis zu 500 °C toleriert werden, ohne dass Schmerzempfindungen auftreten. Die Berührungszeiten müssen allerdings unter 400 msec liegen (Larbig 1989). Dennoch kann man davon ausgehen, dass die Schmerzschwelle – beim Erreichen einer bestimmten Reizintensität, bei der es zu einer Abwehr- oder Fluchtreaktion kommt – bei Angehörigen verschiedener ethnischer Gruppen zunächst keine großen Unterschiede aufweist, während die Toleranz bei Patienten verschiedener ethnischer Zugehörigkeit durchaus zu differieren scheint, wie schon die klassischen Übersichten von Wolff und Langley zeigten (Wolff u, Langley 1968, Brodniewicz 1994). Für viele Beobachtungen und Untersuchungen bei den Feuerläufern und Fakiren, aber auch anderen Ethnien gilt, dass die erhöhte Schmerztoleranz durch selbst induzierte Trancezustände bzw. Selbstkontrollübungen erreicht wird, durch die die Schmerztoleranz gesteigert wird. So werden gerade in fernöstlichen und afrikanischen Kulturen schon in früher Kindheit bzw. Jugend systematisch meditative, suggestive und magisch-schamanische Techniken geübt, um eine Desensibilisierung bzw. Relativierung vom Schmerz zu ermöglichen. Außerdem soll durch eine verbesserte Schmerztoleranz nicht nur eine erfolgreiche Schmerzbewältigung ermöglicht, sondern auch eine gegenüber schmerzhaften Verletzungen größere Immunität entwickelt werden. Ein Beispiel sind die Berichte von Eliade (1975) über tibetische Mönche, die in tiefer Meditation lange Zeit nackt im Schnee des Himalajas verbringen, ohne Schmerzen zu empfinden bzw. Erfrierungen davonzutragen. Auch Sherpas zeigen eine viel größere Kältetoleranz als viele der westlichen Bergtouristen im Himalaja, was sicherlich auch ein Ergebnis der mit der fernöstlichen meditativen Tradition verbundenen erhöhten Kältetoleranz ist (Pugh 1963).

Nach Schiefenhövel (1989) gilt bei den kulturvergleichenden Studien der Schmerzforschung als gesichert, dass Menschen, die aus größeren Familien stammen und die schon in der Kindheit bzw. Jugend mit Schmerzen bei sich bzw. bei anderen konfrontiert wurden, die größte Schmerztoleranz aufweisen.

Wichtiger als Schmerzschwelle und -toleranz ist allerdings – das gilt gerade für den chronischen Schmerz –, ob, wie und warum unterschiedliche Sozialisationen auch zu unterschiedlichen Verhaltensweisen führen. Chronisch bedeutet nicht nur im Zusammenhang mit Schmerz und bei anderen Erkrankungen lang andauernd, sondern auch in einem hohen Maße lebensbestimmend. Warum zeigten z. B. die jüdischen Patienten in den berühmten Untersuchungen Zborowskis aus dem Jahr 1952 das stärkste Deutungsbedürfnis, die italienischen Patienten ein besonders demonstratives und auf Hilfe hin orientiertes Schmerzverhalten und die alten Amerikaner und Iren die größte Schmerzindolenz bzw. das stärkste Durchhaltebemühen, indem sie viel stärker als die anderen versuchten, gegenüber dem Schmerz „hart" zu bleiben und auf schmerzlindernde Hilfe zu verzichten? Auch bei den Chinesen wird das offene Zeigen von Schmerz gemäß der philosophischen Tradition wenig akzeptiert und gilt als Zeichen geringer Geduld. Bei Italienern sind öffent-

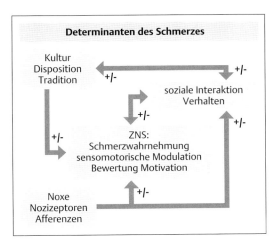

Abb. 13.3 Physiologische, psychologische und kulturelle Determinanten des Schmerzes

liches Weinen, Schluchzen, Jammern und Schreien durchaus gesellschaftlich akzeptierte Verhaltensweisen, um körperlichen und seelischen Schmerz zum Ausdruck zu bringen, während bei nordischen Menschen die stumme Form des Ertragens eine höhere soziale Anerkennung hat. Allerdings findet sich besonders in dörflichen Regionen des Mittelmeerraumes – obwohl in den Großstädten Italiens der Schmerzmittelkonsum im Vergleich zu anderen Ländern besonders hoch ist – häufig ein eher zurückhaltendes und oft mit Angst verbundenes Hilfesucheverhalten – vielleicht unter der Vorstellung, dass die im Schmerz zum Ausdruck kommende Bestrafung durch Medikamenteneinnahme nicht abbüßbar sei (Wolf u. Langley 1968). Die kulturell prägende Bedeutungstradition spiegelt sich häufig schon in ganz unterschiedlichen frühkindlichen Lernerfahrungen, die vom lockeren Umgang mit Schmerzmitteln („Schmerz verzaubern mit Aspirin") über das sanfte „Schmerzen wegblasen" bis zur distanzierenden Konfrontation („Ein Indianer kennt keinen Schmerz") auch bei uns lebendig sind.

13.10 Ursachen der modernen Schmerzepidemie

Die Zunahme schmerzhafter Befindlichkeitsstörungen unter den Bedingungen der „medizinisch-technischen Zivilisation" (Illich 1981) hat die Frage nach dem anthropologischen Modell und den paradigmatischen Grundlagen therapeutischen Handelns neu aufgeworfen. Inzwischen ist zumindest für den chronischen Schmerz das von Engel 1980 dargestellte biopsychosoziale Krankheitsmodell gültig. Damit ist die Bedeutung sozialer und kultureller Determinanten für das Schmerzerleben weitgehend anerkannt. Trotzdem sind wir noch lange nicht so weit, die sozialen Faktoren, die zumindest das Schmerzverhalten in einem hohen Maße mitbestimmen, in der Diagnostik und Therapie unserer Schmerzpatienten ausreichend zu berücksichtigen. Wir haben es nicht gelernt, die kommunikativen Aspekte des Schmerzes unter phänomenologischen, anthropologischen bzw. existenziellen Gesichtspunkten zu beurteilen. Das moderne naturwissenschaftlich orientierte Schmerzverständnis wird immer noch weitgehend von der Annahme bestimmt, dass es sich beim Schmerz um die Manifestation einer körperlichen Funktionsstörung handelt. Im engeren Sinne geht es um eine Schädigung nervaler Strukturen, sodass die Therapie in der Regel darauf gerichtet ist, diese Schädigung zu reparieren. Schmerz bekommt jedoch erst einen Leidenswert, wenn er sich im Bewusstsein manifestiert bzw. als

chronischer Schmerz in einem besonderen Maße die Lebenssituation eines Menschen bestimmt.

Die Säkularisierung und die gleichzeitige Medikalisierung des Phänomens Schmerz Ende des 19. und zu Beginn der 20. Jahrhunderts haben zu einem ungeheuren Angebot an schmerztherapeutischen Möglichkeiten geführt. Es herrscht eine passive Erwartungshaltung vor, während die Bereitschaft zum selbstverantworteten Umgang bzw. Coping, d. h. mit Schmerzen leben zu lernen, gering ist. Trotz zunehmenden Wissens, verbesserter Diagnostik und differenzierter Therapien hat die Anzahl der unter chronischen Schmerzen leidenden Menschen in den industrialisierten Ländern rapide zugenommen. Während z. B. Anfang des Jahrhunderts die Diagnose Rückenschmerz im Krankengut einer orthopädischen Klinik in Zürich noch als ausgesprochene Seltenheit galt – die Diagnose wurde lediglich in 1:1137 Fällen gestellt –, ist heute jeder 10. Patient bei Allgemeinärzten wegen Rückenschmerzen in Behandlung, bei Orthopäden liegt der Anteil noch wesentlich höher. Obwohl Rückenbeschwerden mit einer besonders hohen spontanen Heilungsprognose verbunden sind, haben sich die Arbeitsunfähigkeitstage durch Rückenschmerzen in den letzten 20 Jahren in Deutschland wie in vielen anderen industrialisierten Ländern mehr als verdoppelt: Bei ca. 2,5–4 Millionen behandlungsbedürftigen Rückenschmerzpatienten pro Jahr kam es im Jahr 1995 zu 71,5 Millionen Arbeitsunfähigkeitstagen (Raspe u. Kohlmann 1993). Der Anstieg von Rückenoperationen in den letzten 15 Jahren um 100 % ging mit einer Zunahme rückenschmerzbedingter Arbeitsunfähigkeit um fast 100 % einher, sodass die Krankheitskosten durch Rückenschmerzen inzwischen vor allem auch ein großes soziales Problem darstellen. Im Vergleich zu anderen Erkrankungen, z. B. Schizophrenien, Herzerkrankungen oder Erkrankungen der Atmungsorgane, ist die Prävalenz von Rückenschmerzen in den letzten 30 Jahren um den Faktor 10 gestiegen (Keel et al. 1996).

Schmerz ist zum Übel, zum Feind, zur eigenen Krankheit geworden. Der durch den Kampf gegen den Schmerz und hedonistische Ideologien gekennzeichnete Analgetikamarkt hat in den industrialisierten Ländern eine große ökonomische Bedeutung erlangt. Dennoch ist die Anzahl von Menschen mit chronischen Schmerzen dadurch keineswegs geringer geworden. Die letztlich unbefriedigenden Möglichkeiten zur Schmerzunterdrückung haben nicht nur die Schmerztoleranz des hilflosen zivilisierten Individuums vermindert und die Inzidenz von „Schmerzkrankheiten" erhöht, sondern auch zu verschiedenen „neuen" somatopsychischen Krankheitsbildern geführt, in dem die Erfahrung körperlicher Beschwerden und den damit verbundenen psychischen und sozialen Belastungen sich wie in einem Teufelskreis bedingen. Zu nennen in diesem Zusammenhang sind z. B. Krankheitsbilder wie das Fibromyalgiesyndrom, somatoforme Persönlichkeitsstörungen, algogenes Psychosyndrom etc. Und schon beginnt auch die Angst vor Schmerzen, die „Algophobie" (Buytenijk 1948) als neuer Krankheitstypus eine steigende soziale und ökonomische Bedeutung zu erlangen (Kallinke 1988). Die „Selbstbefangenheit", in der wir dem Phänomen Schmerz – unter der Prämisse, dass er ganz selbstverständlich zu vermeiden, zu unterdrücken und zu bekämpfen ist – tagtäglich gegenübertreten, ist also auch Resultat unserer kulturellen Sozialisation. Das dualistisch geprägte mechanistische Schmerzverständnis bestimmt auch heute noch weitgehend die Herangehensweise an das Phänomen Schmerz, häufig von einem stark fachgebietsbezogenen Reduktionismus. In den letzten Jahren ist allerdings eine Tendenz zu beobachten, biologische und psychosoziale Determinanten des Schmerzerlebens stärker miteinander zu verbinden und die Bedeutung kognitiver, kommunikativer und kultureller Aspekte für eine paradigmatische Neubestimmung des Phänomens Schmerz zu berücksichtigen.

Die auch für den Schmerz gültige These Kuhns (1973), dass anthropologische Orientierungen und paradigmatische Voraussetzungen bestimmen, welche Aspekte der Wahrnehmung im Bewusstsein wirksam werden, bedeutet konsequenterweise, dass das Leiden am Schmerz nicht objektiviert werden kann. Die Berücksichtigung kultureller Determinanten könnte jedoch dazu beitragen, auch im Umgang mit dem Schmerz neue Wege zu finden. Sowohl für den akuten als auch den chronischen Schmerz gilt, dass dieser nicht nur durch die individuelle Disposition, die soziale Entwicklung und die Spezifität einer Erkrankung entsteht, sondern als „Empfindungserlebnis" und „Verhaltensphänomen" eine über die „individuelle Wirklichkeit" hinauswirkende Erfahrung ist, die nicht nur die Lebenssituation des Einzelnen, sondern auch sein Lebensumfeld entscheidend bestimmt. Diese Determination ist jedoch nicht einseitig zu sehen: „Es ist nicht immer der Schmerz, der das Leben unerträglich macht, sondern häufig ist es umgekehrt, dass das Leben den Schmerz unerträglich macht" (Bresler 1979).

Zusammenfassung

Die Einstellungen zum Schmerz und die Fähigkeiten im Umgang mit Schmerzen haben sich in der „medikalisierten Zivilisation des 20. Jahrhunderts" entscheidend verändert. Die modernen Möglichkeiten der Behandlung von Schmerzen haben zu einem Schmerzverständnis geführt, in dem die soziokulturellen Dimensionen, welche die Schmerzwahrnehmung, das Schmerzverhalten und die Schmerzerfahrung bestimmen, häufig vernachlässigt bzw. nicht beachtet werden.

Mit zunehmender Kenntnis anatomischer Strukturen und physiologischer Mechanismen bestimmte vor allem das Bild vom Schmerz als körperliche Funktionsstörung den Umgang mit ihm. Schmerz und Leiden sind jedoch immer auch kulturell geprägte Bewusstseins- und Kommunikationsphänomene, deren Verständnis von einer kulturgeschichtlich orientierten Anthropologie nicht zu trennen ist.

Für die Bewertung und den Umgang mit Schmerz, als Teil der subjektiven Realität des eigenen Körpers, haben unter kulturhistorischen Gesichtspunkten auch verbale und nonverbale Kommunikationsmöglichkeiten sowie philosophische, religiöse und moralische Vorstellungen, eine wichtige Bedeutung.

Diskussions- und Übungsfragen

- Welche Dimensionen des Schmerzes lassen sich bei einer phänomenologischen Betrachtung unterscheiden?
- Wie lassen sich kulturell unterschiedliche Umgangsformen mit Schmerzen erklären?
- Was wissen Sie über die Beziehung von Schmerz und Sprache?
- Was ist unter dem cartesianischen Dualismus zu verstehen und wie hat er das moderne Verständnis vom Schmerz geprägt?
- Erklären Sie, weshalb Aktivität und Kreativität besonders wichtige therapeutische Elemente für den Umgang mit chronischen Schmerzen sind.

Multiple-Choice-Fragen

1 Welche der Wissenschaftler können als Protagonisten wichtiger Theorien für das Verständnis chronischer Schmerzen angesehen werden. Ordnen Sie die Buchstaben den Zahlen zu.
   1. Gate-Control Theory
   2. Phänomenologische Erkenntnistheorie
   3. System- und Kommunikationstheorie
   4. Biopsychosoziales Modell
   - **a.** Anand und Craig
   - **b.** Buytendijk
   - **c.** Engel
   - **d.** Melzack und Wall

2 Welches Schmerzverhalten zeigt sich besonders bei
   1. Italienern
   2. Iren
   3. Amerikanern mit jüdischer Tradition
   4. Chinesen
   - **a.** Hilfesuchen
   - **b.** Durchhalten
   - **c.** geduldiges Ertragen
   - **d.** Deutungsbedürfnis

3 Um welchen Faktor ist die Prävalenz von Rückenschmerzen in Deutschland in den letzten 30 Jahren gestiegen?
   - **a.** 2
   - **b.** 5
   - **c.** 10
   - **d.** 20

4 Schmerzschwelle, Schmerztoleranz und Schmerzverhalten unterscheiden sich bei Angehörigen verschiedener ethnischer Gruppen.
   Der Satz ist
   - **a.** richtig
   - **b.** falsch
   - **c.** gilt nur für Schmerzschwelle und Schmerzverhalten
   - **d.** gilt nur für Schmerztoleranz und Schmerzverhalten
   - **e.** gilt nur für Schmerzschwelle und Schmerztoleranz

Literatur

Anand KJS, Craig KD. New perspectives on the definition of pain. Pain 1996; 67: 3–6.

Adorno T. Minima Moralia. Reflexionen aus dem beschädigten Leben. Frankfurt/M.: Suhrkamp 1951 (Reprint der Erstausgabe 2001.

Bagchi AK. Pain and Language. Acta Neurochir. (Suppl) 1994; 38: 182–184.

Bresler DE, Truro R. Free yourself from pain. New York: Simon & Schuster 1979.

Brodniewicz J. Über das Schmerzphänomen. Frankfurt/M.: Lang 1994.

Bunge M, Ardilla R. Philosophie der Psychologie. Tübingen: J.C.B. 1990.

Buytendijk FJJ. Über den Schmerz. Bern: Huber 1948.

Degenaar JJ. Some philosophical considerations on pain. Pain 1979; 7: 281–304.

Eliade M. Schamanismus und archaische Ekstasetechnik. Frankfurt: Suhrkamp 1975.

Engel GL. The clinical application of the bio-psycho-social model. AM J Psychiatry 1980; 137: 535–544.

Engel J, Hoffmann SO. Transkulturelle Aspekte des Schmerzerlebens. In: Egle UT, Hoffmann SO (Hrsg.): Der Schmerzkranke. Stuttgart: Schattauer 1993; 29–41.

Fordyce WF, Steger JC. Chronischer Schmerz. In: Keeser W et al. (Hrsg.). Schmerz. Fortschritte der klinischen Psychologie, Band 27. München: Urban & Schwarzenberg 1982; 296–349.

Illich I. Die Nemesis der Medizin. Reinbek: Rowohlt 1981.

Illing M. Somatisierung als Kommunikationshilfe? Zur transkulturellen Psychosomatik mediterraner Schmerzpatienten 1997. www.ruhr-uni-bochum.de/~hallndbk/Illing.doc (Download 14.08.2008).

Janzen R. Über den Schmerz. In: Janzen R (Hrsg.). Schmerzanalyse als Wegweiser zur Diagnose. Stuttgart: Thieme 1968.

Kallinke D. Chronische Schmerzpatienten. Spekulationen zur Entwicklung eines neuen Patiententyps in den westlichen Industrienationen. In: Greifeld K et al. (Hrsg.). Schmerz – interdisziplinäre Perspektiven. Braunschweig: Friedr. Vieweg & Sohn 1988, 17–22.

Keel P et al. (Hrsg.). Chronifizierung von Rückenschmerz. Basel: Eular 1996.

Kluge F. Etymologisches Wörterbuch. Berlin: Gruyter 1975.

Kuhn T. Die Struktur wissenschaftlicher Revolutionen. Frankfurt/M.: Suhrkamp 1973.

Larbig W. Transkulturelle Untersuchungen zur Schmerzbewältigung am Beispiel verschiedener kultischer Schmerzrituale. In: Greifeld K et al. (Hrsg.). Schmerz – interdisziplinäre Perspektiven, Braunschweig: Friedr. Vieweg & Sohn 1989; 105–114.

Larbig W, Miltner W. Chronischer Schmerz. Weinheim: Verlag Chemie 1989.

Lehrt S. Viele Worte für den Schmerz. Struktur der Schmerzsprache. Forschungsmitteilungen der DFG 1983; 2: 21–22.

Leiss J. Sprache und Schmerz, eine medizinsoziologische Studie. München: Diss. 1983.

Merskey H. The definition of pain. Eur J of Psychiatry 1991; 86: 153–159.

Morris DB. Geschichte des Schmerzes. Frankfurt/M.: Insel 1994.

Müller-Busch HC. Ganzheitliche Schmerztherapie. In: Basler HD et al. (Hrsg.). Psychologische Schmerztherapie. Berlin: Springer 1996; 735–751.

Müller-Busch HC. Kulturgeschichtliche Bedeutung des Schmerzes. In: Kröner-Herwig B et al. (Hrsg.). Schmerzpsychotherapie. Berlin: Springer 2007; 151–167.

Müller-Busch HC. Schmerz und Musik. Stuttgart: Fischer 1997.

Niemann U. Integration und Verantwortung: Theologische, anthropologische und ethische Aspekte des Schmerzphänomens. In: Zenz M, Jurna I (Hrsg.). Lehrbuch der Schmerztherapie. Stuttgart: WVG 1993; 107–114.

Ots T. Medizin und Heilung in China. Berlin: Reimer 1987.

Pugh LGCE. Tolerance to extreme cold at altitude in Nepalese pilgrim. J Appl Physiol. 1963; 18: 1244–1248.

Raspe H, Kohlmann T. Rückenschmerzen – eine Epidemie unserer Tage. DÄ 1993; 90: 2165–2169.

Schiefenhövel W. Verarbeitung von Schmerz und Krankheit bei den Eipo, Hochland von West-Guinea. Medizinische Psychologie 1980; 6: 219–234.

Schiefenhövel W. Ausdruck, Wahrnehmung und soziale Funktion des Schmerzes. Eine humanethologische Synopse. In: Greifeld K et al. (Hrsg.). Schmerz – interdisziplinäre Perspektiven. Braunschweig: Friedr. Vieweg & Sohn 1989; 129–138.

Scholz O et al. Schmerzbeschreibung deutscher und japanischer Patienten mit rheumatischer Arthritis unter Verwendung von Schmerztagebüchern. Psychologische Beiträge 1997; 39: 269–282.

Toellner R. Die Umbewertung des Schmerzes im 17. Jahrhundert in ihren Voraussetzungen und Folgen. Med. Hist. 1971; 6: 36–45.

von Weizsäcker V. Der Gestaltkreis. Stuttgart: Thieme 1950.

Wolff BB, Langley S. Cultural Facts and Responses to Pain. American Anthropologist 1968; 70: 494–501.

Zborowski M. Cultural components in responses to pain. J of Social Issues 1952; 8: 16–30.

14 Psychologische Grundlagen und Schmerzmodelle
Herta Flor

Psychologische Schmerzmodelle wurden vor allem für den chronischen Schmerz entwickelt. Sie lassen sich in verhaltensorientierte und nicht verhaltensorientierte Ansätze unterteilen. Zur Gruppe der nicht verhaltensorientierten Schmerzkonzepte zählen psychodynamische und persönlichkeitsorientierte Erklärungsansätze, die unmittelbar in Tradition einer dualistischen Leib-Seele-Perspektive von Schmerz zu sehen sind (vgl. Kap. 13). Auch wenn diese Überlegungen möglicherweise im Einzelfall Erklärungswert haben, so sind die empirischen Belege insgesamt wenig überzeugend und werden hier nicht näher erläutert. Stattdessen werden verhaltensorientierte und psychobiologische Modelle ausführlicher besprochen. Siehe auch Kapitel 15, in dem psychobiologische Mechanismen umfassend dargestellt sind.

Entstehung und Aufrechterhaltung gerade von chronischen Schmerzsyndromen erfordern die Berücksichtigung der multidimensionalen Natur des Phänomens Schmerz. Eine umfassende Konzeption von chronischem Schmerz muss notwendigerweise die physiologisch-organischen Grundlagen von Schmerz berücksichtigen (vgl. Kap. 12). Wichtig ist in diesem Zusammenhang die Unterscheidung zwischen Nozizeption und Schmerz. Unter Nozizeption versteht man ausschließlich die Aufnahme, Weiterleitung und Verarbeitung noxischer (d. h. potenziell gewebeschädigender) Reize, wohingegen Schmerz die Integration und Modulation nozizeptiven Inputs durch zusätzliche afferente und efferente neuronale Prozesse bezeichnet (vgl. Birbaumer u. Schmidt 2005).

In diesem Kapitel werden die psychologischen Grundlagen chronischer Schmerzen ausführlich dargestellt und die wichtige Rolle von Lern- und Gedächtnisprozessen bei der Schmerzchronifizierung beschrieben.

14.1 Schmerzmodelle

Bereits in den frühesten erhaltenen Schriften der Menschheit hat das Phänomen Schmerz Erwähnung gefunden. Hierfür legen die Papyri der Ägypter ebenso wie die babylonischen Schiefertafeln Zeugnis ab. Das Schmerzverständnis wurde zu dieser Zeit weitgehend von magisch-religiösen Vorstellungen beherrscht (vgl. Kap. 13). Aristoteles betrachtete das Herz als das Empfindungszentrum für Schmerz und andere Gefühle, seine Beschreibung der 5 Sinnesqualitäten schloss dementsprechend die Schmerzempfindung nicht als eigene Sinnesqualität mit ein. Der auf die kartesianische Denkweise zurückgehende Dualismus von Körper und Geist hat ein auch heute noch weitverbreitetes mechanistisches Schmerzverständnis gefördert, demzufolge Schmerz ausschließlich als Hinweis auf eine Verletzung oder als Begleiterscheinung einer körperlichen Erkrankung zu verstehen ist. Schmerz wurde insbesondere seit dem 19. Jahrhundert als sensorisches Phänomen betrachtet und in der Physiologie abgehandelt. Die Rolle psychologischer Faktoren und vor allem affektiver und kognitiver Prozesse wurde lange Zeit ignoriert. Obwohl die Auseinandersetzung mit dem Phänomen Schmerz eine lange Tradition in der Menschheitsgeschichte hat, hat sich eine genaue begriffliche Klärung als schwierig erwiesen. In einem Versuch, eine gemeinsame Sprachregelung zu finden, charakterisierte die 1973 gegründete International Association for the Study of Pain (IASP) Schmerz als „unpleasant sensory and emotional experience associated with actual or potential tissue damage or described in terms of such damage". Durch die Charakterisierung der Schmerzempfindung als affektiv getönte Sinneserfahrung entfernt sich dieser definitorische Ansatz von einer rein sensorischen Sichtweise des Schmerzes. Diese Definition weist auch darauf hin, dass – obwohl eine Gewebeschädigung oft ein wesentlicher Teil der Schmerzerfahrung ist – Schmerz nicht notwendigerweise darauf beruht. Die emotionale Komponente wird als integraler Bestandteil der Schmerzerfahrung gesehen, jedoch berücksichtigt diese Definition nicht die Verhaltenskomponente, die integraler Bestandteil der Schmerzerfahrung ist (Flor 1991).

Die Unterscheidung einer sensorischen und einer affektiven Komponente der Schmerzempfindung, von der auch die IASP-Definition ausgeht, ist vielfach empirisch bestätigt worden. Allerdings ist vermutet worden, dass die Trennung der beiden Komponenten eher eine Folge der Instruktionen an die Probanden ist, diese 2 Facetten zu differenzieren, als dass sie dem subjektiven Schmerzerleben entspricht. Außerdem ist hervorzuheben, dass die Fähigkeit von Patienten, zwischen einem sensorischen und affektiven Aspekt des Schmerzes zu diskriminieren, nicht zwangsläufig bedeutet, dass es sich um 2 unabhängige Komponenten der Schmerzempfindung handelt. Schmerz wird heute als komplexe Reaktion verstanden, die auf verbal-subjektiver, motorisch-verhaltensbezogener und organisch-physiologischer Ebene beschrieben werden kann. Schmerz kann, muss aber nicht unmittelbar mit nozizeptivem Input einhergehen, er hat aber immer physiologische Antezedenzen und Konsequenzen (Flor 1991). Obwohl Schmerz sich immer auf allen 3 Reaktionsebenen manifestiert, besteht je nach Art des Schmerzes und Kontextes ein unterschiedliches Ausmaß an Übereinstimmung zwischen diesen Reaktionsebenen, dessen Höhe außerdem zeitlichen Schwankungen unterliegen kann.

Als die wohl entscheidende Wende auf dem Weg zu einer systematischen Berücksichtigung psychischer Prozesse bei der Formulierung von umfassenden Schmerzmodellen ist die „Gate-Control"-Theorie von Melzack und Wall (Melzack 1978) einzuordnen. Die Grundannahme dieser Theorie ist, dass nozizeptive Afferenzen durch das Zusammenspiel komplexer neurophysiologischer Mechanismen auf Rückenmarksebene sowie im Gehirn moduliert werden. Die entscheidende Rolle spielt dabei die Substantia gelatinosa des Hinterhorns, die als „Tor" fungiert. Während Aktivität der A-delta und C-Fasern, die an der Weiterleitung nozizeptiven Inputs beteiligt sind, das „Tor" öffnet, schließen sensorische Afferenzen von A-beta-Fasern das „Tor". Darüber hinaus wird eine Interaktion zwischen dem Geschehen auf Rückenmarksebene und – via aszendierende und deszendierende Bahnen – dem Gehirn postuliert. Obwohl die „Gate-Control"-Theorie angesichts widersprüchlicher neurophysiologischer Befunde in ihrer ursprünglichen Form nicht aufrechterhalten werden konnte, hat sie die Entwicklung umfassender Schmerzmodelle entscheidend geprägt. Die von der „Gate-Control"-Theorie abgeleitete Unterscheidung einer sensorischen, affektiv-motivationalen und evaluativen Komponente der Schmerzempfindung hat insbesondere die Schmerzdiagnostik stark beeinflusst (vgl. Kap. 16).

Die Unterscheidung von akutem und chronischem Schmerz hat sich als klinisch sinnvoll erwiesen. Es ist jedoch schwierig, Chronizität zu definieren. Schmerz wird im Allgemeinen als chronisch bezeichnet, wenn er über die für die Heilung als angemessen betrachtete Zeit hinaus anhält. Da sich bei vielen Schmerzsyndromen jedoch kein akutes Trauma als Ursache finden lässt, ist diese Definition problematisch. In der Regel werden heute Schmerzen, deren Dauer einen Zeitraum von 6 Monaten übersteigt, als chronisch eingestuft. Allerdings beruht dieses rein zeitliche Definitionskriterium in erster Linie auf einer Konvention und auf theoretischen Überlegungen und nicht auf einer empirischen Basis. Von Gerbershagen (1996) wurde ein Stadienmodell mit dem Ziel einer inhaltlich begründeten Operationalisierung des Chronifizierungsbegriffs entwickelt, das für insgesamt 5 Dimensionen (zeitliche Auftretenscharakteristika des Schmerzes, Schmerztopographie, Medikamenteneinnahme, Beanspruchung des Gesundheitswesens, psychosoziale Belastungsfaktoren) jeweils 3 Chronifizierungsstadien (unabhängig von der zeitlichen Dauer des Schmerzproblems) beschreibt. Erste Validierungsuntersuchungen haben gezeigt, dass Patienten mit einem höheren Chronifizierungsindex subjektiv deutlich weniger von einer stationären Schmerzbehandlung profitierten, und zwar unabhängig davon, wie lange das Schmerzproblem bestand. Eine Hauptschwierigkeit bei der Validierung dieses Stadienmodells ist, dass es leicht zu zirkulären Schlussfolgerungen führt. So ist ein Zusammenhang zwischen Chronifizierungsstadium und Behandlungserfolg zwangsläufig zu erwarten, wenn die Anzahl bisher erfolgter stationärer und/oder ambulanter Therapieversuche als Kriterum für die Stadienzuordnung herangezogen wird. Zwar ist das Stadienmodell von Gerbershagen (1995) ein Versuch, die mit dem Begriff „chronischer Schmerz" häufig verbundenen impliziten Annahmen über psychosoziale Belastung und Beeinträchtigung durch den Schmerz zu objektivieren, doch bleiben wichtige Fragen bezüglich der Validität unbeantwortet (z. B. Berechnung eines Gesamtindex anhand von 5 möglicherweise nicht unabhängigen Achsen, tatsächliche Dimensionalität des Stadienmodells, implizite Berücksichtigung der Dauer des Schmerzes z. B. auf der Achse Beanspruchung des Gesundheitswesens, Überlegenheit des Chronifizierungsindex als Prädiktor im Vergleich zu validierten Maßen der Beeinträchtigung durch bzw. Umgang mit dem Schmerz).

Hervorzuheben ist, dass es grundsätzliche Unterschiede in der Bewertung und der Reaktion auf akuten und chronischen Schmerz gibt. Akuter Schmerz ist oft nicht pathologisch bedingt wie z. B. Geburtsschmerz oder Muskelschmerzen nach ungewohnter körperlicher Anstrengung. Diese Schmerzen lassen sich als Bedrohung der körperlichen Integrität verstehen, die wiederum meistens mit autonomer Erregung und Angst einhergeht. Akuter Schmerz, der im Labor induziert wurde, hat eine wichtige Rolle bei der Erforschung grundlegender Schmerzmechanismen gespielt.

Im Gegensatz zum akuten Schmerz sind chronische Schmerzen oft nicht gut lokalisierbar, können trotz Intervention andauern und lassen sich nicht immer durch eine Organpathologie erklären. Auch führen sie meist weniger zu Angstzuständen, sondern vielmehr zu Gefühlen der Hilflosigkeit, Depression und Irritabilität. Oft treten als Folgen Inaktivität, Medikamentenmissbrauch und schließlich Invalidität auf. Bei den chronischen Schmerzsyndromen lassen sich unterschiedliche Typen differenzieren. So gibt es persistierende „gutartige" Schmerzsyndrome mit wenig Fluktuation wie z. B. bei manchen Arten von chronischen Rückenschmerzen, die nicht auf eine fortschreitende Erkrankung zurückgehen. Chronischer Schmerz kann aber auch als Begleiterscheinung einer fortschreitenden Erkrankung bösartigen (z. B. Tumoren) oder gutartigen (z. B. Polyarthritis) Charakters auftreten. Diese Schmerzen können auch fluktuierend sein. Davon werden im Allgemeinen Schmerzsyndrome abgegrenzt, die episodisch-regelmäßig (z. B. Menstruationsbeschwerden) oder episodisch-unregelmäßig (z. B. Migräneanfälle) auftreten. Je nach Schmerzart können andere psychologische und psychosoziale Faktoren im Vordergrund stehen.

14.2 Lernpsychologische Mechanismen chronischer Schmerzen

14.2.1 Sensitivierung

Die wiederholte Darbietung schmerzhafter Reize führt normalerweise zur Habituation, d. h. einer Gewöhnung bzw. zur Abnahme der Reaktion auf den Reiz. Bei vielen chronischen Schmerzzuständen tritt jedoch Sensitivierung statt Habituation auf (Woolf u. Mannion 1999; vgl. Kap. 12). Die Vermittlung von sensorischer Information über einen applizierten Reiz erhöht die Habituation und vermindert das Gefühl der Überraschung, Unsicherheit und Bedrohung. Dieser Mechanismus dürfte die Grundlage vieler Studien sein, die die positiven Ergebnisse vorbereitender Information von schmerzhaften medizinischen Prozeduren oder Operationen berichten. Bei einer Reihe von chronischen Schmerzsyndromen fand sich statt Habituation Sensitivierung, wenn eine massierte Gabe von phasischen Schmerzreizen oder eine tonische Reizung stattfand. Bei Patienten mit Migräne zeigte sich ein entsprechendes Habituationsdefizit auch auf akustische Reize hin, während es bei anderen Schmerzsyndromen wie z. B. der Fibromyalgie auf das somatosensorische System beschränkt zu sein scheint (Flor & Stolle, 2006). **Abb. 14.1** zeigt

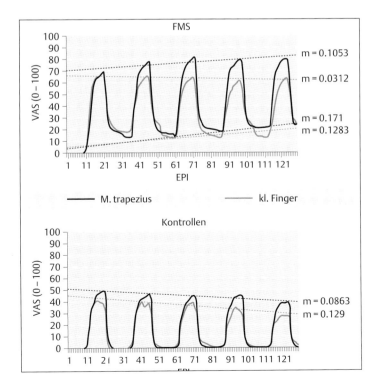

Abb. 14.1 Schmerzbewertung bei Fibromyalgiepatienten und Gesunden im Verlauf einer kernspintomographischen Messung. Ein Durchgang mit schmerzhafter Reizung an der Schulter (M. trapezius) oder am 5. Finger ist jeweils von einem Durchgang ohne Reizung gefolgt. EPI = Sequenzen des echoplanaren Imaging. VAS = visuelle Analogskala der Schmerzeinstufung. Es ist gut zu sehen, dass die Schmerzeinstufungen der Patienten zu- und die der Gesunden im Verlauf der Messung abnehmen. Rechts sind die Steigungen (m) dargestellt.

Sensitivierung bei Patienten mit Fibromyalgie im Vergleich zu Habituation bei Gesunden.

14.2.2 Operantes oder instrumentelles Lernen

Das sicher einflussreichste Modell zur Rolle psychologischer Faktoren beim Schmerz ist das operante Modell von Fordyce (1976), das davon ausgeht, dass sich chronischer Schmerz durch die Verstärkung von beobachtbarem Schmerzverhalten entwickeln kann. Fordyce postulierte, dass akutes Schmerzverhalten wie Stöhnen oder Humpeln unter die Kontrolle externer Verstärkerkontingenzen gelangen und so zu einem chronischen Schmerzproblem werden kann. Die von ihm postulierten Mechanismen beinhalteten positive Verstärkung von Schmerzverhalten (z. B. durch Aufmerksamkeit oder den Ausdruck von Mitgefühl), negative Verstärkung von Schmerzverhalten (z. B. die Verminderung von Schmerz durch Medikamenteneinnahme oder die Einstellung körperlicher Aktivität) sowie einen Mangel an Verstärkung gesunden Verhaltens (wie z. B. Arbeit, körperliche Aktivität, **Tab. 14.1**). Diese Lernprozesse können chronischen Schmerz in der Abwesenheit von nozizeptivem Einstrom aufrechterhalten. So kann Schmerzverhalten, das ursprünglich von nozizeptiven Prozessen induziert wurde, mit der Zeit abhängig von Umweltkontingenzen auftreten. Dieses Modell hat viel Forschung generiert, die nicht nur die ursprünglichen Annahmen von Fordyce bestätigt, sondern auch gezeigt hat, dass neben dem Schmerzverhalten auch das subjektive Schmerzempfinden und physiologische Prozesse der Schmerzverarbeitung operant konditionierbar sind. So konnte nachgewiesen werden, dass die verbale Verstärkung der subjektiven Schmerzempfindung je nach Richtung der gewünschten und verstärkten Antwort (d.h. Belohnung von Schmerzzunahme oder Schmerz-

abnahme) zu einer verminderten oder erhöhten Schmerzempfindung führt und bei Schmerzpatienten die einmal gelernte Schmerzverstärkung sowohl in den selbstberichteten Schmerzmaßen wie auch in der N150-Komponente des im Elektroenzephalogramm gemessenen evozierten somatosensorischen Potenzials als Indikator kortikaler Schmerzverarbeitung schlechter löscht (d. h. auch ohne Verstärkung weiter bestehen bleibt). Diese Befunde legen nahe, dass einmal gelerntes Schmerzverhalten auf allen Ebenen des Nervensystems Spuren hinterlässt und die spätere Schmerzverarbeitung und den Schmerzausdruck verstärken kann. Eine besondere Rolle spielen hier wichtige Bezugspersonen, die ein hohes Verstärkerpotenzial haben (Flor & Hermann, 1999).

Im Umgang mit Schmerz lassen sich bei Partnern von Schmerzpatienten 2 Arten von Reaktionen unterscheiden: solche, die den Schmerz verstärken (z. B. Ausdruck von Mitgefühl, Aufmerksamkeit), und solche, die vom Schmerz eher ablenken oder ihn ignorieren (z. B. aus dem Zimmer gehen, einen Spaziergang vorschlagen). Teilt man Partner von Schmerzpatienten nach diesen beiden Kategorien ein und lässt sie im Labor einen Schmerztest beim Patienten beobachten, so zeigen sich beim Patienten völlig unterschiedliche Schmerzreaktionen je nach Anwesenheit oder Abwesenheit und Verstärkungsmuster des Partners. Die Anwesenheit von Schmerz habituell verstärkenden Partnern erhöht die Antwort des Gehirns auf den Schmerzreiz um ein Vielfaches, während die Anwesenheit eines nichtverstärkenden Partners keinen Effekt hat. Die Reaktion auf den Schmerz ist dabei spezifisch für Reize verändert, die am Schmerzort appliziert wurden. In der medizinischen Versorgung tätige Personen können ebenso wie Bezugspersonen „diskriminative Reize", d.h. Auslöser für Schmerzverhalten werden und den Chronifizierungsprozess beim Patienten verstärken (Fordyce 1976).

Ebenso wichtig sind Konditionierungsprozesse, die bei der Einnahme von Schmerzmitteln auftreten. Patienten hören oft von ihren Ärzten oder wohlmeinenden Familienmitgliedern, dass sie ihre Schmerzmedikamente erst dann einnehmen sollten, wenn der Schmerz wirklich stark ist und sie sie „brauchen". Wenn Schmerzmittel in diesem Moment, in dem der Schmerz bereits sehr stark ist, eingenommen werden, wird der negative Zustand Schmerz durch die Medikamenteneinnahme beendet und es kommt zu einer negativen Verstärkung des Einnahmeverhaltens. Dies bedeutet für die Zukunft, dass Schmerzmittel immer häufiger und immer früher eingenommen werden und der Patient leicht in einen Missbrauch oder eine Abhängigkeit geraten kann, und zwar nur bedingt durch diesen negativen Lernprozess. Dieses Verhalten (Einnahme von Schmerzmitteln abhängig

Tab. 14.1 Mechanismen der operanten Konditionierung von Schmerz

Mechanismus	Beispiel
Positive Verstärkung von Schmerzverhalten	Zuwendung, Aufmerksamkeit
Negative Verstärkung von Schmerzverhalten	Abnahme von Schmerz durch Einnahme von Medikamenten, Inaktivität
Mangelnde Verstärkung für gesundes Verhalten	Beachtung des Patienten nur, wenn Schmerz auftritt

vom Auftreten von Schmerz) ist aus pharmakologischen Gründen wenig sinnvoll, weil ein konstantes Niveau eines schmerzstillenden Medikaments weitaus effektivere Analgesie vermittelt als starke Schwankungen des Plasmaniveaus. Somit empfehlen sowohl Verhaltenstherapeuten wie auch Pharmakologen eine zeitkontingente statt eine schmerzkontingente Medikamenteneinnahme bei chronischen Schmerzen, d. h., das Analgetikum sollte zu festen Tageszeiten in festen Abständen eingenommen werden, nicht abhängig von der Schmerzstärke. Der zeitliche Abstand sollte sich am Schmerzniveau des Patienten und der Halbwertszeit des Medikaments orientieren (Flor u. Diers 2007).

Die negative Verstärkung des Aktivitätsniveaus ist ebenfalls ein wichtiger Prozess in der Entwicklung von Invalidität. Eine spezifische körperliche Aktivität, z. B. Gehen, wird so lange fortgesetzt, bis Schmerz auftritt. Dann wird die Aktivität unterbrochen und der Patient legt sich hin oder ruht sich aus. Der Schmerz nimmt dann ab. Die Verminderung der aversiven Konsequenz Schmerz verstärkt das Beenden jeder Aktivität negativ, da ein negativer Zustand beendet wird. Wie im Fall der Einnahme von Medikamenten muss die Einstellung von Aktivitäten auf die Zeit, nicht den Schmerz kontingent gemacht werden. So spricht man in der operanten Therapie von Quotenplänen, d. h. Ruhe und Inaktivität werden kontingent zu einer bestimmten Leistung – z. B. dem Zurücklegen einer bestimmten Distanz und nicht kontingent zum Schmerz eingesetzt. Patienten führen somit Aktivitäten so lange durch, wie der Schmerz noch nicht verstärkt wird, machen dann eine Pause und führen die Aktivität nicht so lange fort, bis der Schmerz sie überwältigt (**Abb. 14.2**).

Merke: Die Verknüpfung von Schmerz mit positiven Konsequenzen oder der Wegnahme negativer Konsequenzen führt zur Zunahme von Schmerzverhalten auf allen Ebenen und kann zur Chronifizierung erheblich beitragen.

14.2.3 Respondentes Lernen

Das Modell der respondenten oder Pawlow'schen Konditionierung (Pawlow 1927) geht davon aus, dass viele bislang neutrale Reize (konditionierte Reize, CS) an die Schmerzerfahrung (unkonditionierte Reaktion, UR), die auf Verletzung (unkonditionierter Reiz, US) folgt, gekoppelt werden können und mit der Zeit dann selbst mit Schmerz assoziierte körperliche Reaktionen (konditionierte Reaktion, CR) und schließlich Schmerz auslösen können, ohne dass ein nozizeptiver Input vorhanden sein muss (Linton et al. 1985). In der respondenten Perspektive kann ein Patient gelernt haben, Anstiege der Muskelspannung mit allen möglichen Reizen zu assoziieren, die früher mit Schmerz gemeinsam auftraten. So können Sitzen, Stehen, Bücken oder Gehen oder auch nur der Gedanke an diese Aktivitäten antizipatorische Angst und erhöhte Muskelspannung auslösen. Diese Angst vor Bewegung oder „Kinesiophobie" wird als wichtiger Faktor in der Entstehung, Aufrechterhaltung und Verstärkung chronischer Schmerzen diskutiert (Flor u. Turk 2006). Darüber hinaus können Stresssituationen die Muskelspannung erhöhen und sympathische Aktivierung induzieren, die diesen Prozess verstärkt (vgl. Kap. 8). Viele Patienten berichten, dass ein akutes Schmerzproblem chronifizierte, als in ihrem Leben persönliche Stresssituationen gemeinsam mit dem Schmerz auftraten. Stresssituationen können als zusätzliche US verstanden werden, die dann konditionierte Muskelspannungsreaktionen,

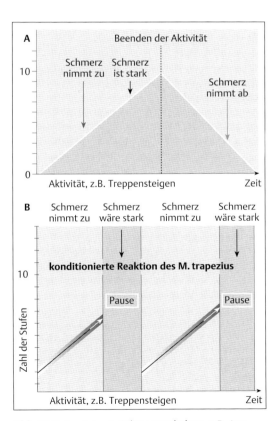

Abb. 14.2 A zeigt, wie Schmerzverhalten, z. B. Ausruhen, durch zu lange Aktivität und die nachfolgende Schmerzabnahme negativ verstärkt werden kann. B zeigt, wie man Pausen so legen kann, dass keine Verstärkung erfolgt.

sympathische Aktivierung und in der Folge Schmerz auslösen können. Das Auftreten von Schmerz ist ein wichtiger Reiz, um Bewegung zu vermindern. Der respondente Vorgang kann dann von operanter Konditionierung ergänzt werden und Vermeidungsverhalten aufgrund der gelernten konditionierten Reize und Reaktionen auftreten. So kann es dazu kommen, dass Schmerzpatienten unabhängig von der Ursache der Schmerzen Schonverhalten entwickeln und kein korrektives Feedback mehr erhalten. Das andauernde Vermeidungs- und Schonverhalten kann dann zur Muskelatrophie und Invalidität führen. Patienten mit chronischen Schmerzen lernen, ihre Aufmerksamkeit auf drohenden Schmerz zu lenken, vermeiden immer mehr Aktivitäten und begünstigen so die Entwicklung von Angst und Depression. Auch das alternative Verhalten, der Versuch, um jeden Preis durchzuhalten, kann auftreten und ebenfalls den Schmerz verstärken (vgl. Kap. 15). Patienten mit chronischen Rückenschmerzen erlernen leichter muskuläre Reaktionen auf Schmerzreize und verlernen diese schlechter als Gesunde (**Abb. 14.3**). In einer Studie (Diesch u. Flor 2007) an Gesunden fand sich, dass die gleichzeitige Darbietung von neutralen taktilen Reizen und einem schmerzhaften Reiz, wie es bei der klassischen Konditionierung üblich ist, im Vergleich zu einer ungepaarten Darbietung schmerzloser und schmerzhafter Reize zu vielfältigen Gedächtnisspuren im Gehirn wie auch in der Peripherie führte. So kam es bei klassischer Konditionierung zu einer gelernten Muskelspannungserhöhung, die mit einer zunehmenden Sensitivierung der Muskelspannung verknüpft war. Im primären somatosensorischen Kortex (dem Ort im Gehirn, in dem nichtschmerzhafte und schmerzhafte Reize repräsentiert sind) zeigte sich eine verstärkte Repräsentation sowohl des CS als auch des US, jedoch nur in der gepaarten Bedingung, obwohl die Reize der ungepaarten Bedingung physikalisch der gepaarten Bedingung gleich waren. In den selbstberichteten Schmerzmaßen zeigte sich keine Veränderung der sensorisch-diskriminativen Komponente, jedoch eine Sensitivierung der affektiven Schmerzbewertung, unabhängig von der experimentellen Bedingung und obwohl die Personen kognitiv die gepaarte und die ungepaarte Bedingung problemlos unterscheiden konnten. Dies legt nahe, dass ein schmerzhafter Kontext die affektive Schmerzkomponente verstärkt.

Nicht nur schmerzverstärkende, auch schmerzhemmende Mechanismen können durch klassische Konditionierung beeinflusst werden. So ließ sich zeigen, dass die Stressanalgesie, die dann auftritt, wenn man mit einem akuten Stressor konfrontiert wird und zu einer herabgesetzten Schmerzempfindung führt, durch klassische Konditionierung beeinflusst werden kann und nach mehreren Lerndurchgängen z.B. auf das Ticken einer Uhr hin auftreten kann. Wie bei der unkonditionierten kommt es auch bei der konditionierten Stressanalgesie zu einer Ausschüttung der endogenen Opioide (körpereigene schmerzhemmende Substanzen).

Merke: Die assoziative Verknüpfung von neutralen Reizen mit Schmerzerfahrungen kann zu einem weitverzweigten Netzwerk von mit Schmerz verbundenen Ereignissen führen, das den Teufelskreis Schmerz – Spannung – Angst – Stress – Schmerz etabliert und aufrechterhält.

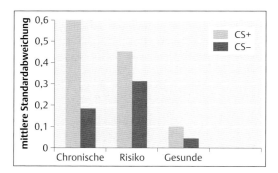

Abb. 14.3 Hier ist die Reaktion des M. trapezius auf eine klassische Konditionierung dargestellt, bei der in der Lernphase ein neutrales Bild mit einem schmerzhaften Reiz am Finger gepaart wurde. An der Studie nahmen Patienten mit chronischen Schmerzen in Bereich des oberen Rückens und des Nackens, Personen mit einem hohen Chronifizierungsrisiko (mehrere vorausgehende Schmerzepisoden) und Gesunde teil. In der Abbildung ist rot die Reaktion auf ein Bild, das mit Schmerz zusammen dargeboten wurde, und gelb die Reaktion auf ein Bild, das nie mit Schmerz zusammen dargeboten wurde, dargestellt. Man sieht, dass die Gesunden am Trapeziusmuskel, der weit vom Ort der schmerzhaften Reizung (Finger) entfernt ist, keine differenzielle Reaktion ausbilden, während die Patienten mit chronischen Schmerzen und ein wenig auch die Risikopersonen nun auf das neutrale Bild mit einem Anstieg der Muskelspannung reagieren. Man kann auch zeigen, dass die Patienten diese Reaktion länger beibehalten als Gesunde, auch wenn die schmerzhafte Reizung entfernt wird (Extinktion).

14.2.4 Kognitive Faktoren und Schmerz

Kognitiv-verhaltenstherapeutische Modelle chronischer Schmerzen betonen, dass die Schmerzerfahrung des Patienten wesentlich davon abhängt, wie Schmerz bewertet und bewältigt wird (Turk u. Flor 2006). Der kognitiv-verhaltenstherapeutische Ansatz geht davon aus, dass

- Menschen aktiv Information verarbeiten und nicht nur passiv auf Reize reagieren
- Gedanken (z. B. Bewertungen, Erwartungen) Stimmungen auslösen und modulieren, physiologische Prozesse beeinflussen, die Umgebung verändern und Verhalten motivieren können. Umgekehrt können Stimmungen, Physiologie, Umgebungsfaktoren und Verhalten kognitive Prozesse beeinflussen
- Verhalten reziprok von der Person und Umweltfaktoren bestimmt ist
- Personen adaptivere Denkmuster erlernen und damit Gefühle und Verhalten beeinflussen können und
- Menschen in der Lage sind, selbst ihre unangepassten Gedanken, Gefühle und Verhaltensweisen zu verändern, und dazu ermutigt werden sollten (Turk u. Flor 2006).

Die kognitiv-verhaltensorientierte Perspektive nimmt an, dass Menschen, die an chronischen Schmerzen leiden, negative Erwartungen hinsichtlich ihrer Fähigkeiten, bestimmte motorische Fertigkeiten oder spezifische körperliche Aktivitäten ausführen zu können, aufgebaut haben. Sie meinen, dass sie nicht mehr Treppen steigen oder etwas Schweres heben können, weil sie Schmerzpatienten sind. Sie gehen darüber hinaus davon aus, dass sie selbst keine Kontrolle über ihre Schmerzen haben. Solche negativen Annahmen über schmerzrelevante Situationen und die eigenen Fähigkeiten in solchen Situationen können ein Gefühl der Hilflosigkeit vermitteln, das zu Demoralisierung, Inaktivität und einer Überreaktion auf den Schmerz führen kann.

Eine große Anzahl von Forschungsaktivitäten hat sich damit befasst, welche kognitiven Faktoren besonders zum Schmerz und zur damit oft verbundenen Invalidität beitragen. Wenn Schmerz so interpretiert wird, dass er als Zeichen einer Gewebeschädigung oder als Anzeichen einer fortschreitenden Grunderkrankung gesehen wird, dann kommt es zu mehr Leiden und Verhaltenseinschränkungen beim Patienten. Wenn Schmerz als Konsequenz eines stabilen Problems gesehen wird, vermindert die bessere persönliche Kontrolle über den Schmerz den Laborschmerz. Dabei spielen die in der Schmerzsituation vorherrschenden Gedanken eine wichtige Rolle. Katastrophendenken („es kann nur noch schlimmer werden", „ich halte das nicht mehr aus") führt zu niedrigerer Schmerztoleranz und höherem Schmerzerleben als bewältigendes Denken („ich schaffe das schon", „es wird gleich wieder besser werden"), das die Schmerztoleranz erhöht und die subjektive Schmerzempfindung dämpft. Bestimmte Überzeugungen führen zu unangepasstem Verhalten, mehr Leiden und mehr Invalidität. So werden z. B. Patienten, die glauben, dass ihre Schmerzen immer gleich andauern werden, passiv und bemühen sich nicht um Bewältigungsstrategien. Patienten, die meinen, dass Schmerz ein unerklärbares Geheimnis ist, glauben, keine Kontrolle zu haben, und haben eine verminderte Selbsteffizienzerwartung. Auch die Anzahl der Arztbesuche von Patienten mit chronischen Schmerzen ließ sich besser aus solchen kognitiven Überzeugungen als aus dem Ausmaß des organischen Befundes vorhersagen (**Abb. 14.4**).

Wenn Überzeugungen und Erwartungen (kognitive Schemata) einmal gebildet sind, werden sie sehr stabil und sind schlecht zu beeinflussen. Patienten tendieren dazu, Erfahrungen, die ihren Überzeugungen widersprechen, zu ignorieren, anstatt ihr Überzeugungssystem zu verändern. Bei chronischen Patienten wurde wiederholt festgestellt (Hasenbring u. Pfingsten 2007), dass die Krankheitsanpassung, die erlebte Beeinträchtigung durch das Schmerzleiden sowie die Schmerzintensität besser durch die Art der bevorzugt verwendeten Bewältigungsstrategien, insbesondere einer passiven und vermeidenden Bewältigungseinstellung, bzw. durch negative schmerzbezogene Kognitionen (z. B. Katastrophisieren, Hilflosigkeit) sowie die damit assozi-

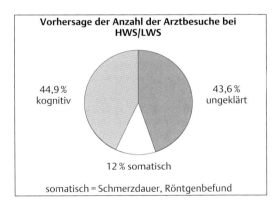

Abb. 14.4 Hier wurden mittels Fragebogen das Katastrophendenken und die Hilflosigkeit von Patienten mit Schmerzsyndromen der Skelettmuskulatur erfasst (Halswirbelsäulensyndrome (HWS) und Lendenwirbelsäulensyndrome (LWS)) und berechnet, in welchem Umfang sie im Vergleich zu somatischen Faktoren zur Häufigkeit von Arztbesuchen beitragen. Es zeigte sich, dass sich 45 % der Varianz in der Zahl der Arztbesuche durch diese Einstellung zum Schmerz erklären lassen.

ierte depressive Verstimmung vorhergesagt werden kann als durch das Ausmaß der Grunderkrankung. Von besonderer Bedeutung sind Selbstwirksamkeitserwartungen bzw. subjektive Überzeugungen der Kontrollierbarkeit und Einflussnahme auf das Schmerzgeschehen. So beeinflussen Selbstwirksamkeitserwartungen bezüglich der eigenen Schmerztoleranz unmittelbar die Schmerztoleranz bei akut induziertem Schmerz, wohingegen die Schmerzstärke von geringer Bedeutung ist. Auch lässt sich das Aktivitätsniveau bei Schmerzpatienten bzw. das Ausmaß an schmerzbedingter Beeinträchtigung deutlich besser durch die entsprechenden Selbsteffizienzerwartungen vorhersagen als durch unmittelbar schmerzbezogene Parameter wie Intensität oder Häufigkeit. Es besteht ein enger Zusammenhang zwischen der Selbstwirksamkeitserwartung bezüglich der eigenen Schmerztoleranz und dem Ausmaß, in dem opioidvermittelte schmerzhemmende Mechanismen aktiviert werden, d.h., kognitive Verarbeitungsprozesse scheinen sich unmittelbar in schmerzrelevanten physiologischen Mechanismen widerzuspiegeln.

Merke: Kognitive Prozesse können die Schmerzverarbeitung entscheidend beeinflussen und sind wichtigere Prädiktoren für Schmerz und Beeinträchtigung als körperliche Faktoren.

14.2.5 Schmerzgedächtnis – die Rolle überdauernder Gedächtnisspuren bei chronischen Schmerzen

Als ein weiterer Mechanismus, der vermutlich sowohl zur Ausbildung einer Prädisposition für Schmerzerfahrungen als auch unmittelbar zu Chronifizierung und Aufrechterhaltung eines Schmerzproblems beiträgt, gilt das Schmerzgedächtnis. So kann die wiederholte Antizipation von Schmerz in bestimmten Situationen und die damit einhergehende subjektive Bewertung wie z.B. Angst sowie die sie begleitende Aktivierung symptomspezifischer psychophysiologischer Reaktionsmuster langfristig zu einer Sensibilisierung für nozizeptiven Input, einer verstärkten Aufmerksamkeit und vermehrten kognitiven Einengung auf schmerzbezogene Informationen und letztlich zur Einschränkung und Vermeidung körperlicher Aktivität führen. Interessanterweise scheint insbesondere bei Patienten mit chronischen Schmerzen eine Tendenz zu bestehen, in der Erinnerung die Intensität des Schmerzes zu einem bestimmten Zeitpunkt zu überschätzen. Teilweise widersprüchliche Befunde liegen zum zustandsabhängigen Lernen sowie möglichen Erinnerungsverzerrungen aufgrund der emotionalen Befindlichkeit und Schmerzstärke zum Zeitpunkt des Erinnerns vor. Ein Mangel bisher vorliegender Studien ist die Beschränkung auf die Erfassung von wenigen Parametern der Schmerzerfahrung (z.B. Intensität, Qualität) und wenigen Dimensionen der emotionalen Befindlichkeit (z.B. Angst, Traurigkeit). Gleichermaßen ist im Rahmen von Gedächtnisexperimenten bisher ausschließlich verbales Lernmaterial (z.B. schmerzbezogene Worte) verwendet worden. Das Schmerzgedächtnis ist als ein Spezialfall autobiografischer Erinnerungen zu verstehen. Das heißt, die Genauigkeit, Lebhaftigkeit und unmittelbare Abrufbarkeit schmerzbezogener Erfahrung hängen vom ursprünglichen Ereigniskontext (z.B. persönliche Bedeutung des Ereignisses, Überraschungsmoment, Art und Ausmaß der kurz- und langfristigen Folgen u.Ä.) sowie vom Ausmaß der kognitiven und emotionalen Weiterverarbeitung des Ereignisses (z.B. wiederholtes Erzählen des Erlebnisses) ab.

Eine weitere Form des Schmerzgedächtnisses sind zerebrale Veränderungen infolge von Lernprozessen. Während die oben diskutierten Gedächtnisprozesse explizit, d.h. von der Person bewusst verarbeitet werden und damit auch reproduzierbar und mitteilbar sind, dürfte der größte Teil unseres schmerzassoziierten Gedächtnisses aus impliziten Lernprozessen bestehen. Hier handelt es sich um Gedächtnisprozesse, die nicht der bewussten Verarbeitung zugänglich sind, jedoch die nachfolgende Reaktion auf Schmerzreize verändern.

Veränderungen in der Organisation des primären somatosensorischen Kortex als Folge von chronischen Schmerzen wurden mehrfach aufgezeigt (Flor u. Stolle 2006). So kam es bei Patienten mit chronischen Rückenschmerzen bei der massierten (entweder lang anhaltend oder hochfrequent) Reizung mit akuten phasischen Reizen zu einer verstärkten kortikalen Antwort auf diese Schmerzreize in dem Gebiet des somatosensorischen Kortex, das den Rücken repräsentiert, und der Schwerpunkt dieser kortikalen Aktivität verlagerte sich vom Repräsentationsareal für den Rücken in Richtung der Beinrepräsentation. Diese kortikale Hyperreagibilität (vgl. Kap. 8) und Reorganisation war umso ausgeprägter, je chronischer das Schmerzproblem war, was wiederum einen Lernprozess nahelegt. Diese Annahme wurde durch weitere Untersuchungen verstärkt, die zeigten, dass mit Schmerz assoziierte visuelle Reize (z.B. Schmerzworte) ebenfalls zu einer erhöhten kortikalen Reaktion früh nach Reizdarbietung führen und diese kortikale Antwort klassisch konditioniert werden kann. Diese zentralen Veränderungen der Schmerzverarbeitung könnten zu einer Überempfindlichkeit für nichtschmerzhafte wie auch schmerzhafte Reize beitragen und zum Auftreten von Schmerz in der Abwesenheit von adäquater peripherer Stimulation führen.

Unter Phantomschmerzen versteht man Schmerzen, die in einem amputierten Körperteil auftreten. Seit vielen Jahrhunderten haben sich Wissenschaftler gefragt, wie es zu solch einer ungewöhnlichen Schmerzwahrnehmung kommen kann, ohne dass eine Antwort auf die Fragen gefunden wurde. In den 80er- und 90er-Jahren des letzten Jahrhunderts konnte dann erstmals tierexperimentell gezeigt werden, dass das Gehirn auch im Erwachsenenalter plastisch ist und sich durch Verletzung und Lernen verändern lässt. So kommt es z. B. nach Amputation eines Fingers zu einem Einwandern der Repräsentation benachbarter Finger in die Repräsentation der Amputationszone im primären somatosensorischen Kortex. Trennt man die sensorischen Zuflüsse an der Hinterwurzel des Rückenmarks durch, so kommt es sogar zu einer Einwanderung des Gesichtsareals in das Amputationsgebiet. Der Neurologe Ramachandran (Ramachandran et al. 1992) beobachtete im Anschluss an diese tierexperimentellen Befunde, dass bei amputierten Personen oft Phantomempfindungen durch Berührung des Gesichts oder des Stumpfes ausgelöst wurden, und postulierte, dass sie vielleicht durch solche plastischen Reorganisationsprozesse im Gehirn erklärt werden könnten. Es konnte dann bei armamputierten Personen gezeigt werden, dass tatsächlich solche kortikalen Reorganisationsprozesse ablaufen und dass diese sehr hoch mit dem Phantomschmerz korrelierten (**Abb. 14.5**). Man kann sich vorstellen, dass das von neuronalem Zustrom befreite Amputationsareal nun neuronalen Input aus den Nachbararealen erhält. Da die Zuordnung des Amputationsareals zu dem Ort in der Peripherie erhalten bleibt, wird die Empfindung in das Phantomglied verlagert und als von dort kommend interpretiert. Diese Assoziation von kortikaler Reorganisation und Phantomschmerz beruht offensichtlich auf einem Lern- und Gedächtnisprozess, da bei Personen mit angeborener Abwesenheit von Gliedmaßen weder kortikale Reorganisation noch Phantomschmerzen auftreten. Auf der Basis dieser Befunde wurden neue Therapieverfahren entwickelt, die durch pharmakologische oder verhaltensorientierte Methoden die kortikale Reorganisation und damit den Phantomschmerz effektiv beeinflussen (Flor u. Stolle 2006).

Merke: Schmerz führt zu Gedächtnisspuren auf allen Ebenen des nozizeptiven Systems und kann so auch ohne Reizung des peripheren Nozizeptors erzeugt werden

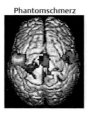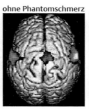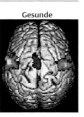

Phantomschmerz ohne Phantomschmerz Gesunde

Abb. 14.5 Funktionell-magnetresonanztomographische Abbildung der Repräsentation des Mundes im primären somatosensorischen und motorischen Kortex bei unilateral armamputierten Patienten mit Phantomschmerz, Amputierten ohne Phantomschmerz und gesunden Kontrollen. Nur bei den Patienten mit Phantomschmerz zeigt sich eine Ausweitung der Repräsentation des Mundareals in das vom afferenten Zustrom befreite Handareal hinein (links). Basierend auf Flor et al. (1995).

14.3 Ein verhaltensmedizinisches Modell

Verhaltensmedizinische Modelle chronischen Schmerzes beziehen explizit die verbal-subjektive, die Verhaltens- und die physiologische Ebene mit ein. Die Ätiologie und die Aufrechterhaltung chronischer Schmerzsyndrome werden im Rahmen dieses Modells anhand prädisponierender und auslösender Faktoren sowie aufrechterhaltender Prozesse erklärt (Flor u. Turk 2006).

Das Diathese-Stress-Modell chronischer Schmerzen ist ein biopsychosoziales Modell und versucht, die oben diskutierten Faktoren, die für die Schmerzentstehung und -aufrechterhaltung wichtig sind, zu integrieren und mit den physiologischen Variablen zu verbinden (**Abb. 14.6**). Im Mittelpunkt steht die symptomspezifische psychophysiologische Reagibilität, d.h. die Tendenz, auf stresshafte Stimulation mit Hyperaktivität bestimmter Körpersysteme oder Körperregionen zu reagieren. Diese erhöhte Reagibilität wird für die Entwicklung und Aufrechterhaltung des Schmerzproblems als entscheidend betrachtet. Sie muss mit der ursprünglichen Schmerzursache nichts mehr zu tun haben.

Als prädisponierende Faktoren, die zur Entstehung einer Diathese führen und damit zur Ausformung einer physiologischen Reaktionsstereotypie beitragen, gelten eine genetische Belastung, frühe mit Schmerz verbundene Traumata, Überbeanspruchung bestimmter Körpersysteme sowie Modelllernen. Obwohl bei einzelnen chronischen Schmerzsyndromen wie z.B. Migräne eine genetische Komponente heute als unbestritten gilt, ist die Bedeutung der genetischen Prädisposition bei vielen chronischen Schmerzsyndromen, insbesondere bei Schmerzsyndromen der Skelettmuskulatur, weitgehend ungeklärt. Neben genetisch bedingten individuellen Unterschieden in der Reagibilität einzelner Reaktionssysteme wird vermutet, dass möglicherweise genetisch determinierte Unterschiede in der Schmerzhemmung bestehen.

Eine Reihe von tierexperimentellen Studien zeigte, dass schmerzhafte Stimulation in der frühen postnatalen Phase langfristig zu erhöhter Schmerzempfindlichkeit, Ängstlichkeit und veränderter Plastizität des Gehirns führt. Langzeituntersuchungen mit Frühgeborenen oder Säuglingen, bei denen schmerzhafte medizinische Prozeduren durchgeführt wurden, legen nahe, dass frühe schmerzhafte Erfahrungen langfristig in einer deutlich erhöhten Schmerzsensibilität resultieren. Insbesondere bei wiederholter Traumatisierung könnte die Zunahme der Schmerzsensibilität auf neuronale plastische Veränderungen auf subkortikaler und kortikaler Ebene (z. B. eine Vergrößerung kortikaler und thalamischer Repräsentationsareale) zurückzuführen sein. Neben diesen zentralnervösen Veränderungen kann es auch peripher zu einer erhöhten Sensibilität für nozizeptiven Input kommen. Wiederholte bzw. andauernde Überlastung bestimmter Körperregionen (z. B. Nacken/Schulter/Rücken bei Computertätigkeit, Schultern/Arme u. a. bei Berufsmusikern) führt zu einer Sensibilisierung der betroffenen Muskulatur und Gelenke für nozizeptive Stimuli, insbesondere wenn die erhöhte Muskelanspannung zunächst unbeachtet bleibt (Flor 1991).

Hypothesen zur Rolle sozialen Lernens beruhen zum einen auf der Erkenntnis, dass Kinder die Wahrnehmung und Interpretation von Symptomen sowie Krankheitsverhalten durch Beobachtung ihrer Eltern und anderer Modelle erwerben. Des Weiteren wird häufig darauf verwiesen, dass Schmerzpatienten überzufällig häufig aus Familien stammen, in denen andere Familienmitglieder ebenfalls an chronischen Schmerzen leiden. Die Beobachtung, dass bei Kindern in erster Linie die Schmerzsymptome auftreten, an denen ihre Eltern im Erwachsenenalter leiden, und nicht solche, die die Eltern selbst als Kinder hatten, spricht dafür, dass Modelllernen zur familiären Häufung chronischer Schmerzsyndrome beiträgt. Zwar fehlen bisher entsprechende Längsschnittstudien, doch konnte eine Reihe von Experimenten zeigen, dass sich Schmerztoleranz, subjektive Schmerzintensität und nonverbaler Schmerzausdruck durch Beobachten einer Modellperson, die Schmerzreizen ausgesetzt wird, verändern lassen. Außerdem ist bekannt, dass bei Beobachtern eines Modells, dem schmerzhafte

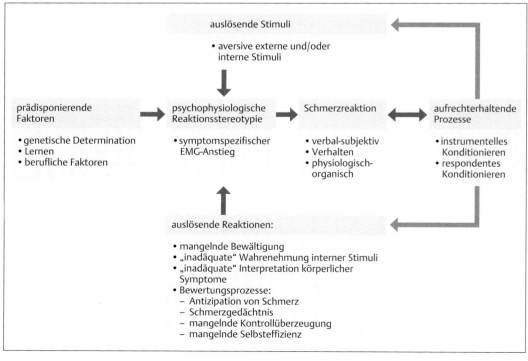

Abb. 14.6 Diathese-Stress-Modell chronischer Schmerzen (Flor 1991).

Reize dargeboten werden, physiologische Reaktionen stellvertretend konditioniert werden können bzw. dass die Beobachtung von Schmerzpatienten bei ihren Partnern mit einer deutlichen physiologischen Aktivierung einhergeht, die möglicherweise das vermehrte Auftreten von Schmerzsymptomen und anderer körperlicher Beschwerden bei den Partnern von Schmerzpatienten bedingt. Erste Untersuchungen an Kindern von Schmerzpatienten haben allerdings inkonsistente Ergebnisse hinsichtlich einer erhöhten Auftretenswahrscheinlichkeit von Schmerz und sonstigen Beschwerden erbracht (Craig 1983).

Als auslösende Faktoren in der Entwicklung und bei der Aufrechterhaltung eines chronischen Schmerzleidens werden aversive interne oder externe Stimuli sowie die sie begleitenden Bewertungs- und Verarbeitungsprozesse betrachtet.

Bei traumatisch ausgelösten bzw. akut beginnenden Schmerzsyndromen ist in Übereinstimmung mit respondent-operanten Schmerzmodellen davon auszugehen, dass Aktivitäten wie körperliche Bewegung, Arbeit, Freizeit- und soziale Aktivitäten Schmerz hervorrufen oder verstärken und folglich in zunehmendem Maße vermieden werden. Akute Belastungssituationen ebenso wie die Antizipation von Schmerz in potenziell schmerzauslösenden Situationen und die damit einhergehende sympathische Aktivierung und Erhöhung der Muskelspannung, die wiederum schmerzverstärkend wirken, kann so letztlich zur Entstehung einer symptomspezifischen Reaktionsstereotypie führen.

Nichttraumatische Schmerzsyndrome wie z. B. Spannungskopfschmerzen werden darauf zurückgeführt, dass lang anhaltende Aktivierung eines Körpersystems bei fehlender Möglichkeit zur Spannungsreduktion allmählich in einer Hyperreagibilität des Körpersystems (z. B. speziell der Skelettmuskulatur) bei Konfrontation mit Stressstimuli mündet. Häufige und langanhaltende stress- und/oder schmerzinduzierte Muskelspannungserhöhungen gehen mit einer Vasokonstriktion im Muskel einher und führen zur Freisetzung algetischer Substanzen, die chemosensitive Nozizeptoren aktivieren und die wiederum die Reizschwelle mechanosensitiver Rezeptoren erniedrigen. Sowohl bei Schmerzsyndromen traumatischen bzw. nichttraumatischen Ursprungs kann sich ein Circulus vitiosus zwischen Schmerz und Spannung entwickeln. Die stress- bzw. schmerzinduzierte Erhöhung der Muskelspannung stellt zunächst eine unkonditionierte Reaktion dar. Verschiedene Laboruntersuchungen konnten den Nachweis erbringen, dass sich schmerzinduzierte Muskelspannungserhöhungen auf Umweltreize (z. B. Töne, Gesichter) konditionieren lassen – ein Prozess, der entscheidend zur Chronifizierung beitragen könnte (Schneider et al. 2004).

Gemäß der transaktionalen Perspektive von Stress hängt die Intensität der Stressreaktion in entscheidendem Maß von Bewertungsprozessen ab, die zu den wesentlichsten auslösenden Reaktionen gehören. Neben den mit kritischen Lebensereignissen oder mit alltäglichen Belastungen und Ärgernissen verbundenen Stresserfahrungen postuliert das psychobiologische Modell chronischen Schmerzes, dass das wiederholte Erleben von Schmerzepisoden an sich zu einer bedeutsamen Stressquelle wird. Schmerzbezogene Kognitionen, schmerzbezogene Selbstwirksamkeitserwartungen und schmerzbezogene Bewältigungsstrategien sind infolgedessen zentrale Faktoren stressbezogener Bewertungsprozesse, die für die Entstehung und Aufrechterhaltung chronischer Schmerzen von Bedeutung sind.

Wie bei psychophysiologischen Störungen im Allgemeinen spielen Wahrnehmung und Interpretation interozeptiver Reize auch bei chronischen Schmerzsyndromen eine wichtige Rolle. Subjektive Überzeugungen bezüglich Ursache und Bedeutung von Körperempfindungen wirken sich entscheidend auf deren Interpretation aus. So lässt sich beispielsweise die Einschätzung eines uneindeutigen, aber affektiv neutralen vibrierenden Reizes durch entsprechende Vorinformation in Richtung „schmerzhaft" oder aber „angenehm" verändern. Bei Induktion unterschiedlich hoher Muskelspannungsniveaus reichen bei Kopfschmerzpatienten bereits deutlich niedrigere Spannungsniveaus aus, um eine Schmerzempfindung auszulösen, wobei neuere Untersuchungen zumindest bei Spannungskopfschmerzpatienten darauf hindeuten, dass dies in erster Linie auf eine Erniedrigung der subjektiven, nicht aber der muskulären Schmerzschwelle zurückzuführen ist. Eine adäquate Interpretation von Körperempfindungen (Craig 2003) ist nicht zuletzt wegen der unmittelbaren Auswirkungen auf das Verhalten von entscheidender Bedeutung. So kann beispielsweise die subjektive Überzeugung, dass sich bei Schmerz immer eine eindeutige somatische Ursache feststellen lässt, deren Heilung die Voraussetzung für Schmerzfreiheit ist, zu körperlicher Inaktivität, verstärkter Inanspruchnahme des Gesundheitssystems und bei mangelndem Erfolg von eingeleiteten therapeutischen Maßnahmen zu erhöhter subjektiver Beeinträchtigung, depressiven Verstimmungen und zunehmender Invalidität führen. Einstellungen und Meinungen über eine Krankheit erweisen sich in der Regel als äußerst stabil und sind nur schwer zu verändern, da die Tendenz besteht, widersprüchliche Informationen zu vernachlässigen oder zu vermeiden. Das heißt, es kommt zu einer selektiven Fokussierung auf Erfahrungen, die im Einklang mit den eigenen Annahmen stehen. Hinzu kommt, dass Schmerzpatienten weniger gut in der Lage sind, zwischen verschiedenen Muskelspannungsniveaus zu diskriminieren, sodass spannungsreduzierende Maßnahmen zu spät oder nur unzureichend initiiert werden.

Als ein weiterer Mechanismus, der vermutlich sowohl zur Ausbildung einer Prädisposition für Schmerzerfahrungen als auch unmittelbar zur Chronifizierung und Aufrechterhaltung eines Schmerzproblems beiträgt, gilt das Schmerzgedächtnis wie bereits oben beschrieben.

Eine wesentliche Rolle bei der Bildung solcher sensorischer Schmerzprozesse spielen – wie oben bereits angedeutet – klassische und operante Konditionierungsprozesse. In den letzten Jahren ließ sich zeigen, dass diese Lernprozesse alle Ebenen der Schmerzerfahrung betreffen und auch in der Schmerztherapie eingesetzt werden könnten. Wir haben in einer Reihe von Studien (Schneider et al. 2004) gezeigt, dass bei Patienten mit chronischen Schmerzen eine ausgeprägtere und extinktionsresistentere Konditionierung von Muskelspannungsanstiegen möglich ist und sich die konditionierte Reaktion besonders gut im vom Schmerz betroffenen Muskel zeigt. Auch die Aktivität des endogenen opioiden Systems ist klassisch konditionierbar. Ebenso wurde gezeigt, dass Schmerzüberempfindlichkeit z. B. bei krankheitsinduzierter Hyperalgesie (erhöhte Schmerzempfindlichkeit bei Auftreten einer Erkrankung, z. B. Entzündung) gelernt werden kann. Leider haben diese Untersuchungsergebnisse noch kaum Anwendungen im Humanbereich gefunden.

Für die Aufrechterhaltung chronischer Schmerzen dürften neben den oben genannten plastischen Veränderungen insbesondere auch operante Faktoren von Bedeutung sein. Die Rolle operanter Faktoren für die Aufrechterhaltung von Schmerzverhalten wurde bereits diskutiert. In den letzten Jahren konnte jedoch gezeigt werden, dass nicht nur das beobachtbare Schmerzverhalten, sondern alle Ebenen der Schmerzerfahrung, insbesondere auch die subjektive und physiologische Ebene, den Prinzipien des instrumentellen Lernens unterliegen. Auch im Hinblick auf die Muskelspannung ließ sich ein instrumenteller Mechanismus zeigen: Durch Biofeedback induzierte Erhöhungen der Muskelspannung führten nur bei Schmerzpatienten, nicht jedoch Gesunden zu einer deutlich verminderten Schmerzwahrnehmung und einer reduzierten kortikalen Verarbeitung schmerzhafter experimenteller Reize.

In Übereinstimmung mit respondenten, respondent-operanten oder rein operanten Modellen chronischen Schmerzes berücksichtigt das psychobiologische Modell explizit sowohl respondente wie auch operante Lernprozesse für die Entstehung und Aufrechterhaltung eines Schmerzproblems. Das heißt, alle zentralen Bestimmungsstücke wie prädisponierende, auslösende und aufrechterhaltende Faktoren sind nicht als statisch vorgegeben, sondern als sich dynamisch über die Zeit hinweg verändernd zu betrachten. Die Modulation der subjektiven Schmerzintensität, des Aktivitätsniveaus, des Schmerzausdrucksverhaltens, aber auch von schmerzbezogenen autonomen und kortikalen physiologischen Reaktionen durch kontingente Verstärkung ist wiederholt beschrieben worden. Die Bedeutung respondenter Lernprozesse wird besonders gut durch die situativ auslösbaren symptomspezifischen Reaktionsmuster veranschaulicht.

Mit der Formulierung des psychobiologischen Modells chronischen Schmerzes ist es zum einen gelungen, empirische Befunde zur Bedeutung kognitiv-affektiver, physiologisch-organischer und verhaltensbezogener Faktoren bei der Entstehung und Aufrechterhaltung chronischen Schmerzes in ein Gesamtmodell zu integrieren. Dieser umfassende Ansatz hat zahlreiche Untersuchungen zur Aufklärung des komplexen Zusammenspiels der 3 Ebenen des Schmerzerlebens und der sie vermittelnden und modulierenden Mechanismen angeregt. Das psychobiologische Modell zeichnet sich außerdem dadurch aus, dass es als Grundlage für eine hypothesengestützte Schmerzdiagnostik, für die Formulierung spezifischer Therapieziele und die Auswahl adäquater Behandlungsstrategien gut geeignet ist.

Merke: Das Diathese-Stress-Modell chronischer Schmerzen geht davon aus, dass eine körperliche oder erworbene Prädisposition gemeinsam mit belastenden Lebensereignissen und inadäquaten Bewältigungsstrategien zu einer Reaktionsstereotypie führt, die Schmerz auslöst. Angst vor Schmerz, operante Verstärkung und kognitive schmerzinduzierte Veränderungen werden als aufrechterhaltende Faktoren gesehen.

14.4 Konsequenzen für die Praxis

Konsequenzen psychologischer Schmerztheorien für die Praxis wurden bereits bei der Schilderung der wichtigsten Modelle und empirischen Befunde angedeutet. Die oben genannten Lernprozesse und deren Endprodukt, das die Schmerzwahrnehmung und Schmerzverarbeitung steuernde Schmerzgedächtnis, machen es notwendig, in der Behandlung chronischer Schmerzen diesen Endzustand zu berücksichtigen, der oft nicht mehr mit den ursprünglichen den Schmerz auslösenden Bedingungen verknüpft ist. Im Umgang mit Patienten mit chronischen Schmerzen müssen vor allem positive und negative Verstärkungsprozesse für Schmerzverhalten vermieden und gesundes Verhalten gefördert werden. Therapeuten sollten somit vor allem schmerzinkompatibles Verhalten fördern und darauf achten dabei nicht Schmerz auszulösen und dadurch Schmerzverhalten und Vermeidung zu verstärken. Eine besondere Komplikation ist, dass der gelernte Schmerzausdruck oft implizit und damit nicht bewusst ist und damit dem Patienten nur schwer verdeutlicht und schwer verändert werden kann. Die Löschung von Schmerzverhalten und anderen Schmerzgedächtnisspuren ist insbesondere deshalb schwierig, weil der Erwerb der Reaktion generalisiert, die Löschung jedoch auf den jeweiligen Kontext begrenzt ist, und deshalb schwer außerhalb der Therapiesituation generalisiert.

Zusammenfassung

In diesem Kapitel haben wir gezeigt, dass Lernprozesse wie Sensitivierung, klassische und operante Konditionierung sowie kognitive Prozesse eine wichtige Rolle bei der Entstehung und Aufrechterhaltung chronischer Schmerzen spielen. Sie führen dazu, dass Schmerzen auch bei minimalem oder fehlendem nozizeptivem Input entstehen und sich in einem überdauernden Schmerzgedächtnis manifestieren, das sich auf allen Ebenen der Schmerzverarbeitung nachweisen lässt. Die Prävention solcher maladaptiver (unangepasster) Lernprozesse, die sich in maladaptiven plastischer Veränderungen des Zentralnervensystems zeigen, kann die Chronifizierung von Schmerz aufhalten. Die Einwirkung auf diese Veränderungen im Rahmen einer verhaltensorientierten und/oder pharmakologischen Schmerztherapie ist erforderlich, um chronische Schmerzen nicht nur symptomatisch, sondern kausal anzugehen.

Diskussions- und Übungsfragen

- Überlegen Sie, welche Verhaltensweisen Schmerz positiv oder negativ verstärken und wie Sie alternativ gesundes Verhalten verstärken könnten.
- Wie könnte man erfassen, ob ein Patient ein Schmerzgedächtnis ausgebildet hat?
- Welche Konsequenzen ergeben sich aus den psychologischen Modellen für die Therapie?

Multiple-Choice-Fragen

1 Welcher Prozess spielt bei der Schmerzchronifizierung keine Rolle?
    a. Negative Verstärkung
    b. Modelllernen
    c. Schmerzgedächtnis
    d. autoritärer Erziehungsstil
    e. Katastrophendenken

2 Wie sollte man Schmerzmedikation bei chronischen Schmerzen einsetzen?
    a. nach Bedarf
    b. abhängig vom Schmerzniveau
    c. man sollte keine Analgetika geben
    d. zeitkontingent
    e. nur nachts

3 Welche kognitiven Faktoren sind für die Schmerzchronifizierung besonders wichtig?
    a. Einstellung zum Geschlecht
    b. Katastrophisieren
    c. gestörte Sozialwahrnehmung
    d. soziale Kompetenz
    e. Imaginationsfähigkeit

4 Welche Komponente gehört nicht zum Diathese-Stress-Modell chronischer Schmerzen?
    a. genetische Faktoren
    b. Lernprozesse
    c. Bewältigungsstrategien
    d. paranoide Tendenzen
    e. operante Verstärkung

5 Welche der folgenden Erklärungen gehört zum respondenten Modell?
a. nichtassoziatives Lernen
b. assoziatives Lernen
c. evaluatives Lernen
d. bewertendes Lernen
e. Belohnungslernen

Literatur

Birbaumer N, Schmidt RF. Biologische Psychologie. Heidelberg: Springer; 2005.

Craig KD. Modelling and social learning factors in chronic pain. In: Bonica JJ. (ed.). Advances in pain research and therapy. New York: Raven Press; 1983: 813–827.

Craig KD. Interoception: The sense of the physiological condition of the body. Current Opinion in Neurobiology. 2003; 13: 500–505.

Diesch E, Flor H. Alteration in the response properties of primary somatosensory cortex related to differential aversive Pavlovian conditioning. Pain. 2007; 131: 171–180.

Flor H. Psychobiologie des Schmerzes. Empirische Untersuchungen zur Psychophysiologie, Diagnostik und Therapie chronischer Schmerzsyndrome der Skelettmuskulatur. Bern: Huber Verlag; 1991.

Flor H, Diers M. Limitations of pharmacotherapy: behavioral approaches to chronic pain. In: Stein C (Hrsg.). Handbook of Experimental Pharmacology. Vol. 177 Analgesia. Berlin: Springer; 2007: 415–427.

Flor H, Elbert T, Knecht S, Wienbruch C, Pantev C, Birbaumer N, Larbig W, Taub E. Phantom limb pain as a perceptual correlate of cortical reorganization. Nature. 1995; 357: 482–484.

Flor H, Hermann C. Schmerz. In: Birbaumer N, Flor H, Hahlweg K (Hrsg.). Enzyklopädie der Psychologie. Band 3: Verhaltensmedizin. Göttingen: Hogrefe; 1999: 249–330.

Flor H, Stolle AM. Lernen, Plastizität des Gehirns und Schmerz: Implikationen für die Behandlung. Nervenheilkunde. 2006; 25: 245–251.

Flor H, Turk DC. Learning processes and cognitive factors. In: McMahon S, Koltzenburg M (eds.). Wall & Melzack's textbook of pain. 5th edition. London: Elsevier; 2006: 241–258.

Fordyce WE. Behavioral factors in chronic pain and illness. St Louis: Mosby; 1976.

Gerbershagen HU. Das Mainzer Stadienkonzept des Schmerzes: Eine Standortbestimmung. In: Klingler D, Morawetz A, Thoden U, Zimmermann M (Hrsg.) Antidepressiva als Analgetika. Aarachne Verlag, Wien, S. 71–95.

Hasenbring M, Pfingsten M. Psychologische Mechanismen der Chronifizierung: Konsequenzen für die Prävention. In: Kröner-Herwig B, Frettlöh J, Klinger R, Nilges P (Hrsg.). Schmerzpsychotherapie. 6. Aufl. Heidelberg: Springer; 2007: 103–140.

Hermann C, Flor H. Schmerzbezogene Kognitionen, Schmerzprobleme und körperliche Beschwerden bei Kindern von Schmerzpatienten und gesunden Eltern. Zeitschrift für Klinische Psychologie. 1999; 28: 248–255.

Linton SJ, Melin L, Götestam KG. Behavioral analysis of chronic pain and its management. In: Hersen M, Eisler M. (eds.). Progress in behavior modification. New York: Academic Press; 1985: 1–42.

Melzack RA. Das Rätsel des Schmerzes. München: Hippokrates Verlag; 1978.

Pawlow IP. Conditioned Reflexes. An Investigation of the Physiological Activity of the Cerebral Cortex. London: Oxford University Press; 1927.

Ramachandran VS, Rogers-Ramachandran D, Stewart M. Perceptual correlates of massive cortical reorganization. Science. 1992; 258: 1159–1160.

Schneider C, Palomba D, Flor H. Pavlovian conditioning of muscular responses in chronic pain patients: Central and peripheral correlates. Pain. 2004; 112: 239–247.

Turk DC, Flor H. The cognitive-behavioural approach to pain management. In: McMahon S, Koltzenburg M (Hrsg.). Wall & Melzack's Textbook of Pain. 5th edition. London: Elsevier; 2006: 339–348.

Woolf CJ, Mannion RJ. Neuropathic pain: Aetiology, symptoms, mechanisms, and management. Lancet. 1999; 353: 1959–1964.

15 Psychobiologische Mechanismen der Schmerzchronifizierung

Monika Hasenbring

15.1 Definitionen und klinische Bedeutung chronischer Schmerzen

Bei klinischen Schmerzproblemen ist häufig nicht in erster Linie deren Neuauftreten von Bedeutung, sondern ihre starke Neigung, sich chronisch zu entwickeln. Dies gilt in besonderem Maße für chronische, unspezifische Rückenschmerzen, die nicht eindeutig auf definierte somatische Ursachen zurückführbar sind (Waddel 2003). Während die Lebenszeitprävalenz, d.h. das im Laufe des Lebens mindestens einmalige Auftreten akuter Rückenschmerzen in zahlreichen Industrienationen bis zu 80% beträgt (Schmidt et al. 2008), zeigen bis zu 90% der Betroffenen innerhalb der ersten Tage und Wochen eine vollständige Remission mithilfe einfacher Mittel wie kurzzeitiger Bettruhe, physikalischer Therapie und Analgetika. Zwischen 50 und 88% zeigen jedoch Wochen bis Monate später ein verschieden lang dauerndes Wiederauftreten. Chronisch wiederkehrende oder auch anhaltende Schmerzen entwickeln schließlich bis zu 37% der Betroffenen (Schmidt et al. 2008). Gerade chronische Rückenschmerzen gehen dabei mit einem hohen Maß an funktioneller Beeinträchtigung, affektivem Distress und kognitiven Beeinträchtigungen einher und stehen in der Verursachung sozioökonomischer Kosten an vorderster Stelle. Nach Schätzungen entfallen auf die 10% Patienten mit der stärksten Chronifizierung etwa 80% aller für Rückenschmerzen aufgewendeten Behandlungskosten (Waddell 2003).

Bei dem Versuch, Ätiologie und Pathogenese chronischer Schmerzen zu verstehen, hat sich der Schwerpunkt interdisziplinärer Forschungsarbeiten in den vergangenen 15 Jahren zunehmend auf den Prozess einer allmählich sich entwickelnden Chronifizierung verlagert. Der Begriff der Chronifizierung kennzeichnet dabei in zeitlicher Hinsicht die Phase des Überganges von einem akuten zu einem chronisch persistierenden oder chronisch rezidivierenden Schmerz (vgl. Turk 1996). Erste theoretische Modellvorstellungen beruhen dabei übereinstimmend auf einem biopsychosozialen Krankheitskonzept (Waddell 2003) mit der Annahme, dass komplexe Wechselwirkungen zwischen biologischen, psychologischen und sozialen Faktoren an der Entwicklung chronischer Schmerzen beteiligt sind.

> **Definition** Chronifizierung von Schmerzen. Die Entwicklung akuter Schmerzen zu chronisch rezidivierenden oder persistierenden Schmerzen wird mit dem Begriff der Chronifizierung beschrieben. Chronifizierung bezeichnet dabei einen Prozess, an dem komplexe Wechselwirkungen zwischen biologischen, psychologischen und sozialen Faktoren beteiligt sind (vgl. Hasenbring 1992).

15.1.1 Forschungsfragestellungen

Die empirische Forschung konzentrierte sich dabei auf die Untersuchung folgender Fragen:
- Welche Faktoren beeinflussen den Übergang von einem akuten Schmerz zu einem chronisch rezidivierenden oder chronisch persistierenden bzw. welche biologischen, psychologischen, sozialen und sozioökonomischen Prozesse sind daran beteiligt?
- Lassen sich Risikofaktoren identifizieren, die frühzeitig, z.B. bei Auftreten erster akuter Schmerzen, anzeigen, ob bei einer Person die Gefahr einer Chronifizierung besteht?

Innerhalb der klinischen Schmerzforschung existiert gegenwärtig ein empirisch begründetes Wissen vor allem im Bereich von Rückenschmerzen. Nur wenige Forschungsarbeiten liegen bisher zu Chronifizierungsprozessen bei anderen Schmerzsyndromen vor, wie beispielsweise zum Kopfschmerz (Ford et al. 2007). Das zur Beantwortung dieser Fragen adäquate Forschungsparadigma stellt im Humanbereich die prospektive Längsschnittstudie dar: An einem definierten Zeitpunkt T0 (z.B. erstmaliges Auftreten akuter Rückenschmerzen) werden Prädiktorvariablen im Sinne potenzieller Risikofaktoren erhoben. Zu späteren Zeitpunkten (z. B. Wochen bis Monate nach T0) werden Kriteriumsvariablen wie etwa das Auftreten rezidivierender oder persistierender Schmerzen, funktionelle, affektive oder kognitive Beeinträchtigungen (disability) oder Behinderungen im beruflichen/privaten Alltag (handicap) erfasst. Maße der Sensitivität und Spezifität geben pro Risikofaktor die Genauigkeit der Vorhersage an (Blohmke 1986). Über geeignete multivariate Auswertungsmodelle kann die relative Vorhersagekraft für jeden Risikofaktor bestimmt werden.

Empirische Befunde, die über prospektive Längsschnittstudien gewonnen wurden, lassen sich in 3 Bereiche unterteilen:
1. Chronifizierungsverläufe bei Patienten mit erstmaligen akuten unspezifischen Rückenschmerzen,
2. Chronifizierungsverläufe von Patienten mit akuten spezifischen Rückenschmerzen (z. B. Rücken-/Beinschmerzen bei akutem Bandscheibenprolaps) nach einer konservativen oder operativen medizinischen Behandlung,
3. Aufrechterhaltung oder Reduktion bereits chronifizierter Schmerzen nach einer definierten Behandlung (mono- oder multidisziplinär).

Während die unter 2. und 3. genannten Studien den Chronifizierungsverlauf nach einer umrissenen, teilweise auch standardisiert durchgeführten Behandlung untersuchen, erwecken die unter 1. genannten Arbeiten häufig den Eindruck, als würde der „Spontanverlauf" erster akuter Rückenschmerzen verfolgt. Dabei bleibt jedoch in vielen Arbeiten unerwähnt, welche konservativen, meist ambulant eingeleiteten Maßnahmen zur Schmerzlinderung durchgeführt wurden bzw. welche Patienten sich überhaupt medizinischen Behandlungen unterzogen haben. Wie erste Erhebungen innerhalb der primärärztlichen Versorgung von Rückenpatienten zeigen, werden vielfältige therapeutische Interventionen in sehr inkonsistenter Weise durchgeführt; ihr Einfluss in dem jeweils untersuchten Chronifizierungsprozess bleibt jedoch unklar (van der Windt et al. 2008).

Innerhalb der laborexperimentellen Schmerzforschung wurden vor allem neurophysiologische und molekularbiologische Prozesse der Aufrechterhaltung akuter, experimentell induzierter Schmerzen untersucht (Überblicke bei Tölle und Bärtele 2007). Die hieraus gewonnenen Aussagen sind zunächst lokalisationsunspezifisch, d. h., die daraus resultierenden biologischen Modellvorstellungen zur Chronifizierung können für unterschiedliche klinische Schmerzsyndrome Geltung haben.

Im folgenden Abschnitt werden empirische Ergebnisse sowohl der klinischen als auch der laborexperimentellen Schmerzforschung beschrieben. Die klinischen Studien beziehen sich dabei in erster Linie auf die Chronifizierung von Rückenschmerzen und hier wesentlich auf die oben genannten Aspekte 1. und 2.

15.1.2 Chronifizierung auf somatischer Ebene

Auf somatischer Ebene wird die Chronifizierung akuter Rückenschmerzen seit mehr als 20 Jahren auf eine Reihe peripherphysiologischer Prozesse zurückgeführt, die mit einem veränderten afferenten Input einhergehen. Die wichtigsten Faktoren sind mit Veränderungen an Bändern, Sehnen und Gelenken sowie in der Muskulatur verknüpft. Im Falle spezifischer, mit einem lumbalen Bandscheibenbefund einhergehender Rücken-/Beinschmerzen kommen nach operativen Eingriffen weiterhin zahlreiche postoperative Komplikationen in Betracht. Seit Beginn der 1990er-Jahre wird die Aufrechterhaltung akuter Schmerzen darüber hinaus auf eine Kaskade neurophysiologischer und molekularbiologischer Veränderungen zurückgeführt, die eine Plastizität des zentralen Nervensystems auf spinaler, subkortikaler und kortikaler Ebene belegen (Coderre et al. 1993). Kennzeichnend für diese Prozesse ist, dass sie nach einem starken und/oder repetitiven Schmerzreiz auch nach dessen Beendigung ohne weiteren afferenten Input in Gang gesetzt werden.

Peripherphysiologische Faktoren der Chronifizierung

Als ein bedeutsamer peripherphysiologischer Chronifizierungsfaktor wird der muskulär bedingte Schmerz angesehen. Dieser kann entweder sekundär als reflektorische Muskelverspannung, z. B. bei Reizung nozizeptiver Afferenzen durch eine bandscheibenbedingte Wurzelbedrängung, oder primär über anhaltende physikalische oder psychische Belastungen auftreten (**Abb. 15.1**).

Zu physikalischen Belastungen zählen hier in erster Linie unphysiologische Körperhaltungen, die über längere Zeit eingenommen werden (z. B. vornübergebeugtes Sitzen oder Stehen). Die Arbeitsgruppe um den schwedischen Neuroorthopäden Nachemson (1987) konnte anhand von In-vivo-Messungen des intradiskalen Drucks und gleichzeitig im Oberflächen-EMG gemessener Muskelaktivität zeigen, dass es bei vornübergebeugtem Sitzen oder Stehen nicht nur zu einer maximalen Anspannung der lumbalen Rückenstreckermuskulatur, zu Verkürzung der tonischen und Schwächung der phasischen Muskulatur kommt, sondern auch zu einer einsei-

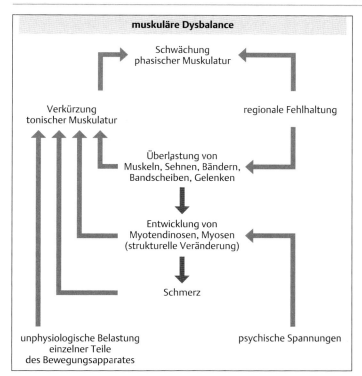

Abb. 15.1 Pathogenese von Schmerzen muskulärer Genese (nach Hildebrandt et al. 1990)

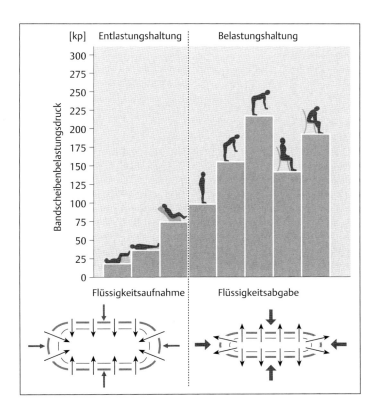

Abb. 15.2 Intradiskaler Druck in Höhe L3 bei verschiedenen Körperpositionen und Flüssigkeitsverschiebungen an der Bandscheibengrenze (nach Nachemson 1987).

tigen Druckbelastung der Bandscheiben (Krämer 2009, **Abb. 15.2**). Unphysiologische Körperhaltungen und damit einhergehend erhöhter intradiskaler Druck gehen darüber hinaus mit einer Verringerung des Bandscheibenvolumens sowie nutritiver Prozesse des Bandscheibengewebes einher – Prozesse, die wiederum zu verringerter Elastizität und zunehmender Degeneration der Bandscheiben führen. Zahlreiche prospektive Längsschnittstudien konnten den Faktor lang anhaltend eingenommener konstanter Körperpositionen (Sitzen oder Stehen) sowohl als Risikofaktor für die Chronifizierung akuter unspezifischer Rückenschmerzen (Macfarlane et al. 1997) als auch für die Chronifizierung spezifischer, mit Bandscheibenbefund einhergehender Rücken-/ Beinschmerzen belegen (Hasenbring et al. 1994). Während diese unphysiologischen Körperhaltungen zu den *Be*lastungshaltungen zählen, trägt nach Nachemson (1987) auch das anhaltende Einnehmen von ausgesprochenen *Ent*lastungshaltungen (langes Liegen) zur Chronifizierung bei. Das Bandscheibengewebe quillt unter diesen Bedingungen auf, die Muskulatur atrophiert. Dies sind Bedingungen, die bereits bei normaler physischer Belastung vorschnell zu Schmerzen führen. Belege liefern auch hierfür prospektive Längsschnittstudien, die zeigen konnten, dass langes Liegen (z. B. lange Bettruhe) eher mit einer Aufrechterhaltung der Schmerzen einhergeht (Waddell et al. 1997). Nach Nachemson (1987) ist daher die Realisierung eines rhythmischen Wechsels zwischen be- und entlastenden Körperhaltungen im Alltag eine zentrale Voraussetzung für eine physiologische Belastung von Muskeln und für eine ausreichende Elastizität der Bandscheiben.

Neben physikalischen Stressoren kann psychischer Stress, wahrscheinlich über deszendierende Bahnen aus der Formatio reticularis, Gamma-Motoneurone aktivieren und zu einer anhaltenden Erhöhung der Muskelaktivität in der symptomrelevanten Muskulatur führen. Diese Zusammenhänge sind weiter unten genauer beschrieben (vgl. 15.2.3.4 Stressoren im Alltag).

Chronifizierung auf der Basis zentralnervöser Neuroplastizität

Eine Vielzahl klinischer Beobachtungen legt seit Jahren die Hypothese nahe, dass Schmerzen auch ohne entsprechenden afferenten Input aus der Peripherie aufrechterhalten werden können. Hierzu zählen z. B. Phänomene der sekundären Hyperalgesie mit einer erhöhten Schmerzempfindlichkeit in Körperbereichen, die weit entfernt von einem verletzten oder erkrankten Organ liegen (z. B. Hyperalgesie in Gesicht und Kopfhaut nach einer Infektion des Ohres). Vor allem bei Aufrechterhaltung von Schmerzen nach Amputation einer Extremität (Phantomschmerz) schließt einen afferenten Input der Peripherie zur Erklärung chronischer Schmerzen aus (Melzack 1971). Tier- und humanexperimentelle Forschungsarbeiten konnten mittlerweile zahlreiche Anzeichen für eine neuronale Plastizität im ZNS belegen (Tölle und Bärtele 2007) mit einer Erhöhung der Sensibilität schmerzleitender Systeme bis hin zu strukturellen Veränderungen im Nervensystem, die zu vorwiegend irreversiblen Steigerungen der Schmerzweiterleitung führen. Offen bleibt in diesen Ansätzen gegenwärtig, wann sich diese Veränderungen im Prozess der Chronifizierung eines klinischen Schmerzproblems einstellen.

15.1.3 Chronifizierung auf psychischer Ebene

Auf psychischer Ebene wurde in den vergangenen Jahren eine Vielzahl an Faktoren in ihrem Einfluss auf den Prozess der Chronifizierung von Schmerzen, hier wieder vor allem für Rückenschmerzen untersucht. Sie lassen sich grob einteilen in die Bereiche emotionale Stimmung, schmerzbezogene Kognitionen, Schmerzbewältigung, aktuelle Stressoren und psychopathologische Störungen.

Emotionale Stimmung

Liegt bei einem Patienten mit akutem lumbalem Bandscheibenvorfall und radikulärer Schmerzsymptomatik eine depressiv getönte Stimmungslage vor, so ist in über 80 % der Fälle davon auszugehen, dass der Betroffene von einer Operation allein nicht profitieren, sondern ein chronisches Schmerzbild entwickeln wird. Eine Reihe prospektiver Untersuchungen zeigte dies mit unterschiedlichen Erhebungsverfahren zur Operationalisierung der Depressivität (u. a. Hasenbring et al. 1994). Die Vorhersagegenauigkeit fiel dabei für das Beck-Depressionsinventar (BDI) mit einer Sensitivität von ca. 90 % und einer Spezifität von mehr als 75 % am höchsten aus. Auch für den Chronifizierungsverlauf nach akuten unspezifischen Rückenschmerzen erwies sich die aktuelle depressive Stimmungslage als signifikanter Risikofaktor (Cherkin et al. 1996). Ein systematischer Überblick bei Turk (1996) sowie erste Metaanalysen (Linton 2000) zeigen, dass dies auch für die überwiegende Zahl an prospektiven Studien gilt, die eine Intensivierung chronischer Rückenschmerzen erst im späteren Verlauf untersuchten.

Überwiegend handelt es sich dabei um milde Formen von Depressivität, die nach einer Klassifikation von Beck et al. (1961) zwischen den Stufen „keine Depression" und „mäßige bzw. schwere Depression" liegen (Hasenbring u. Ahrens 1987). Psychiatrisch relevante depressive Störungen konnten dagegen im frühen Chronifizierungsprozess nicht als relevante Risikofaktoren bestätigt werden (Linton 2000).

Eine depressive Stimmungslage kann im Einzelfall Folge lang anhaltender Belastungen im beruflichen oder privaten Alltag sein, Folge einer chronischen körperlichen/mentalen Überforderung, Folge eines lebensverändernden Ereignisses (z.B. Verlust eines nahen Angehörigen), aber auch Folge bereits bestehender Schmerzen bzw. einer ungünstigen Schmerzbewältigung. Zur Frage psychobiologischer Wechselwirkungen existieren gegenwärtig verschiedene, sich ergänzende Hypothesen, für die erste bestätigende empirische Ergebnisse vorliegen. Tritt eine depressive Stimmungslage als Folge chronischer Alltagsbelastungen auf, wird eine erhöhte muskuläre Aktivität als vermittelnder Faktor angenommen. Eine anhaltend muskuläre Aktivitätserhöhung, vor allem im lumbalen Wirbelsäulenabschnitt, kann einerseits zu einem rein muskulär bedingten Schmerz, andererseits über einen erhöhten intradiskalen Druck zu einer weiteren Verschiebung von diskalem Gewebe führen, sodass es zu einer schmerzhaften Bedrängung der Nervenwurzel kommt. Geht eine depressive Stimmungslage mit Passivität und Rückzugsverhalten einher, kann es über längere Inaktivität zur Atrophie der Muskulatur kommen, die, wie bereits oben ausgeführt, bei Belastung besonders schnell schmerzhaft wird.

Forschungsarbeiten im Bereich der Neuropsychobiologie haben sich im letzten Jahrzehnt mit dem Zusammenhang zwischen Neuropeptiden, wie z.B. dem Endorphin, und Depressivität einerseits sowie der Schmerzmodulation andererseits beschäftigt. Klinische Studien, in denen Patienten mit einer uni- oder bipolaren Depression intravenös beta-Endorphin verabreicht wurde, zeigten Stimmungsaufhellung, Aktivitätssteigerung (Angst et al. 1979). In tier- und humanexperimentellen Arbeiten wurde andererseits der positive Einfluss körperlicher Aktivität auf die Freisetzung von Endorphinen belegt. Farrell u. Gustafson (1986) wiesen den Einfluss körperlicher Aktivität auf die subjektive Schmerzschwelle nach, die nach Übung signifikant erhöht war. Durch Verabreichung von 10 mg des Opiantagonisten Naloxon wurde dieser Effekt aufgehoben. Aufgrund dieser Ergebnisse wird angenommen, dass es bei Rückenschmerzpatienten, bei denen sich eine erhöhte Depressivität in Verbindung mit körperlicher Inaktivität zeigt, die Endorphinfreisetzung verringert ist, was wiederum mit einer erhöhten Schmerzempfindlichkeit einhergeht.

Neben dem Faktor Depressivität kann auch das aktuelle Erleben von Angst die Aufrechterhaltung von Schmerzen ungünstig beeinflussen (Sieben et al. 2005). Innerhalb der Forschung zur Chronifizierung von Rückenschmerzen wurde diese affektive Komponente jedoch kaum gesondert untersucht, sondern eher in Verbindung mit angstassoziierten schmerzbezogenen Kognitionen und spezifischen Formen der Schmerzbewältigung (s. u.).

Schmerzbezogene Kognitionen

Unter schmerzbezogenen Kognitionen werden zum einen momenthafte schmerzbezogene Selbstverbalisationen gefasst, zum anderen zeitübergreifende Metakognitionen, die sich auf das Schmerzleiden insgesamt beziehen (Hasenbring 2000). Unter den momentbezogenen lassen sich verschiedene attributionale und attentionale kognitive Prozesse unterscheiden (Murphy et al. 1997).

Attributionale Kognitionen

Zu den eher momentbezogenen attributionalen Kognitionen zählen Katastrophisieren und Hilf-/Hoffnungslosigkeit, beide Aspekte, die mit einer Überbewertung der Schmerzerfahrung einhergehen. Weiterhin zählen hierzu Kognitionen des Bagatellisierens, die mit einer Unterbewertung einhergehen (Hasenbring 1992). Zu den am häufigsten untersuchten krankheitsbezogenen Metakognitionen gehören die Fear-Avoidance-Beliefs. Diese stellen Überzeugungshaltungen dar, wonach das persönliche Schmerzleiden einen ungünstigen Verlauf nehmen und nicht mit einer Wiederherstellung der ursprünglichen Funktionskapazität gerechnet wird.

Prospektive Längsschnittstudien zur Chronifizierung akuter unspezifischer Rückenschmerzen haben bereits wiederholt die Relevanz attributionaler Kognitionen für die Aufrechterhaltung der Schmerzen bestätigen können (Burton et al. 1995, Sieben et al. 2005). Burton et al. (1995) unterschieden dabei in ihrer Arbeit den Verlauf akuter (Schmerz < 3 Wochen) sowie subchronischer Rückenschmerzen (Schmerz > 3 Wochen/< 52 Wochen). In der Gruppe der akuten Patienten erwies sich das Katastrophisieren als varianzstärkster Prädiktor, verglichen mit anderen Copingstrategien und somatischen Befunden. Katastrophisieren leistete jedoch keine Vorhersage in der Gruppe der subchronischen Patienten. Für die Entwicklung anhaltender Schmerzen nach akutem Bandscheibenvorfall bei Patienten, die bereits Schmerzepisoden unterschiedlicher Länge durchgemacht haben, erwies sich vor allem der Faktor Hilf-/Hoffnungslosigkeit als relevanter Prädiktor für den weiteren Verlauf (Hasenbring 1992). Fear-Avoidance-Beliefs zeigten sich darüber hinaus bei bereits chronifizierten Patienten als zentraler Risikofaktor für einen ungünstigen Verlauf nach multidisziplinärer Schmerztherapie (Hildebrandt et al. 1997). Es kann somit vermutet werden, dass zu Beginn erster akuter Rückenschmerzen vor allem das Katastrophisieren, d. h. das bedrohliche Überbewerten des erlebten Schmerzreizes, einer Chronifizierung Vorschub leistet, dass erst im weiteren Verlauf dann Attributionen im Sinne von Hilf-/Hoffnungslosigkeit wirksam werden.

Attentionale Kognitionen

Attentionale kognitive Prozesse wurden bisher primär im Rahmen laborexperimenteller Arbeiten untersucht und erlauben somit nur indirekte Hinweise für ihre Bedeutung im Verlauf der Chronifizierung. Während man auf der Basis der Ergebnisse der attributionalen Kognitionsforschung angenommen hat, Schmerzpatienten müssten nicht nur zurückliegende Schmerzen, sondern auch zeitlich vorausliegende überbewerten, zeigte sich in den vergangenen Jahren, dass Patienten mit chronischen Rückenschmerzen als Gesamtgruppe die Intensität zeitlich vorausliegender, experimentell induzierter Schmerzen eher unterschätzen, wenn sie mit Gesunden verglichen wurden (Arntz and Peters 1994). McCracken et al. (1993) sowie Murphy et al. (1997) fanden darüber hinaus differenzielle Effekte dergestalt, dass hoch ängstliche Patienten eher zu einer Überschätzung neigen, niedrig ängstliche dagegen zu einer deutlichen Unterschätzung. Arntz u. Peters (1994) veranlassten diese Befunde zu der Frage: „Is being too tough a risk factor for the development and maintenance of chronic pain?" Es könnte sein, dass Patienten, die einen künftigen Schmerz eher unterschätzen, sich nicht adäquat darauf einstellen und somit keine adäquaten Bewältigungsstrategien entwickeln.

Im Rahmen prospektiver Längsschnittstudien an Patienten mit akuten Bandscheibenschmerzen zeigte sich weiterhin, dass schmerzbezogene Kognitionen im Sinne eines Durchhalteappells („Reiß dich zusammen", „Stell dich nicht so an") einen Risikofaktor für die zukünftige Chronifizierung darstellten – vor allem dann, wenn sie mit einer erhöhten depressiven Stimmungslage einhergingen (Hasenbring 1993). Patienten mit diesem kognitiv-affektiven Muster der Schmerzverarbeitung wiesen kurz- und langfristig nach Entlassung aus einem stationären Klinikaufenthalt eine höhere Schmerzintensität auf, eine höhere Immobilität sowie langfristig eine geringere Wahrscheinlichkeit, an ihren Arbeitsplatz zurückzukehren. Unabhängig vom Ausmaß der Depressivität gehörten Kognitionen des Durchhalteappells zu den häufigsten, die von den Patienten insgesamt im Fragebogen angegeben wurden.

Pathogenetische Vorstellungen zur Frage der Maladaptivität ungünstiger attributionaler Kognitionen wurden u. a. von Philips (1987) formuliert. Sie vermuten, dass Patienten mit der Neigung, ihre Schmerzen bedrohlich überzubewerten (Katastrophisieren), diese dann kognitiv (und später auch im Verhalten) zu meiden versuchen, sodass sie nicht mehr in der Lage sind, zukünftige Schmerzen einem jeweils neuen realen Bewertungsprozess zu unterziehen. Im Gegensatz dazu nehmen sie an, dass Personen ohne dieses auffällige kognitive Muster jeden Schmerzreiz neu kalibrieren und entsprechende adaptive Bewältigungsstrategien einleiten. Auf der Basis dieser Annahmen lässt sich nun vermuten, dass auch Patienten, die künftige Schmerzen unterschätzen, wie solche, die sie kognitiv unterdrücken, einen entsprechenden Kalibrierungsprozess unmöglich machen. Diese Annahmen sind bislang jedoch hypothetisch.

Schmerzbewältigung

Schmerzbewältigungsmaßnahmen oder Copingstrategien stellen Versuche dar, Schmerzen gezielt durch individuelle kognitive oder behaviorale Maßnahmen zu lindern oder zu beseitigen. Copingverhalten wurde bislang in prospektiven Studien zur Chronifizierung von Schmerzen am häufigsten untersucht. Kritische Copingstrategien finden sich zum einen im Umgang mit körperlichen und sozialen Aktivitäten, zum anderen in der Schmerzkommunikation. In der Literatur dominiert die Untersuchung des passiven Vermeidungsverhaltens (Linton 2000). Hierzu zählt erstens das *Vermeiden körperlicher Aktivitäten*, vor allem solcher, die prämorbid ausgeübt wurden. Kennzeichnend ist, dass keine sichere medizinische Indikation für das Unterlassen vorliegt. Dazu gehört, wenn der Patient z. B. sportlichen Aktivitäten nicht mehr nachgeht oder wenn er spezifische berufliche Aktivitäten, Hausarbeiten oder Freizeitaktivitäten meidet. Um ein extremes Vermeidungsverhalten handelt es sich, wenn ein Patient mehrere Stunden tagsüber im Bett verbleibt. Zweitens zählt hierzu das *Vermeiden sozialer Aktivitäten*. So hat ein Betroffener beispielsweise kaum noch soziale Kontakte, da er schmerzbedingt weder Gäste einlädt noch Freunde besucht. Sportliche Aktivitäten, die mit sozialen Kontakten einhergehen, werden vollständig aufgegeben. In einer verhaltensanalytischen Untersuchung kann deutlich werden, dass entsprechende Sozialkontakte vor allem dann vermieden werden, wenn sie bereits vor der Erkrankung emotional belastend waren. Prospektive Untersuchungen an akuten Bandscheibenpatienten zeigten, dass beide Formen des Vermeidungsverhaltens zu den relevanten Risikofaktoren für eine spätere Chronifizierung gehörten (Hasenbring et al. 1994), das Vermeiden sozialer Aktivitäten im Vergleich jedoch der varianzstärkere Faktor war. Die Aufrechterhaltung und Chronifizierung der Schmerzen, im Rahmen des *Fear-Avoidance-Modells* detailliert beschrieben (Vlaeyen et al. 1995), wird über Prozesse des operanten Konditionierens erklärt. Führt das Verhalten zu einer Reduzierung von aversiven Gefühlen wie Schmerz oder depressiver Stimmung, wird es auf dem Weg der negativen Verstärkung stabilisiert. Im Hinblick auf psychobiologische Zusammenhänge werden 2 Wege angenommen:

- Das dauerhafte Vermeiden sozialer Zusammenkünfte mit anderen Menschen begünstigt und verstärkt eine depressive Stimmungslage, indem es neben der kurzfristigen Reduktion aversiver Gefühle langfristig zu einem Verlust primärer Verstärkung kommt, d. h. zu einem Verlust an Freude oder Ablenkung, die durch das Zusammensein mit anderen Menschen ausgelöst werden kann.
- Das Meiden körperlicher Aktivitäten kann über die Minderbeanspruchung der Muskulatur zu einer Muskelatrophie führen, die, wie weiter oben ausgeführt, bei Belastung vorschnell schmerzhaft reagiert.

Hasenbring und Mitarbeiter (Hasenbring et al. 1994) zeigten erstmals im Rahmen der bereits erwähnten prospektiven Längsschnittstudien an Patienten mit akuten Rücken-/Beinschmerzen und lumbalem Bandscheibenbefund, dass auf Verhaltensebene auch ein gegenteiliger Aspekt für die Chronifizierung der Schmerzen relevant sein kann. Über das Fragebogenverfahren CRSS (Copingreaktionen in Schmerzsituationen) des Kieler Schmerz-Inventar KSI (Hasenbring 1994) wurden mit der Skala „Durchhaltestrategien" die Tendenz erfasst, trotz starker Schmerzen jede begonnene Arbeit zu beenden, jeden Termin einzuhalten, sowie die Unfähigkeit oder mangelnde Bereitschaft, schmerzbedingt Pausen zu machen. Dieses Verhalten ging auf emotionaler Ebene mit dem Bemühen um eine ausgesprochen positive Stimmungslage einher. Im Rahmen multipler Regressionsanalysen zählte dieser Aspekt neben dem Vermeidungsverhalten ebenfalls zu den relevanten Risikofaktoren für künftige Schmerzen. Diese Befunde veranlassten eine Erweiterung der pathogenetischen Vorstellungen zur Chronifizierung, die zur Formulierung des *Avoidance-Endurance-Modells* führten (Hasenbring 2000). Hierin wird angenommen, dass die Aspekte eines dem Vermeidungsverhalten entgegengesetzten *suppressiven Durchhalteverhaltens* über eine physische Überbelastung und damit einhergehende muskuläre Überaktivität zur Chronifizierung akuter Schmerzen führen. In diesem Modell wird explizit Bezug auf die weiter oben dargestellten Ergebnisse der Arbeitsgruppe um Nachemson (1987) genommen, in denen der ungünstige Einfluss biomechanischer Be- und Entlastungshaltungen auf die Entwicklung chronischer Schmerzen dargestellt wurde.

Im Hinblick auf die Kommunikation von Schmerzen hat sich weiterhin das nichtverbale Ausdrucksverhalten gegenüber bedeutsamen Bezugspersonen als Risikofaktor für die Chronifizierung akuter spezifischer Rücken-/Beinschmerzen erwiesen (Hasenbring et al. 1994). Patienten, die eine ausgeprägte Tendenz zeigten, Schmerzen über die Mimik, Gestik, Körperhaltung oder über paraverbale Merkmale der Umgebung zu signalisieren, entwickelten langfristig wiederkehrende oder anhaltende Schmerzen. In Ergänzung dazu fand sich bei Patienten, die hinsichtlich der Fähigkeit oder Bereitschaft, direkt um soziale Unterstützung zu bitten, niedrige Werte angaben, ebenfalls eine stärkere Chronifizierung der Schmerzen. Es wird angenommen, dass gerade bei Personen, die ihre Angehörigen eher selten direkt um Hilfe oder Unterstützung bitten, die Gefahr besteht, dass sie ihre Beschwerden gestisch oder mimisch mitteilen. Operante Verstärkungsprozesse dieses nonverbalen Verhaltens tragen dann zur Aufrechterhaltung des Schmerzverhaltens bei, welches gerade bei chronischen Patienten einen zentralen Aspekt des Schmerzproblems darstellt (Fordyce 1976).

Stressoren im Alltag

Stressoren im Alltag, hier insbesondere chronisch anhaltende Belastungen im beruflichen oder privaten Alltag, gehören weiterhin zu den relevanten Risikofaktoren für eine Chronifizierung akuter Rückenschmerzen. Sensitivität und Spezifität für die Vorhersage eines „failed back syndrome" nach Bandscheibenvorfall lagen bei über 70 % (Hasenbring 1992). In über 80 % der Fälle konnte allein anhand des Wissens um berufliche Belastungen (insbesondere interpersonelle Konflikte) und Depressivität vorhergesagt werden, ob es 6 Monate nach Behandlungsende zu einer Frühberentung kommt oder nicht. Ähnlich zeigen jüngere Studien an Patienten mit akuten oder subchronischen unspezifischen Rückenschmerzen, dass die subjektive Unzufriedenheit mit den Arbeitsplatzbedingungen die künftige Chronifizierung begünstigt (Papageorgiou et al. 1997).

Ein zentrales psychobiologisches Bindeglied wird, wie bereits oben erwähnt, in einer Erhöhung der muskulären Aktivität in den symptomrelevanten Muskelarealen vermutet. Laborexperimentelle Belege für einen Zusammenhang zwischen chronisch anhaltenden Alltagsbelastungen und muskulärer Reagibilität fanden sich in einer Stichprobe von Patienten mit einem „failed back syndrome" 3 Jahre nach Bandscheibenoperation (Hasenbring u. Soyka 1996). Eine 1-minütige Konfrontation mit einer persönlich relevanten Alltagsbelastung führte zu einer signifikanten Erhöhung der muskulären Reagibilität, die auf den Bereich des Erector spinae beschränkt blieb. Sie zeigte sich nicht in parallel erfassten Messungen der Mm. trapecii rechts/links oder des M. frontalis. Auch subjektiv gaben die Patienten signifikant mehr chronische Belastungen in einem standardisierten Interview an (KISS) als eine Vergleichsgruppe schmerzfrei gewordener Patienten. Mögliche darüber hinausgehende psychoneuroendokrinologische oder psychoimmunologische Mechanismen, die an der Aufrechterhaltung der Schmerzen durch psychischen Stress beteiligt sein könnten, sind hinsichtlich der Chronifizierungsproblematik bis heute noch wenig aufgeklärt.

15.1.4 Chronifizierung auf sozialer und sozioökonomischer Ebene

Die Rolle soziodemografischer und sozioökonomischer Faktoren im Chronifizierungsprozess von Rückenschmerzen ist trotz einer reichhaltigen Forschungslage sehr uneindeutig. Faktoren wie Alter, Geschlecht, Familienstatus, Bildungsstatus, Einkommen und soziale Schicht wurden mindestens so oft als Risikofaktoren bestätigt wie widerlegt (vgl. Überblick bei Turk 1996). Studien, die eine Aussage über die relative Vorhersagekraft erlauben, zeigen, dass bei Bestätigung soziodemographischer Faktoren als Risikoindikatoren diese relativ wenig Varianz in den jeweiligen Kriterien aufklären (Cherkin et al. 1996). Innerhalb multivariater Auswertungsdesigns, in denen Korrelationen zwischen verschiedenen Prädiktoren berücksichtigt werden, zeigte sich wiederholt, dass andere als soziodemografische Faktoren in der Vorhersage dominieren (z. B. Depressivität bei Cherkin et al. 1996). Das kann bedeuten, dass erst die Wechselwirkung zwischen soziodemografischen, psychologischen und somatischen Merkmalen eine

Vorhersage ermöglicht und dass erst diese für den Prozess der Chronifizierung bedeutsam ist. Wenn beispielsweise das höhere Alter von Patienten einen Risikofaktor für die Chronifizierung darstellt, kann dies darauf zurückzuführen sein, dass veränderte Arbeitsplatzbedingungen (Umstellung auf EDV) neue Anforderungen mit sich bringen, die älteren Menschen besonders viele Probleme bereiten. Für sie werden solche Umstellungen zu chronisch anhaltenden Belastungen am Arbeitsplatz. Diese können einerseits, wie vorher gezeigt, stressbedingt zu einer Aufrechterhaltung der Schmerzen führen. Andererseits können diese Bedingungen gerade bei älteren Menschen ein spezifisch meidendes Krankheitsverhalten forcieren, welches in einem frühzeitigen Rentenwunsch mündet.

15.1.5 Ansätze zur Prävention

Screening psychosozialer Risikofaktoren

Im Rahmen der Prävention chronischer Schmerzen (sekundäre Prävention) ist es sinnvoll, Maßnahmen in Abhängigkeit vom Vorliegen psychosozialer Risikofaktoren zu konzipieren. Diese sollten in der primärärztlichen Versorgung möglichst frühzeitig über entsprechende Screeninginstrumente erfasst werden.

Ein Screeninginstrument sollte folgende Anforderungen erfüllen:
- hohe Zuverlässigkeit (Reliabilität),
- nachgewiesene Gültigkeit für die zu erfassenden Merkmale (konstrukt- und kriterienbezogene Validität),
- hohe Vorhersagevalidität,
- hohe Sensitivität und Spezifität und
- hohe Testökonomie (Einfachheit und kurze Zeitdauer für Durchführung und Auswertung).

In der englischsprachigen Literatur existieren mittlerweile eine Reihe von Vorschlägen für Screeninginstrumente zur Erfassung psychosozialer Risikofaktoren (u. a. Kendall et al. 1997, Linton u. Hallden 1998, Hallner u. Hasenbring 2004). Die oben beschriebenen Anforderungen werden am ehesten in dem von Linton u. Hallden entwickelten Örebro Musculoskeletal Pain Screening Questionnaire (MPSQ) erfüllt. Im deutschsprachigen Bereich werden sie am ehesten von dem Risikoscreening zur Schmerzchronifizierung bei Rückenschmerzen (RISC-R, Hasenbring u. Hallner 1999) erfüllt. Gegenwärtig liegt das RISC-R sowohl in Papierform als auch als digitale Version vor, die mit hoher Testökonomie auch online betrieben werden kann (Hasenbring u. Hallner 1999). Die Durchführungsdauer des RISC-R inkl. automatisierter Befundung beträgt ca. 10 Minuten.

Alle Screeninginstrumente liefern zunächst die Aussage, ob ein Patient ein erhöhtes Chronifizierungsrisiko aufweist (Aussage Risiko Ja/Nein). Das RISC-R differenziert darüber hinaus bei den Hochrisikopatienten zwischen einer ängstlich-depressiven und einer suppressiven Schmerzverarbeitung. Dies führt zu einer differenzierten Indikation für die ärztliche Beratung sowie mögliche psychologische Interventionen, für die eine deutlich höhere Effektivität in der Prävention chronischer Schmerzen und Disability gezeigt werden konnte, als für unausgelesen durchgeführte psychosoziale Interventionen (Hasenbring et al. 1999).

Maßnahmen zur sekundären Prävention

Im Falle eines erhöhten psychosozialen Chronifizierungsrisikos zeigen erste empirische Befunde einer prospektiven, randomisierten Kontrollgruppenstudie an Patienten mit akuten radikulären Schmerzen, dass ein auf die individuell vorliegenden Risikofaktoren (z. B. maladaptive Schmerzverarbeitung im Sinne eines Fear-Avoidance- oder eines suppressiven Musters) zugeschnittenes kognitiv-verhaltenstherapeutisches Behandlungsprogramm der Chronifizierung der Schmerzen wirksam vorbeugen kann (Hasenbring et al. 1999). Eine aktuelle randomisierte Kontrollgruppenstudie an Patienten mit unspezifischen Rückenschmerzen zeigte, dass in den ersten Wochen der Schmerzchronifizierung ein an den individuellen Risikofaktoren orientiertes ärztliches Beratungskonzept signifikant zur Prävention der Schmerzchronifizierung beitragen kann. Ein solches Beratungskonzept sollte von verschiedenen Berufsgruppen, die in die Behandlung von Patienten mit akuten oder subakuten Rückenschmerzen einbezogen sind, umgesetzt werden.

Merke: Es existieren bereits erste Screeninginstrumente zur Erfassung psychosozialer Risikofaktoren bei akuten Rückenschmerzen, die in den ersten Wochen eines Schmerzproblems mit hoher Zuverlässigkeit anzeigen, ob im Individualfall mit einer Chronifizierung der Schmerzen aufgrund psychologischer Chronifizierungsmechanismen zu rechnen ist. Erste kontrollierte, randomisierte Interventionsstudien deuten an, dass mithilfe risikofaktorenbasierter kognitiv-verhaltenstherapeutischer Verfahren der Chronifizierung wirksam entgegengewirkt werden kann.

Zusammenfassung

In den vergangenen 15 Jahren wurde, vor allem im Rahmen prospektiver Längsschnittstudien, nachgewiesen, dass zahlreichen psychologischen und psychobiologischen Mechanismen eine bedeutende Rolle im Prozess der Chronifizierung akuter Schmerzen zukommt. Hierzu zählen eine depressive Stimmungslage, ungünstige Formen der emotionalen, kognitiven und verhaltensbezogenen Schmerzverarbeitung sowie chronische Stressoren im beruflichen und privaten Alltagsleben. In der Aufrechterhaltung dieser Faktoren kommen Prozessen der klassischen und operanten Konditionierung zentrale Bedeutung zu. In jüngerer Zeit werden darüber hinaus verstärkt iatrogene Prozesse beschrieben, die im Rahmen der medizinischen Behandlung von Schmerzpatienten eine Chronifizierung begünstigen. Aktuelle Leitlinien zur Behandlung akuter Schmerzen (z. B. akuter Rückenschmerzen) sehen als Konsequenz eine frühzeitige Diagnostik psychologischer Risikofaktoren („Yellow Flags") vor, deren Berücksichtigung zur Prävention der Schmerzchronifizierung beitragen soll. Erste Screeninginstrumente liegen für die Individualdiagnostik vor. Ebenso gibt es erste empirische Befunde aus kontrollierten randomisierten Interventionsstudien bei Rückenschmerzen, die darauf hindeuten, dass risikofaktorenbasierte kognitiv-verhaltenstherapeutische Interventionen bei Hochrisikopatienten den Chronifizierungsprozess verhindern können.

Diskussions- und Übungsfragen

- Diskutieren Sie vor dem Hintergrund des Avoidance-Endurance-Modells, welche Formen der Schmerzverarbeitung zu den ungünstigen Risikofaktoren gehören, die eine Chronifizierung von Rückenschmerzen begünstigen. Beachten Sie dabei vermutete Wechselwirkungen zwischen den kognitiv/affektiven und behavioralen Reaktionen auf Schmerz und Belastungen für die Muskulatur und Bandscheiben.
- Diskutieren Sie diese Formen der Schmerzverarbeitung in Zusammenhang mit anderen psychobiologischen Risikofaktoren, wie Stress oder kommunikative Aspekte der Schmerzverarbeitung.

Multiple-Choice-Fragen

1. Herr K., 42 Jahre, Softwareentwickler, leidet seit 3 Jahren an starken Rückenschmerzen. Eine Bandscheibenoperation hatte zunächst zu Schmerzfreiheit geführt, einige Monate danach sind diese jedoch in alter Heftigkeit wieder aufgetreten. In einer Screening-Diagnostik stellt sein Hausarzt ein auffälliges, suppressives Schmerzverhalten bei ihm fest und fragt ihn nach seinem Arbeitsverhalten im Beruf. Herr F. sagt, er müsse halt viel am Computer sitzen. Manchmal spüre er beim Arbeiten ein unangenehmes Ziehen im Rücken, dies sei jedoch weg, wenn er sich verstärkt auf seine Arbeit konzentriere. Erst am Abend, besonders wenn er zur Ruhe komme, spüre er wieder seine Schmerzen in alter Stärke.
   Welcher psychobiologische Mechanismus ist an der Aufrechterhaltung des suppressiven Schmerzverhaltens von Herrn F. am ehesten beteiligt?
   a. Die erfolgreiche Ablenkung durch die Arbeit stellt eine negative Verstärkung des suppressiven Verhaltens dar
   b. Die erfolgreiche Ablenkung durch die Arbeit stellt eine positive Verstärkung des suppressiven Verhaltens dar
   c. Ausruhen wird durch die starken Schmerzen negativ verstärkt
   d. Die erfolgreiche Ablenkung durch die Arbeit stellt eine Löschung des suppressiven Verhaltens dar

2. Welche der folgenden Aussagen ist richtig?
   a. Ein Screening psychosozialer Risikofaktoren sollte nur dann durchgeführt werden, wenn alle potentiellen organischen Schmerzursachen ausgeschlossen werden können.
   b. Ein Screening psychosozialer Risikofaktoren sollte möglichst frühzeitig in der primärärztlichen Versorgung durchgeführt werden, so dass unabhängig von einem möglichen Organbefund das Vorliegen psychobiologischer Wechselwirkungen in der Behandlung berücksichtigt werden kann.
   c. Ein Screening psychosozialer Risikofaktoren sollte bei Patienten mit chronischen Schmerzen dann durchgeführt werden, wenn der Verdacht auf eine depressive oder Angststörung vorliegt.

3. Herr N., 57 Jahre, leidet seit 15 Jahren an Rückenschmerzen. Es konnte jedoch nie ein ernsthafter Organbefund, z.B. ein massiver Bandscheibenvorfall, diagnostiziert werden. Sein behandelnder Arzt stellt ein auffälliges Schmerzverhalten im Alltag fest. Herr P. meidet zunehmend alle Aktivitäten, die Schmerzen verursachen könnten, zum Beispiel hat er aufgehört, Fußball zu spielen und er fühlt sich kaum noch in der Lage, längere Spaziergänge zu machen. In mehrfachen Aufenthalten in Reha-Kliniken reagiert er immer sehr ängstlich bei physiotherapeutischen Übungen.
   Welcher psychologische Mechanismus ist an der Aufrechterhaltung dieses ängstlich-meidenden Schmerzverhaltens von Herrn P. am ehesten beteiligt?
   a. Der operante Mechanismus der Bestrafung
   b. Der kognitive Mechanismus des sekundären Appraisal
   c. Der operante Mechanismus der positiven Verstärkung
   d. Der operante Mechanismus der negativen Verstärkung

4. Welche der folgenden Aussagen ist richtig?
   a. Unphysiologische Körperhaltungen im Sinne einseitiger Belastungshaltungen führen zu einseitigen Druckbelastungen der Bandscheiben und in der Folge zu einer verringerten Elastizität und zunehmenden Degeneration der Bandscheiben.
   b. Zu den unphysiologischen Körperhaltungen im Sinne einseitiger Entlastungshaltungen zählen in erster Linie das Sitzen und Stehen.
   c. Das Einnehmen einseitiger Entlastungshaltungen führt zu einer gleichmäßigen Belastungen von Muskulatur und Bandscheiben.

5. Frau J., 37 Jahre, leidet seit 7 Jahren an starken Rückenschmerzen. Sie ist bereits zweimal erfolglos an der Bandscheibe operiert worden. Im Alltag reagiert sie auf ihre Schmerzen meistens mit suppressiver Schmerzverarbeitung, d. h. sie versucht, ihre Gedanken daran zu unterdrücken um auf jeden Fall ihre Hausarbeiten ohne Unterbrechung zu Ende zu bringen. Abends berichtet sie ihrem Mann, dass sie z. B. die Gardinen der ganzen Wohnung an diesem Tag abgenommen, gewaschen und wieder aufgehängt habe. Dieser reagiert spontan mit Erstaunen und Bewunderung, später schimpft er mit ihr, weil sie sehr unvernünftig mit ihren Schmerzen umgehe.
   Welcher psychologische Mechanismus ist an der Aufrechterhaltung des suppressiven Schmerzverhaltens von Frau P. am ehesten beteiligt?
   a. Der operante Mechanismus der Bestrafung
   b. Der kognitive Mechanismus des sekundären Appraisal
   c. Der operante Mechanismus der positiven Verstärkung
   d. Der operante Mechanismus der negativen Verstärkung

Literatur

Angst J, Autenrieth V, Brem F, Koukkou M, Meyer H, Stassen HH, Storck U. Preliminary results of treatment with β-Endorphin in depression. In: Usdin E, Bunney jr. WE, Kline NS (eds.). Endorphins in mental health research. Macmillan: London; 1979: 518–528.

Arntz A, Peters M. Chronic low back pain and inaccurate predictions of pain: Is being too tough a risk factor for the development and maintenance of chronic pain? Behav Res Ther 1994; 33: 49–53.

Beck AT, Ward CH, Mendelson M, Mock J, Erbaugh J. An inventory for measuring depression. Arch Gen Psychiatry 1961; 4: 561–571.

Blohmke M (Hrsg.). Sozialmedizin. Stuttgart: Enke; 1986.

Cherkin DC, Deyo RA, Street JH, Barlow W. Predicting poor outcomes for back pain seen in primary care using patients own criteria. Spine 1996; 21 (24): 2900–2907.

Coderre TJ, Katz J, Vaccarino AL, Melzack R. Contribution of central neuroplasticity to pathological pain: Review of clinical and experimental evidence. Pain 1993; 52: 259–285.

Farrell PA, Gustafson AB. Exercise stress and endogenuous opiates. In: Plonikoff NP, Faith RE, Murgo AJ, Good RA (eds.). Encephalins and endorphins: Stress and the immune system. New York: Plenum Press; 1986.

Ford S, Calhoun A, Kahn K, Mann J, Finkel A. Predictors of disability in migraineurs referred to a tertiary clinic: neck pain, headache characteristics, and coping behaviour. Headache 2008; 48: 523–528.

Fordyce WE. Behavioral methods for chronic pain and illness. St. Louis: Mosby; 1976.

Hallner D, Hasenbring M. Classification of psychosocial risk factors (yellow flags) for the development of chronic low back and leg pain using artificial neural network. Neurosci Lett 2004; 361(1–3): 151–154.

Hasenbring M, Hallner D, Klasen B. Psychologische Mechanismen im Prozess der Schmerzchronifizierung. Unter- oder überbewertet? Der Schmerz 2001; 15 (6): 442–447.

Hasenbring M, Hallner D. Telemedizinisches Patienten-Diagnose-System (TPDS). Selbsterklärende PC-Lösung zur Analyse von Risikofaktoren der Chronifizierung von Rückenschmerzen. Praxis Computer, Deutsches Ärzteblatt 1999; 6: 49–50.

Hasenbring M, Marienfeld G, Ahrens S, Soyka D. Chronifizierende Faktoren bei Patienten mit Schmerzen durch einen lumbalen Bandscheibenvorfall. Der Schmerz 1990; 3: 138–150.

Hasenbring M, Marienfeld G, Kuhlendahl D, Soyka D. Risk factors of chronicity in lumbar disc patients: A prospective investigation of biologic, psychologic and social predictors of therapy outcome. Spine 1994; 19: 2759–2765.

Hasenbring M, Ulrich HW, Hartmann M, Soyka D. The efficacy of a risk factor based cognitive behavioral intervention and electromyographic biofeedback in patients with acute sciatic pain: An attempt to prevent chronicity. Spine 1999; 24 (23): 2525–2535.

Hasenbring M. Attentional control and the process of chronification of pain. In: Sandkühler J, Bromm B, Gebhart GF (eds.). Progress in Brain Research: Nervous System Plasticity and Chronic Pain. London: Elsevier; 2000: 525–534.

Hasenbring M. Chronifizierung bandscheibenbedingter Schmerzen: Risikofaktoren und gesundheitsförderndes Verhalten. Stuttgart: Schattauer Verlag; 1992.

Hasenbring M. Das Kieler Schmerzinventar. Manual. Bern: Huber Verlag; 1994.

Hasenbring M. Durchhaltestrategien – ein in Schmerzforschung und Therapie vernachlässigtes Phänomen? Der Schmerz 1993; 7 (4): 304–313.

Hildebrandt J, Pfingsten M, Saur P, Jansen J. Predicition of success from a multidisciplinary treatment program for chronic low back pain. Spine 1997; 22 (9): 990–1001.

Kendall NA, Linton SJ, Main CJ. Guide to assessing psychosocial yellow flags in acute low back pain: risk factors for long-term disability and work loss. Accident Rehabilitation & Compensation Insurance Corporation of New Zealand and the National Health Committee. Wellington; 1997.

Krämer J. Intervertebral disc diseases. Causes, diagnosis, treatment, and prophylaxis. Thieme 3rd edition. 2009.

Linton SJ. A review of psychological risk factors in back and neck pain. Spine 2000; 25(9): 1148-1156.

Linton SJ, Hallden K. Can we screen for problematic back pain? A screening questionnaire for predicting outcome in acute and subacute back pain. Clin J Pain 1998; 14(3): 209–215.

Macfarlane GJ, Thomas E, Papageorgiou AC, Croft PR, Jayson MIV, Silman AJ. Employment and physical work activities as predictors of future low back pain. Spine 1997; 22 (10): 1143–1149.

McCracken LM, Gross RT, Sorg PJ, Edmands Th. Prediction of pain in patients with chronic low back pain: Effects of inaccurate predicition and pain-related anxiety. Behav Res Ther 1993; 31: 647–652.

Melzack R. Phantom limb pain: Implications for treatment of pathologic pain. Anaesthesiology 1971; 35: 409–419.

Mense S. Pathophysiologie des Rückenschmerzes und seine Chronifizierung. Der Schmerz 2001; 15: 413–417.

Murphy D, Lindsay S, de Williams AC. Chronic low back pain: Predictions of pain and relationship to anxiety and avoidance. Behav Res Ther 1997; 35: 231–238.

Nachemson A. Lumbar intradiscal pressure. In: Jayson MIV (ed.). The lumbar spine and back pain. Edinburgh: Churchill Livingstone; 1987: 191–203.

Papageorgiou AC, Macfarlane GJ, Thomas E, Croft PR, Jayson MIV, Silman AJ. Psychosocial factors in the workplace – do they predict new episodes of low back pain? Spine 1997; 22 (10): 1137–1142.

Philips HC. Avoidance behavior and its role in sustaining chronic pain. Behav Res Ther 1987; 25: 273–279.

Schmidt CO, Raspe H, Pfingsten M, Hasenbring M, Basler HD, Eich W, Kohlmann T. Prevalence, severity, and sociodemographic correlates of back pain in a multi-regional survey. Spine, 2007, 32(18): 2005–2011.

Sieben JM, Vlaeyen JWS, Protegijs PJM, Verbunt JA, Riet-Rutgers S, Kester ADM, VonKorff M, Arntz A, Knottnerus JA. A longitudinal study on the predicitive validity of the fear-avoidance model in low back pain. Pain 2005; 117: 162–170.

Tölle TR, Bärtele A. Biologische Mechanismen der Chronifizierungs-Konsequenzen für die Prävention. In: Kröner-Herwig B, Frettlöh J, Klinger R, Nilges P (Hrsg.). Schmerzpsychotherapie. Heidelberg: Springer; 2007: 81–102.

Turk DC. The role of demographic and psychosocial factors in transition from acute to chronic pain. In: Jensen TS, Turner JA, Wiesenfeld-Hallin Z (eds.). Proceedings of the 8th World congress on pain. Seattle: IASP Press; 1996: 185–214.

Van der Windt D, Hay E, Jellema P, Main C. Psychosocial interventions for low back pain in primary care: lessons learned from recent trials. Spine 2008; 33(1): 81–89.

Vlaeyen JW, Kole-Snijders AM, Boeren RG, van Eek H. Fear of movement/(re)injury in chronic low back pain and its relation to behavioral performance. Pain 1995; 62: 363–372.

Waddell G. The Back Pain Revolution. Churchill Livingstone; 2003.

16 Psychologische Schmerzdiagnostik

Birgit Kröner-Herwig

Ziel der psychologischen Schmerzdiagnostik ist zuallererst die angemessene Erfassung des individuellen Schmerzsyndroms in seinen verschiedenen Facetten, die in der folgenden Tabelle überblicksartig zusammengefasst sind (**Tab. 16.1**). Die psychologische Diagnostik bezieht nur in Ausnahmefällen auch physiologische Parameter ein, z. B. wenn Biofeedback als Interventionsmethode eingesetzt wird. In diesen Fällen könnte die physiologische Stressreaktivität des Patienten von Interesse sein und z. B. Muskelspannung, Hautleitfähigkeit, Herzfrequenz, Cortisol und weitere Parameter erhoben werden. Auf eine ausführliche Darstellung (vgl. Kröner-Herwig 2007, Rehfisch u. Basler 2007) wird hier verzichtet.

Weiterhin steht die Analyse der aufrechterhaltenden Bedingungen der Störung im Vordergrund, also der Faktoren, die die Schwere des Schmerzes, seine Dauer und/oder die Häufigkeit des Auftretens und vor allem die subjektive schmerzbezogene Beeinträchtigung des Patienten bestimmen. Diese ist nicht unmittelbar aus der erlebten Intensität des Schmerzes abzuleiten, sondern wird wesentlich durch die individuellen Schmerzverarbeitungs- und -bewältigungsprozesse bedingt.

Die Schmerzdiagnostik dient letztlich der Behandlungsplanung, indem sie erlaubt, konkrete Ziele der psychologischen Behandlung zu entwickeln und das passende therapeutische Vorgehen zu planen (Kröner-Herwig u. Frettlöh 2007). Damit ergibt

Tab. 16.1 Betrachtungsebenen des chronischen Schmerzes

	Variablen:	*Erfassung:*
Schmerzerleben	Intensität	Tagebuch
	Dauer	Interview
	Frequenz	Fragebogen
	Qualität	
Schmerzverhalten	verbal	Tagebuch
	paraverbal	Fragebogen
	Rückzugs-/Schonverhalten	direkte Beobachtung
	Überforderungsverhalten (endurance)	Interview
	Medikamentengebrauch	
	Inanspruchnahmeverhalten	
Kognitiv-emotionale Prozesse	Bewältigungsstrategien	Fragebogen
	emotionale Verarbeitung	Interview
	Katastrophisierung	
	Akzeptanz	
Schmerzbedingte Beeinträchtigung		Fragebogen
		Interview

die Diagnostik gleichzeitig Hinweise auf die Erfolgsparameter, die bei der Wirksamkeitskontrolle zu beachten sind. Diese ist im Sinne der Sicherung der Ergebnisqualität einer Behandlung notwendig.

Es wurde auf die Nutzbarkeit der Empfehlungen in der Praxis Wert gelegt. Die diagnostischen Empfehlungen berücksichtigen nur Instrumente, die in einer deutschen Fassung vorliegen und entweder über Testverlage oder direkt über Internet erhältlich sind. Den Therapeuten bleibt allerdings vorbehalten zu entscheiden, welche Verfahren sie als besonders nützlich zur Deskription des individuellen Schmerzsyndroms betrachten. Die Durchführung einer Schmerztherapie ist ohne die Erfassung der Beeinträchtigung des Patienten vor und nach der Therapie im Sinne der Qualitätssicherung als unzulänglich zu betrachten.

In den folgenden Kapiteln wird auf die spezifischen Verfahren zur Diagnostik der verschiedenen schmerzbezogenen Variablen eingegangen. Ein eigenes Kapitel widmet sich dem problemanalytischen Interview, das sich übergreifend auf sämtliche dargestellten Bereiche bezieht.

16.1 Die Erfassung des Schmerzerlebens

Da das Leiden und das Behandlungsanliegen des Schmerzpatienten sich auf den Schmerz selbst beziehen (und nicht auf allgemeine Lebensprobleme oder „innerpsychische Konflikte"), ist dies der primäre Fokus der Diagnostik (Kröner-Herwig 2007).

Hier geht es um die Erfassung quantitativ abbildbarer Variablen wie erlebte Schmerzstärke, -dauer und -häufigkeit sowie Daten zur Qualität der Empfindung und der Lokalisierung des Schmerzes. Die Erhebung der erlebten Schmerzintensität in quantifizierter Form ist eine erste Aufgabe der Schmerzdiagnostik. Als nützlich und einfach einsetzbar haben sich numerische Ratingskalen erwiesen, die häufiger verwendet werden als visuelle Analogoder kategoriale Skalen.

Die Erhebung der quantitativen Schmerzerlebensvariablen (**Abb. 16.1**) sollte in der Regel ereignisnah (also zeitlich eng gekoppelt an das Erleben) erfolgen und ist grundsätzlich als Verlaufsmessung zu konzipieren. Dazu werden meist Schmerztagebücher eingesetzt (Kröner-Herwig 2000). Zu Vergleichszwecken können auch globale Informationen wie über den „stärksten Schmerz" oder den „durchschnittlichen Schmerz", z. B. bezogen auf die „vergangene Woche" eingeholt werden. Einige Therapeuten lassen auch die Erträglichkeitsgrenze des Schmerzes einschätzen („Wie stark dürfte der

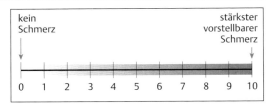

Abb. 16.1 Numerische Ratingskala zur Erfassung der Schmerzintensität

Schmerz sein, dass er für Sie noch erträglich ist?"). Untersuchungen zeigten, dass bei einer Verringerung der Schmerzintensität um 30 % von einer klinisch signifikanten Verbesserung ausgegangen werden kann (Farrar et al. 2001). In der Basisdiagnostik ist der Einsatz eines Schmerztagebuchs (**Abb. 16.2**) zu empfehlen, in das täglich zu vorgegebenen Zeitpunkten neben anderen Informationen die Schmerzstärke eingetragen wird. Ist das Raster der täglichen Eintragungen eng genug (z. B. stündlich), so ergibt sich die Dauer des Schmerzes direkt aus diesen Eintragungen. Ansonsten ist eine gesonderte Einschätzung der täglichen Dauer vom Patienten zu erbitten. Bei episodischem Schmerz (z. B. Migräne) ist die Häufigkeit von Schmerzepisoden für einen repräsentativen Zeitraum zu erfassen. Dieser sollte nicht unter 4 Wochen liegen. Ansonsten richtet sich die Dauer der Tagebuchdokumentation nach diagnostischen und therapeutischen Erwägungen im Einzelfall. Die Sorge, dass infolge der täglichen Protokollierung durch die besondere Aufmerksamkeitszuwendung die Schmerzwahrnehmung intensiviert wird, ist empirisch nicht bestätigt worden (von Baeyer 1994). Dennoch sollte die Tagebuchführung nur so lange durchgeführt werden, wie sie zur Informationsgewinnung gebraucht wird. Im Folgenden wird ausgeführt werden, dass mittels Tagebuch auch andere Aspekte wie z. B. die Medikamenteneinnahme erhoben werden sollten.

In Deutschland liegt zur Qualitätsbestimmung des erlebten Schmerzes ein psychometrisch geprüftes Verfahren vor – die Schmerzempfindungsskala (SES) von Geissner (1996), die anhand von Eigenschaftslisten die „sensorische" (z. B. pulsierend, stechend, brennend) und die „affektive" (z. B. mörderisch, quälend, marternd) Qualität des Erlebens erfasst. Typischerweise verringern sich infolge von psychologischer Behandlung sowohl der Score der sensorischen wie der affektiven Skala. Es soll hier vor dem Missverständnis gewarnt werden, einen hohen affektiven Score für einen Indikator psychisch bedingter „Aggravation" (Übertreibung, Verschlimmerung) misszuverstehen. Die Lokalisierung des Schmerzes sollte wegen der schwierigen

Verbalisierbarkeit eher in Schemazeichnungen des menschlichen Körpers vom Patienten eingetragen werden (Kröner-Herwig, 2000).

16.2 Erfassung des Schmerzverhaltens

Diese Ebene des Schmerzes ist lange unbeachtet geblieben, da Schmerz vorrangig als Wahrnehmung, Erleben, Gefühl definiert wurde. Die behavioralen Aspekte sind in ihrer besonderen Bedeutung zuerst von Fordyce (1976) herausgestellt worden. Unter Schmerzverhalten wird verstanden:
- verbaler Schmerzausdruck (Klagen, Beschwerden)
- paraverbaler Schmerzausdruck (Stöhnen, Gestik, Mimik, Körperhaltung)
- Rückzugs- und Schonverhalten
- Überforderungsverhalten (endurance)

Weitere wichtige Verhaltensklassen sind der *Medikamentengebrauch* sowie noch umfassender das Verhalten im Gesundheitsversorgungssystem (*Inanspruchnahmeverhalten*). Dazu gehört u.a., wie oft der Patient z.B. Physiotherapie oder physikalische Therapie beansprucht, wie häufig er seinen Hausarzt aufsucht oder den Arzt wechselt. Meistens wird das Verhalten vom Therapeuten „erfragt" und durch den Patienten beschrieben, was zu bewussten oder unbewussten Verzerrungen führen kann. Innerhalb der Therapiesitzung oder in bestimmten Situationen während eines Klinikaufenthalts kann das Verhalten direkt beobachtet werden. Dabei sollte beachtet werden, ob verbales und motorisches Verhalten konsistent sind oder Diskrepanzen zu erkennen sind (z.B. exzessives „Klagen" über Schmerz, aber keinerlei motorisches Schmerzverhalten, wie „auf dem Stuhl hin- und herrutschen"), sodass anzunehmen ist, dass diese Verhaltensweisen unter verschiedenen Kontrollbedingungen stehen (Verstärkung, Motivation).

Nützlich, wenn auch aufwendig für den Patienten ist die direkte Protokollierung des Verhaltens über den Tag hinweg, welches Aufschluss über das Ausmaß der Aktivitäten des Patienten auch in seinen Zusammenhängen mit Schmerz und Maßnahmen zur Linderung (Medikation) geben kann. So könnten sich aus einer solchen Protokollierung Hinweise auf situationale Zusammenhänge ergeben, die für die Therapie relevant werden könnten. Auch das Medikamenteneinnahmeverhalten sowie die Wirkung oder fehlende Wirkung von Medikation lässt sich mittels Tagebuch besser analysieren. Insbesondere wenn es Hinweise auf Rückzugs- und Schonverhalten gibt, ist eine solche Protokollierung, die im Stundentakt durchgeführt werden sollte, von hoher Nützlichkeit, um das Ausmaß der Verhaltenseinschränkung zu erkennen (**Abb. 16.2**). Meist ist die behaviorale Ebene jedoch Gegenstand des diagnostisch-therapeutischen Gesprächs und sollte alle Lebensbereiche des Patienten umfassen, da sie für die Therapieplanung von erheblicher Bedeutung sind. Fragebögen wie der Multidimensionale Schmerzfragebogen MPI-D (Flor 1991), der Funktionsfragebogen Hannover FFbH (Raspe et al. 1999) und der Tübinger Bogen zur Erfassung von Schmerzverhalten TBS (Flor 1991) sind Hilfsmittel, um die Verhaltensebene weiter abzuklären, und können zudem zur Veränderungsmessung eingesetzt werden (**Tab. 16.2**).

16.3 Erfassung kognitiv-emotionaler Prozesse

Die empirische Forschung hat gezeigt, dass die Bewältigungsstrategien (kognitive und behaviorale) im Repertoire des Schmerzpatienten das Ausmaß der Beeinträchtigung durch den Schmerz erheblich beeinflussen. Anders als ursprünglich angenommen ist die Schmerzintensität nur ein schwacher Prädiktor der erlebten Beeinträchtigung (Kröner-Herwig 2007). Das Konstrukt „Bewältigung" entstammt dem Stressmodell von Lazarus (Lazarus u. Folkmann 1984), der als Erster auf den aktiven Einfluss der von einem Stressor betroffenen Person auf die eigene Stressreaktion und letztlich auf ihre langfristigen Folgen für den emotionalen Zustand und die Gesundheit aufmerksam gemacht hat. Die Bewältigung kann sowohl direkt problemlösendes wie systematisch stressminderndes Verhalten beinhalten und sowohl behavioral wie kognitiv sein. Für das palliative Coping wurde von Lazarus der Begriff des „reappraisal" eingeführt, d.h., es geht um Bewertung und Umbewertung von Stressoren und des eigenen Potenzials der Bewältigung (auch Selbstwirksamkeitsüberzeugung genannt) (Vgl. Kap. 6/7).

Für die standardisierte Erfassung der kognitiven und behavioralen Schmerzverarbeitung und Schmerzbewältigung liegen im deutschen Sprachraum zwei multidimensionale Instrumente vor: das Kieler Schmerzverarbeitungsinventar (KSI) (Hasenbring 1994) und der Fragebogen zur Erfassung der Schmerzverarbeitung (FESV) (Geissner 2001).

Das *KSI* erfasst in dem Teilinventar „Copingreaktionen in Schmerzsituationen" (CRSS) verschiedene Bewältigungsstrategien primär behavioraler Art, während im Teilinventar „kognitive Reaktionen in Schmerzsituationen" (KRSS) mehr Verarbeitungsweisen oder Überzeugungen, Einstellung

16 Psychologische Schmerzdiagnostik

Aktivität:	Schreiben Sie auf, welche Hauptaktivität Sie in den verschiedenen Positionen durchgeführt haben. Notieren Sie, wieviel Zeit in Minuten Sie in der Stunde im Sitzen, Gehen/Stehen bzw. Liegen verbracht haben. Die Zeiten 1, 2 und 3 müssen zusammen pro Zeile 60 Minuten ergeben. Bitte kontrollieren Sie das!
Medikamente:	Notieren Sie den Buchstaben des unten von Ihnen aufgeführten Medikamentes und die eingenommene Dosis.
Schmerzstärke:	Notieren Sie die durchschnittliche Stärke des Schmerzes pro Stunde. (0 = kein Schmerz, 10 = stärkster vorstellbarer Schmerz).
Stimmung:	Notieren Sie die Qualität Ihrer Stimmung. (0 = extrem schlechte Stimmung, 10 = sehr gute Stimmung).
Tag:	Dienstag Datum: 3.1.1989

Uhrzeit	Stimmung (0–10)	Aktivität sitzend	Zeit 1 (min.)	gehend/ stehend	Zeit 2 (min.)	liegend	Zeit 3 (min.)	Zeit 1 + Zeit 2 + Zeit 3 = 60 min.	Medikamente Art	Dosis	Schmerzstärke (0–10)
24–1	-		-		-	schlafen	60	✓			-
1–2	-		-		-	schlafen	60	✓			3
2–3	-		-		-	wach liegen	60	✓			-
3–4	-		-		-	schlafen	60	✓			-
4–5	-		-		-	schlafen	60	✓			-
5–6	-		-		-	schlafen	60	✓			-
6–7	-		-		-	schlafen	60	✓			-
7–8	4	frühstücken	45	Frühstück machen	15	-		✓			1
8–9	5	Auto fahren	35	warten	10	ausruhen	15	✓	A	2	3
9–10	7		-		-	lesen	60	✓			2
10–11	3	schlafen	40		-	ausruhen	15	✓			5
11–12	6	kochen	30	kochen	30		-	✓			5
12–13	5	essen	50		-	ausruhen	10	✓			5
13–14	3		-		-	ausruhen	10	✓			8
14–15	3		-		-	ausruhen	60	✓			9
15–16	5		-	einkaufen	60		-	✓	B	20 Tr.	6
16–17	4	Kaffee trinken	25	putzen	35		-	✓			0
17–18	6	fernsehen	30	putzen	30		-	✓			0
18–19	7	fernsehen	60		-		-	✓			2
19–20	7	fernsehen	20		-	fernsehen	40	✓			5
20–21	8		-		-	fernsehen	60	✓			8
21–22	-		-		-	lesen	60	✓			8
22–23	-		-		-	schlafen	60	✓			-
23–24	-		-		-	schlafen	60	✓			-

Wie stark haben Sie sich heute durch Ihre Schmerzen beeinträchtigt gefühlt:

gar nicht   0   1   2   3   4   5   6   7   8   9   10   sehr stark

Medikamente:
A: Aspirin (1 Tablette = 0,5 g)
B: Valoron (1 Flasche = 100 ml)
C:
D:

Abb. 16.2 Tagebuchbeispielbogen

und Haltungen zu Schmerz erfragt werden. Diese Verarbeitungsweisen sind zum Teil stark emotional eingefärbt (**Tab. 16.2**). In vielen Untersuchungen hat sich insbesondere die Verarbeitung im Sinne einer Katastrophisierung (Elaborierung der „katastrophalen" Folgen des Schmerzes im Hier und Heute und der Zukunft), die auch im KSI thematisiert wird, als bedeutsamer Moderator für die erlebte Beeinträchtigung herausgestellt, der aus diesem Grunde therapeutisch hoch beachtenswert ist. Auch eine andere Strategie der Verarbeitung von Schmerz, der Appell an die eigene Durchhaltefähigkeit, hat sich als ungünstig erwiesen, insofern er die Chronifizierung fördert (Hasenbring u. Pfingsten 2007).

Der *FESV* erfasst als verhaltensbasierte Bewältigungsstrategien die „mentale Ablenkung", „gegensteuernde Aktivitäten" sowie „Ruhe und Entspannungstechniken". Im Bereich „kognitive Schmerzbewältigung" thematisiert die Skala „kognitive Umstrukturierung" die gedankliche Fähigkeit und Haltung, Schmerzen zu relativieren und als Teil des Lebens zu akzeptieren, also einen Satz von Überzeugungen und Einstellungen zum Umgang mit dem Schmerz. Insbesondere das Ausmaß von Akzeptanzgewinnung gegenüber dem Schmerz wird in neueren Konzeptionen der psychologischen Schmerztherapie für besonders bedeutsam gehalten (vgl. McCracken et al. 2005). „Kompetenzerleben" und „Handlungsplanung", die sich thematisch auf die Selbstwirksamkeit und das Vertrauen in aktives Problemlösen beziehen, sind 2 weitere Skalen dieses Bereichs. Selbstverständlich sollte sich der Diagnostiker nicht nur auf die standardisierte Erfassung dieses Bereichs beschränken, sondern ihn auch im problemanalytischen Interview gezielt angehen. Besonders für den Rückenschmerz ist der Einsatz des Fear-Avoidance-Beliefs-Fragebogens (Pfingsten et al., 1997) erwägenswert, der die Einstellung des Patienten zur Bedeutung von Aktivitäten, Arbeit und Beruf für das eigene Erleben thematisiert. Sieht der Patient diese als Verursacher von Schmerz, ist eine positive Therapieprognose unsicher.

In jüngster Zeit hat sich mit dem „acceptance and mindfulness based" Ansatz eine Therapieform entwickelt, die erhebliches Aufsehen erregt hat (vgl. z. B. McCracken et al. 2004). Dabei wird die Bedeutung der Schmerzakzeptanz als wichtige Zielvariable im Konstrast zur Kontrollüberzeugung hervorgehoben. Somit könnte eine Erfassung der Akzeptanz für einige Therapeuten von Bedeutung sein. Mittlerweile steht eine deutsche psychometrisch validierte Form des Chronic Pain Acceptance Fragebogens (CPAQ) (Nilges et al. 2007) zur Verfügung.

16.4 Erfassung der subjektiven Beeinträchtigung

Die Erfassung der subjektiven Beeinträchtigung des Patienten ist deswegen so bedeutsam, weil sie zum einen als Indikation für Therapie gelten kann, zum anderen eine Beeinträchtigungsminderung das primäre Erfolgsmerkmal einer psychologischen Schmerztherapie darstellt. Eine standardisierte und objektivierbare Messung dieser Variable sollte deshalb in jedem Fall vor und nach der Therapie unternommen werden.

Der „*Pain Disability Index*" (PDI) (Dillmann et al. 1994) ist ein sehr einfaches und ökonomisches Instrument (deutschsprachig) und erhebt die Beeinträchtigung mittels eines Patientenratings auf einer numerischen Skala (0–10) für 7 Lebensbereiche (**Tab. 16.2**). Sinnvoll ist die Nutzung des Gesamtmittelwerts bzw. der Gesamtsumme, da in der Regel die 7 Einzelskalen hoch korrelieren. Die Veröffentlichung liefert Referenzwerte über eine Stichprobe von Patienten mit chronischen Schmerzen. Im Einzelfall können Diskrepanzen in der Einschätzung der Beeinträchtigung zwischen verschiedenen Lebensbereichen wichtige Hinweise auf die individuelle Situation des Patienten liefern.

Auch der *KSI* erhebt Beeinträchtigung, insbesondere mit den Skalen Angst/Depression und gereizte Stimmung, wie auch der *FESV*, der schmerzbedingte Hilflosigkeit und Depression, Angst und Ärger erfasst.

Der bereits in Kap. 16.2 erwähnte Funktionsfragebogen Hannover FFbH-R (Raspe et al. 1999) erfasst bei Rückenschmerzbetroffenen die verhaltensbezogene Beeinträchtigung im Selbstbericht. Auch der MPI-D (vgl. Kap. 16.2) erfasst Aspekte der Beeinträchtigung. Um auch normbezogene Werte der emotionalen Beeinträchtigung zu erhalten, sollte immer zusätzlich ein Depressionsfragebogen wie die ADS (Hautzinger u. Bailer 1993) HADS (Herrmann et al. 1995) oder der BDI (Hautzinger et al. 1994) eingesetzt werden, welche die Einschätzung der Depressivität des Patienten sowohl zu einer normalen Populationsstichprobe wie etwa zu klinisch-depressiven Referenzgruppen erlaubt. Eine Abschätzung der allgemeinen psychopathologischen Belastung ermöglicht der Einsatz der SCL-90R, der deutschsprachigen Version der Symptom Checklist (vgl. Franke 1995). Das Mainzer Stadiensystem der Schmerzchronifizierung (MPSS), das Patienten in 3 Kategorien gemäß der Ausprägung der Chronifizierung erfasst, kann als indirektes Maß der Beeinträchtigung betrachtet werden (Frettlöh et al. 2003). Mittlerweile gibt es eine Selbstbeurteilungsform, die die Stadienzuordnung sehr erleich-

Tab. 16.2 Übersicht über die schmerzbezogene Testdiagnostik

Instrumente	Variablen
Chronic Pain Acceptance Questionnaire (CPAQ) (Nilges et al. 2007)	Aktivitätenbereitschaft/Schmerzbereitschaft
Fear Avoidance Beliefs Questionnaire (FABQ) Deutsche Fassung (Pfingsten et al. 1997)	3 Skalen: Verursachung durch Arbeit/Prognostik Beruf, Arbeit/Verursachung durch Aktivitäten
Fragebogen zur Erfassung des Schmerzverhaltens (FESV) (Geissner 2001)	schmerzbedingte psychische Beeinträchtigung (Hilflosigkeit, Depressivität, Angst, Ärger)
	kognitive Schmerzbewältigung (Umstrukturierung, Kompetenzerleben, Handlungsplanung)
	behaviorale Schmerzbewältigung (mentale Ablenkung, Ruhe/Entspannung, gegensteuernde Aktivitäten)
Funktionsfragebogen Hannover (FFbH-R) (Kohlmann u. Raspe 1996)	Handlungsbeeinträchtigung durch RS
Kieler Schmerzverarbeitungsinventar (KSI) (Hasenbring 1994)	emotionale Reaktionen bei Schmerz
	kognitive Reaktionen
	Coping
Pain Disability Index (PDI) (Dillmann et al. 1994)	Beeinträchtigung bezogen auf familiäre und häusliche Verpflichtungen, Erholung, soziale Aktivitäten und Beruf, Sexualität, Selbstversorgung, lebensnotwendige Tätigkeiten
Schmerzempfindungsskala (SES) (Geissner 1996)	sensorische und affektive Schmerzqualität
Schmerztagebuch	Schmerzintensität, -dauer, Medikamenteneinnahme ggf. Aktivitäten, Stressbelastung etc.
Tübinger Bogen zum Schmerzverhalten (TBS) (Flor 1991)	Verhalten bei Schmerz
West-Haven-Yale Multidimensional Pain Inventory (MPI-D) (Flor 1991)	Schmerzerleben (Schmerzstärke, Beeinträchtigung, affektive Verstärkung, erlebte Unterstützung, Lebenskontrolle)
	wahrgenommene Reaktionen der Hauptbezugsperson auf Schmerz (bestrafend, zuwendend, ablenkend)
	Aktivitäten des Patienten (soziale und Freizeitaktivitäten, Haushalt, Aktivitäten außerhalb des Wohnbereichs)

tert (abrufbar unter: www.schmerz-zentrum.de). Dauerhafter Schmerz, konstante Schmerzintensität, multilokuläre Verbreitung, die häufige Einnahme von Medikamenten besonderer Wirkgruppen, Vorliegen von Entzugsbehandlungen und die verstärkte Inanspruchnahme von ambulanten und stationären Behandlungen sowie das Vorliegen Schmerz bezogener Operationen erhöht den Chronifizierungsscore (www.schmerz-zentrum.de).

Im nur bei Rückenschmerzpatienten einsetzbaren *FFbH-R* finden sich Fragen, die sich fast ausschließlich auf die verhaltensseitige Beeinträchtigung beziehen (z. B. Fähigkeit, einen Schuh zubinden zu können).

16.5 Das problemanalytische Interview als übergreifendes Diagnostikinstrument

Die vorangegangenen Kapitel haben im Wesentlichen die Einbeziehung von Fragebogenverfahren als Hilfsmittel in der psychosozialen Diagnostik dargestellt. Die wichtigste diagnostische Methode aus der

Sicht der Kliniker ist und bleibt aber das problemanalytische Interview (Nilges u. Wichmann-Dorn 2007). Ein am verhaltenstheoretischen Modell (Schulte 1996) orientiertes Schmerzinterview erhebt die Daten, die zur Deskription des Schmerzproblems und der funktionalen Verhaltensanalyse benötigt werden. Ziel des Interviews und der Auswertung durch den Therapeuten ist es, die inneren und äußeren Bedingungen zu identifizieren, die das Schmerzerleben und noch bedeutsamer die Beeinträchtigung des Patienten beeinflussen, um diese letztlich durch geeignete Interventionen verändern zu können. Weiterhin sollen die inneren und äußeren Ressourcen des Patienten, die im Veränderungsprozess aktiviert werden können, abgeklärt werden.

Diese Erkenntnisse müssen in den Zielplanungsprozess, der interaktiv und kooperativ zwischen Patient und Therapeut abläuft, eingespeist werden.

Im Sinne eines systematisierten und strukturierten Vorgehens ist die Nutzung eines Interviewleitfadens empfehlenswert (Kröner-Herwig 2000). Das problemanalytische Interview ist wesentlicher Inhalt der ersten Behandlungssitzungen, wobei es sicher nicht nur den eben genannten Zielen, sondern auch dem Aufbau einer positiven therapeutischen Beziehung dient. Es beginnt mit der Erfassung der Schmerzproblematik selbst. Dies hat neben der Informationsgewinnung auch die Funktion, die Akzeptanz der Therapie durch den Patienten zu erhöhen, der erlebt, dass sich der Psychotherapeut ernsthaft und kompetent mit seinem „körperlichen" Hauptproblem beschäftigt. Schmerzbegleitende Symptome (z. B. Verspannungen) oder prodromale Erscheinungen, wie bei der Migräne, sind ebenfalls Gegenstand der Befragung des Patienten.

Die Erhebung der Umstände des ersten Auftretens der Schmerzen kann sowohl Hinweise auf umweltbedingte Belastungs- und Auslösebedingungen (z. B. rückenschmerzfördernde Arbeitsbedingungen – z. B. schweres Heben –, rigide Haltungen, Drehbewegungen unter Belastung) wie auch psychische Belastungen geben (Arbeitsunzufriedenheit, Partnerkonflikte, andere psychische Stressoren).

Die Befragung hinsichtlich der aktuellen und früheren Behandlungen zielt neben der Einschätzung der Therapieresistenz des Schmerzes und etwaiger Lücken in der medizinischen Diagnostik und Behandlung auch darauf ab, erste Anhaltspunkte über das Krankheits- und Gesundheitskonzept des Patienten zu bekommen. Wie erklärt er sich sein Schmerzproblem? Hat er ein einfaches somatisches Defektmodell oder sieht er selbst psychosoziale Faktoren beteiligt? Hat er Angst, dass dem Schmerz eine gefährliche Krankheit zugrunde liegt? Welche Perspektiven hat er bezüglich der weiteren Behandlung des Schmerzsyndroms?

Des Weiteren ist die Bewertung des ärztlichen Handelns durch den Patienten bedeutsam. Sieht er sich als gut betreut oder allein gelassen oder gar als abgeschoben, als Simulant oder psychopathologischer Fall abgestempelt?

Im Gespräch sollten modulierende Bedingungen für die Schmerzstärke bzw. auslösende Bedingungen (z. B. für eine Migräneattacke) eruiert werden, deren Veränderung unter Umständen eine Schmerzminderung erwarten lassen und somit Gegenstand der Therapie werden können.

Ein weiterer Teil des Interviews hebt explizit auf die Bewältigung der Schmerzstörung durch den Patienten ab. Zeigt der Patient Ansätze zur Aktivierung eigener Ressourcen zur Bemühung um Schmerzlinderung oder ist er passiv, nur auf professionelle Hilfe orientiert? Sieht er konkrete Möglichkeiten, selbst auf seinen Schmerz einzuwirken? Ist er fixiert auf immer neue medizinische Diagnostik? Beendet er erfolglose Behandlungen schnell oder lässt er sich immer wieder auf vielleicht sogar invasive Prozeduren ein, obwohl sie nicht helfen?

Des Weiteren geht es um Kognitionen und Emotionen des Patienten im Kontext des Schmerzes. Dabei sollen kaum bewusste, automatische Gedanken oder Selbstinstruktionen (z. B. katastrophisierende Gedanken, Durchhalteparolen) eruiert werden, die im Zusammenhang mit Schmerz auftreten. Häufig zeigen sich Kaskaden von Negativgedanken, die den Patienten überfluten und das Einnehmen einer realistischen Perspektive unmöglich machen („Jetzt wird es wieder noch schlimmer!", „Ich halte das nicht mehr aus!", „Das wird immer weiter so gehen. Bald werde ich gar nichts mehr können."). Die Gedanken können ungünstige Verhaltensweisen aktivieren (den neuen, „viel besseren" Arzt aufsuchen, die propagierte Wundermethode ausprobieren, noch einmal ein MRT zu beanspruchen). Alles das sind Gedanken und Verhaltensweisen, die bedeuten, dass der Patient sich der Macht seiner Schmerzen unterordnet und diese immer noch zum Zentrum seines Erlebens und Verhaltens werden.

Es geht aber auch um generelle Einstellungen zu Schmerz (z. B. „Bei Schmerzen muss man sich schonen", „Man muss durchhalten, darf dem Schmerz nicht nachgeben"). Gleichermaßen sollen die Auswirkungen der Schmerzen und deren Verarbeitung auf die aktuelle Stimmung wie die generelle emotionale Befindlichkeit (z. B. Hoffnungslosigkeit, Ärger) erfragt werden.

Zu erfassen ist auch, wie der Patient seinen Schmerz kommuniziert, d. h. wie er ihm gegenüber Bezugspersonen Ausdruck verleiht (z. B. verbal oder nur gestisch, mimisch, paraverbal). Indirekte Kommunikation ist eher dysfunktional, d. h., sie wirkt negativ auf den Patienten zurück. Hier können sich auch wichtige Hinweise auf schmerzrelevante Beziehungsprobleme entdecken lassen. Hier sollte der Therapeut seine eigenen Erfahrungen und Beobachtungen in der Kommunikation mit dem Patienten in die Analyse einbringen.

Von besonderer Bedeutung sind die Veränderungen, die der Schmerz in der Lebensführung des Patienten bedingt hat. Dabei geht es um die Facetten der Beeinträchtigung der Lebensqualität des Patienten in Haus, Freizeit, Beruf und der sozialen Interaktion. Hat er Tätigkeiten in Haus und Garten aufgegeben oder sind dies noch Ressourcen, die er erhalten hat? Übernimmt der Partner alle Verantwortung für die Familie, während sich der Patient zurückzieht? Geht er seinen Hobbys noch nach oder glaubt er, auch hier keine Möglichkeit des Engagements mehr zu haben? Wie sieht das Netz seiner sozialen Interaktionen aus? Schließlich gilt auch zu erfahren, wie häufig der Patient krankgeschrieben ist, was dies für Auswirkungen auf seine berufliche Tätigkeit hat und natürlich ob Pläne für eine Berentung bestehen und was sich der Patient davon verspricht.

Dabei können erste Hinweise auf die Bedeutsamkeit operanter, aufrechterhaltender Faktoren gewonnen werden. So könnte Rückzug und Schonverhalten neben körperlicher Dekonditionierung zu einem Verstärkerverlust führen, wie er im Modell von Lewinsohn (1974) zu Depression beschrieben wird (Hasenbring u. Pfingsten 2007). Möglicherweise wird Schon- und Rückzugsverhalten von der sozialen Umgebung differenziell verstärkt und aktives Gesundheitsverhalten sogar bestraft, sodass diese Kontingenzen zu verändern sind.

In diesem Zusammenhang sind auch Zielkonflikte von Bedeutung (z. B. wieder in den Beruf zurückzukehren vs. in Rente zu gehen), deren Klärung Vorbedingung für einen Erfolg der Therapie sein könnten.

Vermutlich häufiger als direkte soziale Verstärkung von dysfunktionalem Schmerzverhalten (Krankheitsverhalten) sind „innere" Verstärkungsprozesse. Eine paradigmatische Konstellation für die Aufrechterhaltung des Schmerzsyndroms könnte die Situation sein, dass der Patient aufgrund des Schmerzes für sich legitimiert und rechtfertigt, dass er bestimmte soziale Situationen vermeiden „darf". So hat unter Umständen ein Lehrer seinen Beruf weiter ausgeübt, obwohl er jeden Tag mit Angst und einem Gefühl von Überlastung zur Schule gegangen ist, weil eine Krankschreibung mit seinem Selbstkonzept nicht vereinbar war. Die Schmerzen erlauben ihm nun die Legitimierung des Rückzugs. Beeinträchtigungsfördernd sind auch Verhaltensmuster, in denen ein Patient sich habituell „überfordert" und seine Leistungsgrenzen ständig überschreitet, was dann in Dekompensationsepisoden (schmerzbedingte Ausfallphasen) enden kann, die zu momentaner Entlastung führen und weitere Episoden wahrscheinlicher macht. Der Zusammenhang von Verhalten und habituellen kognitiven Dispositionen – wie in diesem Fall überhöhten Selbstansprüchen – ist im problemanalytischen Interview nachzugehen.

Des Weiteren befasst sich der Therapeut mit der Sicht des Patienten auf seine Sozialpartner, insbesondere die Familie. Fühlt er sich unterstützt, abgelehnt, als Invalide oder Simulant behandelt? Hier sollten Informationen über die besondere Funktion bestimmter Bezugspersonen für die Schmerzstörung eruiert werden, die unter Umständen dann in die Therapie einzubeziehen sind.

Auch die allgemeinen Lebensumstände, insbesondere belastende Kontextbedingungen, sind im Hinblick auf das Schmerzproblem zu explorieren. Welche weiteren Stressoren gibt es im Leben des Patienten, die die Schmerzvulnerabilität verstärken?

Zum Schluss sei noch auf das Multiaxionale Schmerzklassifikationssystem (MASK-P) verwiesen, welches auch als Leitfaden für das Schmerzinterview genutzt werden kann (Klinger et al. 2000).

Zusammenfassung

Das chronische Schmerzsyndrom ist mittels einer Mehrebenen-Diagnostik zu erfassen. Dabei sollten ein diagnostisches Interview sowie Fragebögen und andere Verfahren wie z. B. ein Tagebuch zum Einsatz kommen. Abschließend ist festzuhalten, dass die Analyse der biopsychosozialen Bedingungen, die Schmerz und Beeinträchtigung des individuellen Patienten beeinflussen, außerordentlich schwierig ist. Ergebnisse dieser Analyse sollten immer als Hypothesen verstanden werden, die die Ziel- und Interventionsplanung leiten sollten. Eine hohe innere Sicherheit über das Zutreffen der Hypothesen, eine häufige Erfahrung etwa in der Therapie von Angststörungen oder Depression, gewinnt der Schmerztherapeut meist eher spät. Eine „Bestätigung" erhält er oft erst durch die Wirksamkeit der Interventionen im Sinne der Schmerz- und Beeinträchtigungsminderung des Patienten, selbst wenn dies im wissenschaftlichen Sinne ein Fehlschluss ist.

Diskussions- und Übungsfragen

- Warum reicht es nicht, die Diagnostik auf die Erhebung der Schmerzintensität zu beschränken?
- Alle vorgeschlagenen Diagnostikverfahren beruhen auf dem Selbstbericht des Patienten. Finden Sie das problematisch?
- Was würden Sie als die bedeutsamsten Outcome-Maße betrachten, die die Therapieziele am besten erfassen?
- Würden Sie sich um die Erfassung des Stadiums der Chronizität bemühen? Wenn ja, was wären Ihre Gründe dafür?
- Sollte der Diagnostiker/Therapeut vorrangig das Schmerzproblem fokussieren? Was spricht dafür, was dagegen?

Multiple-Choice-Fragen

1 Der MPSS erfasst Beeinträchtigung als dimensionale Variable.
 ja ☐ nein ☐

2 Es gibt sehr einfache Beobachtungsskalen für die Erfassung von Schmerzverhalten.
 ja ☐ nein ☐

3 Das subjektive Krankheitsmodell des Patienten ist wesentlich für das Verstehen des Patienten.
 ja ☐ nein ☐

4 Die Schmerzqualitätserfassung ermöglicht die Beurteilung der psychischen Überlagerung des Schmerzes.
 ja ☐ nein ☐

5 Das Tagebuch fixiert den Patienten auf den Schmerz und ist somit eher ungünstig.
 ja ☐ nein ☐

6 Der FFbH-R ist nur bei Rückenschmerz einsetzbar.
 ja ☐ nein ☐

Literatur

Dillmann U, Nilges P, Saile H. Behinderungseinschätzung bei chronischen Schmerzpatienten. Der Schmerz. 1994; 8: 100–110.

Farrar JT, Young Jr. JP, LaMoreaux L, Werth JL, Poole RM. Clinical importance of changes in chronic pain intensity measured on an 11-point numerical pain rating scale. Pain 2001; 94: 149-158.

Flor H. Psychobiologie des Schmerzes. Bern: Huber; 1991.

Fordyce WE. Behavioral methods for chronic pain and illness. St. Louis: Mosby; 1976 (vergriffen).

Franke H. SCL-90R. Die Symptom-Checkliste von Derogatis: Deutsche Version. Göttingen: Beltz-Testgesellschaft; 1995.

Frettlöh J, Maier C, Gockel H, Hüppe M. Validität des Mainzer Stadienmodells der Schmerzchronifizierung bei unterschiedlichen Schmerzdiagnosen. Schmerz. 2003; 17: 240–251.

Geissner E. Die Schmerzempfindungs-Skala (SES). Göttingen: Hogrefe-Verlag für Psychologie; 1996.

Geissner E. Fragebogen zur Erfassung der Schmerzverarbeitung (FESV). Göttingen: Hogrefe; 2001.

Hasenbring M. KSI – Kieler Schmerz-Inventar. Bern: Huber; 1994.

Hasenbring M, Pfingsten M. Psychologische Mechanismen der Chronifizierung – Konsequenzen für die Prävention. In: Kröner-Herwig B, Frettlöh J, Klinger R, Nilges P (Hrsg.). Schmerzpsychotherapie. Heidelberg: Springer Medizin Verlag; 2007: 103–122.

Hautzinger M, Bailer M. Allgemeine Depressions-Skala. Weinheim: Beltz; 1993.

Hautzinger M, Bailer M, Worall H, Keller F. Beck-Depressions-Inventar (BDI). Bearbeitung der deutschen Ausgabe. Testhandbuch. Bern: Huber; 1994.

Herrmann C, Buss U, Snaith RP. Hospital Anxiety and Depression Scale – Deutsche Version (HADS-D). Manual. Bern: Hans Huber; 1995.

Klinger R, Hasenbring M, Pfingsten M, Hürter A, Maier C, Hildebrandt J. Die Multiaxiale Schmerzklassifikation MASK. Band 1. Hamburg: Deutscher Schmerzverlag; 2000.

Raspe HH, Hagedorn U, Kohlmann T, Mattussek S. Der Funktionsfragebogen Hannover (FFbH): Ein Instrument zur Funtionsdiagnostik bei polyartikulären Gelenkerkrankungen. In: Wohnortnahe Betreuung Rheumakranke. Siegrist J (Ed), Schattauer, Stuttgart 1999, 164–182.

Kröner-Herwig B. Rückenschmerz. Göttingen: Hogrefe-Verlag für Psychologie; 2000.

Kröner-Herwig B. Biofeedback. In: Kröner-Herwig B, Frettlöh J, Klinger R, Nilges P (Hrsg.). Schmerzpsychotherapie. Heidelberg: Springer Medizin Verlag; 2007: 565–579.

Kröner-Herwig B. Klinische Schmerzdiagnostik. In: Kröner-Herwig B, Frettlöh J, Klinger R, Nilges P (Hrsg.) Schmerzpsychotherapie. Heidelberg: Springer Medizin Verlag; 2007: 293–308.

Kröner-Herwig B, Frettlöh J. Behandlung chronischer Schmerzsyndrome: Plädoyer für einen multiprofessionellen Therapieansatz. In: Kröner-Herwig B, Frettlöh J, Klinger R, Nilges P (Hrsg.). Schmerzpsychotherapie. Heidelberg: Springer Medizin Verlag; 2007: 513–538.

Lautenbacher S. Schmerzmessung. In: Kröner-Herwig B, Frettlöh J, Klinger R, Nilges P, Hrsg. Schmerzpsychotherapie. Heidelberg: Springer Medizin Verlag; 2007: 275–292.

Lazarus RS, Folkmann S. Stress, appraisal and coping. New York: Springer; 1984: 275–292.

Lewinsohn PM. A behavioral approach to depression. In: Friedman R, Katz M (eds.). The psychology of depression: Contemporary theory and research. Washington, DC: V.H. Winston; 1974: 157–185.

McCracken LM, Vowles KE, Eccleston C. Acceptance-based treatment for persons with complex, long standing chronic pain: A preliminary analysis of treatment outcome in comparison to a waiting phase. Behaviour Research and Therapy 2005; 43: 1335–1346.

Nilges P, Köster B, Schmidt C. Schmerzakzeptanz – Konzept und Überprüfung einer deutschen Fassung des Chronic Pain Acceptance Questionnaire. Schmerz. 2007; 21: 57–67.

Nilges P, Wichmann-Dorn E. Schmerzanamnese. In: Kröner-Herwig B, Frettlöh J, Klinger R, Nilges P, Hrsg. Schmerzpsychotherapie. Heidelberg: Springer; 2007: 247–274.

Pfingsten M, Leibing E, Franz C, Bansemer D, Busch O, Hildebrandt J. Erfassung der „fear-avoidance-beliefs" bei Patienten mit Rückenschmerzen. Deutsche Version des „fear-avoidance-beliefs questionnaire" (FABQ-D). Der Schmerz 1997; 11: 387–395.

Rehfisch H-P, Basler H-D. Entspannung und Imagination. In: Kröner-Herwig B, Frettlöh J, Klinger R, Nilges P (Hrsg.). Schmerzpsychotherapie. Heidelberg: Springer Medizin Verlag; 2007: 551–564.

Schulte D. Therapieplanung. Göttingen: Hogrefe; 1996: 551–564.

von Baeyer CL. Reactive effects of measurement of pain. The Clinical Journal of Pain 1994; 10: 18–21.

17 Grundlagen schmerz-psychologischer Behandlungsverfahren

Michael Pfingsten, Vladimir Hrabal, Harald C. Traue

Psychologische Interventionen haben einen festen Platz in der Schmerztherapie und sind integrativer Bestandteil der Versorgung. Die psychologische Diagnostik bildet die Grundlage für die Indikation von psychologischen Behandlungen bzw. Behandlungselementen in der integrierten Versorgung. Psychologische Behandlungsverfahren sind auch für Patienten mit vorwiegend somatischen Erkrankungen erfolgreich – und stellen inzwischen in Verbindung mit physiotherapeutischen Techniken Alternativen zu medikamentösen oder operativen Verfahren dar. Das Spektrum psychologischer Arbeit mit Schmerzpatienten reicht von spezifischer Schmerzpsychotherapie (mit dem Schwerpunkt auf der Behandlung von Schmerz und damit verbundenen ungünstigen Konsequenzen) bis hin zu Psychotherapie bei Patienten mit Schmerzen, die auch unter psychischen Störungen leiden. Fast immer sind es *chronische* Schmerzen, die zu einer psychologischen Behandlung führen, denn psychosoziale Faktoren haben sich als entscheidend für den Chronifizierungsprozess und für die Wiederherstellung der Arbeitsfähigkeit erwiesen (Haldorsen et al. 2002).

Die Behandlung von Schmerzpatienten nutzt spezifische und allgemeine Techniken aus anderen Störungsbereichen, beispielsweise progressive Muskelentspannung oder Aktivierung. Aufgrund der starken Orientierung an körperlichen Prozessen ist insbesondere die Akzeptanz für spezifische Verfahren wie Biofeedback, körperliche und psychische Aktivierung bei Schmerzpatienten hoch. Patienten mit chronischen Schmerzen sehen sich oft außerstande, etwas gegen ihre Schmerzen zu tun, weil sie aufgrund der wiederholten Misserfolgserfahrung Passivität, Hoffnungslosigkeit und Depressivität entwickelt haben. Ein wesentliches Ziel von psychologischen Schmerztherapien ist daher die Steigerung des Selbstwirksamkeitserlebens.

Aber nicht immer ist aktives Handeln günstig und kann sogar Misserfolge provozieren, wenn nämlich Handeln, das auf die Lösung eines Problems zielt, nicht erfolgreich ist, weil direkte Kontroll- und Veränderungsmöglichkeiten fehlen. Dazu kann es kommen, wenn die Schmerzbeseitigung als einziges Kriterium für Behandlungserfolg im Mittelpunkt steht und zu immer invasiveren Maßnahmen verleitet. Daraus resultierende Enttäuschungen mit weitreichenden Konsequenzen für alle Lebensbereiche werden dann nicht selten zum eigentlichen Problem der Patienten (Keefe 2005). In dieser Situation helfen keine stärkeren Anstrengungen, stattdessen stehen Anpassungsprozesse im Vordergrund. Damit ist eine Veränderung der eigenen Standards, eine Neubewertung der Situation oder von Zielen gemeint: Aufgabe des Ziels „Schmerzfreiheit", Vergleiche mit anderen Patienten, die „schlechter dran sind", und eine Aufwertung erreichbarer Ziele – z. B. ein zufriedenes Familienleben zu führen – gehören u. a. dazu. Flexibilität bei der Anpassung persönlicher Ziele erwies sich als „Schutzfaktor" gegen Depression: Bei geringer Flexibilität besteht eine enge und lineare Korrelation zwischen Schmerzintensität und Depression, bei hoher Flexibilität fehlt dieser Zusammenhang (Schmitz et al. 1996). Ähnliche Ergebnisse berichten McCracken et al. (2002): Sie verglichen die Auswirkungen einer akzeptierenden Haltung gegenüber Schmerz mit den Konsequenzen eines aktiven Copings. Akzeptieren heißt nicht resignieren, sondern:

- Verzicht auf Kampf gegen Schmerz,
- realistische Auseinandersetzung mit Schmerz und
- Interesse an positiven Alltagsaktivitäten.

Die wichtigsten psychologischen Behandlungsverfahren sind auf der Grundlage lerntheoretischer Prinzipien entwickelt worden (Basler et al. 2003). Das Prinzip der zeitkontingenten Medikamenteneinnahme beispielsweise hat die Risiken reduziert, die mit einer (Selbst-)Medikation nach Bedarf verbunden sind. Auch die inzwischen akzeptierten Prinzipien bei der Steigerung von Aktivität und beim Abbau von Vermeidungsverhalten sind lerntheoretisch abgeleitet:

- Grenzen für Belastung wie Gehen, Sitzen, Treppensteigen vom Patienten herausfinden lassen (ohne wesentliche Schmerzzunahme)
- Allmähliche, systematische und regelmäßige Steigerung (gemeinsam) planen und dabei realistische Zwischenziele festlegen, anstelle von Versuchen, „mit Gewalt" derzeit nicht erreichbare Grenzen zu überschreiten („lieber langsam in die richtige Richtung als schnell in die falsche")

Diese Grundsätze können im täglichen therapeutischen Umgang mit dem Schmerzpatienten ungünstiges Verhalten ändern helfen. Bei der Behandlung von Vermeidungsverhalten (vor allem bei Rückenschmerzen) wird die graduierte oder massierte Konfrontation mit der angstbesetzten Situation (z. B. Heben schwerer Gegenstände, Drehbewegungen oder plötzliche Bewegungen) auch bei Schmerzpatienten zunehmend erfolgreich angewandt (Swinkels-Meewisse et al. 2006).

Damit Patienten solche Interventionen akzeptieren und tatsächlich umsetzen, ist eine sorgfältige und auf ihre Vorstellung abgestimmte Vermittlung von Informationen eine unabdingbare Voraussetzung (Edukation). Dieses Vorgehen unterscheidet psychologische Interventionen von einfacher „Verordnung" richtigen Verhaltens und ist in einem Behandlungsrahmen, bei dem psychologische Behandlungsprogramme mit medizinischen und physiotherapeutischen Verfahren interdisziplinär kombiniert werden, besonders effektiv.

Interdisziplinäre Teams mit biopsychosozialem Behandlungskonzept sind nicht gezwungen, somatische und psychische Faktoren zu trennen, sie behandeln gleichzeitig innerhalb der einzelnen Fachrichtungen und in gegenseitiger Absprache beide Aspekte: Medizinische Diagnostik und Therapie helfen Patienten auch, angemessene Schmerzkonzepte zu entwickeln.
- Physiotherapie kann durch den Abbau von Vermeidungsverhalten und Aufbau körperlicher Belastbarkeit günstige Überzeugungen und Optimismus fördern.
- Psychotherapie kann auf die Revision unrealistischer Ziele abzielen und damit anhaltende Überforderung mit ungünstigen körperlichen Konsequenzen reduzieren helfen (Sullivan 2001).

Mit einem monomodalen Schmerzverständnis ist die Gefahr verbunden, dass Patienten mit psychischen Störungen (z.B. Depression, Angststörung) somatisch unterversorgt werden: Psychische Störungen immunisieren nicht gegen körperliche Erkrankungen und damit verbundene Schmerzen. Umgekehrt werden Patienten mit klaren somatischen Befunden hinsichtlich psychologischer Faktoren häufig unterversorgt: Schmerzbezogene Ängste und depressive Verstimmungen, ungünstiges Krankheitsverhalten, aber auch psychopathologische Komorbiditäten werden vernachlässigt (Nilges u. Traue, im Druck).

17.1 Störungsmodelle

In Deutschland werden in der psychotherapeutischen Versorgung grundsätzlich 2 Therapieansätze unterschieden:
- der psychodynamische Ansatz, der sich in die psychoanalytische und tiefenpsychologische Therapie unterteilt, und
- der verhaltenstherapeutische Ansatz.

Beide Ansätze fußen auf unterschiedlichen und komplexen Störungsmodellen und haben daher unterschiedliche Interventionstheorien.

In *psychoanalytischen und tiefenpsychologischen Ansätzen* werden (chronische) Schmerzen als Somatisierungssymptom verstanden, das sich aus einer psychovegetativen Daueranspannung, als Manifestation einer konversionsneurotischen Reaktion, im Zusammenhang mit einem narzisstischen Mechanismus oder als Ausdruck einer Bindungsstörung manifestiert; auch dissoziierte Traumafolgen werden mit dem Schmerz in Verbindung gebracht (Hoffmann 2003). Der diesem Konzept zugrunde liegende Einfluss früher biografischer Belastungen sowie das Verständnis des Schmerzes als Somatisierung psychischer Störungen machen nachvollziehbar, dass sich das therapeutische Vorgehen nicht vorrangig auf die Schmerzsymptomatik selbst bezieht, sondern auf die angenommenen zugrunde liegenden psychischen Prozesse und Störungen, die in der Therapie aufzuarbeiten sind.

Beim *verhaltenstherapeutischen oder -medizinischen Ansatz* stehen die biologischen, psychologischen und sozialen Prozesse der Schmerzentstehung und -chronifizierung im Vordergrund (Flor u. Hermann 2003). Es wird angenommen, dass bei den allermeisten Schmerzerkrankungen ursprünglich ein somatisches Geschehen (körperliche Pathologie) im Vordergrund stand, das kann eine körperliche Erkrankung sein, aber auch ein funktionelles Geschehen wie physiologische Reaktionen auf Stress in Form von Muskelverspannungen, vegetativer Hyperaktivität und gesteigerter Sensitivität von Schmerzrezeptoren. Im Zuge des Krankheitsprozesses geraten diese ursprünglich auslösenden Faktoren zugunsten psychologischer Chronifizierungsmechanismen in den Hintergrund (Traue et al.

2005). Aus dem Symptom Schmerz resultierende Konsequenzen werden dann zu Ursachen für die Aufrechterhaltung der Symptomatik (**Abb. 17.1**).

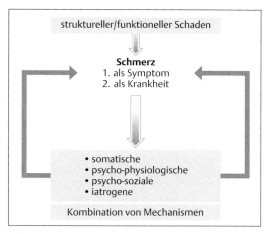

Abb. 17.1 Verhaltensmedizinisches Schmerzmodell

17.2 Verhaltenstherapeutische Interventionen

Aufgrund der symptombezogenen Vorgehensweise, der Verwendung spezifischer, erlern- und trainierbarer Techniken sowie einer hohen Standardisierung der Vorgehensweise bilden verhaltensmedizinische Konzepte den Schwerpunkt der psychotherapeutischen Vorgehensweise in der Schmerztherapie. Diese Techniken bzw. deren Einordnung in ein Gesamtkonzept werden im Folgenden dargestellt. Selbstverständlich steht zunächst die Diagnostik, d. h. die Identifikation der psychosozialen Rahmenbedingungen am Anfang der Behandlung. Aus der explorativen Identifikation dieser Zusammenhänge lassen sich die Interventionsstrategien ableiten.

Bei den verhaltenstherapeutischen Methoden lassen sich prinzipiell *behaviorale und kognitive Verfahren* unterscheiden.

Behaviorale Verfahren zielen auf die Veränderung des offenen Verhaltens wie Medikamentenkonsum und Inanspruchnahme des Gesundheitssystems sowie weiterer Aspekte der allgemeinen Aktivität in Beruf, Familie und Freizeit. Dabei steht das *passive Vermeidungsverhalten* als Krankheitsverhalten im Mittelpunkt: zu geringe, wenig bzw. angstvoll vermiedene körperliche und soziale Aktivität. Der Aufbau von Aktivitäten ist ein wesentlicher Fokus der Therapie. Dieser Schritt wird durch eine ausgiebige edukative Phase (s. u.), die auch dem Angstabbau und Motivationsaufbau für die entsprechende Absolvierung dieser Phase dient.

Ziel der Therapie sind die Verringerung des passiven Schmerzverhaltens und die Etablierung angemessenerer, in der Regel aktiver Verhaltensformen. Die Veränderung beginnt mit der Erstellung einer Zielliste, in der konkretisiert wird, was ein Patient erreichen möchte (z. B. wieder einmal ins Fußballstadion gehen können). Dabei müssen die Ziele realistisch, konkret und positiv sein; komplexere oder schwierige Ziele werden durch Zwischenzielbildung sukzessiv angegangen. Dabei sind die Grenzen des Machbaren (z. B. äußere Widerstände, ungünstige Rahmenbedingungen) sorgsam zu berücksichtigen. Es kann unsinnig sein, einen Patienten zur Wiederaufnahme der Arbeit zu ermutigen und dies als Ziel zu formulieren, wenn dies aufgrund der Arbeitsmarktbedingungen absehbar nicht gelingen kann. Hier wäre es ein adäquateres therapeutisches Ziel, neue Lebensqualität durch individuell sinnstiftende „Freizeit"-Tätigkeiten zu gewinnen. Durch die Ausweitung von Aktivitäten wird auch die soziale Reintegration (Familie, Freunde, Vereine) erleichtert. Die dort empfangene Unterstützung macht die Aufrechterhaltung der Aktivitäten nach Ende der Therapie wahrscheinlicher. Häufig ist jedoch nicht nur Aktivität zu fördern, sondern es sind auch Ruhe und Entspannungsphasen als Schutz vor Selbstüberforderung einzuplanen.

Dagegen sind *kognitiv-emotionale Modifikationsstrategien* vorrangig auf die Veränderung gedanklicher Prozesse (Überzeugungen, Einstellungen, Erwartungen, Schemata, „automatische" Gedanken) ausgerichtet. Der Schwerpunkt liegt in der Vermittlung von *Bewältigungsfertigkeiten* (Bewältigungsstrategien, Copingstrategien, -mechanismen). Darunter sind unterschiedliche Techniken zu verstehen, die dem Patienten ein neues, adäquateres Repertoire des kognitiven (und behavioralen) Umgang mit Schmerz und Beeinträchtigung vermitteln sollen. Die Patienten sollen z. B. lernen, spezifische schmerzauslösende und -aufrechterhaltende Gedanken zu identifizieren, Situationsmerkmale wahrzunehmen und alternative Bewältigungsstrategien zu entwickeln. Durch die Vermittlung von adäquaten Bewältigungsfertigkeiten sollen die Kontrollfähigkeit und das Kompetenzvertrauen gesteigert, Gefühle der Hilflosigkeit abgebaut und die Eigenaktivität der Patienten gefördert werden. Zu den therapeutischen Zielen gehört auch die Überprüfung der (dem Patienten meist unbewussten) Funktion der Symptomäußerungen im Interesse der Kontrolle und Manipulation der sozialen Umwelt. Dafür sollen adäquate soziale Fertigkeiten beispielsweise zum Durchsetzen eigener Interessen vermittelt werden, sodass auf diese Weise nicht das Schmerzverhalten diese Funktion übernehmen muss.

Wesentliches Werkzeug der Verhaltenstherapie ist die funktionale Problemanalyse. Dabei werden zusammen mit dem Patienten in systematischer Weise Informationen darüber gesammelt, wie innere und/oder äußere Ereignisse mit dem Schmerzleben und dem Schmerzverhalten verbunden sind. Gleichzeitig wird genau erfasst, welches die Folgen des Verhaltens sind und welche Funktionen diese möglicherweise haben (z. B. Funktion im beruflichen Umfeld oder in der Partnerschaft). Aus der Analyse dieser Situationen kann ein Bild über die Einbindung des Schmerzerlebens in die situativen, kognitivemotionalen und behavioralen Merkmale und seiner Aufrechterhaltung entwickelt werden. Über diese Analyse lassen sich weiterhin Annahmen über die individuellen Auslöse- und Aufrechterhaltungsbedingungen des Schmerzes entwickeln. Anschließend lassen sich Ziele und Maßnahmen ableiten, die den zuvor beschriebenen Prozess durchbrechen sollen. Bei der Bedingungsanalyse spielt die Selbstbeobachtung durch den Patienten mithilfe von Schmerztagebüchern eine besondere Rolle (**Abb. 17.2**). Die Bedingungsanalyse ist auch insofern die Grundlage für die Edukation des Patienten, als die allgemeinen Annahmen zum Schmerzleiden, zur Chronifizierung und zur Behandlung durch die Patientenschilderung konkretisiert werden (Hrabal et al. 1991, Jakob et al. 1995, Bischoff u. Traue 2004).

Im Folgenden sind typische Ziele psychologischer Interventionen aufgeführt, wie sie mehr oder weniger in standardisierten Behandlungsprogrammen mit verhaltenstherapeutischer Ausrichtung verfolgt werden (Kröner-Herwig u. Pfingsten 2004, Bischoff u. Traue 2004). Die Zielbereiche sind für die Einzelbehandlung wie für die Gruppentherapie gleichermaßen relevant. Beispielhaft sollen einige der genanten Techniken näher erläutert werden (**Tab. 17.1**).

17.3 Edukation (Patientenschulung)

Angst (vor Schmerz) und Befürchtungen (in Bezug auf das Vorliegen einer „ernsten" Erkrankung) sind wichtige Faktoren des Chronifizierungsprozesses. Ungewissheit und fehlende Erklärungen sind ein wichtiger Bestandteil der Patientensorgen. Ängstliche Annahmen über das Vorliegen einer ernsten Erkrankung haben negative Verhaltenskonsequenzen und fördern das passive Schmerzverhalten. Diese Ungewissheit soll durch die Vermittlung von Information und Wissen reduziert werden. In der Patientenschulung werden schriftliche und grafische Materialien eingesetzt, ebenso Videofilme. Wesentlich ist, dass die Edukation nicht das (oft sehr vereinfachte) somatische Schmerzkonzept des Patienten angreift, sondern eine Erweiterung der subjektiven Krankheitstheorie bewirkt, die dem Patienten die Sicht auf neue Spielräume der eigenen Einflussnahme eröffnet. Anhand der in verständlicher Form vermittelten Information über Schmerzphysiologie bzw. -psychologie, Psychosomatik und Stressbewältigung sollen Patienten erkennen, dass Schmerz kein rein somatisches Phänomen ist, sondern durch psychologische Aspekte (Wahrnehmung, Aufmerksamkeit, Denken, Fühlen) beeinflusst wird. Patientenmaterialien sind hierbei eine wichtige Ergänzung der therapeutengebundenen Aktivität (Bischoff u. Traue 2005). Die Patientenedukation ist ein wichtiges therapeutisches Element, das die Grundlage für die anderen Interventionen bildet. Eine gelungene

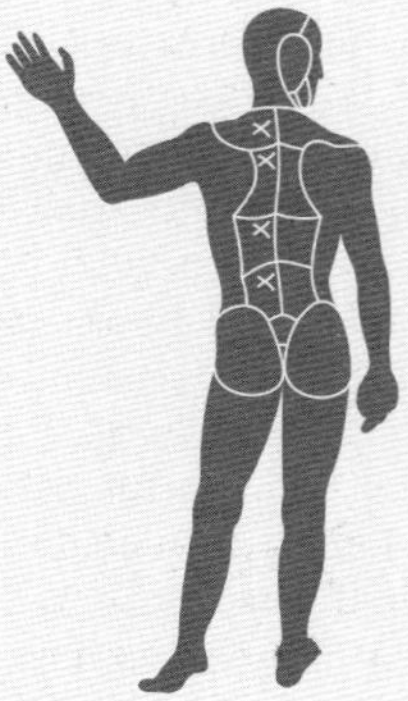

Uhrzeit	Schmerzstärke						Bemerkungen
	0 = keine Schmerzen					5 = die Schmerzen sind unerträglich	
	0	1	2	3	4	5	
0–6		X					
Wie haben Sie geschlafen?					gut o		schlecht X
6–8					X		*früh aufgewacht*
8–10			X				
10–12			X				
12–14			X				
14–16				X			
16–18				X			
18–20				X			*habe Aspirin genommen*
20–22			X				
22–24	X						

Abb. 17.2 Tagebuchblatt eines Rückenschmerzpatienten

Tab. 17.1 Interventionen und Zielbereiche der Verhaltenstherapie

Verfahren	Zielbereich
Patientenschulung	Edukation, d. h. Erweiterung der subjektiven Schmerztheorie des Patienten (Integration psychosozialer Aspekte)
Entspannungstraining	Erlernen von Entspannung als Schmerz- und Stressbewältigungsverfahren
Biofeedback	Erlernen von spezifischen motorischen und neuronalen (vegetativen und zentralnervösen) Aktivierungen und einer verbesserten Selbstregulation
Verbesserung der Selbstbeobachtung	Finden von individuellen Verbindungen zwischen Schmerz und inneren oder äußeren Ereignissen, auf deren Basis Kontrollmöglichkeiten gefunden und etabliert werden können
	Analyse schmerz- und stressfördernder Bedingungen
Ressourcenoptimierung	Analyse und Stärkung der eigenen Ressourcen im Umgang mit dem Schmerz
Problemlösen	Erlernen systematischer Problemlösekompetenzen
Regulation von Aktivitäten	Optimierung des Aktivitätsniveaus (Balance von Ruhe und Aktivität): Abbau angstmotivierter Vermeidung und Aufbau von Aktivitäten
Kognitive Umstrukturierung	Modifikation katastrophisierender und depressiver Kognitionen
Genießen lernen	Aufbau genuss- und lustbetonter Aktivitäten
Kommunikation	Veränderung inadäquater Schmerzkommunikation und Interaktion
Schmerzcoping	Optimierung eigener Schmerzbewältigungsfertigkeiten
Umgang mit dem Gesundheitssystem	Verbesserte Kompetenz und größere Autonomie in der Interaktion mit dem Gesundheitssystem
Erarbeitung von Zukunftsperspektiven	Entwicklung realistischer Zukunftsperspektiven (Beruf, Familie) und Initiierung der Handlungsplanung
Einbeziehung von Bezugspersonen	Einbezug von Bezugspersonen des Patienten zur Förderung der angestrebten Therapieziele

Informationsvermittlung schafft für die Patienten die Grundlage zur gemeinsamen Erarbeitung und Auswahl von Therapiezielen.

17.4 Entspannungsverfahren

Entspannungsverfahren sind die am häufigsten verwendeten Techniken der psychologischen Schmerzbehandlung und stellen einen grundlegenden Baustein in kognitiv-behavioralen Behandlungsverfahren dar (Rehfisch u. Basler 2003). Grundlage der Wirkung sind das Trainieren und bewusste Herbeiführen der Entspannungsreaktion als stress- und schmerzinkompatibler psychophysiologischer Prozess. Gut erlernte Entspannungsübungen wirken sowohl einer kurzfristigen physiologischen Erregung entgegen (Wirkung auf neuronaler Ebene) und verhindern eine positive Rückkopplung von Schmerz und Stress u. a. durch das bewusste Herbeiführen eines affektiv-positiven Zustandes. Durch das fortschreitende Erlernen dieser Techniken wird innerliche Anspannung besser wahrgenommen, was dazu führt, dass individuelle Stresssituationen und eventuell -auslöser bewusst werden (kognitive Ebene). Durch einige Techniken (wie die progressive Muskelentspannung, s. u.) entsteht oftmals ein verbessertes Körperempfinden für Verspannungen der Muskulatur, was zur Identifikation von Anspannungszuständen genutzt werden kann.

Die bekanntesten Entspannungstechniken sind progressive Muskelrelaxation nach Jacobson (PMR), autogenes Training (AT), Hypnose und andere Imaginations-, Atem- und Meditationstechniken. Alle diese Verfahren benötigen eine längere Einübungszeit bis zur Beherrschung; anhaltende Erfolge müssen in der Regel mit Ausdauer erarbeitet werden. Sie sind in akuten Schmerzsituationen weniger erfolgreich, daher kommen Entspannungsverfahren üblicherweise eher bei der Behandlung chronischer Schmerzen zum Einsatz.

17.5 Biofeedback

Biofeedbacktherapie fußt auf dem Prinzip des physiologischen Lernens. Der Schmerz wird als psychophysiologische Störung verstanden, die mit psychophysiologischen Methoden behandelbar ist. Dieses Therapierationale wird dem Patienten vermittelt – und die Therapie entfaltet ihre nachgewiesene Wirksamkeit auf dieser Grundlage. Der Wirkmechanismus von Biofeedback ist aber auch ein psychologischer und besteht in der Verbesserung der Selbsteffizienzerwartung des Patienten (Schiller u. Bischoff 2000). Biofeedback darf nicht unter Leistungsgesichtspunkten stattfinden. Die deutlichste Linderung der Beschwerden ist oft erst nach Abschluss des Trainings zu beobachten.

Nach traditioneller Auffassung sind bei einer Biofeedbacktherapie folgende Elemente unverzichtbar: Vermittlung eines psychophysiologischen Modells der Schmerzes, etwa 20 Übungseinheiten mit jeweils 5 Übungen und Protokollierung der Symptome und der Veränderungen des zurückgemeldeten psychophysiologischen Parameters.

Für die häufigsten Schmerzstörungen unterscheidet man Biofeedbacktherapie bei Migräne, bei Kopfschmerzen vom Spannungstyp und bei Rückenschmerzen. Für Migräne sind mehrere Methoden gebräuchlich: Handerwärmungstraining, Feedbacktraining der Temporalarterie (Vasokonstriktionstraining) und auch Feedback der kontingenten negativen Variation (CNV), der elektrodermalen Aktivität (EDA) bzw. der muskulären Aktivität im EMG (Elektromyographie, s. u.).

Betrachten wir das Beispiel des Handerwärmungs- oder thermalen Biofeedbacks. Es ist ein Verfahren, bei dem Patienten die Fingerdurchblutung zurückgemeldet wird, in der Regel durch Messung der Hauttemperatur mit einem Temperaturfühler. Aufgabe des Patienten ist es, die Durchblutung der Hand zu steigern. Beim autogenen Feedbacktraining wird die Handerwärmung durch formelhafte Vorsatzbildungen aus dem autogenen Training (Wärmeübung) unterstützt. Trainiert und angewendet werden die Verfahren ausschließlich im schmerzfreien Intervall. Zunächst wird mit Rückmeldung und Wärmevorstellung geübt, in weiteren Einheiten sind die Übungsbedingungen insofern verschärft, als der Patient, unterstützt durch das Temperaturfeedback, entspannt bleiben soll, während er sich eine ihn belastende Situation vorstellt. Schließlich hat der Patient die Aufgabe, auch ohne unmittelbare Rückmeldung die Handtemperatur zu steigern – er erhält dann im Anschluss eine Information darüber, inwieweit ihm dies gelungen ist.

Beim EMG-Biofeedback für Kopfschmerzen oder Rückenschmerzen wird in der Regel als Feedback die Spannung der Nackenmuskulatur oder der Lumbalmuskulatur und des vegetativen Systems zurückgemeldet, wobei die Patienten, in einem Entspannungsstuhl sitzend, lernen sollen, das Spannungsniveau zu senken (**Abb. 17.3**). Für Schmerzen des Bewegungsapparates können aber auch spezifische Bewegungsmuster eingeübt werden. Es wird dann nicht nur liegend und in Ruhe, sondern in verschiedenen Körperhaltungen und während dynamischer Körperbewegungen geübt. Es ist wichtig, dass die Muskelgruppen aufgrund physiologischer Auffälligkeiten oder physiodiagnostischer Parameter wie z. B. aktiver Myogelosen (= umschriebene, bei Druck schmerzhafte Muskelverhärtungen) ausgesucht werden. Eine spezifische Anwendung ist das portable Biofeedback, das unter Alltagsbedingungen eingesetzt werden kann.

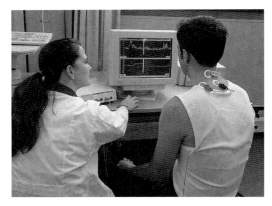

Abb. 17.3 Biofeedback mit Rückmeldung der Muskelspannung der Nackenmuskulatur (Bildschirm oben) und der EDA (Bildschirm unten)

17.6 Multimodale Verfahren

Die multimodale Schmerzpsychotherapie basiert auf 2 Annahmen:
1. Chronische Schmerzen haben keine einzelne identifizierbare Schmerzursache, sondern sind das Ergebnis vielfältiger Ursachen und Einflussfaktoren.
2. Eine Mischung aus verschiedenen therapeutischen Interventionen hat sich in der Behandlung chronischer Schmerzen (zumeist unabhängig von

der spezifischen Schmerzkrankheit) als erfolgreich erwiesen.

In der modernen Schmerztherapie werden therapeutische Verfahren in der Regel nicht isoliert, sondern unter einem übergeordneten Gesamtkonzept angewandt. Das Vorgehen ist konzentriert auf die Verringerung der (subjektiv erlebten) Behinderung mittels einer Veränderung situativer Rahmenbedingungen und kognitiver Prozesse sowie der Initiierung von Verhaltensänderungen.

Die meisten deutschsprachigen multimodalen Programme folgen im Wesentlichen einem verhaltenstheoretischen Konzept auf der Basis einer psychobiologischen Schmerztheorie. Kernannahmen sind die Konditionierbarkeit von Schmerzverhalten, Annahmen über gesundheitsförderndes Coping und über die emotionalen, kognitiven und physiologischen Anteile von Stressreaktionen.

Im deutschsprachigen Raum haben sich mehrere manualgesteuerte multimodale verhaltensmedizinische Programme zur Kopfschmerztherapie empirisch bewährt: das von Heinz-Dieter Basler und Birgit Kröner-Herwig herausgegebene *Marburger Schmerzbewältigungsprogramm* (Basler u. Kröner-Herwig 1999) und die *Konkordanztherapie* von Gerber et al. (1989), das zwar für Migränepatienten entwickelt wurde, nach Auskunft der Autoren aber für viele Patienten mit psychophysiologischen Erkrankungen geeignet ist. Für chronische Rückenschmerzen besonders geeignet sind *Functional-Restoration-Programme* (Pfingsten 2001).

Während die meisten vorliegenden Therapiemanuale einem sehr weitgefassten und allgemeinem biopsychosozialen Krankheitsmodell folgen und in ihrer Ausformulierung sehr pragmatisch konstruiert sind (alles machen, was sich als erfolgreich erwiesen hat), beziehen sich die therapeutischen Vorschläge und Interventionen der in Tübingen entwickelten *Konkordanztherapie* auf Defizite in der psychobiologischen Selbstregulation des Patienten als Ursache für die Kopfschmerzen. Während die meisten vorliegenden Manuale diesen Aspekt vernachlässigen, weil er therapeutisch auch nicht einfach umzusetzen ist, stellen ihn Dieter Gerber und Mitarbeiter ausdrücklich in den Mittelpunkt, weil sie Kopfschmerzen als eine psychophysiologische Störung betrachten, für die eine rein kognitiv-behaviorale Behandlung unzureichend bleiben muss. Die Autoren haben neben dem Therapiemanual auch einen Medienband vorgelegt, in dem alle notwendigen Materialien für eine Therapie enthalten sind.

Das Therapiekonzept der Konkordanztherapie bezieht sich auf die Wechselwirkung zwischen subjektiv-verbalen, motorisch-verhaltensmäßigen und physiologischen Reaktionen. Ein besonderer Schwerpunkt liegt dabei auf der Wahrnehmung von durch Belastung evozierten Körperreaktionen, denn jede subjektive, emotionale Reaktion ist letztlich an ein physiologisches Substrat gebunden. Auch begleitende motorische Reaktionen des Ausdrucks sind mit physiologischen und subjektiven Zuständen eng verknüpft. Die Konkordanztherapie enthält mehrere therapeutische Sitzungen, die sich der Wechselwirkung zwischen Stress einerseits und emotionalen wie symptomatischen Reaktionen andererseits widmen. Die Autoren nahmen damit schon vorweg, dass viele chronische Schmerzpatienten Defizite im Hinblick auf die Wahrnehmung ihrer körperlichen Reaktionen und ihrer Gefühle aufweisen und dass sie oft wenig fähig sind, ihre Gefühle nonverbal und mimisch zu äußern, woraus eine Diskrepanz zwischen dem Erleben und Verhalten entsteht (Bischoff u. Traue 2004, Traue u. Deighton 2007). Die Konkordanztherapie zielt direkt auf die für den Patienten ungünstigen bzw. schädigenden Diskordanzen zwischen verschiedenen Ebenen des Verhaltens und darauf, dass die Patienten lernen, diese Diskrepanzen zu erkennen und zu verändern. Ferner soll der Patient therapeutische Strategien erlernen, die eine angemessene Bewältigung bzw. Veränderung der Diskordanz zwischen Denken, Fühlen und Handeln ermöglichen.

Functional-Restoration-Programme zeichnen sich durch eine klare sportmedizinische Orientierung unter verhaltenstherapeutischen Prinzipien aus. Dabei spielt Schmerzreduktion als Behandlungsziel eine eher untergeordnete Rolle, wobei – aufgrund von lerntheoretischen Überlegungen zum „Verstärkungscharakter" von Schmerzverhalten – der Schmerz selbst aus der therapeutischen Aufmerksamkeit quasi verdrängt wird und stattdessen die Wiederherstellung der Funktionsfähigkeit in Alltag und Beruf in den Mittelpunkt der Behandlung rückt („functional restoration"). Primäres Ziel der Behandlung ist die Reduktion des subjektiven Beeinträchtigungserlebens und der bewegungsbezogenen Angst.

In die Behandlung sind sporttherapeutische, ergotherapeutische, physiotherapeutische und psychotherapeutische Interventionen unter einem standardisierten Gesamtkonzept integriert. Im körperlichen Bereich gehören hierzu in der Regel eine Steigerung der allgemeinen Fitness, die Verbesserung der kardiovaskulären und pulmonalen Kapazität, die Verbesserung der Koordination und Körperwahrnehmung sowie die Verbesserung der Eigenkontrolle hinsichtlich der individuellen Belastungskapazität. Die psychotherapeutischen Interventionen dienen der Veränderung der emotionalen

Beeinträchtigung (antidepressive Therapie), des auf Ruhe und Schonung ausgerichteten Krankheitsverhaltens sowie der kognitiv repräsentierten Einstellungen bzw. Befürchtungen in Bezug auf Aktivität und Arbeitsfähigkeit.

Im Mittelpunkt des psychologischen (kognitiv-verhaltenstherapeutischen) Behandlungsbausteins stehen die im Eingangsteil beschriebenen psychologischen Methoden (Kröner-Herwig u. Pfingsten 2004). Die Behandlung hat einen hohen körperlichen Anteil, wobei die psychologischen Effekte des Trainings mindestens so bedeutsam sind wie die erreichten Veränderungen in Bezug auf Kraft, Ausdauer und Koordination. Durch die intensive körperliche Aktivität mit „Konfrontations-Charakter"

- werden bewegungsbezogene Ängste und motorische Hemmungen abgebaut,
- kommt es zur Löschung der gelernten Verbindung zwischen Schmerz und Aktivität
- und zu einem notwendigen Training von Belastungen.

Darüber hinaus beeinflussen Spaß und Freude, die üblicherweise mit den spielerischen Anteilen verbunden sind, das emotionale Erleben.

Aus lerntheoretischen Überlegungen heraus ist es notwendig, dass der Schmerz seine diskriminierende Funktion zur Verhaltenssteuerung verliert. Daher darf das gesamte körperliche Training nicht nach auftretenden Schmerzen ausgerichtet bzw. dadurch limitiert werden, sondern das körperliche Training ist an einer individuellen Quotenvorgabe orientiert. Quotenpläne stärken das Erleben von Kontrollfähigkeit und Selbsteffizienz. Da ein Misserfolg zu Anfang der Therapie (Nichtschaffen der Quote) stark motivationsmindernd wirkt, ist die Quote anfangs mit einem sehr geringen Wert (Gewicht, Wiederholungszahl) anzusetzen. Den Krankheitsüberzeugungen, insbesondere im Zusammenhang mit bewegungsbezogenen Ängsten der Patienten ist im Rahmen der Behandlung besondere Bedeutung zuzumessen. Sie sind konkret zu erfassen und möglichst verhaltensnah im Sinne eines graduierten Trainings abzubauen.

Die Durchführung des Trainings mit (medizinischen) Trainingsgeräten ist notwendig (Vermittlung von Sicherheit durch geführte, begrenzte Bewegungen) – jedoch behindern Geräte als „künstliche" Bedingungen die notwendige Umsetzung in den Alltag. Das bedeutet, dass zu einem möglichst frühen Zeitpunkt der Behandlung Alltagsaktivitäten in das gestufte Vorgehen einbezogen werden müssen.

Da Rückenschmerz und Arbeitsplatz eng verknüpft sind, muss die Behandlung durch soziotherapeutische Interventionen (Umsetzung der individuellen Leistungsfähigkeit an das berufliche Anforderungsprofil = Verhaltensprävention) ebenso wie Veränderung der beruflichen Umgebungsvariablen (z. B. Umsetzung am Arbeitsplatz, Umschulung etc. = Verhältnisprävention) ergänzt werden (Hildebrandt et al. 2003).

17.7 Wirksamkeit psychologisch fundierter Behandlungsmaßnahmen, Studien- und Forschungsergebnisse

Die Effektivität psychologischer Schmerztherapie bei Patienten mit chronischen Schmerzen ist hinreichend belegt. Mehrere Metaanalysen wiesen nach, dass nach kognitiv-behavioraler Schmerbehandlung etwa 2 von 3 chronischen Schmerzpatienten an den Arbeitsplatz zurückkehren. Kognitiv-behaviorale Behandlungstechniken sind gegenüber ausschließlich medikamentöser Behandlung effektiv in Bezug auf die Reduktion des Schmerzerlebens, die Verbesserung der Schmerzbewältigungsfertigkeiten, die Reduktion von Schmerzverhalten sowie die Steigerung der Funktionsfähigkeit; die meisten Effekte zeigten sich zeitstabil (McCracken u. Turk 2002, von Tulder 2003).

In einer neuen Studie der Arbeitsgruppe um Steve Linton aus Schweden zeigten Patienten, die zusätzlich zu der üblichen medizinischen Behandlung kognitiv-verhaltenstherapeutische Interventionen erhalten hatten, noch nach 5 Jahren eine erheblich bessere Behandlungseffektivität als Patienten, die neben der ärztlichen Behandlung nur eine zusätzliche Information bekamen. Das relative Risiko für eine anhaltende Beeinträchtigung war bei der kognitiv-verhaltenstherapeutischen Gruppe 3-mal geringer als bei der anderen (Linton u. Nordin 2006).

Die Expertengruppe der Europäischen Leitlinien-Kommission bestätigt in ihrer umfassenden Literaturrecherche, dass multimodale, biopsychosoziale Rehabilitation bei Patienten mit chronischen Rückenschmerzen besser als andere Verfahren Schmerzen lindert, die Funktionsfähigkeit verbessert und effektiv ist bezüglich der Wiederaufnahme der Arbeit (Airaksinen et al. 2006).

Bei der Verhaltenstherapie handelt es sich nicht um ein einzelnes homogenes Verfahren, sondern um eine Gruppe von Interventionsmethoden, die jeweils auf spezifische Modifikationsziele ausgerichtet sind. Dieser Vorteil der Multidimensionalität ist aber andererseits auch ein Nachteil, da oftmals nicht eindeutig definiert ist, was jeweils an Inhalten wirklich erforderlich ist. Die Wirkung selbst ist offensichtlich eindeutig nachgewiesen. Warum und in welcher Kombination die Interventionen wirksam sind, scheint dagegen weit weniger geklärt zu sein.

17.8 Praktische Folgerungen für die Rehabilitation und Prävention

Bei chronischen Erkrankungen wirken verschiedene Faktoren in individueller Ausprägung additiv zusammen. Demnach ist für den therapeutischen Ansatz ein Erklärungsmodell ausschlaggebend, in das medizinische, soziologische und psychologische Aspekte gleichermaßen einbezogen sind. In einer veränderten „Blickrichtung" werden nicht mehr abgrenzbare Einzelheiten fokussiert, sondern das zusammenwirkende Ganze. Der Patient selbst ist insofern fester aktiv handelnder Bestandteil des Vorgehens, als er bereit sein muss, aktiv an notwendigen Verhaltensänderungen mitzuwirken, und indem er generell mehr Verantwortung für sich, seine Erkrankung und den Krankheitsverlauf übernimmt. Die Ergebnisse aus vielen Jahren verhaltensmedizinischer Forschung können bei diesem Prozess wichtige Erkenntnisse beisteuern. Es geht dabei nicht um den Austausch einer medizinischen Behandlung durch eine psychologische, sondern darum, die Erkenntnisse von verschiedenen Fachgebieten in einem integrativen Miteinander für die Behandlung dieser schwierigen Patientengruppe optimal zu nutzen.

Andererseits beeindrucken Berichte über medizinische Interventionen – von Operationen über Injektionen bis zur medikamentösen Therapie – die chronischen Patienten und wecken hohe Erwartungen auf schnelle Beseitigung von Schmerzproblemen ohne ihre aktive Beteiligung. Wiederholt werden dabei kurzfristig große Hoffnungen geweckt – die dann in sorgfältigen Langzeitstudien meistens enttäuscht werden. Weder die Gabe von Opiaten noch die Entwicklung spezifischer Medikamente für einige Schmerzformen haben zu den erhofften abschließenden Lösungen für chronische Schmerzen geführt.

Diese Gefahr besteht aber auch, wenn die Bedeutung psychologischer Faktoren und Behandlungsmöglichkeiten überschätzt wird und die Lösung von Schmerzproblemen ausschließlich in der persönlichen Verantwortung des Patienten liegend gesehen wird oder als Problem der Anwendung „richtiger Techniken" etikettiert werden. Die Defizite bei der Versorgung und hinsichtlich unserer Kenntnisse über die komplexen Mechanismen bei der Entwicklung chronischer Schmerzen sind dafür zu groß. Selbst postoperativ, einer schmerztherapeutisch immer besser kontrollierbaren Situation, treten chronische Schmerzen noch immer erschreckend häufig auf, nach einigen Eingriffen bei über der Hälfte der Patienten (Perkins u. Kehlet 2000).

Zusammenfassung

Psychologische Interventionen haben einen festen Platz in der Schmerztherapie und sind integrativer Bestandteil der Versorgung; sie stellen in Verbindung mit physiotherapeutischen Techniken Alternativen zu medikamentösen oder operativen Verfahren dar. Da sich psychosoziale Faktoren insbesondere für den Chronifizierungsprozess von Schmerzen als entscheidend erwiesen haben, trifft dies insbesondere auf die Behandlung chronischer Schmerzen zu. Die wichtigsten psychologischen Behandlungsverfahren sind auf der Grundlage lerntheoretischer Prinzipien entwickelt worden; dabei werden behaviorale Verfahren mit dem Ziel der Veränderung des offenen Verhaltens (zeitkontingente Medikamenteneinnahme, Aktivitätenaufbau, Abbau von Vermeidungsverhalten) und kognitive Strategien mit dem Ziel der Veränderung gedanklicher Prozesse und der Vermittlung von Bewältigungsfertigkeiten in aller Regel gemeinsam angewendet. Edukative Maßnahmen und Entspannungsverfahren (auch Biofeedback) ergänzen das Vorgehen. Da chronische Schmerzen meist keine einzelne identifizierbare Schmerzursache haben, sondern das Ergebnis vielfältiger Ursachen und Einflussfaktoren sind, ist ihre Behandlung am sinnvollsten in einem multimodalen Setting gewährleistet, in dem ärztlich-somatische Behandlungen (z. B. Medikation) mit physiotherapeutischen und psychotherapeutischen Interventionen kombiniert werden. Hervorzuheben sind bei diesen Ansätzen die Konkordanztherapie, die insbesondere in der Kopfschmerzbehandlung Anwendung gefunden hat, wie auch Functional-Restoration-Programme in der Behandlung von chronischen Rückenschmerzen. Die Effektivität psychologischer Schmerztherapie bei Patienten mit chronischen Schmerzen ist durch Meta-Analysen hinreichend belegt, wenn auch unklar bleibt, warum und in welcher Kombination die Interventionen wirksam sind.

Diskussions- und Übungsfragen

- Diskutieren Sie vor dem Hintergrund der in diesem Kapitel vermittelten Informationen, inwieweit die gleichzeitige Anwendung psychologischer und ärztlich-somatischer Behandlungsmaßnahmen zu Problemen führen könnte.
- Welche Maßnahmen ließen sich ggf. ergreifen, um den oben angesprochenen Problemen entgegenzuwirken?

Multiple-Choice-Fragen

1. **Zu den Strategien zur Optimierung des Behandlungserfolges bei chronischen Schmerzen gehört nicht:**
   a. die Funktionsfähigkeit im Alltag des Patienten stärker zu berücksichtigen
   b. eine stärkere Berücksichtigung der psychischen Komorbidität vorzunehmen
   c. die Patientenedukation zu verbessern
   d. wiederholt hochauflösende bildgebende Verfahren (z. B. MRT) einzusetzen
   e. die Erhebung von möglichen Chronifizierungsrisiken in die Anamnese einzubeziehen.

2. **In einer Schmerzklinik soll ein Patient von Schmerzmitteln entwöhnt werden. Welche der nachfolgenden Maßnahmen ist nach lerntheoretischen Prinzipien kontraproduktiv?**
   a. Das Pflegepersonal kümmert sich angemessen um den Patienten, „überhört" aber, wenn er über Schmerzen klagt.
   b. Der Patient erhält ab seiner Aufnahme Schmerzmittel nicht in festgelegten Abständen, sondern nur bei Äußerung von Schmerzen.
   c. Dem Patienten wird nahegelegt, sich auch bei Schmerzen physisch und intellektuell zu beschäftigen.
   d. Der Patient erhält nach und nach immer weniger Schmerzmittel.
   e. Dem Patienten wird mitgeteilt, dass er nach und nach immer weniger Schmerzmittel erhält. Man sagt ihm aber nicht, ab wann und wie wenig.

3. **Bei Patienten mit Rückenschmerz konnten Einstellungen (Kognitionen, Überzeugungen) gefunden werden, welche die Wahrscheinlichkeit der Chronifizierung erhöhen. Zu diesen Einstellungen gehört *nicht* die Überzeugung,**
   a. chronischer Schmerz sei wie ein akuter Schmerz ein Warnsignal für eine vorliegende Pathologie.
   b. körperliche Aktivität sei die Ursache des Schmerzes und daher in Zukunft zu vermeiden.
   c. körperliche Aktivität sei erst dann wieder möglich, wenn der Schmerz beseitigt worden ist.
   d. selbst einen aktiven Beitrag zur Kontrolle des Schmerzes leisten zu können (Selbstwirksamkeitsüberzeugung).
   e. Hilfe sei nur durch Experten möglich, ohne dass der Patient selbst durch eigenes Verhalten wesentlich zur Besserung beitragen könne.

4. **Sie beobachten bei einer Patientin mit Rückenschmerzen, dass sie beim Betreten des Sprechzimmers hinkt, sich vermehrt die schmerzende Stelle reibt und beim Sitzen eine Schonhaltung einnimmt. In der Schmerzanamnese berichtet sie u. a., dass ihr Mann ihr immer ansehen würde, dass sie Schmerzen habe und sie dann umsorge sowie den Haushalt mache. Mit welchem Lernprinzip ist das vermehrt gezeigte nonverbale Schmerzverhalten am ehesten zu erklären?**
   a. klassische Konditionierung
   b. operante Konditionierung
   c. primäre Verstärkung
   d. Prompting
   e. Reizgeneralisierung

5. **Operante verhaltensmedizinische Verfahren zur Behandlung chronischer Schmerzen beinhalten als wesentliches Kennzeichen die**
   a. Belohnung von nicht schmerzbezogenem Verhalten
   b. Einübung imaginativer Techniken
   c. Experimentelle Schmerzmessung zur Analyse der Schmerzreaktionen
   d. Gabe von Schmerzmedikamenten nach Bedarf
   e. Reduktion der körperlichen Aktivität

Literatur

Airaksinen O, Brox JI, Cedraschi C, Hildebrandt J, Klaber Moffett J, Kovacs F, Mannion AF, Reis S, Staal JB, Ursin H. Guidelines for Chronic Low Back Pain. Chapter 4. European guidelines for the management of chronic nonspecific low back pain. Eur Spine J 2006; 15 (Suppl 2): 192–300.

Basler HD, Franz C, Kröner-Herwig B, Rehfisch HP (Hrsg.). Psychologische Schmerztherapie. 5. Aufl. Heidelberg: Springer; 2003: 537–550.

Basler HD, Kröner-Herwig B. Psychologische Therapie bei Kopf- und Rückenschmerzen. 2. aktualisierte Aufl. München: Quintessenz; 1999.

Bischoff C, Traue HC. Kopfschmerzen. Göttingen: Hogrefe; 2004.

Bischoff C, Traue HC. Ratgeber Kopfschmerz: Information für Betroffene und Angehörige. Göttingen: Hogrefe; 2005.

Flor H, Hermann C. Der kognitiv-behaviorale Ansatz. In: Basler HD, Franz C, Kröner-Herwig B, Rehfisch HP (Hrsg.). Psychologische Schmerztherapie. 5. Aufl. Berlin: Springer; 2003: 682–602.

Gerber WD, Miltner W, Birbaumer N, Haag G. Konkordanztherapie. München: Röttger; 1989.

Haldorsen EMH, Grasdal AL, Skouen JS, Risa AE, Kronholm K, Ursin H. Is there a right treatment for a particular patient group? Pain. 2002; 95: 49–63.

Hildebrandt J, Pfingsten M, Lüder S, Lucan S, Pauls J, Seeger J, Strube J, von Westernhagen S, Wendt A. Göttinger Rücken Intensiv Programm – Das Manual. Berlin: Congress; 2003: 1–190.

Hoffmann SO. Psychodynamisches Verständnis von Schmerz. In: Egle TU, Hoffmann SO, Lehmann K, Nix WA (Hrsg.). Handbuch chronischer Schmerz. Stuttgart: Schattauer; 2003: 77–88.

Hrabal V, Kessler M, Traue HC. Rückenschmerz und Alltagsaktivität. Erste Ergebnisse zum Ulmer Schmerztagebuch (UST). Praxis der Verhaltensmedizin und Rehabilitation 1991; 16: 290–299.

Jakob C, Hrabal V und Traue HC. Das Ulmer Schmerztagebuch in der Verhaltenstherapie von Kopfschmerzen – Eine Fallbeschreibung. Verhaltensmodifikation und Verhaltensmedizin 1995; 1: 55–83.

Keefe FJ. Forword: Empowering the lives of chronic pain patients. In: McCracken LM (ed.). Contextual Cognitive-Behavioral Therapy for Chronic Pain. Seattle: IASP; 2005: IX–XII.

Kröner-Herwig B, Pfingsten M. Psychologisch fundierte Behandlungsverfahren. In: Hildebrandt J, Müller G, Pfingsten M (Hrsg.). Die Lendenwirbelsäule. München: Urban & Fischer (Elsevier); 2004: 484–495.

Linton SJ, Nordin E. A 5-year follow-up evaluation of the health and economic consequences of an early cognitive behavioral intervention for back pain: A randomized, controlled trial. Spine 2006; 31: 853–858.

McCracken LM, Turk DC. Behavioral and cognitive-behavioral treatment for chronic pain. Spine 2002; 2564–2573.

Nilges P, Traue HC. Psychologische Aspekte des Schmerzes. Zeitschrift für Verhaltenstherapie und Verhaltensmodifikation (im Druck).

Perkins FM, Kehlet H. Chronic pain as an outcome of surgery. Anesthesiology 2000; 93: 1123–1133.

Pfingsten M. Angstvermeidungs-Überzeugungen bei Rückenschmerzen. Gütekriterien und prognostische Relevanz des FABQ. Schmerz 2004; 18: 17–27.

Pfingsten M. Multimodale Verfahren – auf die Mischung kommt es an. Schmerz 2001; 15: 492–498.

Rehfisch P, Basler HD. Entspannung und Imagination. In: Basler HD, Franz C, Kröner-Herwig B, Rehfisch HP, Hrsg. Psychologische Schmerztherapie. 5. Aufl. Heidelberg: Springer 2003: 537–550.

Schiller A, Bischoff C. Lässt sich die Wirksamkeit von EMG-Biofeedbacktraining bei Kopfschmerz vom Spannungstyp aus physiodiagnostischen Auffälligkeiten der perikranialen Muskulatur vorhersagen? Verhaltensmodifikation und Verhaltensmedizin 2000; 21: 260–278.

Schmitz U, Saile H, Nilges P. Coping with chronic pain: Flexible goal adjustment as an interactive buffer against pain-related distress. Pain 1996; 67: 41–51.

Sullivan MD. Finding pain between minds and bodies. Clinical Journal of Pain 2001; 17: 146–156.

Swinkels-Meewisse IEJ, Roelofs J, Oostendorp RAB, Verbeek ALM, Vlaeyen JWS. Acute low back pain: Pain-related fear and pain catastrophizing influence physical performance and perceived disability. Pain 2006; 120: 36–43.

Traue HC, Deighton RM. Emotional Inhibition. In: Fink G (ed.). Encyclopedia of Stress, 2nd edition. Volume 1. Oxford: Academic Press; 2007: 908–913.

Traue HC, Kessler H, Horn A, Deighton RM. Psychobiologische Einflüsse auf das subjektive Schmerzerleben – ein Überblick. Zeitschrift für Hypnose und Hypnotherapie 2005; 1+2: 51–69.

van Tulder MW, Ostelo RW, Vlaeyan JW, Linton SJ, Morley SJ, Assendelft WJ. Behavioral treatment for low back pain. Cochrane Review. Oxford: Cochrane Library; 2003: 2.

18 Behandlung chronischer Rücken- und Kopfschmerzen: Techniken und Verfahren in der Praxis

Anke Diezemann

Das folgende Kapitel zeigt die Relevanz von chronischen Rücken- und Kopfschmerzen als häufig verbreitete Beschwerden auf. Sowohl die Symptomatik als auch Faktoren der Chronifizierung werden beschrieben. Im Anschluss werden nichtmedikamentöse Therapiestrategien vorgestellt und deren praktische Umsetzung erläutert.

18.1 Chronischer Rückenschmerz und Behandlungsansätze

18.1.1 Problemstellung und Epidemiologie

Rückenschmerzen stellen in den westlichen Industrienationen eine bedeutsame Gesundheitsstörung dar. Im Bundes-Gesundheitssurvey aus dem Jahr 1998 gaben 60 % der Befragten in den letzten 12 Monaten Rückenschmerzen an. (Bellach et al. 2000). Frauen sind in allen Altersgruppen häufiger betroffen als Männer. In der Lübecker Rückenschmerzstudie (Raspe u. Kohlmann 1998) zeigte sich der ungünstige Verlauf der Beschwerden: Wer am Anfang eines beliebigen Jahres Rückenschmerz hat, wird sie im Laufe des Jahres kaum verlieren. Diejenigen 62 %, die eingangs keine Rückenschmerzen hatten, haben eine annähernd 60 %ige „Chance", Rückenschmerzen im Laufe des Jahres zu entwickeln. Die Punktprävalenzrate geben die Autoren bei ca. 40 % an.

Eine hohe Rezidivrate verbunden mit der Tendenz zur Chronifizierung machen Rückenschmerzen zu einem gesundheits- und sozialpolitischen Problem, da die Chronifizierung der Beschwerden mit zunehmenden sozialmedizinischen Folgen wie Arbeits- und Erwerbsunfähigkeit, aber auch Inanspruchnahme medizinischer Leistungen einhergeht. Dies verursacht in Deutschland mehr als 17 Milliarden Euro jährlich, wobei 70 % auf die indirekten, durch Produktivitätsausfälle bedingten Kosten wie Arbeitsunfähigkeit und Berentung entfallen (Bolten et al. 1998). Nur 40 % derjenigen, die länger als 6 Monate krankgeschrieben waren, kehren an ihren Arbeitsplatz zurück.

18.1.2 Definition und Symptomatik

Die zugrunde liegenden Ursachen oder Pathomechanismen bei Rückenschmerzen umfassen eine große Zahl von Krankheitsprozessen. Spezifische Erkrankungen wie z. B. ein Bandscheibenvorfall oder entzündliche Prozesse stellen allerdings nur in wenigen Fällen die pathologische Grundlage dar. Die überwiegende Anzahl an Rückenschmerzen wird als „nichtspezifischer" Rückenschmerz bezeichnet. In 60–80 % der Fälle bleibt die genaue Ursache unklar; neben degenerativen Veränderungen finden sich Funktionsstörungen, die die Bandscheiben, Muskeln, Bänder und Wirbelbogengelenke betreffen (Hildebrandt et al. 2001, Hildebrandt 2003, Pfingsten et al. 1998). Nichtspezifisch bedeutet, dass sich für die Schmerzsymptomatik kein oder nur ein irrelevanter struktureller pathologischer Befund finden lässt.

Bei chronischen Schmerzen sind die Beziehungen zwischen körperlichen Befunden und den Angaben des Untersuchten zum Befinden selten eindeutig (Nilges et al. 1994). Es lässt sich keine direkte Beziehung zwischen somatischer Pathologie und Schmerzintensität feststellen. Menschen mit erheblichen Pathologien der Wirbelsäule können schmerzfrei sein; umgekehrt finden sich selbst für starke Schmerzen häufig kein klares somatisches Korrelat.

Eine erste Einteilung der Beschwerdebilder ist nach Hildebrandt et al. (2001) sinnvoll:
Man unterscheidet radikuläre (die Nervenwurzel betreffend) von nichtradikulären Beschwerden (andere Strukturen betreffend).

- Ursache für einen radikulären Schmerz kann ein Bandscheibenvorfall sein, falls er eine Nervenwurzel irritiert (ohne Beteiligung des Nerven können auch größere Bandscheibenvorfälle symptomlos sein). Weitere Ursachen sind knöcherne

Irritationen des Nervenverlaufs beim Vorliegen einer Stenose (Verengung), einer Spondylolisthese (Wirbelgleiten) oder auch bei postoperativen Verwachsungen.
- Bei den nichtradikulären Schmerzen unterscheidet man Beschwerden, die durch die Bandscheibe selbst (diskogene Schmerzen) oder die Zwischenwirbelgelenke oder auch extravertebral durch die Muskulatur, das Iliosakralgelenk und die lumbosakralen Bänder verursacht werden. Nichtradikuläre Beschwerden sind wesentlich häufiger als radikulär bedingte Schmerzen.

Für nichtärztliche Therapeuten ist es in der Praxis wichtig, in der Behandlung von Rückenschmerzpatienten auf die *Red Flags* (AVP 2007) zu achten. Alarmierende Symptome sind:
- Gewichtsverlust, reduzierter Allgemeinzustand
- Lähmungen, Taubheit in den Beinen, Kontrollverlust über die Muskelfunktion
- Knochenbrüche
- Fieber, Rheuma, Infektionserkrankungen
- auffällige Laborwerte
- Kaudasyndrom (Kontinenzstörung, Reithosenparästhesie)
- in der Anamnese Karzinome, HIV etc.

Bei Vorliegen dieser Warnhinweise oder bei Verdacht auf eine radikuläre Symptomatik ist eine weitere diagnostische Abklärung notwendig und der Patient sollte an einen entsprechenden Facharzt verwiesen werden.

18.1.3 Chronifizierungsfaktoren

Die rein medizinische Betrachtung und Therapie von Rückenschmerzen stößt immer wieder an ihre Grenzen, da hierbei die psychosozialen Einflussfaktoren im Prozess der Chronifizierung vernachlässigt werden. In den *Yellow Flags* (vgl. Kap. 15) sind diese Risikofaktoren umfassend beschrieben.

Arbeitsplatzmerkmale wie schwere körperliche Arbeit, Vibrationsstress und lang anhaltend eingenommene konstante Körperpositionen werden als prognostisch ungünstig beschrieben. Es bestehen jedoch Zweifel an einem direkten Zusammenhang zwischen den objektiven Arbeitsplatzbedingungen und dem Auftreten von Rückenschmerzen: Die Prävalenz der Rückenschmerzen in den Industrienationen steigt, obwohl sich die ergonomischen Bedingungen des Arbeitsplatzes zunehmend verbessern.

Relevante psychosoziale Risikofaktoren zur Chronifizierung der Beschwerden sind jedoch vor allem Merkmale wie die subjektiv erlebte Arbeitsplatzbelastung (Linton 2000). Bei monotoner, langweiliger Arbeit und Unzufriedenheit wird die körperliche Belastung zudem überschätzt. In einer Übersichtsarbeit beschreiben Hoogendorn et al. (2000) vor allem die geringe Arbeitszufriedenheit und geringe soziale Unterstützung am Arbeitsplatz als Risikofaktoren für die Entwicklung von Rückenschmerzen.

Die subjektiv erlebte Behinderung des Patienten (disability) z. B. bei der Verrichtung von alltäglichen Aktivitäten kann erheblich von der körperlich messbaren Einschränkung (impairment) wie z. B. Wirbelsäulenbeweglichkeit abweichen (Waddell 1998). Dillmann et al. (1994) konnten zeigen, dass das Ausmaß der Behinderung stärker von psychischen als von körperlichen Faktoren beeinflusst wird. Die Vorstellung über die Art und Behandelbarkeit der Erkrankung, die eigenen Einflussmöglichkeiten und das damit verbundene Krankheitsverhalten (Passivität, Schonung, Arbeitsunfähigkeit, Inanspruchnahme des Gesundheitswesens) stellen wesentliche aufrechterhaltende Faktoren der Beschwerden dar.

Mit fortschreitender Chronifizierung nimmt die Bedeutung von psychologischen Mechanismen wie den kognitiven und emotionalen Reaktionen und Verhaltensaspekten zu (**Abb. 18.1**). Kognitive Faktoren wie subjektive Krankheitsmodellvorstellungen des Patienten können einen entscheidenden Einfluss auf sein Verhalten haben. Ist der Patient davon überzeugt, dass seine Beschwerden eine körperliche Gefährdung signalisieren und Folge von körperlicher Belastung sind, wird er in Zukunft Belastung vermeiden, um einer weiteren potenziellen

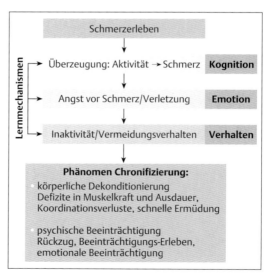

Abb. 18.1 Kognitiv-behaviorales Chronifizierungsmodell nach Pfingsten et al. (2004)

körperlichen Schädigung und einer Schmerzverstärkung vorzubeugen. Aus Angst vor dem Schmerz und vor einer Schädigung entwickelt sich ein „fear avoidance"-Verhalten, welches wesentlich zur Aufrechterhaltung der Beschwerden beiträgt. Lerntheoretisch lässt sich dies folgendermaßen erklären: Die kognitiv vermittelte Assoziation zwischen Schmerz und körperlicher Belastung entsteht durch eine klassische Konditionierung und wird durch das angstmotivierte Vermeidungsverhalten operant verstärkt.

Mit zunehmender Inaktivität kommt es zu Beweglichkeitsverlusten, Koordinationsproblemen, Dekonditionierung, Fehlhaltungen und Schwächen der Muskulatur (Atrophien) (Hildebrandt 2003). Die mit dem „fear avoidance" Verhalten einhergehenden kontrollierten Bewegungen („guarded movement", Main u. Watson 1996) führen zu einer erhöhten Selbstaufmerksamkeit und einer vermehrten Anspannung der Muskulatur. Dieses Verhalten wird durch klassische Rückenschulen eher verstärkt, indem dem Patienten bestimmte Bewegungsmuster „antrainiert" werden. Zum Beispiel lernt der Patient, in die Knie zu gehen, wenn er nur leichte Gegenstände aufheben möchte. Dieses Verhalten ist, je nach medizinischem Befund, beim Tragen schwerer Gegenstände sinnvoll, bei einer Generalisierung unabhängig von der Belastung verstärken solche Schulungen jedoch eher ein dysfunktionales Vermeidungs- und Schonungsverhalten. Die Patienten beschreiben hierbei ein Gefühl, sich wie in einem Korsett sehr steif und bewusst zu bewegen. Bei der Verhaltensbeobachtung sind diese Bewegungsmuster ebenfalls erkennbar.

Die Wechselwirkung der psychologisch-sozialen und somatischen Folgen der Beschwerden führt im Sinne eines Teufelskreises zur weiteren Aufrechterhaltung der Beschwerden.

Neben diesen spezifischen „fear-avoidance beliefs" bei Rückenschmerzpatienten lassen sich noch andere ungünstige schmerzbezogene Kognitionen als Risikofaktoren identifizieren (Linton 2000). Externale Kontrollattributionen („nur eine OP kann mir helfen"), ausgeprägte stabile Kausalattributionen („meine Wirbelsäule ist ein Trümmerhaufen, da kann man nichts dran ändern"), die Tendenz zum Katastrophisieren („die Schmerzen werden immer schlimmer werden und ich werde zum Pflegefall") stellen hierbei die häufigsten maladaptiven Denkschemata dar. Das mit solchen Gedanken verbundene Hilflosigkeits- und Hoffnungslosigkeitserleben begünstigt wiederum ein Schon- und Vermeidungsverhalten und eher passive Copingstrategien.

Durch zunehmenden Rückzug, bestehende Arbeitsunfähigkeit und Hilflosigkeit können sich depressive Verstimmungen und Ängste verstärken. Es kommt zum Verlust der bestehenden sozialen Rolle (z. B. als Ernährer der Familie), zu Konflikten in der Familie und mit dem sozialen Umfeld, das Selbstwertgefühl kann sich verändern, der Tagesablauf wird zunehmend davon bestimmt, den Schmerz zu „managen".

Neben diesen psychosozialen Faktoren spielt die iatrogene Chronifizierung (Iatrogen bedeutet: schädigende Einflüsse, resultierend aus dem therapeutischen Verhalten und Nichtverhalten) eine wesentliche Rolle (Hasenbring 2004, Locher u. Nilges 2001, Pfingsten u. Müller 2005). Das medizinische Versorgungssystem unterstützt die laienhaften Krankheitsvorstellungen des Patienten; lokale Pathologie und rein medizinische Therapiemöglichkeiten werden dabei überbetont, psychosoziale Faktoren dagegen vernachlässigt.

Aus Sorge, eine somatische Ursache zu übersehen, aber auch auf Drängen des Patienten kommt es zu Überdiagnostik. Diese ungezielte „Abklärung" verstärkt das somatische Krankheitsmodell, bringt aber aufgrund der ungenügenden Spezifität wenig zusätzlichen Informationsgewinn. Vergleicht man zwei Patientengruppen, bei denen per Zufall entweder Röntgen diagnostisch angewandt oder unterlassen wurde, ist bereits der Einsatz von Röntgenuntersuchungen bei akuten Rückenschmerzen im weiteren Verlauf mit mehr Schmerz, mehr Behinderung und häufigeren Arztbesuchen verbunden (Kendrick et al. 2001). Den dabei erkannten unspezifischen strukturellen Veränderungen, wie degenerativen Veränderungen, wird eine große Bedeutung beigemessen und dies wird vom Patienten dann als Bedrohung aufgefasst.

Internationale Leitlinien empfehlen deshalb nach dem Ausschluss von Risikofaktoren (red flags), erst nach 4 Wochen erfolgloser Behandlung Röntgen- und MRT-Untersuchungen durchzuführen. Insbesondere bei älteren Menschen findet sich eine hohe Anzahl falsch positiver Befunde und eine übermäßige Diagnostik führt oftmals zu übermäßiger Behandlung (Waddell 1998).

Ein weiteres Problem stellt die Empfehlung zur Schonung dar, da diese einer Verschlechterung der körperlichen Kondition, muskulären Dekonditionierung und weiteren Immobilisierung Vorschub leistet.

Zu viele invasive Therapieverfahren bei gleichzeitig mangelnder Information über die Harmlosigkeit der Beschwerden verfestigen das somatische Krankheitsmodell des Patienten und die Fixierung auf eine medizinische Behandlung.

Hinzu kommen die regionalen Arbeitsmarktbedingungen, die bei schlechter Qualifikation und Beeinträchtigung durch die Rückenbeschwerden die Reintegration ins Arbeitsleben unwahrscheinlich machen. Bei längerer Krankheitszeit werden dann Überlegungen zur Beantragung einer Rente wahrscheinlicher. Die geringe Arbeitsplatzzugänglichkeit stellt damit einen zusätzlichen Chronifizierungsfaktor dar, da bei Krankheitsfall durch das Sozialsystem größere Sicherungen angeboten werden als im Falle einer Arbeitslosigkeit (Pfingsten u. Hildebrandt 2004).

18.1.4 Nichtmedikamentöse Behandlungsansätze

Eine rein medizinische Betrachtung und Therapie von chronischen Rückenschmerzen stoßen bei dieser Vielschichtigkeit der Problematik an ihre Grenzen. Multimodale Behandlungsansätze versuchen dieser Komplexität gerecht zu werden. Mit aktivierenden Maßnahmen unter starker Berücksichtigung von psychologischen, verhaltenstherapeutischen Behandlungsinhalten liegt der Schwerpunkt nicht primär bei der Schmerzlinderung, sondern auf der Behandlung gestörter körperlicher, psychischer und sozialer Funktionen. Dieser Ansatz des „functional restoration" wurde 1985 von dem amerikanischen Orthopäden Tom Mayer und dem Psychologen Robert Gatchel erstmalig umgesetzt (Mayer u. Gatchel 1988).

In Deutschland wurde dieser Paradigmenwechsel vor allem durch die Göttinger Arbeitsgruppe um Prof. Hildebrandt vollzogen. Die Effektivität des multimodalen Behandlungsprogramms für Patienten mit chronischen Rückenschmerzen (GRIP) konnte in mehreren Publikationen belegt werden (Hildebrandt et al. 1997, 2003). Die Überlegenheit multimodaler Therapieprogramme ist in zahlreichen randomisierten und kontrollierten Studien gegenüber unimodalen und rein medizinisch ausgerichteten Therapien nachgewiesen (Guzmann et al. 2002).

Kennzeichen dieses Konzepts sind die enge Vernetzung in Diagnostik und Therapie und die konzeptionelle Einheit des Behandlungsteams. Grundlage interdisziplinärer Therapieprogramme ist ein biopsychosoziales Verständnis des chronischen Schmerzes. Die Arbeit im Team ermöglicht eine fortlaufende Abstimmung der Therapeuten im Behandlungsverlauf. Vor Beginn der Therapie wird eine ausführliche interdisziplinäre Schmerzdiagnostik durchgeführt, um medizinische und psychologische Komorbiditäten zu erfassen und die körperliche und psychische Funktionskapazität und Therapiemotivation abzuschätzen.

Allgemeine Angaben zu solchen Konzepten, der verhaltenstherapeutischen Vorgehensweise und einem typischen Behandlungstag sind in Kapitel 17 unter den multimodalen Verfahren beschrieben. Im Folgenden werden die wichtigsten Inhalte der einzelnen Therapiebausteine dargestellt.

Medizin

Die medizinische Therapie umfasst die Leitung des Behandlungsprogramms, die Edukation, die Steuerung der Belastungsintensität der Bewegungstherapie, die Kontrolle der Schmerzmedikation (möglichst zeitkontigent), bei Bedarf die Durchführung symptomatischer Schmerztherapie (z. B. Akupunktur, Lokalanästhesie) und die Vermittlung eines adäquaten biopsychosozialen Krankheitsmodells.

Patientenedukation

Ziel der Edukation ist es, mit dem Patienten ein adäquates Krankheitsmodell zu entwickeln, weg von der Vorstellung einer einfachen lokalen Pathologie („der Bandscheibe") hin zu einem biopsychosozialen Modell, bei dem sowohl verschiedene körperliche Aspekte (Haltung, myofaszielle Aspekte, spezifische Veränderungen an der Wirbelsäule etc.) als auch das Verhalten und Erleben berücksichtigt werden. Ziel ist es, einem aktiveren Umgang mit den Beschwerden und eine Steigerung des Kontrollerlebens zu erreichen. Darum ist es notwendig, den Patienten über eigene Einflussmöglichkeiten und auch deren Grenzen gut zu informieren. Die Informationen können zudem auch die Compliance für die Mitarbeit erhöhen. Patienten, die sich bisher eher geschont haben, benötigen Informationen über die Notwendigkeit der Aktivierung, um sich auf das für sie körperlich anstrengende Programm einlassen zu können und unrealistische schmerzbezogene Ängste abbauen zu können. Liegt z. B. eine „fear avoidance" vor, ist es sinnvoll, dass der Arzt mit dem Patienten unter Berücksichtigung seiner medizinischen Befunde erläutert, dass er die vermiedene Bewegung oder Belastung ohne Gefahr durchführen kann.

Themen der Edukation sind Aufbau und Funktionsweise der Wirbelsäule, medikamentöse Therapie, der Unterschied zwischen akuten und chronischen Schmerzen, Informationen zur Schmerzverarbeitung, ein biopsychosoziales Krankheitsmodell und die Zielsetzung der einzelnen Therapiebausteine. Wichtig ist hierbei die Redundanz, da häufig unterschätzt wird, wie sehr der Patient mit der Fülle der Informationen zunächst überfordert ist. Eine einmalige Erklärung, er dürfe sich bücken, reicht häufig nicht, wenn vorher jahrelang „rückengerechtes"

Verhalten antrainiert wurde und die angstbesetzten Belastungen vermieden wurden.

Bewegungstherapie

In der Physio- und medizinischen Trainingstherapie (Schöps et al. 2005, Schlumberger 2005) sind die Schulung von Wahrnehmung und Koordination, detonisierende (z. B. Lockerungen und Dehnungen) und schmerzlindernde Maßnahmen (z. B. die Anwendung einer transkutanen Nervenstimulation und Eisabreibungen) sowie Übungen zur Verbesserung der Beweglichkeit und allgemeinen Belastbarkeit wichtige Behandlungsaspekte. Mit einem gezielten Krafttraining an Geräten können muskuläre Dysbalancen und Insuffizienzen abgebaut werden. In einem Ausdauertraining mit möglichst unterschiedlichen Bewegungsabläufen (Walking, Ergometer, Crosser etc.) wird die kardiovaskuläre und pulmonale Kapazität wieder stabilisiert und die allgemeine Belastbarkeit verbessert. Um den Patienten nicht zu über- oder unterfordern, werden Ausdauer- und Kraftmessungen durchgeführt, um darauf aufbauend das Training nach Quote durchzuführen.

In einem Training (Oliveri 2005) von Arbeits- und Gebrauchsbewegungen (work hardening) wie z. B. Sichbücken, Kistenheben, Über-Kopf-Arbeiten, statische Halteleistungen, soll die individuelle Leistungsfähigkeit gesteigert werden. Bisher vermiedene Bewegungsabläufe werden eingeübt und dadurch auch der Aktionsradius wieder erweitert.

Mit Eigenübungen wird schon während der Behandlung das eigenständige Durchführen der erlernten Übungen gefördert, um den Transfer in den Alltag nach Abschluss der Therapie zu gewährleisten.

Psychologische Therapie

Gerade Patienten mit Rückenschmerzen weisen häufig ein sehr somatisch orientiertes Krankheitsmodell auf. Im Kontakt mit psychosozialen Berufsgruppen kommt für sie dann die Frage der Glaubwürdigkeit ihrer Beschwerden auf. Deshalb ist es besonders wichtig, die somatische Grundlage zu betonen, bei psychischen und sozialen Aspekten zunächst die Folgen der körperlichen Beschwerden anzusprechen und auch über die körperlichen Befunde und den bisherigen Krankheitsverlauf gut informiert zu sein, um auf dieser Grundlage eine gute therapeutische Beziehung aufzubauen (Nilges et al. 2004).

Ein wichtiges Thema ist die Entwicklung eines individuellen Krankheitsmodells mithilfe von Verhaltensanalysen, in denen z. B. auch die Problematik und Entwicklung von schmerzbezogenen Ängsten und Verhaltensweisen herausgearbeitet werden. In der interdisziplinären Diagnostik werden die angstbesetzten Situationen exploriert, wie z. B. sich zu bücken, Extensionen der Halswirbelsäule beim Zahnarzt oder Friseur oder etwas zu heben. Häufig spricht der Patient selbst nicht von Angst, sondern er beschreibt nur das Vermeidungsverhalten. Das therapeutische Vorgehen besteht in einer Konfrontation mit der angstbesetzten Situation. Das Vorgehen ist ähnlich dem bei verhaltenstherapeutischen Behandlungen von Phobien. Absprachen mit Physiotherapeuten und dem Arzt sind hier von besonderer Bedeutung. In der Regel wird der Patient während einer der Bewegungstherapien mit seiner angstbesetzten Situation konfrontiert. Als Vorbereitung kann es notwendig sein, Angstbewältigungsstrategien mit dem Patienten zu erarbeiten. Hierbei kommen z. B. kognitive Strategien zum Einsatz. Gedanken mit katastrophisierendem Inhalt können die Angst und Anspannung verstärken, da die bedrohlichen Aspekte überschätzt und die eigenen Fähigkeiten zur Bewältigung unterschätzt werden. Ziel ist es, angemessene, hilfreiche Gedanken zu entwickeln und gezielt zur Entlastung einzusetzen (**Tab. 18.1**).

Tab. 18.1 Ungünstige und hilfreiche Gedanken bei der Konfrontation mit einer gemiedenen Belastung

Ungünstige Gedanken	*Hilfreiche Gedanken*
▪ Oje, hoffentlich passiert nichts!	▪ Versuch, locker zu bleiben! Tief durchatmen und auf die Übung konzentrieren!
▪ Pass bloß auf!	
▪ Der Schmerz kommt bestimmt, ich weiß es!	
▪ Was mache ich, wenn ich nicht mehr aus der Bücke hochkomme?	▪ Die würden mich das nicht machen lassen, wenn sie nicht sicher wären, dass mir nichts passieren kann!
▪ Hoffentlich kracht es nicht wieder, das ist bestimmt nicht gut für die Wirbelsäule!	▪ Der Arzt hat mir erklärt, dass nichts passieren kann!
	▪ Danach lockere ich mich wieder mit der Dehnung, die hilft!

Eine anschließende Reflexion und Umbewertung der Erfahrung (dass z. B. das Gefürchtete nicht eingetreten ist und die Bandscheibe nicht herausgesprungen ist) ist wichtig, um den Erfolg zu festigen.

Ein weiteres wichtiges Thema ist die Balance von Ruhe und Aktivität. Es wird herausgearbeitet, in welchen Lebensbereichen der Patient sich eher schont (z. B. Gehstrecke, Hausarbeit) und in welchen Bereichen er vielleicht eher ungünstige Durchhaltestrategien zeigt (z. B. am Arbeitsplatz stundenlanges Arbeiten ohne Pausen) und wie er entsprechend gegensteuern kann. Mithilfe von Quotenplänen kann langsam Aktivität aufgebaut werden. Das Trainieren nach Quote sollte mit möglichst alltagsnahen Zielen verbunden sein, um die Motivation zur Durchführung zu erhöhen: z. B. wieder ein Saxophon halten können, Treppen laufen, die Gehstrecke erweitern, um wieder zur Bushaltestelle zu kommen etc. Der Patient dokumentiert selbst seinen Trainingsplan, um eine Selbstkontrolle mit entsprechendem Feedback über die Leistungssteigerungen zu haben.

Bei diesem Thema werden häufig auch ungünstige kognitive Schemata deutlich, wie übersteigerte Leistungsansprüche an sich und der Vergleich mit früheren Leistungen („früher bin ich 10 km gejoggt und jetzt soll ich 500 Meter laufen üben"). Manche Patienten neigen zur Überforderung und halten die Quote nicht ein, andere sind frustriert, neigen zur Resignation und wollen das Trainieren aufgeben. Die Auseinandersetzung mit solchen maladaptiven Gedanken- und Verhaltensmustern, aber auch Ängsten, Sorgen und traurigen Gefühlen ist häufig Thema in der psychologischen Therapie. Hierbei ist es jedoch wichtig zu berücksichtigen, dass nicht alle Ängste oder Sorgen unrealistisch oder dysfunktional sein müssen. Vielmehr spiegeln sie zum Teil die Realität des Betroffenen wider und sind oft angemessener Ausdruck der Trauer um die verloren gegangene Gesundheit und veränderte Lebensqualität.

In diesem Zusammenhang spielt die Schmerzakzeptanz eine Rolle, also in welchem Maß der Patient lernen kann, mit dem Schmerz zu leben und trotzdem sein Leben befriedigend zu gestalten und die Lebensqualität dadurch wieder zu verbessern.

Fester Bestandteil der psychologischen Therapie ist ein Entspannungstraining (Rehfisch et al. 2004). Am häufigsten kommt die progressive Muskelentspannung nach Jacobson zum Einsatz, da es aufgrund der körperlichen Orientierung für Schmerzpatienten einen hohen Grad an Plausibilität hat. Varianten des Trainings, die eine sehr feste Anspannung der Muskulatur vorschlagen, sind für Schmerzpatienten ungeeignet, da dies die Gefahr der Verkrampfung und Schmerzverstärkung birgt. Manchmal ist es sinnvoll, die Anspannung im Schmerzgebiet ganz wegzulassen. Rückenschmerzpatienten haben häufig Schwierigkeiten, längere Zeit eine Position einzuhalten. Sie sollten ermutigt werden, die Position frühzeitig zu wechseln, um wieder in eine angenehme Haltung zu kommen. Es werden kurze Varianten des Trainings in Form von Spontanentspannungsübungen eingeübt, die im Alltag eingebaut werden können.

Mithilfe von Biofeedback (Kröner-Herwig 2004) kann dem Patienten das erhöhte Anspannungsniveau in der betroffenen Muskulatur verdeutlich werden und er kann direkt überprüfen, wie er dies korrigieren kann. Tragbare Geräte ermöglichen zusätzlich den Transfer in Alltagssituationen. Diese Möglichkeit der Einflussnahme erhöht die Selbstwirksamkeitserwartung und Compliance zur Durchführung von Entspannungs- und Lockerungsübungen. Ein weiterer wichtiger Aspekt bei der Anwendung von Biofeedback ist die hohe Akzeptanz aufgrund der somatischen Orientierung der Patienten („da kann der Psychologe meinen Schmerz sehen"). Mit einfachen Stressinduktionen (Kopfrechnen, eine Stresssituation schildern) können die körperlichen Reaktionen anschaulich demonstriert werden und so überzeugend ein biopsychosoziales Modell vermittelt werden.

Zum Abschluss der Therapie steht der Transfer in den Alltag im Vordergrund. Es wird schriftlich ein persönliches Heimprogramm mithilfe des Physiotherapeuten für den Patienten herausgearbeitet, bei dem auf die realistische Umsetzbarkeit geachtet wird. Dieser Plan enthält spezifische Angaben darüber, welche Übungen wie häufig in der Woche durchgeführt werden sollten. Es hat sich als sehr günstig erwiesen, dem Patienten hierzu schriftliche Anleitungen und Bilder für die Übungen mitzugeben. Manche Übungen wie Dehnungen und Lockerungen lassen sich zwischendurch auch am Arbeitsplatz zur Entlastung durchführen, um die durch die Anstrengung oder durch eine einseitige Haltung angespannte Muskulatur wieder zu lockern. Dieses Vorgehen wird von den meisten Schmerzpatienten als sehr hilfreich empfunden. Mit einem „Erste-Hilfe-Koffer" werden kurzfristige Strategien im Umgang mit den Schmerzen im Sinne eines Stufenplans festgehalten (z. B. 1. Eisabreibung, 2. Entspannung, 3. Dehnung, 4. Ablenkung, 5. Medikament).

Die Motivation, dieses Übungsprogramm einzuhalten, kann erhöht werden, indem weitere Boostersitzungen vereinbart werden, in denen der Patient dann Schwierigkeiten beim Transfer in den Alltag ansprechen kann. Darüber hinaus können Absprachen mit dem Arbeitgeber notwendig sein oder eine stufenweise Wiedereingliederung am Arbeitsplatz veranlasst werden. Auch das Einbeziehen von Angehörigen kann hilfreich sein, um den Transfer in den Alltag zu gewährleisten.

Neben diesem am Schmerz orientierten Vorgehen kommen bei psychischen Komorbiditäten wie

z. B. Ängsten und Depressionen ergänzend weitere psychotherapeutische Interventionen zur Anwendung.

18.2 Chronischer Kopfschmerz und Behandlungsansätze

18.2.1 Problemstellung und Epidemiologie

Die International Headache Society (Kopfschmerzklassifikationskomitee der IHS 2003) unterscheidet in ihrem Klassifikationssystem 14 Hauptkategorien mit 251 Kopfschmerzarten. Darunter findet sich der Spannungskopfschmerz, der am häufigsten auftritt, gefolgt von der Migräne. Der medikamenteninduzierte Kopfschmerz tritt bei zwei Dritteln der Betroffenen bei Migräne und bei einem Drittel der Betroffenen bei einem zugrunde liegenden Spannungskopfschmerz auf. In einer respräsentativen Stichprobe (Bellach et al. 2000) lag die 12-Monats-Prävalenz für Kopfschmerzen bei 61 %; für Jugendliche bei 80 % (Zwart et al. 2004). Unter allen erfassten 13 Schmerzlokalisationen erreichte die Prävalenz für Kopfschmerzen nach den Rückenschmerzen den 2. Rang. In der Kindheit bzw. im Jugendalter auftretende Kopfschmerzen sind dabei sehr gute Prädiktoren für deren erneutes Auftreten im Erwachsenenalter. Die Prävalenz für episodischen Spannungskopfschmerz nimmt nach einem Maximum zwischen dem 30. und 50. Lebensjahr ab, beim chronischen Spannungskopfschmerz ist dieser Abfall nicht zu beobachten. Die Prävalenzraten für Migräne erreichen erst zwischen dem 40. und 50. Lebensjahr ihr Maximum. Frauen leiden häufiger an Migräne als Männer. Beim Spannungskopfschmerz ist dieses Geschlechterungleichgewicht weniger ausgeprägt (Schmidt et al. 2006). In Deutschland lag in einer Befragung in einer repräsentativen Stichprobe die Prävalenz für den episodischen Kopfschmerz vom Spannungstyp bei 38,3 %, für Migräne bei 27,5 % (Göbel 2004).

18.2.2 Symptomatologie und Klassifikation

Die Kopfschmerzklassifikation unterscheidet:
- Primäre Kopfschmerzen als eigenständige Erkrankungen, die nicht auf eine andere Erkrankung zurückgeführt werden können, wie z. B. Migräne und Kopfschmerz vom Spannungstyp. Die Zuordnung erfolgt anhand der Deskription der Symptome. Andere organische Faktoren müssen vorher diagnostisch ausgeschlossen sein.
- Sekundäre Kopfschmerzen, die als Folge einer anderen Erkrankung auftreten, z. B. nach einer Hirnblutung oder bei einem Glaukom.

Die beiden wichtigsten Formen der Migräne sind die Migräne mit und ohne Aura (Göbel 2006). Bei der Aura handelt es sich um reversible neurologische Reiz- und Ausfallsymptome, am häufigsten treten visuelle Störungen wie Gesichtsfeldausfälle auf. Es kann auch zu Sprach- oder Sensibilitätsstörungen kommen. Diese Symptome dauern bis zu 1 Stunde an. Die eigentliche Kopfschmerzphase schließt sich nach einem freien Intervall innerhalb von einer Stunde an. Eine Aura tritt bei etwa 20 % der Betroffenen auf.

In der Prodromalphase Stunden vor der Schmerzattacke können Veränderungen des Antriebs (Hyperaktivität mit Rastlosigkeit und Hochstimmung, Müdigkeit mit Energielosigkeit und Reizbarkeit), des Flüssigkeitshaushaltes, des Appetits (Heißhunger) und vegetative Symptome wie Schwitzen oder Frieren auftreten. Dann folgt eventuell die Auraphase mit der anschließenden Schmerzphase, die unbehandelt bis zu 72 Stunden andauern kann. Die Postdromalphase kann bis zu 2 Tage anhalten und mit depressiver Verstimmung, psychovegetativer Erschöpfung und Konzentrationsstörungen einhergehen.

Symptome einer Migränekopfschmerzattacke sind:
- Kopfschmerz hält 4–72 Stunden an
- Mindestens 2 der Charakterisika treffen zu:
  - einseitige Lokalisation
  - pulsierender Charakter
  - mittlere bis starke Intensität
  - Verstärkung bei körperlicher Aktivität
- Mindestens 1 der Begleitsymptome:
  - Übelkeit und/oder Erbrechen
  - Licht- und Geräuschempfindlichkeit

Der episodische Spannungskopfschmerz besteht in wiederkehrenden, Minuten bis Tage anhaltenden Kopfschmerzepisoden. Bei Patienten, die an chronischem Kopfschmerz vom Spannungstyp leiden, überwiegen die Tage mit Kopfschmerz.

Symptome des episodischen Spannungskopfschmerzes sind:
- Kopfschmerzdauer liegt zwischen 30 Minuten und 7 Tagen
- Mindestens 2 der Charakteristika treffen zu:
  - drückender, beengender, nichtpulsierender Charakter
  - leichte bis mäßige Intensität, die Aktivitäten behindert, aber nicht verhindert
  - beidseitige Lokalisation
  - keine Verstärkung durch körperliche Routineaktivität

- keine Übelkeit, aber eventuell Appetitlosigkeit
- Licht- oder Geräuschempfindlichkeit (nicht beides)

Bei Migräne und Kopfschmerz vom Spannungstyp treten häufig begleitend depressive Störungen und Angststörungen auf, welche in der Therapie in jedem Fall berücksichtigt werden müssen, da diese aufrechterhaltende und verstärkende Faktoren der Beschwerden darstellen können. Zum Beispiel zeigen depressive Patienten mit Kopfschmerzen vom Spannungstyp in experimentellen Studien bei Stressinduktion bis zu 24 Stunden danach mehr Kopfschmerzen und eine höhere Anspannung in der perikranialen Muskulatur (Janke et al. 2004).

Regelmäßige Schmerzmitteleinnahme bei Kopfschmerzen kann ihrerseits Kopfschmerzen zur Folge haben. Rückenschmerzpatienten entwickeln bei der Einnahme von Schmerzmitteln, die auch bei Kopfschmerzen angewendet werden, jedoch keinen medikamentenbedingten Kopfschmerz. Kriterien für den medikamenteninduzierten Kopfschmerz sind eine Medikamenteneinnahme bei einfachen Schmerzmitteln wie z.B. Aspirin, Paracetamol, Ibuprofen an mehr als 15 Tagen im Monat über 3 Monate, bei Triptanen, Opioiden und Ergotaminen 10 Tage im Monat über 3 Monate. Der Kopfschmerz liegt an mehr als 15 Tagen im Monat, beidseitig, bei drückender Qualität mit mäßiger Intensität vor. Die Beschwerden haben sich während des Fehlgebrauchs verschlechtert und verschwinden nach dem Medikamentenentzug oder kehren zu ihrem früheren Auftretensmuster zurück.

Bei Verdacht auf einen medikamenteninduzierten Kopfschmerz sollte der Patient dringend vor einer Kopfschmerztherapie einem Neurologen oder Schmerztherapeuten für einen Medikamentenentzug vorgestellt werden.

18.2.3 Physiologische und psychologische Grundlagen

Die pathophysiologischen Befunde zur Migräne legen ein multifaktorielles Geschehen nahe (Göbel 2004, Fritsche 2004). Es scheint eine erhöhte neuronale Erregbarkeit vorzuliegen. Während bei gesunden Menschen die Aufmerksamkeit bei mehrmaliger Reizwiederholung mehr und mehr nachlässt (Habituation), bleibt das Gehirn des Migränepatienten in maximaler Bereitschaft. Das Gehirn filtert die eingehenden Reize weniger und ist ständig in Aktivität. Mit dem Überschreiten der Reizschwelle wird als Reaktion eine Migräneattacke ausgelöst. Die Reize, die die Attacke auslösen, werden als Trigger bezeichnet.

Während der Attacke kommt es im Hirnstamm zu einer Dysinhibition schmerzmodulierender Zentren. In der Schmerzphase zeigen sich als Folge von Entzündungen an den Hirnhautgefäßen (neurogene Entzündung) schmerzhafte vasodilatative (gefäßerweiternde) Reaktionen der intra- und extrakraniellen Gefäße. Es kommt zu Störungen des Brechzentrums und der Fehlregulation von Sinnesfiltern. Es besteht wahrscheinlich eine erbliche Disposition zur Migräne. Migränetypische Persönlichkeitsfaktoren konnten in etlichen Studien nicht verifiziert werden. Allerdings spielen psychologische Faktoren wie maladaptive Copingstrategien wie übermäßige gedankliche Weiterbeschäftigung, Resignation und Depression, sozialer Rückzug und Vermeidungsstrategien im Umgang mit Stress bei der Auslösung einer Attacke eine Rolle. Neben Stress und anderen internen Reizen sind physikalische Faktoren wie Lärm, Hitze etc. und körperliche Faktoren wie muskuläre Anspannung Trigger zur Auslösung einer Attacke (**Tab. 18.2**).

Bei der Entstehung des Kopfschmerzes vom Spannungstyp geht man von verschiedenen Einflussfaktoren aus (Bischoff et al. 2004, Bischoff u. Traue 2005). Sie treten häufig im Zusammenhang mit Stress, aber auch bei körperlicher Überlastung der Muskulatur durch lang andauernde und einseitige körperliche Belastung auf. Durch die chronische Muskelverspannung im Bereich von Kopf, Nacken, Schultern und Kaumuskulatur steigt die Schmerzempfindlichkeit in der Muskulatur. Dysfunktionale Muskelanspannung kann durch klassische und operante Konditionierungsprozesse entstehen. Experimentelle Studien zeigen, dass aversive interpersonale Stressoren wie auch z.B. die Schmerzerwartung mit einer erhöhten Muskelspannung und auch verzögerten Rückbildungszeiten dieser Anspannung einhergehen. Es finden sich zudem häufig Dysfunktionen des Kausystems und Parafunktionen wie Bruxismus (Zähnepressen und -knirschen), wobei unklar ist, ob dies Ursache oder Folge des Kopfschmerzes darstellt (Göbel 2006).

Bei dem Kopfschmerz vom Spannungstyp wird allerdings zwischen dem Typ mit Störung der perikranialen Muskulatur und dem ohne diese Störung unterschieden. Bei Letzterem sind wahrscheinlich zentralnervöse Schmerzmechanismen wie die Störung des Beta-Endorphin- und des Serotoninsystems von Bedeutung, bei dem Kopfschmerz mit Störung der perikranialen Muskulatur (ca. 65%) spielen gleichzeitig zentralnervöse und periphere Mechanismen eine Rolle.

Die Pathophysiologie des medikamenteninduzierten Kopfschmerzes ist noch weitgehend ungeklärt (Fritsche 2004, Bischoff et al. 2004). Alle Schmerz- und Migränemittel können ihn potenziell verursachen. Vor allem bei Mischpräparaten, die zu-

Tab. 18.2 Auslöse- und Verstärkungsfaktoren für Kopfschmerzen

- Stress
- Angst, Erwartungsangst
- Sorgen
- Traurigkeit
- Depression
- Rührung
- Schock
- Erregung
- Überanstrengung
- körperliche Anstrengung
- geistige Erschöpfung
- plötzliche Änderungen des Tagesablaufes
- einseitige körperliche Belastung

- Urlaubsbeginn oder -ende
- Auslassen von Mahlzeiten
- Wetterumschwung
- Klimawechsel
- Föhnwind
- helles Licht
- Überanstrengung der Augen
- heißes Baden oder Duschen
- Lärm
- intensive Gerüche
- Nahrungsmittel
- Gewürze
- Zähneknirschen

- Menstruation
- Blutdruckänderungen
- Tragen schwerer Gewichte
- Entlastung nach Stress
- Schwankungen des Coffeinspiegels
- Medikamente
- Alkohol
- Diäten
- Wochenende
- spätes Zubettgehen
- langes Schlafen
- Reisen

sätzlich Coffein oder Codein enthalten, besteht eine erhöhte Gefahr. Auf der biologischen Ebene kommt es offensichtlich zu einer veränderten Rezeptorsensitivität, psychologisch stehen vor allem lerntheoretische Aspekte wie eine operante Konditionierung im Vordergrund. Das Einnahmeverhalten wird verstärkt, wenn schmerzbezogene Ängste dadurch reduziert werden können, es zu einer kurzfristigen Schmerzlinderung kommt und auch schmerzbedingte Leistungseinbußen reduziert werden. Es entsteht ein regelrechter Teufelskreis (**Abb. 18.2**).

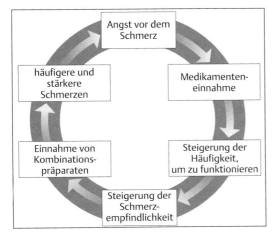

Abb. 18.2 Teufelskreis des medikamenteninduzierten Kopfschmerzes

18.2.4 Nichtmedikamentöse Behandlungsansätze

Aufgrund der vielschichtigen körperlichen und psychischen Einflussfaktoren ist auch bei der Therapie von Kopfschmerzen ein multimodales Vorgehen der rein medizinischen Behandlung vorzuziehen. Im deutschsprachigen Raum gibt es empirisch überprüfte multimodale verhaltensmedizinische Programme wie das Marburger Schmerzbewältigungsprogramm (Basler et al. 1998) oder auch die Tübinger Konkordanztherapie (Gerber et al. 1989). Neben der Medizin kommen kognitiv-behaviorale Behandlungsansätze und physiotherapeutische bzw. bewegungstherapeutische Methoden zum Einsatz. Bei Vorliegen einer Dysfunktion des Kausystems ist es sinnvoll, neben dem Schmerztherapeuten auch einen Zahnarzt für eine Schienenbehandlung in die Therapie einzubeziehen.

In der medizinischen Therapie (Pfaffenrath 2001, Göbel 2004) spielen die medikamentöse Therapie und die Aufklärung des Patienten über den sinnvollen Einsatz der Medikamente eine große Rolle. Viele Patienten nehmen wahllos verschiedene Präparate ein und geraten so in den Teufelskreis der Entwicklung eines medikamenteninduzierten Kopfschmerzes. Der Arzt sollte dann entscheiden, ob ein Entzug ambulant oder besser stationär durchgeführt werden sollte. Die Edukation hat das Ziel, ein adäquates biopsychosoziales Krankheitsmodell zu vermitteln und Einflussfaktoren der verschiedenen Ebenen zu erläutern. Patienten sollen zudem lernen, ihre Schmerzen bei einer Doppeldiagnose (Migräne plus Spannungskopfschmerz) zu differenzieren, um entsprechend gezielt gegensteuern zu können.

Physiotherapeutisch (Pfaffenrath 2001, Göbel 2004) kommen alle Verfahren zur Detonisierung und Lockerung der verspannten Nacken-Schulter-Kiefer-Gesichts-Muskulatur (z.B. Dehnungen, Eigenmassagetechniken, Mobilisationsübungen), Übungen zur Schulung von Wahrnehmung und schmerzlindernde Maßnahmen (z.B. die Anwendung einer transkutanen Nervenstimulation und Wärme- und Kälteanwendung, z.B. Eisabreibungen) zum Einsatz.

Dem Ausdauertraining wird bei Kopfschmerz eine wichtige Rolle zur vegetativen Stabilisierung zugesprochen. Kopfschmerzpatienten vermeiden Aktivität, wenn dadurch der Schmerz verstärkt wird. Deshalb ist auch hier eine Aktivierung nach Quote, wie sie bereits bei den Rückenschmerzpatienten beschrieben wurde, indiziert. Seltener tritt auch ein Fear-Avoidance-Verhalten auf, z.B. bei bestehenden zusätzlichen Nackenschmerzen, welches eine Konfrontation mit der gefürchteten Bewegung oder Belastung erforderlich macht.

Zu bevorzugen sind alle Eigenaktivitäten des Patienten, die er nach entsprechender Anleitung auch allein ohne Therapeuten durchführen kann. Ebenfalls wichtig für den Transfer in den Alltag ist es, konkret zu besprechen, wann und wie häufig der Patient diese Übungen durchführt. Die Eigenaktivitäten erhöhen zudem die Selbstwirksamkeitserwartung des Patienten und verringern damit Angst- und Hilflosigkeitsgefühle, dem Schmerz passiv ausgeliefert zu sein. Gerade die detonisierenden Maßnahmen können während oder bei Beginn einer Schmerzattacke angewendet werden, um einem Schmerz-Anspannungs-Teufelskreis gezielt gegenzusteuern.

In der psychologischen Therapie (Nilges et al. 2003, Fritsche 2004, Bischoff et al. 2004, Rehfisch et al. 2004, Bischoff et al. 2005) spielt das Erlernen eines Entspannungsverfahrens eine bedeutsame Rolle. Auch hier findet die progressive Muskelentspannung nach Jacobson vorrangig Einsatz. Es ist darauf zu achten, dass die Patienten möglichst frühzeitig mithilfe eines CD/MP3-Players häusliche Übungen durchführen, um den Transfer in den Alltag zu erleichtern. Auch Übungen im Sitzen sollten nach einiger Übungserfahrung aus diesem Grund eingeführt werden. Für manche Patienten ist diese Position von vornherein die günstigere Haltung, da das Aufliegen auf dem Hinterkopf oder die horizontale Lage den Kopfschmerz verstärkt. Die Übungen für die Gesichtsmuskulatur fallen vielen Patienten schwer, sie können entweder nach der Anspannung nicht wieder entspannen oder es kommt zu einer Schmerzverstärkung. Diese Übungen sollten besonders vorsichtig mit leichter Anspannung durchgeführt oder auch zunächst ganz weggelassen werden. Um ein Aufschaukeln von Anspannung im Alltag zu vermeiden, können kurze Spontanentspannungstechniken, bei denen alle Übungen des Jacobson-Trainings zusammengefasst werden, in vielfältigen Situationen durchgeführt werden. Zur Erinnerung helfen Signalpunkte (Klebepunkte) oder akustische Signale (Wecker, Timer an der Armbanduhr). Die Durchführung der Entspannung dient zudem der vegetativen Stabilisierung und der besseren Stressbewältigung. Für Migränepatienten hilft die Entspannung, einer Überreizung des Gehirns vorzubeugen. Nachdem die Patienten vielen Reizen ausgesetzt waren (wie z.B. beim Einkauf, in der Gaststätte oder Discothek, bei der Arbeit), sollten sie sich zur Reizabschirmung kurz an einen ruhigen Ort zurückziehen und eine Entspannungstechnik durchführen, um die Nervenfunktionen zu stabilisieren. Entspannung wirkt vasodilatatorisch (gefäßerweiternd) und die Schmerzstärke einer akuten Migräneattacke nimmt deshalb zu. Während einer Migräneattacke sind deshalb Entspannungstechniken kontraindiziert. Bei frühzeitiger Wahrnehmung der ersten Prodromalsymptome kann die Entspannung allerdings zu einer Erleichterung führen.

Für die Biofeedbacktherapie bei Migräne sind verschiedene Formen gebräuchlich: Beim Handerwärmungstraining wird dem Patienten die Fingerdurchblutung rückgemeldet. Hierbei können Imaginationen oder auch Übungen aus dem autogenen Training (Wärmeübung) unterstützend wirken. Dieses Verfahren dient eher der allgemeinen Entspannung und kann nach einiger Übung gezielt auch in belastenden, stressreichen Situationen angewendet werden.

Beim Vasokonstriktionstraining übt der Patient gezielt, die oberflächliche Schläfenarterie (A. temporalis superficialis) zu verengen. Animationen am Bildschirm oder auch Imaginationen des Patienten, wie die Vorstellung, durch einen Tunnel zu fahren, kommen hierbei zum Einsatz. Zusätzlich wird die Spannung in der Schläfenmuskulatur gemessen, um zu gewährleisten, dass die Vasokonstriktion nicht durch eine Verspannung der Stirn- und Schläfenmuskulatur entstanden ist. Die Patienten erlernen, diese Technik dann auch ohne apparative Hilfe bei dem ersten Zeichen eines Migräneanfalls anzuwenden, um so die Attacke zu kupieren.

Beim Kopfschmerz vom Spannungstyp kommt das EMG-Biofeedback vor allem an der Stirn-, Schläfen-, Kau-, Nacken- und Schultermuskulatur zur Anwendung. Ziel ist die verbesserte Wahrnehmung für die Anspannung in der Muskulatur und zu lernen, das Anspannungsniveau zu senken. Tragbare Geräte erlauben den Transfer in den Alltag, um unbewusste Anspannungen und auch Parafunktionen des Kauapparates zu kontrollieren.

Neben diesen spezifischen Anwendungen mit dem Wirkmechanismus der verbesserten Selbsteffizienzerwartung werden auch Messungen zu allgemeinen Stressreaktionen, wie sie bereits bei der Rückenschmerzbehandlung erwähnt wurden, eingesetzt, um ein biopsychosoziales Krankheitsmodell leichter vermitteln zu können.

Mithilfe von Selbstbeobachtung und Protokollierung der Beschwerden (Schmerztagebuch, Aktivitätslisten, Verhaltensanalysen) sollen schmerzverstärkende/-auslösende und schmerzlindernde Faktoren identifiziert werden. Ziel dieser Selbstbeobachtung sind Erkennen und Vermeiden der persönlichen Auslöser (z.B. bestimmte alkoholische Getränke, Auslassen von Mahlzeiten). Zu diesem Zweck können ergänzend Listen mit potenziellen Einflussfaktoren (**Tab. 18.2**) vergeben werden. In diesem Zusammenhang werden häufiger unangemessene Schuldgefühle deutlich, die zum Teil durch die Reaktionen des Umfeldes noch verstärkt werden können ("Du bist selbst schuld, das ist jetzt die Quittung dafür, das du nicht früh genug ins Bett gegangen bist!").

Andererseits können durch diese Verfahren einflussnehmende Stressfaktoren analysiert (**Tab. 18.3**) und mit Techniken der Verhaltenstherapie alternative Umgangsweisen mit der Situation erarbeitet werden. Es wird ein Stressmodell im Sinne von Lazarus (Folkman u. Lazarus 1991) vermittelt, bei dem verhaltensanalytisch Situation, Kognitionen, Körperreaktionen, Gefühle und Verhalten betrachtet werden. Wichtig ist hierbei die Vermittlung des Einflusses der subjektiven Bewertung der Situation und der Reaktionsmöglichkeiten auf die anschließende Stressreaktion. Hilfreich können Listen mit Stressreaktionen auf allen 4 Ebenen (körperlich, emotional, gedanklich, auf der Verhaltensebene) sein, um dem Patienten eine persönliche „Stressdiagnostik" zu ermöglichen.

Die Selbstbeobachtung hat zusätzlich das Ziel, die Wahrnehmung von Stressreaktionen zu verbessern, um zu lernen, frühzeitig und gezielt gegenzusteuern.

Bei der Erarbeitung von Stressbewältigungsstrategien spielen emotionsbezogene (z.B. Umgang mit Ärger oder Angst), entspannungsfördernde und auch sozial kompetente (z.B. um Hilfe bitten, sich abgrenzen) Formen der Bewältigung eine Rolle. Darüber hinaus können andere verhaltenstherapeutische Techniken der Angst- und Depressionstherapie, Problemlösetechniken, soziales Kompetenztraining, kognitive Therapie zur Modifikation des eigenen Wertesystems, z.B. bei ausgeprägtem Perfektionismus, Strategien zum Aushalten von Ambivalenzen etc. zur Anwendung kommen. Häufig werden in diesem Kontext auch berufliche Konflikte oder Eheprobleme thematisiert.

Die Verhaltensanalysen dienen auch der Erarbeitung von Schmerzbewältigungsstrategien. So erleben Kopfschmerzpatienten z.B. häufig eine Erwartungsangst vor einer Schmerzattacke, welche zu einer selbsterfüllenden Prophezeiung führt, indem es mit der Erwartung zu einem erhöhten Anspannungsniveau und vegetativen Arousal kommt, welche Auslöser für eine Schmerzattacke sein können. Um dieser Angst zu begegnen, werden kognitive Strategien und entspannungsfördernde Maßnahmen eingeübt. Der Einsatz von physiotherapeutischen detonisierenden und schmerzlindernden Maßnahmen kann in ihrer Effektivität direkt durch die schriftliche Protokollierung überprüft werden und damit ein Kontrollerleben verstärken und Hilflosigkeitsgefühle abbauen. Hilfreich können auch Imaginationen sein, die der inneren Ablenkung bei

Tab. 18.3 Beispielhafte Verhaltensanalyse

Situation	Gedanken	Gefühl	Körper	Verhalten
• stressiger Bürotag • anschließend mit Zeitdruck noch einkaufen gehen • abends Verabredung fürs Theater	• Das wird mir alles zu viel! • Ich bekomme noch eine Migräne! • Ich will nicht schon wieder absagen, Kerstin ist dann sauer!	• ängstliche Erwartung • Hilflosigkeit • sich gestresst fühlen	• Anspannung • vermehrtes Schwitzen • innere Unruhe • vermehrtes Zähnebeißen	• erhöhte Selbstbeobachtung, ob der Schmerz auftritt • hektisches Verhalten beim Einkaufen und Nachhausefahren

Schmerzen dienen. Dies gelingt allerdings nicht bei jedem Schmerzniveau. Migränepatienten schaffen es häufig bei einer Attacke nicht oder nur sehr schlecht, sich abzulenken oder innerlich von dem Schmerz zu distanzieren. Ebenso kann es für Patienten mit Kopfschmerz vom Spannungstyp bei starken Schmerzen schmerzverstärkend sein, Muskeln zu dehnen. Häufig wird während der Schmerzattacke genauso stark gedehnt wie an einem beschwerdeärmeren Tag. Dies führt zu einer starken Reizung des ohnehin verspannten Muskels und birgt die Gefahr der Schmerzverstärkung. Der Patient sollte motiviert werden, die verschiedenen erlernten Techniken in unterschiedlicher Intensität und Kombination der Einzelverfahren auszuprobieren. Es ist jedoch wichtig, die Grenzen der Einsetzbarkeit zu kennen und die Erfahrungen des Patienten zu respektieren. Es sollte weder über den Schmerz hinweggegangen, noch eine ausgeprägte Schonung und Vermeidung eingenommen werden. Aufgabe des Therapeuten ist es, den Patienten dabei zu unterstützen, die individuellen Grenzen zu erkennen.

Ein wichtiges, aber schwieriges Thema ist gerade bei jungen Patienten die Krankheitsakzeptanz, da sie sich durch die Erkrankung und die damit verbundenen Beeinträchtigungen, z.B. bei Discothekbesuch, Alkoholkonsum, durchgefeierten Nächten, gegenüber Gleichaltrigen sehr benachteiligt fühlen.

Allgemeine Maßnahmen, die vor allem Migränepatienten zu empfehlen sind:
- Gleichmäßiger Schlaf-Wach-Rhythmus und Tagesablauf (Essenszeiten, Pausen einplanen), „Reizsprünge" vermeiden (starker Wechsel von Stress auf Entspannung)
- Regelmäßig Ausdauersport und Entspannungstechniken
- Balance zwischen Aktivität und Ruhe

18.3 Praktische Folgerungen

In der Praxis der Schmerztherapie ist die Zusammenarbeit verschiedener Berufsgruppen wie Ärzte, Physio- und Sporttherapeuten, Ergotherapeuten und Psychologen von besonderer Bedeutung. Die verschiedenen Disziplinen benötigen ein umfangreiches Störungs- und Therapiewissen über das eigene Fach hinausgehend. Sie sollten dem gleichen Therapiekonzept folgen und möglichst auch für den Patienten eine „einheitliche Sprache" sprechen, sodass der Patient von unterschiedlichen Fachbereichen dieselben Aussagen und Schlussfolgerungen erläutert bekommt. Dadurch kann die betroffene Person Vertrauen in die Therapie und in die Kompetenz des Teams fassen und seine häufig starke Verunsicherung reduzieren. Dies ist notwendig für ihn, um sich auf eine zum Teil belastende Therapie z.B. bei Konfrontationsübungen einzulassen.

Alle oben beschriebenen Behandlungstechniken, die in der Schmerztherapie eingesetzt werden, dienen dem Abbau von Unsicherheit und Angst, dem Aufbau von Aktivität und Eigenaktivitäten im Umgang mit den Beschwerden. Ziel aller Maßnahmen sollte es sein, den Patienten zu einem eigenverantwortlichen Umgang mit seiner Krankheit und Gesundheit anzuleiten.

Zusammenfassung

Chronische Kopf- und Rückenschmerzen sind die am häufigsten auftretenden Schmerzerkrankungen und stellen bedeutsame Gesundheitsstörungen dar.

In Rahmen eines biopsychosozialen Krankheitsverständnisses von chronischen Schmerzen werden neben den körperlichen Aspekten der Beschwerden zunehmend psychischen und sozialen Faktoren eine Bedeutsamkeit zugeschrieben. Entsprechend kam es in der Behandlung von chronischen Schmerzen zu einem Paradigmenwechsel weg von der unimodalen, rein medizinisch ausgerichteten Therapie hin zu multimodalen Therapieprogrammen, die sich in ihrer Effektivität als überlegen erweisen.

In diesen Programmen arbeiten in der Regel Ärzte, Psychotherapeuten und Physio-, Ergo- bzw. Bewegungstherapeuten zusammen.

In der Behandlung des chronischen, nichtspezifischen Rückenschmerzes liegt der Behandlungsschwerpunkt bei der Aktivierung, bei einem Abbau der Dekonditionierung, einem Abbau der Bewegungsangst und einem aktiven Umgang mit den Beschwerden.

Die Kopfschmerztherapie ist vor allem durch die entspannungsfördernden Maßnahmen, die Verbesserung der Stressbewältigung, den Abbau von Hilflosigkeit und Angst und eine Harmonisierung der Kräfteökonomie gekennzeichnet.

Diskussions- und Übungsfragen

- Welche Ziele werden in der Behandlung von chronischen Rücken- und Kopfschmerzen verfolgt und welche Behandlungsverfahren kommen dabei zum Einsatz?
- Warum ist das interdisziplinäre therapeutische Vorgehen bei chronischen Schmerzen sinnvoll?

Multiple-Choice-Fragen

1 Welche der folgenden Aussagen ist *richtig*? Migränepatienten sollten während der Attacke kein Entspannungsverfahren durchführen
   a. weil sich der Schmerz dadurch verstärken kann
   b. weil sich in der Entspannung die betroffenen Blutgefäße weiter stellen
   c. weil die Medikamente dann nicht so gut wirken können
   d. weil sich in der Entspannung die betroffenen Blutgefäße enger stellen

2 Welche der folgenden Aussagen ist *falsch*?
   a. Biofeedback dient ausschließlich der Diagnostik
   b. Biofeedback dient der Unterstützung der Entspannungstherapie
   c. Biofeedback ist hilfreich, um dem Patienten ein biopsychosoziales Krankheitsmodell zu vermitteln
   d. Biofeedback kann nur bei myofaszellen (muskulär bedingten) Rückenschmerzen eingesetzt werden

3 Welche der Aussagen ist *richtig*?
   a. Primäre Kopfschmerzen sind das Symptom einer Hirnerkrankung wie einer Hirnblutung oder eines Tumors.
   b. Die Prävalenz für Kopfschmerzen ist höher als die für Rückenschmerzen.
   c. Der chronische Spannungskopfschmerz geht immer mit einer erhöhten muskulären perikranialen Anspannung einher und deshalb sollten in der Therapie Entspannungstechniken vermittelt werden.
   d. Ein einseitiger Kopfschmerz ist immer eine Migräne.

4 Welche Aussage ist *falsch*?
   a. Nichtspezifische Rückenschmerzen gehen immer mit einem fehlenden lokalen pathologischen Befund einher.
   b. Bei nichtspezifischen Rückenschmerzen wird immer eine Angstexposition im Sinne einer Konfrontation mit der angstbesetzten körperlichen Belastung durchgeführt.
   c. Nichtspezifische Rückenschmerzen sind meistens psychisch verursacht.
   d. Schmerzintensität und somatische Pathologie zeigen keine direkte Beziehung zueinander.

Literatur

Therapieempfehlung der Arzneimittelkommission der deutschen Ärzteschaft. Kreuzschmerzen. 3. Aufl., Band 34, Sonderheft 2, 2007.

Therapieempfehlung der Arzneimittelkommission der deutschen Ärzteschaft. Chronische Kopf- und Gesichtsschmerzen. 3. Auflage, 2001.

Bellach BM, Ellert U, Radoschewski M. Epidemiologie des Schmerzes – Ergebnisse des Bundes-Gesundheitssurveys 1998. Bundesgesundheitsblatt – Gesundheitsforschung – Gesundheitsschutz. 2000; 43: 424–431.

Bischoff C, Traue H. Kopfschmerzen. Göttingen: Hogrefe; 2005.

Bischoff C, Zenz H, Traue H. Kopfschmerz vom Spannungstyp. In: Basler HD, Franz C, Kröner-Herwig B, Rehfisch HP. Psychologische Schmerztherapie. 5. Aufl. Berlin: Springer 2004; 343–360.

Bolten W, Kempel-Waibel A, Pforringer W. Analyse der Krankheitskosten bei Rückenschmerzen. Medizinische Klinik 1998; 93: 388–393.

Dillmann U, Nilges P, Saile A, Gerbershagen HU. Behinderungseinschätzung bei chronischen Schmerzpatienten. Schmerz 1994; 8: 100–110.

Folkman S, Lazarus RS. Coping and Emotion. In: Monat A, Lazarus RS (Hrsg.). Stress and Coping: An Anthology. New York: Columbia University Press, 1991, 207–227.

Fritsche G. Migräne. In: Basler HD, Franz C, Kröner-Herwig B, Rehfisch HP. Psychologische Schmerztherapie. 5. Aufl. Berlin: Springer 2004; 361–380.

Gerber WD, Miltner W, Birbaumer N, Haag G. Konkordanztherapie. In: IFT (Hrsg.). Medienband für Therapeuten. München: Röttger; 1989.

Göbel H. Die Kopfschmerzen. Berlin: Springer; 2004.

Göbel H. Migräne. In: Hugger A, Göbel H, Schilgen M (Hrsg.). Gesichts- und Kopfschmerzen aus interdisziplinärer Sicht. Heidelberg: Springer 2006; 162–179.

Göbel H. Kopfschmerz vom Spannungstyp. In: Hugger A, Göbel H, Schilgen M (Hrsg.). Gesichts- und Kopfschmerzen aus interdisziplinärer Sicht. Heidelberg: Springer 2006; 180–195.

Hasenbring M. Prozesse der Chronifizierung von Schmerzen. In: Basler HD, Franz C, Kröner-Herwig B, Rehfisch HP. Psychologische Schmerztherapie. 5. Aufl. Berlin: Springer 2004; 395–414.

Hasenbring M, Hallner D, Klasen B. Psychologische Mechanismen im Prozess der Schmerzchronifizierung. Unter- oder überbewertet? Schmerz 2001; 15/6: 442–447.

Hildebrandt J, Pfingsten M, Saur P, Jansen J. Prediction of success from a multidisciplinary treatment program for chronic low back pain. Spine 1997; 22: 990–1001.

Hildebrandt J, Pfingsten M, Lüder S, Lucan S, Pauls J, Seeger D, Strube J, Westernhagen S, Wendt A (Hrsg.). Göttinger Rücken-Intensiv Programm. Berlin: congress compact verlag 2003.

Hildebrandt J, Schöps P. Schmerzen am Bewegungsapparat/Rückenschmerz. In: Zens M, Jurna I. Lehrbuch der Schmerztherapie. Stuttgart: Wissenschaftliche Verlagsgesellschaft 2001; 577–609.

Hildebrandt J. Die Muskulatur als Ursache für Rückenschmerzen. Schmerz 2003; 17: 412–418.

Janke EA, Holroyd KA, Romanek K. Depression increases onset of tension-type headache following laboratory stress. Pain 2004; 111: 230–238.

Kendrick D, Fielding K, Bentley E, Kerslake R, Miller P, Pringle M. Radiography of the lumbar spine in primary care patients with low back pain: randomised controlled trail. British Medical Journal 2001; 322: 400–405.

Kröner-Herwig B. Biofeedback. In: Basler HD, Franz C, Kröner-Herwig B, Rehfisch HP. Psychologische Schmerztherapie. 5. Aufl. Berlin: Springer; 2004: 551–566.

Klinger R., Hasenbring M, Pfingsten M, Hürter A, Maier C, Hildebrandt J. Die Multiaxiale Schmerzklassifikation: MASK. Hamburg: Deutscher Schmerzverlag; 2001.

Kopfschmerzklassifikationskomitee der International Headache Society. Die Internationale Klassifikation von Kopfschmerzerkrankungen. 2. Aufl. Nervenheilkunde 2003; 22: 531–670 (deutsche Übersetzung http://www.kopfschmerzzentrum.de).

Linton SJ. A review of psychological risk factors in back and neck pain. Spine 2000; 25: 1148–1156.

Locher H, Nilges P. Wie chronifiziere ich meinen Schmerzpatienten? Orthopädische Praxis 2001; 37/10: 672–677.

Main CJ, Watson PJ. Guarded movement: development of chronicity. Journal of Musculoskeletal Pain 1996; 4: 163–170.

Mayer TG, Gatchel R. Functional Restoration for Spinal Disorders. Philadelphia: Lea & Febinger, 1988.

Nilges P, Gerbershagen HU. Befund und Befinden bei Schmerz: Probleme und Gefahren einer somatisch fixierten Diagnostik und Therapie. Report Psychologie 1994; 19.

Nilges P, Korb J. Schmerzstörung. In: Leibing E, Hiller W, Sulz S. (Hrsg.). Lehrbuch der Psychotherapie. Band 3: Verhaltenstherapie. München: CIP-Medien; 2003: 355–367.

Nilges P, Wichmann-Dorn E. Schmerzanamnese. In: Basler HD, Franz C, Kröner-Herwig B, Rehfisch HP. Psychologische Schmerztherapie. 5. Aufl. Berlin: Springer; 2004: 243–270.

Oliveri M. Work Conditioning und Work Hardening. In: Hildebrandt J, Müller G, Pfingsten M (Hrsg.). Lendenwirbelsäule. Ursachen, Diagnostik und Therapie von Rückenschmerzen. München: Urban & Fischer; 2005: 496–524.

Pfaffenrath V. Kopfschmerzen. In: Zens M, Jurna I. Lehrbuch der Schmerztherapie. Stuttgart: Wissenschaftliche Verlagsgesellschaft; 2001: 653–682.

Pfingsten M, Franz C, Hildebrandt J. Chronischer Rückenschmerz – epidemiologische, ätiologische und diagnostische Aspekte. In: Basler HD., Kröner-Herwig B (Hrsg.). Psychologische Therapie bei Kopf- und Rückenschmerzen. 2. Aufl. München: Quintessenz; 1998: 23–32.

Pfingsten M, Hildebrandt J. Rückenschmerzen. In: Basler HD, Franz C, Kröner-Herwig B, Rehfisch HP. Psychologische Schmerztherapie. 5. Aufl. Berlin: Springer; 2004: 395–414.

Pfingsten M, Müller G. Epidemiologie und Sozialmedizin: Vom Symptom zur Krankheit. In: Hildebrandt J, Müller G, Pfingsten M. (Hrsg.). Lendenwirbelsäule. Ursachen, Diagnostik und Therapie von Rückenschmerzen. München: Urban & Fischer; 2005: 55–66.

Raspe H, Kohlmann T. Die aktuelle Rückenschmerzepidemie. In: Pfingsten M, Hildebrandt J (Hrsg.). Chronischer Rückenschmerz – Wege aus dem Dilemma. Bern: Hans Huber; 1998: 20–36.

Rehfisch HP, Basler HD. Entspannung und Imagination. In: Basler HD, Franz C, Kröner-Herwig B, Rehfisch HP. Psychologische Schmerztherapie. 5. Aufl. Berlin: Springer; 2004: 537–550.

Schlumberger A. Medizinische Trainingstherapie. In: Hildebrandt J, Müller G, Pfingsten M (Hrsg.). Lendenwirbelsäule. Ursachen, Diagnostik und Therapie von Rückenschmerzen. München: Urban & Fischer; 2005: 393–441.

Schmidt CO, Kohlmann T. Epidemiologie von Kopf- und Gesichtsschmerz. In: Hugger A, Göbel H, Schilgen M (Hrsg.). Gesichts- und Kopfschmerzen aus interdisziplinärer Sicht. Heidelberg: Springer; 2006: 3–20.

Schöps P, Seeger D, Uhlemann C. Physiotherapie und Manuelle Therapie. In: Hildebrandt J, Müller G, Pfingsten M. (Hrsg.). Lendenwirbelsäule. Ursachen, Diagnostik und Therapie von Rückenschmerzen. München: Urban & Fischer; 2005: 369–393.

Waddell G. Rückenschmerz: eine medizinische Herausforderung des 20. Jahrhunderts. In: Pfingsten M, Hildebrandt J. (Hrsg.). Chronischer Rückenschmerz – Wege aus dem Dilemma. Bern: Hans Huber; 1998: 83–97.

Zwart JA, Dyb G, Holmen TL, Stovner LJ, Sand T. The prevalence of migraine and tension-type headaches among adolescents in Norway. The Nord-Trondelag Health-Study, a large population-based epidemiological study. Cephalgia 2004; 24: 373–379.

Glossar

Anerkennung: Eines der wichtigsten sekundären Motive (vor allem der Leistungsmotivation). Soziale A. erfolgt in Form von Wertschätzung eines Menschen durch signifikante Bezugspersonen oder -gruppen. Sie ist in der Regel an das Erbringen von als wertvoll erachteten Leistungen gebunden. Siehe Gratifikationskrisenmodell.

Anforderungs-Kontroll-Modell: Theoretisches Modell der Medizinsoziologie zur Identifizierung gesundheitsgefährdender psychosozialer Arbeitsbelastungen. Das A. besagt, dass die Kombination der beiden Arbeitsplatzmerkmale *hohe (quantitative) Anforderung* und *geringer Entscheidungs- bzw. Kontrollspielraum* bei Beschäftigten fortgesetzte Stressreaktionen evoziert.

Dispositionaler Optimismus: In der Gesundheitspsychologie erforschte Persönlichkeitseigenschaft (bzw. zeitlich stabiles Verhaltensmuster), das durch optimistische Grundannahmen, verbunden mit Selbstwirksamkeit (s. u.), gekennzeichnet ist. Von D. gehen bestimmte protektive Wirkungen auf die Gesundheit aus.

Einkommensdisparität: Ausmaß ungleicher Einkommensverteilung in einer Bevölkerung, z.B. gemessen anhand des Gini-Koeffizienten (Werte zwischen 0 und 1, wobei 0 den hypothetischen Zustand gleicher Einkommensverteilung und 1 den Zustand maximaler Einkommenskonzentration an der Pyramidenspitze ausdrückt). In Gesellschaften mit hoher E. werden zum Teil höhere Mortalitätsrisiken festgestellt.

Gesundheitsverhalten: Umfasst alle Einstellungen, Gewohnheiten und absichtsvollen Handlungen einer Person, die deren Gesundheit fördern oder schädigen. G. ist Teil eines soziokulturell geformten Lebensstils.

Gradient, sozialer: Als sozialer G. wird die von vielen sozialepidemiologischen Untersuchungen bestätigte Beobachtung einer inversen Beziehung zwischen Höhe der sozialen Schichtzugehörigkeit von Personen und Morbiditäts- bzw. Mortalitätsrisiko bezeichnet.

Gratifikation, soziale: Im Austausch für erbrachte Leistung nach dem Prinzip sozialer Reziprozität gewährte materielle oder nicht-materielle Anerkennung/Belohnung.

Gratifikationskrise, soziale: Stressinduzierende Erfahrung einer nicht-reziproken Austauschbeziehung in einer zentralen sozialen Rolle (vor allem Beruf), die durch ein Ungleichgewicht zwischen hoher Verausgabung und niedriger Belohnung gekennzeichnet ist (vgl. auch Kap. 10).

Kohäsion, soziale: Bezeichnet eine bestimmte Qualität sozialer Interaktionen zwischen Menschen in überschaubaren sozial-räumlichen Einheiten, die durch gemeinsam getragene Normen und Werte gekennzeichnet ist.

Krankenrolle: Ein Mensch der sich physisch und/oder psychisch subjektiv beeinträchtigt fühlt, kann eine Krankenrolle einnehmen. Definitorisch ist damit gemeint, dass der Betroffene Soll-, Muss- und Kann-Erwartungen ausgesetzt ist. Er soll

- von seinen normalen sozialen Rollenverpflichtungen weitestgehend befreit werden
- für seine Situation nicht verantwortlich gemacht werden
- sich im Gegenzug dazu verpflichten, wieder gesund werden zu wollen
- fachkundige Hilfe in Anspruch nehmen

Krankheit, stress-assoziierte: Körperliche und psychische Störungsbilder, an deren Zustandekommen Dauerstress, vermittelt über zentralnervös-neurobiologische Prozesse, maßgeblich beteiligt ist.

Krankheitskarriere: Der Begriff der Patientenkarriere beschränkt sich nicht auf den Kranken in Institutionen des Gesundheitswesens. Er definiert vielmehr den vom Sozialstatus und der sozialen Lage abhängigen Prozess der Gefährdung der Existenz durch die Krankheit (Arbeitsplatzverlust, Behandlungskosten) und schließt dabei auch personale und soziale Ressourcen ein, die diesem Negativ-Prozess gegenüberstehen (Coping-Potential).

Opportunitätsstruktur: Die Gesamtheit der den Mitgliedern einer Gesellschaft zur Lebensgestaltung verfügbaren Chancen (Arbeits-, Bildungs-, Gütermarkt etc.). Unterschiedliche Chancen der Teilhabe an der O. spielen eine wichtige Rolle bei der Erklärung sozialer Ungleichheit von Morbidität und Mortalität.

Patientenkarriere: Die Patientenkarriere stellt einen stufenweisen Prozess dar, der anhand von drei Faktoren beschrieben werden kann. Jeder Kranke bringt bestimmte Qualifikationen (med. Befund, Alter, Geschlecht, Einstellungen, Verhalten) mit, denen im Rahmen der institutionellen Möglichkeiten des Gesundheitswesens mehr oder weniger adäquat begegnet werden kann (bestimmte Therapieformen stationär oder ambulant). Dabei durchläuft der Patient eine mehr oder weniger im Gesundheitswesen nacheinander vorgeschriebene Laufbahn, (Vorstellung beim Hausarzt – Überweisung zum Facharzt – Überweisung zum Spezialist).

Patientenrolle: „Die Krankenrolle wird zur Patientenrolle, wenn ein erkrankter Mensch mit den medizinischen Einrichtungen in Kontakt kommt, die sich mit seiner Krankheit auseinandersetzen und seiner Krankheit hierdurch gleichsam einen offiziellen Anstrich verleihen" (Hornung & Lächler, 1999, S. 44). Mit dem Eintritt in eine medizinische Einrichtung werden folglich die subjektiven Beschwerden im Sinne von Befunden objektiviert.

Reziprozität, soziale: Grundprinzip menschlicher Vergesellschaftung in Tauschbeziehungen, wodurch auf eine Nutzen stiftende Leistung, die für eine andere Person erbracht wird, von dieser mit einer gleichwertigen Gegenleistung geantwortet wird.

Risiko, relatives: Fachbegriff der Epidemiologie, der angibt, in welchem Umfang die Wahrscheinlichkeit eines Krankheitsereignisses bei Personen erhöht ist, die einem für diese Krankheit wichtigen Risikofaktor ausgesetzt (exponiert) sind, im Vergleich zu nicht exponierten Personen.

Rolle, soziale: Wie ‚Norm', ‚Sanktion' und ‚Status' zählt ‚R.' zu den Grundbegriffen der Soziologie. Mit R. wird ein Bündel normativer Erwartungen bezeichnet, die an den Inhaber einer bestimmten sozialen Position gerichtet werden. Die R.-Normen beinhalten Pflichten und Vorrechte, deren Gewährung an bestimmte Eigenschaften oder Fähigkeiten der Positionsinhaber gebunden sind (z. B. Berufsrolle, Elternrolle). R. bilden die ‚Gelenke', die jeweils die individuelle Person mit der Gesellschaft verbinden. Da jeder Mensch mehrere Rollen besitzt, treten oft R.-Konflikte auf.

Rückhalt, sozialer: Sozialer R. (syn. Soziale Unterstützung, engl. social support) bezeichnet eine allgemein als positiv oder belohnend erfahrene Qualität des sozialen Austauschs, die innerhalb von Gruppen mit einer gewissen Dichte und Stabilität wechselseitiger Beziehungen erfahren wird. Anhand des Modells des sozialen R. wurde nachgewiesen, dass R. als Protektivfaktor angesichts der Exposition gegenüber chronischen oder akuten psychosozialen Stressoren wirkt und damit das Erkrankungsrisiko senkt. Noch wichtiger als die instrumentellen und kognitiven Wirkungen sind die emotionalen Wirkungen von R.

Sekundärer Krankheitsgewinn: Darunter werden „positive" Nebenaspekte verstanden, die ein Kranker aus seiner Krankheit ziehen kann. Krankheit kann in sozialen Bezugssystemen dabei Machtverhältnisse regulieren und als Kampf-, Stabilitäts- oder Versorgungsfaktor eingesetzt werden.

Selbstwirksamkeit: In der Psychologie bezeichnet S. einen kausalattributiven Stil, der einer Person die Gewissheit gibt, aufgrund eigener Fähigkeit eine Handlung erfolgreich ausführen zu können. Vertrauen in die eigene Fähigkeit und positive Ergebniserwartung wirken sich protektiv auf die Gesundheit aus. S. bildet damit eine wichtige personale Ressource bei allen Arten von Problembewältigung.

Status, sozialer: Sozialer Status zählt zu den Grundbegriffen der Soziologie. Als sozialen S. bezeichnet man den Tatbestand, dass bestimmte Personengruppen Positionen in der Gesellschaft einnehmen, die mit ungleichen Verfügungschancen über knappe Güter und Belohnungen verbunden sind. Soziale S.-Lagen sind hierarchisch im Sinne von höher und tiefer bewerteten Positionen angeordnet. S. kann vererbt (zugeschriebener S.) oder nach Leistungsgesichtspunkten erworben werden. Zu den Merkmalen, die in modernen Gesellschaften den S. definieren, zählen v. a. Bildung, Beruf und Einkommen. Sind sie in einer Person konsistent (gut vergleichbar), so spricht man von S.-Kristallisation. S.-Inkonsistenz bezeichnet eine Diskrepanz zwischen S.-Merkmalen (z. B. hohe Bildung, niedriges Einkommen). S.-Symbole sind Kennzeichen der Zugehörigkeit zu einer Statusgruppe (meist im Sinne eines Nachweises der Exklusivität verwendet).

Verausgabungsneigung, übersteigerte: Ein biographisch erworbenes oder durch äußeren Druck verfestigtes Verhaltensmuster, das durch exzessives Leistungsstreben gekennzeichnet ist. Es definiert die intrinsische Komponente des Modells beruflicher Gratifikationskrisen.

Lösungen Multiple Choice Fragen

Kapitel 1
1. **c.** Kontrollüberzeugung
2. **d.** Modell des Risikoverhaltens
3. **b.** Modell beruflicher Gratifikationskrisen
4. **b.** zu den Komponenten von sozialem Rückhalt zählen ausschließlich instrumenteller und emotionaler Rückhalt
5. **b.** eine soziale Rollennorm

Kapitel 2
1. **e.** Intentionshypothese
2. **c.** Kohäsionserleben und Kreativität
3. **c.** Selbstwirksamkeit
4. **c.** Präparation
5. **b.** den sozialen Abstieg infolge von Krankheit oder Behinderung

Kapitel 3
1. **a.** nur 2, 3, 4 und 5 sind richtig
2. **a.** nur 1 und 3 sind richtig
3. **a.** alle sind richtig
4. **a.** nur 4 ist richtig
5. **e.** alle sind richtig
6. **c.** nur 1, 2 und 3 sind richtig

Kapitel 4
1. **c.** äußere Anforderungen
2. **a.** der individuellen Belastbarkeit
   d. den Belastungen
3. **a.** eine hohe Abhängigkeit von der Anerkennung anderer
   c. das Nichtwahrnehmen eigener Grenzen
4. **b.** eine hohe Einsatzbereitschaft
   c. eine lang andauernde Überforderungssituation
5. **a.** dass die gestellten Anforderungen zu bewältigen sind
   b. eine gute Teamatmosphäre

Kapitel 5
1. **a.** Beamte und Selbstständige
   b. Arbeitnehmer mit einem monatlichen Bruttoeinkommen über 3 600 Euro
2. **a.** zwischen Ledigen und Familien
   c. zwischen gesunden und kranken Versicherten
   d. zwischen einkommensstärkeren und -schwächeren Versicherten
3. **b.** sozialversicherungsrechtlich orientiertes Modell

Kapitel 6
1. **c.** nur 1 und 3 sind richtig
2. **a.** Stressbelastungen lassen sich physiologisch auf verschiedenen Ebenen wie dem kardiovaskulären, endokrinen, vegetativen und immunologischen System nachweisen.
3. **a.** Ob ein Reiz ein Stressor ist oder nicht, ist abhängig von der subjektiv-kognitiven Bewertung und Interpretation der Person-Umwelt-Konstellation und den der Person zur Verfügung stehenden Bewältigungsressourcen.
   b. In der Interpretation eines Reizes als Stressor sind kognitive Einschätzungsvorgänge bzgl. Bedrohung, Ressourcenlage und Beurteilung des Copingversuches bedeutsam.
4. **d.** Alle sind richtig
5. **c.** Der physiologische Effekt bei körperbetonten Techniken wie der progressiven Muskelrelaxation, dem autogenen Training und dem Biofeedback beruht auf einer vom Hypothalamus erzielten ergotropen Umschaltung (Aktivierung des Sympathikus).

Kapitel 7
1. **d.** Mit dem Modell der allostatischen Belastung wird versucht, die biologischen Kosten von Anpassungsleistungen des Körpers an Belastungen zu erfassen.
2. **a.** Die Hypothalamus-Hypophysen-Nebennierenrinden-Achse und das LC-NA/Sympathikus-System sind die primären endokrinen Systeme der allostatischen Regulation.
   c. Unter tertiären Folgen werden manifeste Erkrankungen verstanden.
   d. Allostatische Systeme können dauerhaft rauf- oder runterreguliert werden.
3. **b.** Cortisol gehört zur Klasse der Glukokortikoide.
   d. Neben der Rolle bei der Stressregulation spielt Cortisol eine wichtige Rolle bei der normalen physiologischen Regulation.

Kapitel 7 (Fortsetzung)

4   a. Neben CRH können auch Adrenalin und Noradrenalin sowie Vasopressin und Oxytocin ACTH Signale auslösen.
    b. Adrenalin und Noradrenalin sowie Vasopressin und Oxytocin können die ACTH auslösende Wirkung von CRH potenzieren.
    d. Primärer Auslöser der Cortisolsekretion ist ACTH.
5   b. Noradrenalin ist ein Neurotransmitter des sympathischen Nervensystems und ein Hormon des Nebennierenmarks.
    d. Adrenalin und Noradrenalin binden mit unterschiedlicher Affinität an alpha- und beta-adrenerge Rezeptoren.

Kapitel 8
1   c. Genetische Faktoren in Interaktion mit individuellen Lebenserfahrungen beeinflussen, ob ein Individuum in Zeiten von chronischem Stress körperliche und/ oder psychische Beschwerden erlebt.
2   c. Bei einigen Individuen ist chronischer Stress mit einer Hyperaktivität, bei anderen Personen mit einer Hypoaktivität der HHNA assoziiert.
3   b. Das metabolische Syndrom ist gekennzeichnet durch Insulinresistenz, viszerale Adipositas, Bluthochdruck und Hyperlipidämie.
4   b. Bezüglich der Symptomatik und potenziell zugrunde liegender biologischer Parameter müssen bei der Depression verschiedene Subtypen unterschieden werden.
5   b. Bisherige Studien zeigten, dass eine Veränderung der HHNA-Aktivität in der Auslösung der Erschöpfungssymptomatik wohl eher eine untergeordnete Rolle spielt.

Kapitel 9
1.   a. Anstieg des von-Willebrand-Faktors
     c. Anstieg freier Fettsäuren
2.   a. niedriger sozialer Support
     c. Ärgerbereitschaft
3   e. Verminderter Gerinnungsfaktor VII

Kapitel 10
1   e. prospektive epidemiologische Studie
2   b. Kontrollspielraum der Tätigkeit
3   c. Norm sozialer Reziprozität
4   d. Krebskrankheiten
5   c. Maßnahme der strukturellen primären Prävention

Kapitel 11
1   b. alle vier sind richtig
2   d. 4 ist richtig
3   c. 1, 2 und 4 sind richtig
4   a. nur 1 ist richtig

Kapitel 12
1   d. Botenstoffe spielen in der Schmerzverarbeitung keine Rolle, da es sich um elektrische Signale handelt, die durch die Nozizeptoren fortgeleitet werden.
2   a. Schmerzhafte Reize können über A-beta-Fasern vermittelt und wahrgenommen werden.
3   e. Im Gehirn unterscheidet man ein mediales von einem lateralen Schmerzsystem.
4   b. kann zu einer verstärkten Schmerzwahrnehmung führen.
5   c. Bei chronischen Schmerzen ist die Aktivierung der körpereigenen Schmerzhemmung ein Wirkmechanismus nichtmedikamentöser Therapieverfahren (z. B. von Ablenkungsstrategien).

Kapitel 13
1   1**d**, 2**b**, 3**a**, 4**c**
2   1**a**, 2**b**, 3**d**, 4**c**
3   c. Faktor 10
4   d. gilt nur für Schmerztoleranz und Schmerzverhalten

Kapitel 14
1   d. autoritärer Erziehungsstil
2   d. zeitkontingent
3   b. Katastrophisieren
4   d. paranoide Tendenzen
5   b. assoziatives Lernen

Kapitel 15
1.   a. Die erfolgreiche Ablenkung durch die Arbeit stellt eine negative Verstärkung des suppressiven Verhaltens dar.
2.   b. Ein Screening psychosozialer Risikofaktoren sollte möglichst frühzeitig in der primärärztlichen.
3.   d. Der operante Mechanismus der negativen Verstärkung.
4.   a. Unphysiologische Körperhaltungen im Sinne einseitiger Belastungshaltungen führen zu einseitigen Druckbelastungen der Bandscheiben und in der Folge zu einer verringerten Elastizität und zunehmenden Degeneration der Bandscheiben.
5.   c. Der operante Mechanismus der positiven Verstärkung.

Kapitel 16
1   nein
2   nein
3   ja
4   nein
5   nein
6   ja

Kapitel 17

1. d. wiederholt hochauflösende bildgebende Verfahren (z. B. MRT) einzusetzen
2. b. Der Patient erhält ab seiner Aufnahme Schmerzmittel nicht in festgelegten Abständen, sondern nur bei Äußerung von Schmerzen.
3. d. selbst einen aktiven Beitrag zur Kontrolle des Schmerzes leisten zu können (Selbstwirksamkeitsüberzeugung)
4. b. operante Konditionierung
5. a. Belohnung von nicht schmerzbezogenem Verhalten

Kapitel 18

1. a. weil sich der Schmerz dadurch verstärken kann
   b. weil sich in der Entspannung die betroffenen Blutgefäße weiter stellen
2. a. Biofeedback dient ausschließlich der Diagnostik
   d. Biofeedback kann nur bei myofasziellen (muskulär bedingten) Rückenschmerzen eingesetzt werden.
3. keine Aussage ist richtig
4. a. Nichtspezifische Rückenschmerzen gehen immer mit einem fehlenden lokalen pathologischen Befund einher.
   b. Bei nichtspezifischen Rückenschmerzen wird immer eine Angstexposition im Sinne einer Konfronation mit der angstbesetzten körperlichen Belastung durchgeführt.
   c. Nichtspezifische Rückenschmerzen sind meistens psychisch verursacht.

Register

A

A-beta-Faser 188
Absichtsbildung 160
Absichtslosigkeit 160
Abwärtsmobilität, soziale 37
ACTH = adrenocorticotropes Hormon 109, 115 f
Adaptationssyndrom, allgemeines 94, 116
A-delta-Faser 168 f, 173, 188
Adhäsionsmolekül 133, 139 f
Adipositas, viszerale 118 f
Adrenalin 105, 107 f
Affekt 170
Affektivität, negative 134
Afferenz
– nozizeptive 188
– somatosensorische 169
Aktionspotenzial 168 f
Aktivität
– elektrodermale (EDA) 228
– körperliche 223, 227, 230
– – Vermeiden 206 f
– soziale 206 f
Akupunktur 172
Akutphasereaktion 133
Alarmreaktion 105 f
Alkoholkonsum 8
Allodynie 170
Allostatic Load 107, 111, 114
Alter, Gesundheitsversorgung 80 ff, 84
Alzheimer-Demenz 142
Amputation 195
Anerkennung 12 f, 147 f, 249
Anerkennungskultur, innerbetriebliche 153
Anforderungs-Kontroll-Modell 15 ff, 28 f, 249
Angehörige 57 f
Angina pectoris 131 f
Angst 114
– antizipatorische 191
– bewegungsbezogene 229 f
– Informationsdefizit 55
– vor Schmerz 199, 226, 237
Angstbewältigungsstrategie 239

Ängstlichkeit 107
Angststörung 135
Anomie, soziale 25
Anpassungsreaktion 107
Antidepressiva 172
Antikörpertiter, erhöhter 133
Antithrombin III 130
Appetit 118
Arbeit 70 f
Arbeitsaufgabe 15
Arbeitsbedingung, gesundheitsförderliche 71 f
Arbeitsklima 67
Arbeitslosigkeit 23, 238
Arbeitsorganisation 67 f, 71
Arbeitsplatz, fehlertoleranz 71
Arbeitsplatzbelastung 20, 208, 236
Arbeitsplatzgestaltung 157 f
Arbeitsstress 95, 135, 141 f
Arbeitsumfang 67 f, 71
Arbeitsunfähigkeit 237
Arbeitsvertrag 15
Arbeitszeitgestaltung 158
Ärger 134 f
Armut 20
Arteriosklerose 131 ff
Arzneimittelausgaben 77
Arzneimittelversorgung 86
Arzt 54
– Handeln, therapeutisches 47
– Interaktionskompetenz 52
Ärztegläubigkeit, hypochondrische 59
Arzt-Patient-Beziehung 52, 59
– Dimension 53
– Informationsebene 53
– Interaktionsanteil, unbewusster 54
Arzt-Patient-Kontakt 80
Arzt-Patient-Konsultation 51
Arztrolle 52
Atemnot 131
Atemtechnik 100
Atemwegserkrankung 114
Aufmerksamkeit, fokussierte 114
Ausbildung 20, 84 f

– Differenz, geschlechterspezifische 21 f
Ausdauertraining 239, 244
Autogenes Training 100, 227, 244
– – Schmerzhemmung 172
Autoimmunerkrankung 109, 114
Autonomie, berufliche 15, 20
Autonomie-Bedürfnis 147
Avoidance-Endurance-Modell 207

B

Balance, psychosoziale 147, 152
Balint-Gruppe 56
Bandscheibenbelastungsdruck 203
Bandscheibenvorfall 204 f, 207, 235 f
BDNF (brain-derived neurotrophic factor) 120
Beanspruchung, psychische 65 ff, 72
– – folgen 68 f
Beck-Depressionsinventar 204
Bedeutsamkeitsgefühl 30
Bedrohung 113
Bedürfnis 12, 147
Bedürfniserfüllung 13, 16, 147
Beeinträchtigung 202, 217 f
– kognitive 120 f
– schmerzbedingte 213 f, 220
Beeinträchtigungserleben 229
Behandlungskonzept, biopsychosoziales 224
Behandlungsprogramm, strukturiertes 86
Behinderung 202, 236
Belastung 65 ff, 98
– allostatische 107
– Erholungsphase 155
– Intervention 69 ff
Belastungsangina 132
Belastungs-Beanspruchungs-Modell 65 f
Belohnung 148
Belohnungsanreiz, nichtmonetärer 153
Beratung, arbeitsbezogene 69
Beruf, Gratifikationskrise 15, 149 ff
Berufsausbildung 22
Berufsrolle 15
Berufsstatus 20
Berufstätigkeit 12
Bevölkerungsentwicklung 80
Bewältigung
– evaluationsorientierte 157
– repräsentationsorientierte 157
– situationsorientierte 157
– Unterstützung, soziale 27
Bewältigungskompetenz 32, 156 ff
Bewältigungsmodell 28 ff
Bewältigungsstrategie 225, 230, 245
– Erfassung 99
– palliative 215

– Schmerzchronifizierung 206
– verhaltensbasierte 217
Bewegung, kontrollierte 237
Bewegungstherapie 239
Beziehung
– hilfreiche 161
– soziale 26
Beziehungsaspekt, negativer 142
Beziehungskonflikt, interpersoneller 152
Bildung 20
Biofeedback 100, 227 f, 240
– Migräne 244
Blutdruck 107
Blutdruckabfall 131
Blutdruckanstieg 113, 152
Blutfette 132 f
Blutgerinnung 127 ff, 137
– Aktivierung 136
– Hemmung 129 f
– Pfad
– – extrinsischer 128
– – intrinsischer 128 f
Bluthochdruck 107, 118, 132
Blutstillung 127 ff
Bore-out-Syndrom 66
Botenstoff 168
Bradykinin 168
Brustkrebs 30
Bruttosozialprodukt 24
Bruxismus 242
Burnout 68 f, 72, 114
– Ablauf 156
– Prävention 157
– Ursache 156

C

Capsaicin 168
Caregiving 142
C-Faser 168 f, 188
Chemokine 133
Cholesterin 132 f, 137, 141 f
Chronifizierungsmodell, kognitiv-behaviorales 236
Co-Abhängige 57
Coaching 69
Comfortfood 119
Compliance 58, 63
Compliance-Faktor 58 f
Coping s. Bewältigungsstrategie
Corticotropin-Releasing-Hormon (CRH) 105, 108 f, 115 f
Cortisol 99, 105, 107, 111
– Ausscheidung 152
– Rhythmus, zirkadianer 109
– Verfügbarkeit, reduzierte 116

- Wirkung 109, 118 ff
Cortisolresistenz 116
Cortisolspiegel
- erhöhter 115 f, 118, 120 f
- erniedrigter 121
C-reaktives Protein 133, 140
Crescendo-Angina 132

D

Daily Hassles 93, 97
Dauerstress, sozioemotionaler 149
D-Dimer 129 f, 137 f
Depersonalisierungsprozess 50
Depression 28 f, 123, 135
- atypische 120
- Einschätzung 217
- Gratifikationskrise 151
- melancholische 119 f
- Schmerzchronifizierung 204 f
- Stress, chronischer 114, 119 f
Depressionsfragebogen 217
Deprivation, soziale 13
Diabetes mellitus 107, 118
Diagnose 47
Diathese-Stress-Modell 195 f, 198
Disease-Management-Programm 86
Dissonanzreduktion, kognitive 9
Disstress 93
Distanzierung 155
Distanzierungstechnik 52
Drifthypothese 37, 41
Druck, intradiskaler 203
DSM = Diagnostic and Statistical Manual of Mental Disorders 4
Dualismus, cartesianischer 176
Durchhaltestrategie 206 f, 240

E

Edukation 226 f, 238, 243
Effort-Reward Imbalance 29, 141
Einkommen 20
Einkommensdisparität 13, 24, 249
Einstellung 7
Elektromyographie 228
Emotion, stressbezogene 98
Endorphin 205
Endothel, Dysfunktion 131, 133
Entpersönlichung 50
Entscheidungsfindung 35 f
Entspannung 159
Entspannungskompetenz 157
Entspannungstraining 69, 100, 227 f
- Kopfschmerz 244

- Rückenschmerz 240
- Schmerzhemmung 172
Entwurzelung, psychosoziale 50
Entzündungsaktivität 133, 137
Entzündungsparameter 139 f
Entzündungszellen 131
Ereignisverarbeitung 99
Erfolgserlebnis 10
Erfolgserwartung 31
Ergebniserwartung 10, 33
Erholung 155 ff
- gestörte 158, 162
- passive 159
Erholungs-Beanspruchungs-Bilanz 159
Erholungsintention, mangelnde 158
Erholungskompetenz 157
Erholungsmaßnahme 159
Erholungsmodell nach Allmer 162
Erholungsoptimierung 159
Erkrankungshäufigkeit 6
Erkrankungsrisiko 150 f
Erleben 28, 160
Ermüdung 68
Erregung 107
Erschöpfung 94, 105, 114
- HHNA-Hypoaktivität 121 f
- körperliche 117
- psychische 117
- Risikofaktor, kardialer 135
- vitale 135, 141
Erschöpfungssyndrom, chronisches 109, 117, 121
Erwachsenensterblichkeit 23
Erwartung 53
Erwerbsleben
- Ausstieg 38
- fortsetzung 38
Eustress 93

F

Failed back syndrome 207 f
Familiengespräch 57
Fear-Avoidance-Beliefs 205 f, 237
Fear-Avoidance-Beliefs-Fragebogen 217
Fear-avoidance-Verhalten 237
Feindseligkeit 134
FESV = fragebogen zur Erfassung des Schmerzverhaltens 217 f
Fettstoffwechsel 132
Fettverteilung 107
Fibrinogen 129, 137 f
Fibrinogenspiegel, erhöhter 140 f
Fibrinolyse 129 f, 136 ff
Fibromyalgie 117
- Schmerzbewertung 189

Folsäure 134
Formatio reticularis 171
Freizeitverhalten 37
Functional-Restoration-Programm 229 f
Funktionsfragebogen Hannover (FFbH-R) 217 f, 221

G

GAS = Generelles Adaptationssyndrom 105
Gate-Control-Theorie 188
Gedächtnis 121, 194
Gedanken, maladaptive 239 f
Gefäßschädigung 128, 131, 134
Gegenkonditionierung 161
Gegenübertragung 54, 56
Genesung 48
Geriatrische fachabteilung 83
Gerinnungsfaktor 128 ff, 136
Gerinnungsneigung, erhöhte 140
Gesellschaft
– Opportunitätsstruktur 12
– Strukturmerkmal 13
Gesprächsverhalten, asymmetrisches 64
Gesundheit 4
– Differenzierung, soziale 22 f, 37
– Einfluss
– – gesellschaftlicher 11 ff
– – psychosozialer 19 ff
– Entwicklungsdimension 37
– Gradient, sozialer 23
– Mehrebenenmodell 38 f
– Wohlstand, materieller 24
Gesundheit-Gesellschaft-Wechselwirkung 37 f
Gesundheitsausgabe 76
Gesundheitsberuf 85
Gesundheitsfonds 86 f
Gesundheitsförderung, betriebliche 153
Gesundheitsforschung 6
Gesundheitsinformation 25
Gesundheitssystem 38, 73 f, 88
– Geriatrisierung 80 ff
– marktwirtschaftlich orientiertes 73
– Sozialversicherungsmodell 74
– staatliches 73
Gesundheitsverhalten 31 ff, 249
– Ergebniserwartung 32
– Lebenslaufperspektive 37
– Modell, sozialpsychologisches 7 ff
– schichtspezifisches 34 f
– Status, sozioökonomischer 140
Gesundheitsversorgung 6, 73 f, 80 ff
– alter Menschen 82
– ambulante 81, 83
Gesundheitswesen, deutsches 73 ff
– – Beschäftigte 75 f

– – Entwicklung 85 ff
– – finanzierung 74
– – Kostendämpfung 85 f
Gewebeschädigung 168
Gewebsplasminogenaktivator 129 f, 137
Gewichtsabnahme 8
Glucocorticoide, Wirkung 113, 118
Glucocorticoidrezeptor 120
Glukoneogenese 109
Glykogenolyse 109
Gratifikation 148
Gratifikationskrise 15, 29, 141
– außerberufliche 153
– berufliche
– – Erkrankungsrisiko 150 f
– – Prävention 152 f
– – Studie, epidemiologische 149 ff
– Messinstrument 149
– soziale 147 ff

H

Hämatokrit 134
Hämoglobin 134
Hämokonzentration 134
Hämostase 127 ff, 140 ff
Handeln 10
– Prozessmodell, sozialkognitives 33 f
– therapeutisches 47
Handerwärmungstraining 228, 244
Handlung
– Erwartungs-x-Wert-Theorie 31
– Prozessmodell, sozialkogntives 33 f
Handlungsabsicht 9, 32
Handlungsbedürftigkeit 49
Handlungskontrolle 31
Handlungsplanung 33, 217
Handlungsursache 10
Handlungswahrscheinlichkeit 31
Handlungszyklus 33
Hausbesuch 81
HDL 132 f, 137, 139
Health Action Process Approach (HAPA) 33
Health-Belief-Modell 58 f
Helfersyndrom 66, 72
Heparin 130
Herausforderung 93
Herzfrequenz 108, 131
Herzfrequenzvariabilität 95, 99, 152
Herzinfarkt 28 f, 130, 132
Herzinfarktrisiko 136
Herz-Kreislauf-Erkrankung 114
Herzrhythmusstörung 132
Herztod, plötzlicher 130
Herzzeitvolumen 108

HHNA s. Hypothalamus-Hypophysen-Nebennierenrinden-Achse
Hilflosigkeit 205 f, 217
Hilfsbedürftigkeit 51
Hinterhorn 188
Hinterwurzelganglion 168 f
Hippokampus, Volumenreduktion 121
Hirnareal, schmerzprozessierendes 170
HIV-Infektion 30
Hoffnungslosigkeit 135
Homocystein 141
Homocysteinämie 134
Hormonachse
– Interaktion 118
– stressreaktive 109 f, 114
Hyperalgesie 198, 204
Hypercholesterinämie 132
Hyperglykämie 118
Hyperinsulinämie 118
Hyperkoagulabilität 130, 138
Hyperkoagulabilitätsmarker 129
Hyperlipidämie 118
Hyperreaktivität, kardiovaskuläre 136
Hypophyse 108 f
Hypothalamus-Hypophysen-Nebennierenrinden-Achse (HHNA) 105, 108 ff, 114
– Aktivierung 28, 113
– Einflussfaktor 115
– feedbacksensitivität
– – erhöhte 121
– – reduzierte 115 1, 120
– Hyperaktivität 109, 115 f
– Hypoaktivität 109, 116 ff, 121 f

I

ICD = International Classification of Diseases 4
Immunsystem, Schwächung 28, 109
Impairment 236
Inaktivität 205, 237
Inanspruchnahme 35, 49 f, 215
Infantilisierung 50 f
Infektion 121, 133 f
Information 53
Informationsaspekt 55
Informationsaustausch 67
Informationsbedarf 50
Informationsbedürfnis 54 f
Informationsbewertung, selektive 9
Informationsdefizit 55
Inhibition, soziale 134
Innenraumexposition 36
Insulinresistenz 114, 118
Interaktion 25, 53 ff
– negative 135

Interaktionskompetenz 52
Interaktionsstörung 56, 59
Interleukin-1beta 139
Interleukin-6 133, 139
Internalisierung 11
Interventionsstrategie, vilitionale 61
Interview, problemanalytisches 218 ff
Invalidität 191
Isolation, soziale 135, 140 f

K

Kallikrein 129 f
Kampf-Flucht-Reaktion 113
Kapital, soziales 24 f
Katastrophisieren 193, 205, 217, 237
Katecholamine 105, 107 f, 138 f
Kaudasyndrom 236
Kausalattribution 10, 237
Kieler Schmerzverarbeitungsinventar 215, 218
Kindersterblichkeit 23
Kinesiophobie 191
Kognition 100, 170
– attentionale 206
– attributionale 205 f
– schmerzbezogene 205 f, 237
– Umstrukturierung 227
Kohärenzsinn 30, 40
Kohäsion, soziale 14, 25, 249
Kollusion 54
Kommunikation 53 f, 57 f
– über Schmerz 177 f, 227
Kommunikationsfehler 55
Kompetenzerleben 217
Kompetenzverhalten 225
Konditionierung, klassische 192, 198, 237
Konformität, soziale 7
Konformitätsdruck 7
Konfrontation 239
Konkordanztherapie 229
Konsultation im Laiensystem 50
Konsultationsstil 35
Kontrolle, soziale 11
Kontrollfähigkeit 225
Kontrollüberzeugung 8, 31
– externale 31, 237
– internale 10, 31
Kooperation, interdisziplinäre 67
Kopfschmerz 141
– Auslöser 243
– Epidemiologie 241
– Klassifikation 241
– Pathophysiologie 242 f
– schmerzmittelinduzierter 242 f
– Symptomatologie 241 f

– Therapie 228 f, 243 ff
– Verhaltensanalyse 245
Koronare Herzkrankung 95, 130 ff
– – fibrinolyseaktivierung 138
– – Gratifikationskrise 151
– – Hämostase 136 ff
– – Risikofaktor 132 ff
– – Stress, akuter 136 ff
Koronares Syndrom, akutes 130, 135
Koronarinsuffizienz 131
Koronarstenose 131
Körperempfindung, Interpretation 197 f
Körperhaltung, unphysiologische 202 ff, 210
Körperwahrnehmung 229
Kortex
– cingulärer 170
– präfrontaler 170
– Reorganisationsprozess 195
– somatosensorischer 194 f
Krankenhausbehandlung 76, 81 f
Krankenhauseinweisung 81
– Ursache 84
Krankenhausfinanzierung 82
Krankenkassenbeitrag 77 f, 80, 87
Krankenrolle 47 f, 249
– Privileg 48
– Verpflichtung 48
Krankenversicherung 74
– gesetzliche 74 f, 77 ff
– – Risikostrukturausgleich 78
– – Sachleistungsprinzip 79
– – Subsidiarität 78
– private 75, 79
Krankenversicherungspflicht 79 f, 88
Krankheit 4, 38
– chronische 3, 81, 147 ff
– chronisch-entzündliche 131
– Einfluss
– – gesellschaftlicher 11 ff
– – psychosozialer 19 ff
– Gradient, sozialer 23
– Klassifikationssystem 4
– psychosomatische 57
– Risikofaktor 5
– Schutzfaktor 5
– stressassoziierte 15 f, 149
Krankheitsanalyse 6
Krankheitsbewältigung s. Bewältigung
Krankheitsentstehung 48 ff
– Kausalpfad 19
– Modell
– – makrosoziologisches 13 f
– – mikrosoziologisches 15 f
Krankheitsgewinn, sekundärer 48, 250
Krankheitskarriere 47, 249

Krankheitsmodell
– biopsychosoziales von Engel 182
– somatisches 237
Krankheitsrisiko 22 f
Krankheitsspektrum 6
Krankheitstheorie, subjektive 226, 230, 236
Krankheitsursache, psychische 51 f
Krankheitsverhalten 35 f, 196
Krankheitsverlauf 30
Krankschreibung 5
Krebserkrankung 30
Kuration 6

L

Lage, soziale 21 f
Laienüberweisungssystem 50
Längsschnittstudie, prospektive 201
LC s. Locus Coeruleus
LDL 132 f, 137, 139
Lebensereignis 29 f, 94, 97
Lebenserwartung 6, 23 f
Lebensführung 22
Lebensstil 14, 22, 35
Leistung-Belohnung-Balance 147
Leistungsfähigkeit 4 f, 68
Lemniscus medialis 170
Lernen
– instrumentelles 190 f, 198
– operantes 190 f, 198
– respondentes 191 ff, 198
– soziales 196
Lipide 137
Lipidmetabolismus 118
Lipidveränderung, stressinduzierte 139
Lipolyse 139
Lipopolysaccharid 139
Locus coeruleus 107, 171
Locus-Coeruleus-Noradrenalin/Sympathikus-System 107, 110 f, 113
Lokalanästhetika 168
Luftschadstoffkonzentration 36
Lymphgewebe, Atrophie 105

M

Machtasymmetrie 54
Magen-Darm-Geschwür 105
Mainzer Stadiensystem der Schmerzchronifizierung (MPSS) 217, 221
Makrosoziologie 3
Marburger Schmerzbewältigungsprogramm 229
Medikalisierung 5
Meditation 181
Mehrebenenmodell 38 f

Metabolisches Syndrom 118 f, 123
Migräne 241 f
– Therapie 228 f, 244 f
Mikrosoziologie 3
Missbrauch, sexueller 117
Modell
– der beruflichen Gratifikationskrisen 149 ff, 154
– des geplanten Verhaltens 8, 32 f
– gesundheitlicher Überzeugungen 32
– der Gratifikationskrisen 15 ff, 29, 141
– – Reziprozitätsnorm 148
– operantes von fordyce 190
– der Ressourcenerhaltung 156
– des Risikoverhaltens 9 f
– des sozialen
– – Rückhalts 15 f
– – Vergleichsprozesses 9
– transtheoretisches 34, 61, 64
– – Strategie 160 f
– – Stufenmodell 159 f
– – Verhaltensänderung 159
– verhaltensmedizinisches 195 ff
Monitoringstudie, ambulante 150
Monoamin-Oxidase (MAO) 108
Morbidität 14, 23
Mortalität 14, 24
Mortalitätsrate 23, 25
Motiv 60
Motivation 33, 58 ff
Motivationstheorie, klassische 60 f
Müdigkeit 141
Multimorbidität 81
Muskelanspannung 156, 237, 240
– Entstehungsmechanismus 242
Muskelatrophie 204 f, 207
Muskeldurchblutung 113
Muskelrelaxation, progressive 100, 227, 244
Muskelspannung 228
Muskelspannungserhöhung 192, 197 f
Muskelspannungsreaktion, konditionierte 191
Muskelverspannung, reflektorische 202
Muskulatur, Detonisierung 244
Myogelose 228
Myokardischämie 131

N

Nebennierenmark 107 f
Nebennierenrinde 108 f
Nebennierenvergrößerung 94
Nervensystem, sympathisches 105, 136
Netzwerk, soziales 14, 26 f
Neuron 168 f
Noncomplianceverhalten 63
Noradrenalin 105, 107 f, 172

Norm, soziale 7, 11 f
Nozizeption 167, 187
Nozizeptives System, peripheres 168 f
Nozizeptor 168 f, 173, 197
Nutzen, gesellschaftlicher 12

O

Opioidrezeptor 171
Opportunitätsstruktur, gesellschaftliche 12 f, 250
Optimismus, dispositionaler 10
Orientierung 155
OTIUM-Check 61
Overcommitment 141, 149

P

Pain Disability Index 217 f
Parasympathikus 100
Paraventrikulärer Kern (PVN) 109
Partnerschaftskonflikt 142
Pathogenese 5
Patient 50
– Erwartung 53
– psychosomatischer 56
– schwieriger 55 ff, 63
– Überforderung 59
Patientenedukation 226, 238 f
Patientenkarriere 48, 51 f, 250
Patientenrolle 47, 50, 250
Pawlow'sche Konditionierung 191
Peergroup 7
Periaquäduktales Grau (PAG) 170 f
Persönlichkeit, Typ-D-Persönlichkeit 134
Pflege 142
Pflegende, Belastung 155 f
Pflegeversicherung 74 f, 79
Phantomschmerz 195
Physiotherapie 171, 224 2
Plaques, arteriosklerotische 130
Plasmin 129
Plasmininhibitor 130
Plasminogenaktivator tissue-type 129
Plasminogenaktivator-Inhibitor 129, 137
Plastizität, neuronale 171, 173, 196, 204
Posttraumatische Belastungsstörung 117
Präsentismus 5
Prävention 6, 16 f
Problemanalyse, funktionale 226
Problembewusstsein 160
Problemverhalten 161
Prostaglandine 168
Prostazyklin 128
Proteolyse 118
Prothrombin 129

Prothrombinaktivator 128 f
Prozessmodell, sozialkognitives 33 f
Psychische Störung 29, 224
Psychosomatische Störung 68 f
Psychotherapie 69 f, 224 f
Pubertät 37

Q

Qualitätszirkel 70

R

Ratingskala, nummerische 214
Reagibilität, psychophysiologische 195
Reaktion, motorische 170
Regeneration 155
Regression 50 f
Regulation, allostatische 107
Rehabilitation 6, 16 f
– Rolle, soziale 47 ff
Rehabilitationsergebnis 38
Rehabilitationsleistung 77
Reizdarm 117
Ressourcen 162
Ressourcenerhaltungsmodell 156 f
Ressourcenoptimierung 227
Rexed Laminae 169
Reziprozität, soziale 148 f, 250
Risikofaktor 5
– biologischer, intermediärer 132 ff, 139 ff
– hämostatischer 130, 132
– Koronare Herzerkrankung 132 ff
– psychologischer 134 ff
– psychosozialer 16
Risikoverhalten 9 f
Risikowahrnehmung 33
Rolle, soziale 12, 250
– – in der Rehabilitation 47 ff
– – zentrale 12, 15
Rollenkonflikt 93
Rollennorm 12
– ärztliche 52
Rubikonmodell 60 f
Rückenschmerz 182, 201
– Alltagsbelastung 207 f
– Arbeitsplatzmerkmal 236
– Beeinträchtigung, verhaltensbezogene 217
– Chronifizierung 202 ff, 208
– Chronifizierungsfaktor 204, 236 ff
– Epidemiologie 235
– nichtspezifischer 235, 246 f, 253
– Patientenedukation 238
– Red flags 236
– Schmerzintensität 235

– Symptomatik 235 f
– Therapie 228 ff, 238 ff
– Vermeidungsverhalten 239
– Yellow flags 209, 236
Rückhalt, sozialer 15 f, 250

S

Salutogenese 5, 30 f
Schadstoffexposition 36 f
Schicht, soziale 20 f
Schichtgradient 23
Schichtindikator 20 f
Schichtzugehörigkeit 14, 34
Schlafstörung 121, 141
Schmerz 167 ff, 226
– Aktivität, körperliche 191, 194
– akuter 188
– Bedingungsanalyse 226
– Bedeutungsaspekt 178 f
– Beeinträchtigung 217 f, 220
– Bewusstseinsmanifestation 175 f, 178, 181
– brennender 170
– chronischer 117, 167, 195 ff
– – Definition 188
– – Klinik 189
– – lernpsychologische Mechanismen 189 ff
– – Prädisposition 196 f
– – Prävention 208 f
– Determinanten 181
– – kulturelle 183
– Diathese-Stress-Modell 195 ff
– dumpfer 168
– Ebene
– – der existenziellen Erfahrung 175
– – motorisch-verhaltensbezogene 188
– – organisch-physiologische 188
– – sensorisch-physiologische 175
– – verbal-subjektive 188
– evozierter 170
-faktor, kognitiver 193 f
-fortleitung 169
– Habituation 189
– Konditionierung 190 f, 198
– kulturhistorische Grundlagen 175 f
– Lebensqualität 220
– Modell 187 ff
– – biopsychosoziales 175, 182, 195 ff
– – kognitiv-verhaltenstherapeutisches 193 f
– – psychobiologisches 167, 197
– – verhaltensmedizinisches 195 ff, 224 f
– muskulär bedingter 202 f
– nichtradikulärer 236
– Physiotherapie 171
– radikulärer 235

– Reaktion, kortikale 195
– retrosternaler 131
– Selbstwirksamkeitserwartung 194
– Sensitivierung 168, 171, 189
– Sinndeutung 176 f
– als Somatisierungssymptom 224
– und Sprache 177
– Stadienmodell von Gerbershagen 188
– Störungsmodell 224 f
– Stressquelle 197
– Testdiagnostik 218
– Überzeugung, subjektive 197 f, 205 f
– Umgang 180
– Unterschätzen 206
– Unterscheidung 187
– Vermeidungsverhalten 206 f
– Wahrnehmungsebene 175
Schmerzakzeptanz 217, 240
Schmerzaufrechterhaltung 195 ff, 226
Schmerzausdruck
– funktion 225
– nonverbaler 197, 215
– verbaler 177 f, 215
Schmerzäußerung 179
Schmerzbewältigung 206 f, 219
– Erfassung 215, 217, 219 f
– kognitive 217
Schmerzbewältigungsstrategie 230, 245
Schmerzbewertung 189
Schmerzchronifizierung 171, 191, 194, 199 f
– Angst 226
– Definition 201
– Erfassung 217 f
– faktor, peripherphysiologischer 202 ff
– iatrogene 237
– Mechanismus, psychobiologischer 201 ff
– Risikofaktor 207 ff
– Screeninginstrument 208 f
– Stimmungslage 204 f
– Stress 207 f
Schmerzdauer 214
Schmerzdiagnostik, psychologische 213 ff
Schmerzempfindlichkeit 117, 196, 198
Schmerzempfindung 187, 190
Schmerzempfindungsskala 214, 218
Schmerzepidemie 182 f
Schmerzepisode 214
Schmerzerfahrung 177, 187, 193
– frühe 196
Schmerzerleben 167, 183
– Erfassung 213 f
– Reduktion 230
– wiederholtes 197
Schmerzforschung 201
Schmerzgedächtnis 171, 194 f

Schmerzgestik 179 f
Schmerzhemmung 170 ff, 192
Schmerzintensität 197, 214
Schmerzinterview 219 f
Schmerzklassifikationssystem, multiaxionales (MASK-P) 220
Schmerzkommunikation 177 f, 180, 219 f, 227
Schmerzkomponente
– affektive 167, 170, 192
– kognitive 167
– motorische 167
– sensorische 167
– vegetative 167
Schmerzmitteleinnahme 182, 190, 199
– Kopfschmerzinduktion 242
– zeitkontingente 191
Schmerzmodulation 171 ff
Schmerzperzeption 169 f
Schmerzqualitätserfassung 214
Schmerzreaktion
– konditionierte 191
– Wechselwirkung 229
Schmerzreiz
– repetitiver 202
– Übertragung 168, 171
Schmerzschwelle 197
Schmerzsystem
– laterales (sensorisches) 170
– mediales (emotionales) 170
Schmerztagebuch 214, 216, 226
Schmerztheorie 176
Schmerztherapie
– kognitiv-behaviorale 225, 230
– multimodale 228 ff, 238
– psychologische 217, 223 ff, 239 f
– – Wirksamkeit 230 f
– Ziel 223 ff
Schmerztoleranz 49, 181, 193 f, 197
Schmerzursache 228
Schmerzverarbeitung 169, 194
– Erfassung 215
– kognitiv-affektive 206
– kortikale 169 f
– kultureller Unterschied 181 f
– periphere 168
– Plastizität 171
– zentrale 169 f, 173
Schmerzverhalten 175, 179 f
– Erfassung 213, 215
– funktion 225
– Inanspruchnahmeverhalten 215
– Konditionierung 229
– nichtverbales 207
– passives 226
– Reduktion 230

– suppressives 207, 210
– Verstärkung 190, 220, 229
– – negative 190 f, 207
Schmerzverständnis, mechanistisches 187
Schmerzwahrnehmung 169 f
Schonverhalten 191, 220
– dysfunktionales 237
Schreien 179 f
Schulausbildung 21
Schutzfaktor 5, 14 ff
Schutzmotivation 32
Schweißausbruch 132
Selbstaufmerksamkeit 237
Selbstbelohnung 157
Selbstbeobachtung 226 f, 245
Selbstbestimmung 47
Selbstbildnis 9
Selbsthilfe 27, 35
Selbstmordrate 25
Selbstneubewertung 161
Selbstregulation 229
Selbstverwirklichung 12 f
Selbstwahrnehmung 10
Selbstwerterleben 16
Selbstwirksamkeit 10, 33 f
Selbstwirksamkeitserleben 32, 61
– Verbessern 223, 228
Sensitivierung 189 f
– periphere 168
– zentrale 171
Serotonin 168, 172
Solidaritätsprinzip 88
Somatisierungssymptom 224
Sozialisation 11, 181
Sozialisationsinstanz 22
Sozialkapital 24 f
Sozialpsychologie 3 f
Sozialversicherung 74, 77 f
Spannungskopfschmerz 197, 241 f
– Biofeedback 244
Spannungsmanagement 30
Spondylolisthese 236
Sport 32
– Ergebniserwartung 33
– Erholungswert 158
Sprache 55, 177
Status
– sozialer 12, 14, 20, 250
– – Intergenerationenmobilität 21
– – Intragenerationenmobilität 21
– sozioökonomischer 35, 134 f, 140
Statusinkonsistenz 21
Statuskristallisation 21
Stimmung, emotionale 204 f
Stimmungslage 98

Stress 93 f
– Adaptionssyndrom 94, 105
– aktiver 28
– Anpassung, fehlende 114
– Anpassungsreaktion 113 f
– Auswirkung 68
– Bedrohung, sozial-evaluative 106
– Belastung, allostatische 107, 114
– Bewältigungsmodell 28 ff
– Bewertung 136
– – individuelle 106
– – objektive 97 f
– chronischer 93, 98, 113 ff, 123
– – HHNA-Aktivierung 115 f
– – HHNA-Hypoaktivität 116 f
– – Wundheilung, verlangsamte 119
– Definition 68, 96, 106, 155
– Gewöhnung 108
– Hämostase 136 ff
– Herzinfarktrisiko 135 f
– inadequate response 114
– lack of adaptation 114
– Muskelspannungsreaktion 191
– passiver 28
– prolonged response 114
– psychosozialer 143
– repeated hits 114
– Symptom, körperliches 94 f
– Unkontrollierbarkeit 106
Stressanalgesie 192
Stressart 93
Stressbelastung 101, 135
– berufliche 150, 152
– Verhaltensprävention 158
– Verhältnisprävention 158
Stressbewältigung 100, 156 ff
– Beanspruchungs-Erholungs-Bilanz 155
– Ebene
– – individuelle 157
– – institutionelle 158
– Kompetenz, mangelnde 156
– Verhaltensprävention 159 ff
Stressbewältigungsmodell 28 ff
– individualistisch-kognitives 156
Stressemotion 100
Stressforschung 94 f
– hormonelle 106
– psychobiologische 105 ff
Stresshämokonzentration 139
Stresshormon 115 f, 152
Stressintoleranz 117
Stressmanagement 155 ff
Stressmessung 95 ff
Stressmodell
– von Lazarus und Launier 162, 215

- reaktionsbezogenes 94
- reizzentriertes 94
- situationsorientiertes 94
- transaktionales 94, 156
Stressor 93, 96, 155
- Bewertung, subjektive 94, 98, 106
- Kategorisierung 106
- physikalischer 155
- sozialer 127 ff, 140 ff, 155
Stressprozess 95, 97
Stressreaktion 15, 111
- endokrine 109
- Messung 98 f
- Phasen 105, 116
- physiologische 106
- - Aktivierung, hochfrequente 114
- subjektiv-verbale 106
- transaktionales Modell 28
- unangemessene 114
- verhaltensbezogene 106
Stressreaktivität, erhöhte 115
Stresssystem 105, 107 ff
Stresstest 136
Stresstrias 94, 105
Stressverarbeitungsfragebogen 99
Studie, epidemiologische, prospektive 149 ff, 154
Sucht 57
Supervision 56, 70 f, 158
Sympathikus 107
Sympathikus-Nebennierenmarksystem, Aktivierung 28, 108, 110 f, 113
Symptominterpretation 49
Symptomverdrängung 49
Symptomverleugnung 49
Symptomverschleppung 49
Symptomwahrnehmung 49
Syndrom 4

T

Team, therapeutisches 67, 70, 246
Teamsupervision 70
Testdiagnostik, schmerzbezogene 218
Thalamus 170
Theorie
- des geplanten Verhaltens 8, 32 f
- der Schutzmotivation 32
Therapeut (s. auch Arzt)
- Anforderung 66 ff
- Belastung, psychische 65 ff
- Erwartung 53
- Grundhaltung 56
- Rollenkonflikt 56
- Selbstverständnis 66 f
- Umgang mit Patienten 67

- Wertvorstellung 56
Therapeut-Angehörigen-Beziehung 57 f
Therapeut-Patient-Beziehung 52
Therapeut-Patient-Interaktion 53 f
- Asymmetrie 54 f
- Rahmenbedingung 54 f
- Störung 56, 59
Therapie 47 ff
- Anreiz 60 f
- Durchhalten 61
- Erwartung 60 f
- motivationale Aspekte 47 ff, 58 ff
- psychosomatische 52
Therapiefehler 71
Therapiepartizipation 61
Thrombin 128 f
Thrombin-Antithrombin-III-Komplex 130, 137
Thrombozytenadhäsion 127
Thrombozytenaggregation 127 f, 136 2
Thrombozytenaktivität, erhöhte 137 f
Thrombozytenpfropf 127 f
Thrombus 127 ff
- koronarer 130
Todesangst 131
Tractus spinothalamicus 169
Transduktion 168 f
Transmission 168 f
Trier Sozial Stress Test (TSST) 106, 136
Triglyceride 109, 118, 139
- Anstieg 137, 141
Tumornekrosefaktor-alpha 133, 139
T-Zellen, zytotoxische 142

U

Überengagement 141
Überforderung 93, 156
Übergewicht 114
Übertragung 54, 56
Überzeugung 197 f, 205 f
- gesundheitliche 32
- normative 7
- Schmerzchronifizierung 205
Umwelt, materielle 36 f
Ungleichheit, soziale 12 f
- - Erfassung 20 ff
Unkontrollierbarkeit 113
Unterbauchbeschwerden 117
Unterstützung
- emotionale 140
- instrumentelle 140
- soziale 25 ff, 135, 140 f
Ursachenzuschreibung 10, 237
Urokinase 129

V

Vasokonstriktion 127 f
Vasokonstriktionstraining 228, 244
Veränderungsstrategie 61
Verausgabungsneigung 148 f, 152, 250
Vergesellschaftungsprozess 11 f
Vergleich, sozialer 9
Verhalten
– arztaversives 53
– gesundheitsförderliches 25, 31
– gesundheitsschädigendes 9 f, 23
– prosoziales 16
Verhaltensanalyse 245
Verhaltensänderung 8, 16, 159 ff
– Modell, transtheoretisches 34
Verhaltensbeeinflussung 10
Verhaltensprävention 158, 230
Verhaltenstherapie 224 ff, 227
– Multidimensionalität 230
– Problemanalyse, funktionale 226
Verhaltensvorhersage 8
Verhältnisprävention 158, 230
Verharmlosung 9
Vermeidungsverhalten 191, 206 f, 225
– Abbau 223 f
– suppressives 207
– Verstärkung 237
Versorgung, ambulante 86

Vertrauen 25
– instrumentelles 30
Virusinfektion 121, 133 f
Vitamin B6 134
Volitionsprozess 33
Von-Willebrand-Faktor 127, 130, 137

W

Wachsamkeit 107
Wachstumshormon 118
Wahrnehmung 28, 53
Weiterbildung 158
Wertschätzung 147
Widerstandsressourcen 30
Wilkinson-Hypothese 24
Wohlbefinden 12 f, 147
Wohlstand, materieller 24
Wohnraum 36
Wundheilung, verlangsamte 119

Z

Zigarettenrauchen 9, 37
Zugehörigkeit 12 f, 147
Zuzahlung 78
Zytokine 133, 139
Zytokinproduktion, reduzierte 119